本书由以下项目资助：

1. 国家自然科学青年基金项目：基于NLRC4/Caspase-8/GSDME焦亡通路研究七氟烷暴露海马神经元损伤后突触重塑的电针效应机制(82104971)。

2. 湖南省自然科卫联合基金项目：基于谷氨酸-谷氨酰胺循环及通路的持续电针防治丙泊酚全麻老年大鼠认知障碍的研究(2021JJ70107)。

3. 湖南中医药大学重点项目：针刺对七氟烷静吸复合小儿全麻术后躁动的影响(2019XJJJ040)。

4. 湖南省中管局课题基金项目：基于ERα-GABAAR通路探讨养阴宁神方对去势小鼠海马认知功能的保护作用(C2023036)。

肿瘤患者围术期中西医结合治疗

ZHONGLIU HUANZHE WEISHUQI
ZHONGXIYI JIEHE ZHILIAO

主编 ｜ 雷华娟　李　菁　张乐蒙

中南大学出版社
www.csupress.com.cn
·长沙·

图书在版编目 (CIP) 数据

肿瘤患者围术期中西医结合治疗 / 雷华娟，李菁，张乐蒙主编. --长沙：中南大学出版社，2024.10.
ISBN 978-7-5487-6022-1

Ⅰ. R730.59

中国国家版本馆 CIP 数据核字第 20241BP771 号

肿瘤患者围术期中西医结合治疗
ZHONGLIU HUANZHE WEISHUQI ZHONGXIYI JIEHE ZHILIAO

雷华娟 李 菁 张乐蒙 主编

□ 出 版 人	林绵优	
□ 责任编辑	王雁芳　周　旦	
□ 责任印制	李月腾	
□ 出版发行	中南大学出版社	
	社址：长沙市麓山南路	邮编：410083
	发行科电话：0731-88876770	传真：0731-88710482
□ 印　　装	广东虎彩云印刷有限公司	

□ 开　　本	787 mm×1092 mm　1/16	□ 印张 23.25	□ 字数 509 千字
□ 版　　次	2024 年 10 月第 1 版	□ 印次 2024 年 10 月第 1 次印刷	
□ 书　　号	ISBN 978-7-5487-6022-1		
□ 定　　价	168.00 元		

编委会

高水超（湖南省肿瘤医院） 蔡　旭（湖南省肿瘤医院）

刘　彦（湖南省肿瘤医院） 杨小卿（广东省惠州市博罗县中医院）

钱艳芳（常德市安乡县中医院） 张占伟（湖南中医药大学第一附属医院）

雷　恒（湘潭医卫职业技术学院） 彭靖寰（韶山市人民医院）

范洪桥（湖南中医药大学第一附属医院） 杨　林（湖南中医药大学第一附属医院）

谭海燕（湖南中医药大学第一附属医院） 邓　涓（湖南中医药大学）

李梓欧（湖南中医药大学） 谢超霖（湖南中医药大学）

卢宇鑫（湖南中医药大学湘杏学院） 唐成剑（湖南中医药大学第一附属医院）

李叶舟（湖南中医药大学第一附属医院） 罗立娟（湖南中医药大学第一附属医院）

何　飘（湖南中医药大学第一附属医院） 胡玉田（湖南中医药大学第一附属医院）

丁秀丽（湖南中医药大学第一附属医院） 杨一帆（湖南省肿瘤医院）

陈　微（湖南中医药大学第一附属医院） 刘采群（湖南中医药大学第一附属医院）

李　里（湖南中医药大学第一附属医院） 王　敏（慈利县人民医院）

序 言
PREAMBLE

　　"恶性肿瘤"无疑是当代医学界较为令人担忧的关键词之一。它跨越国界、种族和年龄，夺去了无数人的生命，给患者和家庭带来了无以言喻的痛苦。然而，也正是因为肿瘤的复杂性、危险性和挑战性，医学家们一直在不懈努力，深入探索各种更为有效的治疗方法，包括中西医结合医学在肿瘤学领域的快速发展，以期在这场与肿瘤的战争中取得决定性的胜利。

　　在针对肿瘤的各类治疗手段中，手术是肿瘤综合治疗方案中重要的组成部分之一，是一种常用干预方式，特别是对于早期实体肿瘤，手术完整切除多能达到根治效果。然而，手术本身及作为手术前提与保证手段的麻醉过程，均为有创性治疗手段，有可能发生意外风险。术后康复过程也是保证甚至提升手术效果的重要时期，与诸多因素密切相关，如患者的营养状况、慢性基础疾病、吸烟、睡眠情况、术前准备、手术操作技巧、术后护理、术后并发症等，都需要精心处理。这些围术期相关问题的正确辨识与高效管理，可以增强患者对手术的耐受性，减少围术期并发症，对于提高患者术后康复速度与质量都很重要，由此推动了围术期医学的发展，催生了结合医学在肿瘤围术期的应用，并由此促进了肿瘤专业领域内中西医结合围术期医学的发展。本书就是在此领域开展的探索性的工作。

　　围术期医学是以手术患者为中心的多学科合作管理的一门学科。围术期的劣性刺激，会造成肿瘤患者发生不同程度的应激反应，即所谓的围术期应激反应。围术期应激是指术前、术中、术后各种不良刺激引发患者机体应激反应的总称；围术期的各种应激反应程度和患者本身既有病理情况的性质及其对此类应激反应的适应能力，是发生围术期各种不良事件的病理生理学基础。与之相对应的，围术期医学的终极目标在于促进患者术后的高质量恢复。就肿瘤患者围术期康复而论，则是肿瘤患者接受手术治疗前后的一段特殊时期，首先会因为肿瘤患者需要接受抗肿瘤治疗带来的伤害性的身体和心理应激反应，其次手术治疗本身也会带来明显的伤害性刺激。这样的双重打击及其诱发的应激反应，会使本已遭受严重抑制的患者免疫机能更加虚弱，特别是对于已经或者手术后需要接受放射治疗（简称放疗）和化学治疗（简称化疗）的患者，这一现象尤为严重。此时患者机体的健康状况犹如子宫内的胎儿，非常脆弱，更需要医护人员特别重视和呵护。编写本书的重要出发点之一，就在于提出此类课题，以引起大众的重视。

尽管本书主要关注肿瘤患者的围术期治疗，但其中的许多内容也对其他疾病的治疗有一定的借鉴意义。中西医结合治疗的理念和方法可以应用于更广泛的临床实践中，帮助更多的患者获得更好的治疗效果。因此，本书也适用于广大医疗工作者，帮助他们更好地了解和应用中西医结合治疗的方法，提高医疗质量。

　　中医药是我们国家的精粹，经过几千年的发展，形成了肿瘤疾病的特有诊疗体系，包括肿瘤的病因病机理解，以及中医对肿瘤的治疗等方面均具特色，中医通过整体观念和辨证论治、病证结合、方证对应进行个体化治疗，真正做到一人一证一方。外科手术后气血亏虚，加上抗肿瘤治疗后可损伤人体正气，围术期中、西医治疗综合两者优势，把西医精准治疗和中医个体化特色结合在一起，通过扶正固本、温阳、滋阴、养血填精、补益气血、清热解毒、抗肿瘤减毒等手段调节人体气血，平衡阴阳，恢复脏腑功能，增强患者体质，正气存内，强健阴阳、气血等，促进机体快速康复和增强抗击肿瘤的能力。从单一治疗手段逐步拓展到中西医围术期管理，该理念的转变旨在降低肿瘤患者围术期死亡率和并发症的发生率，有助于患者术后快速康复，改善其远期预后，并提高生活质量，希望肿瘤患者能活得更长、活得更好！

　　本书的编写离不开众多医学专家和研究者的辛勤付出，他们将自己多年的临床经验和科研成果融入其中，以期为读者呈现一本既有理论深度又有实践指导的精彩著作。在这里，感谢所有为本书贡献了智慧和精力的人，他们的工作为癌症患者提供了更多希望，也为中西医结合治疗在临床中的推广和应用提供了有力支持。感谢所有为本书的编写和出版作出贡献的人，他们的辛勤工作使这本书得以面世。希望本书能够为广大医生、患者和家庭提供有益的信息和指导，帮助更多的人在抗击癌症的道路上获得成功，重返健康的生活。愿这本书为每一位需要它的人，照亮前行的道路，带来希望和康复。

田道法
2024 年 10 月

前 言
PREFACE

　　随着医学科技的飞速发展，肿瘤治疗策略不断优化，以提供更加精准、个体化和全面的医疗服务。在众多治疗方法中，中西医结合治疗因其独特的优势逐渐受到广泛关注，尤其是在肿瘤患者围术期（即术前、术中、术后阶段）应用中，展现出显著的临床价值。

　　肿瘤作为全球范围内的重要公共卫生问题，其发病率和死亡率逐年上升，给患者及其家庭带来了沉重的负担。传统的肿瘤治疗方法主要包括手术、放疗和化疗，这些方法虽然能够有效控制病情，但往往伴随着一系列不良反应，如恶心、呕吐、脱发、免疫力下降等，严重影响患者的生活质量。此外，由于肿瘤的异质性和易突变性，单一治疗手段难以达到根治效果，这促使医学界不断探索更加综合、个性化的治疗方案。

　　中西医结合治疗正是在这样的背景下应运而生，它将中医学的整体观念和辨证论治与西医的精准医疗技术相结合，形成了独特的肿瘤治疗模式。中医学强调"治未病"和"扶正祛邪"，注重机体的整体平衡和免疫功能的提升；而西医则擅长利用手术、放疗、化疗等手段直接针对肿瘤进行攻击。两者相辅相成，能够最大限度地发挥各自的优势，提高治疗效果，减轻患者痛苦。

　　围术期是肿瘤治疗的关键时期，直接影响手术的顺利进行和患者的术后康复。在这一阶段，中西医结合治疗的应用尤为重要。通过中医的调理，可以帮助患者改善身体状况，提高手术耐受性；同时，还能在术后促进患者恢复，减少并发症的发生，提高生活质量。具体来说，中医药可以通过补气养血、活血化瘀等手段，增强患者的体力和免疫力；针灸、推拿等疗法则可以缓解患者的疼痛和不适感，促进术后康复。本书旨在探讨中西医结合治疗在肿瘤患者围术期的应用，分析其临床效果、作用机制及可能存在的问题，为临床医生提供更加科学合理的治疗参考。通过深入分析中西医结合治疗在围术期的优势，为肿瘤患者提供更加全面、个性化的治疗方案，减轻其身心负担，提高治疗效果和生活质量。手术根治性切除是治愈肿瘤的有效方法。临床上肿瘤患者一般选择早期手术根治性切除，中晚期化疗、放疗后再行肿瘤姑息性手术治疗。而手术创伤对机体免疫功能的影响又为术后肿瘤的生长、转移提供了机会。在术前、术中、术后给予肿瘤患者积极的中西医结合治疗，可以改善机体一般状况，有利于手术顺利进行，对控制肿瘤的发展和潜在的转移也有帮助。本书紧密结合临床，分别从术前、术中、术后三个围术期阶段对肿瘤康复进行专题讨论，重点介绍中西医结合肿瘤诊疗的最新影像诊断手段，以及中药、针灸、推拿、按摩、太极拳、八段锦等中医学知识。本书适合外科医生、麻醉科医生、肿瘤科医生及其他相关科学研究人员阅读，旨在提升医务人员诊疗水平，从而帮助患者度过艰难的围术期，加速患者术后康复，延长患者生存期，减轻家庭和社会的经济负担。同时，本书也希望通过研究，推动中西医结合治疗在肿瘤领域的进一步应用和发展，为抗击癌症、保障人民健康贡献力量。

编者

2024 年 6 月

目录
CONTENTS

第一篇

肿瘤患者围术期中西医结合治疗

第一章　总论

　　围术期肿瘤治疗是一个涉及多个学科的综合治疗过程，其目标是通过全方位的治疗干预，提升肿瘤手术的安全性，降低并发症的风险，并促进患者术后恢复。与传统的治疗方法不同，围术期治疗强调对患者在术前、术中、术后各个阶段进行全面的关照，通过跨学科合作，提高患者的生活质量。

　　围术期治疗的目标不仅包括肿瘤的手术切除，更强调在术前、术中、术后对患者的生理、心理和社会因素进行全面的关注。主要目标包括提高手术的成功率，降低手术的风险和减少并发症，以及促进术后康复。这有助于缩短患者的住院时间，减轻医疗负担，并提高患者的生活质量。在围术期治疗初期，医疗团队会对患者进行全面的健康状况评估，包括了解患者肿瘤的特点、分期和手术耐受性。治疗的关键在于优化患者的营养状态，控制基础疾病，提供心理支持，以提高手术的适应性。术前准备可能包括新辅助治疗，如化疗或放疗，以减小肿瘤体积或改善手术条件。在手术过程中，围术期治疗的重点包括麻醉管理、术中监测和手术技术。采用个性化的麻醉计划、生命体征监测和最小创伤的手术技术。微创手术和机器人辅助手术等技术创新，减轻了创伤，提高了手术的精准性和安全性。在手术后，治疗的关注点转向患者的术后恢复和生活质量，包括疼痛的管理、恢复训练、并发症的预防和治疗，以及心理社会支持。医疗团队致力于降低术后并发症的风险，提高手术成功率，提升患者的生存率和生活质量。

　　围术期治疗是一个跨学科的合作过程，需要外科医生、麻醉医生、内科医生、护士、康复医生和心理医生等共同合作，以全面照顾患者的健康。个体化的治疗方案非常重要，利用分子生物学、遗传学和影像学等先进的医学技术，更全面地了解疾病的特点，制定针对性的治疗计划。总的来说，围术期治疗是一项具有挑战性的医学任务，不仅是手术治疗的延伸，更是对患者全面关怀的体现。通过术前、术中和术后的综合管理，我们有望提高手术成功率，降低术后并发症的风险，为肿瘤患者带来更好的治疗效果和生活质量。未来，围术期治疗将继续向个体化、精准化发展，为肿瘤患者的健康提供保障。

第一节　肿瘤的流行病学

　　全球范围内，恶性肿瘤的发病率有所上升，然而在某些国家和人群中，部分癌症类型的发病率却有所下降。根据 2002 年国际癌症研究中心的 GLOBOCAN 数据，全球新发恶性肿瘤病例约为 1086.3 万，男性 580 万、女性 506 万，较 1975 年的 587 万和 1990 年的 807 万分别增长了 71.4% 和 24.7%。2002 年全球因恶性肿瘤死亡病例约为 672 万，男性 379 万、女性 293 万。肺癌无论是发病率还是死亡率，都位居全球癌症之首。紧随其后的是乳腺癌、结直肠癌和胃癌，而以死亡率排序则是肺癌、胃癌、肝癌和结直肠癌。全球约有 2240 万癌症患者在确诊后存活满 5 年，其中乳腺癌患者存活率最高，结直肠癌、前列腺癌和胃癌依次降低。癌症发病率在不同地区存在显著差异，北美、澳大利亚、新西兰和西欧的发病率较高，而西非最低。全球 65 岁前平均患癌症的风险概率约为 10%。在中国，恶性肿瘤自 20 世纪 90 年代初期已成为城市人口的首位死因，农村为第二位。中国每年死于恶性肿瘤的病例数约 130 万，发病数估计为 160 万。2000 年中国新发恶性肿瘤病例为 189 万，占全球发病总数的 18.8%，死亡人数约为 140 万至 150 万，恶性肿瘤已成为中国的主要疾病负担。

最新全球癌症统计数据显示，2022 年全球新发癌症病例接近 2000 万例，癌症死亡人数约为 970 万例。肺癌是最常诊断的癌症类型，占所有癌症的 12.4%，其次是女性乳腺癌（11.6%）、结直肠癌（9.6%）、前列腺癌（7.3%）和胃癌（4.9%）。肺癌也是癌症死亡的主要原因，估计有 180 万人因此死亡；其次是结直肠癌（9.3%）、肝癌（7.8%）、女性乳腺癌（6.9%）和胃癌（6.8%）。癌症发病率在不同地区有显著差异，从澳大利亚／新西兰的每 10 万人超过 500 例到西非的每 10 万人不到 100 例。预测到 2050 年，新发癌症病例将达到 3500 万例。癌症的主要风险因素包括吸烟、超重和肥胖以及感染，通过针对这些关键风险因素进行预防，可以避免数百万未来可能发生的癌症病例，从而挽救全球许多人的生命。

尽管目前肿瘤的诊疗水平有了显著提升，但多数国家癌症发病率仍在逐年增长，治疗只能降低死亡率，预防是降低发病率的关键。世界卫生组织提出，约 1/3 的癌症是可以预防的，1/3 的癌症如果早期诊断是可以治愈的，1/3 的癌症经过治疗可以减轻痛苦，延长寿命。世界卫生组织希望在 21 世纪通过全球共同努力减少 40% 的癌症。因此，为了提高人类生存质量，减少肿瘤发病率和致残率，肿瘤预防工作至关重要。目前，全球 16% 的癌症死亡归因于烟草，而在发展中国家，20% 至 25% 的癌症死亡与感染有关，发达国家这一比例为 7% 至 10%。如果能够有效干预，消除吸烟和烟草烟雾环境暴露，降低酒精消耗，逆转肥胖率上升趋势，全球癌症发病率和死亡率有望在未来几十年显著下降。肿瘤预防分为三级：第一级预防是干预危险因素，第二级预防是早期发现、诊断和治疗，第三级预防是改善肿瘤患者的生命质量和预后。

第二节 肿瘤的西医治疗

一、西药治疗

肿瘤患者围术期治疗中，西药治疗作为重要的治疗手段之一，扮演着关键的角色。西药治疗旨在通过药物的干预，控制、延缓或消除肿瘤的生长，为手术提供更有利的条件，并在术后阶段进一步巩固治疗效果。然而，这一领域面临着众多挑战和机遇，需要医疗团队精心设计和实施个体化的治疗方案。

肿瘤西药治疗的基本原理是通过使用药物抑制或杀死异常增生的癌细胞，以达到治疗的目的。这些药物可以分为多个类别，包括化疗药物、靶向治疗药物、免疫治疗药物等。每一类药物都有其独特的作用机制和适应证，因此在制定个体化治疗方案时需要精确地选择合适的药物。

（一）化疗药物

化疗是肿瘤治疗中常见的方法之一，通过阻止癌细胞的分裂和增殖来遏制肿瘤的生长。术前化疗是肿瘤患者围术期治疗的关键部分，旨在通过多方面的作用提高手术成功率。首要目标是缩小肿瘤体积，特别是对于较大或手术难度较高的肿瘤，术前化疗可以有效减轻肿瘤负担，提高手术切除的可能性。术前化疗还能控制肿瘤生长，降低手术风险，预防术后复发。术中化疗药物的选择可能因手术类型和患者个体情况而不同。常见化疗药物包括抗代谢药、抗肿瘤抗生素等，它们通过不同的机制干预癌细胞的生长，起到抑制或消灭肿瘤细胞的效果。

1. 烷化剂

烷化剂直接作用于 DNA，防止癌细胞再生，对慢性白血病、恶性淋巴瘤、何杰金氏病、多发性骨髓瘤、肺癌、乳腺癌和卵巢癌具有疗效。

2. 抗代谢药

抗代谢药干扰 DNA 和 RNA 的合成，用于治疗慢性白血病、乳腺癌、卵巢癌、胃癌和结直肠癌。

3. 抗肿瘤抗生素

抗肿瘤抗生素是通过抑制酶的作用和有丝分裂或改变细胞膜来干扰 DNA 细胞周期的非特异性药物，广泛用于癌症治疗。

4. 植物类抗癌药

植物类抗癌药含有植物碱和天然产品，可以抑制有丝分裂或酶的作用，从而防止细胞再生必需的蛋白质合成，常与其他抗癌药合用治疗多种癌瘤。

5. 激素

类固醇皮质激素用于治疗淋巴瘤、白血病和多发性骨髓瘤等癌症。激素在杀死癌细胞或减缓癌细胞生长时可视为化疗药物。

(二) 靶向治疗药物

靶向治疗是一种针对肿瘤细胞信号转导和其他生物学途径的治疗方法，它的作用靶点包括细胞表面抗原、生长因子受体或细胞内信号转导通路中的关键酶或蛋白质。术前靶向治疗是一种关键策略，其目标主要集中在两个方面。首先，通过在术前使用靶向治疗，可以有效减小肿瘤体积，为手术创造更好的条件，显著提升手术切除的成功率。其次，术前靶向治疗能够降低肿瘤的侵袭性，减少手术后残留肿瘤组织的风险，从而增加手术的成功率。术后靶向治疗则旨在巩固手术效果，预防术后肿瘤复发。

(三) 免疫治疗药物

为了生存和生长，肿瘤细胞会采取多种策略，抑制人体免疫系统的正常功能，逃逸有效杀伤，这一过程被称为免疫逃逸。肿瘤免疫治疗因其卓越疗效和创新性，在2013年被《科学》杂志评为年度重要的科学突破之一，其核心原理主要涉及免疫检查点抑制剂和 CAR-T 细胞疗法。目前最常用的免疫抑制剂如下。

（1）免疫检查点抑制剂：PD-1/PD-L1 抑制剂、CTLA-4 抑制剂、其他类型单克隆抗体。

（2）细胞因子：如干扰素、肿瘤坏死因子、转化生长因子 -β。

（3）单克隆抗体。

（4）癌症疫苗等手段：肿瘤免疫治疗旨在重新启动并维持肿瘤 - 免疫循环，恢复机体的正常抗肿瘤免疫反应，以控制和清除肿瘤。

二、手术治疗

手术是肿瘤治疗中的一种传统方法，目前仍是许多肿瘤的有效疗法。约60%的肿瘤以手术为主要治疗方法，90%的肿瘤通过手术进行诊断和分期。手术对未广泛扩散的肿瘤有治愈潜力，并可在术后提供肿瘤位置和淋巴结转移情况，从而确定分期。

(一) 肿瘤外科手术的治疗原则

肿瘤外科医生应当不同于一般外科医生，除了掌握肿瘤的生物学特性及手术操作技巧外，还应熟悉肿瘤的病理类型和其他治疗方法，如放疗、化疗、内分泌治疗及基因治疗等，对肿瘤的治疗要有全面的了解，综合设计每个患者的具体治疗方案，以达到最佳的治疗效果。在选择手术方法时应注意以下内容。

（1）手术个体化的原则。肿瘤是全身疾病的局部表现，患者以中老年为多，又因为是慢性消耗性疾病，大部分都有生理功能减退、器官功能差的情况。因此，重视患者的生理状态、生命器官的功能状态等，正确估计手术的风险，制定个体化方案保证肿瘤治疗的安全性。既不可以太激进，也不可以太消极。

（2）考虑手术后肿瘤局部的控制及功能损伤的关系，确保在切除肿瘤的同时尽量使机体功能保持正常。

（3）选择最佳的综合治疗方案，使局部病灶得以控制，并能防止远处转移。坚持根治性、安全性和功能性三结合原则。

1. 手术用于肿瘤的预防

有些疾病容易发生癌变，因而外科医生有责任教育患者及早治疗，以防止癌变。先天性或遗传性疾病容易癌变，早期预防性手术可防止癌变的发生，如先天性隐睾症可以发展为睾丸癌，遗传性结肠多发性息肉症如不及时处理，患者在 40 岁时有 50% 的概率发生结肠癌，到 70 岁时几乎所有患者均转变为结肠癌。先天性溃疡性结肠炎在 10 岁时有 3% 可发生癌变，随着年龄增大癌变率亦增高。多发性内分泌肿瘤 2a 型（multiple endocrine neoplasm type 2a，MEN 2a）常与甲状腺髓样癌有关，故近年来用 PCR 检测 DNA 突变以预测哪些患者易发生癌变，如有癌变可能则可以行预防性甲状腺切除。

2. 手术用于肿瘤的诊断

在诊断之前，手术用于肿瘤的目的是明确肿瘤的病理学诊断，细胞学检查是通过切除部分或者细针穿刺肿瘤并涂片检查，以获取肿瘤细胞学信息的方法。这种检查的准确率通常为 70%~80%，以便了解肿瘤的性质和分型，为进一步治疗提供有力的证据。

3. 手术用于肿瘤的根治

根治性手术包括原发灶的切除和淋巴结的处理，是确保肿瘤患者长期生存的关键步骤。

4. 手术用于肿瘤的姑息性治疗

姑息性手术是指对原发灶或其他转移病灶的手术切除，但是已经不能达到根治的目的，手术的目的是防止危害生命及对机体功能的影响，消除某些症状，以提高患者的生活质量。例如消化道肿瘤，不能达到根治性切除时，可以做姑息性切除，甚至做改道手术，以解除症状，预防消化道梗阻，防止肿瘤出血。

（二）肿瘤外科的术前准备及分期

肿瘤的手术切除范围通常较大，需要同时做原发灶的广泛切除及区域淋巴结的清扫，有时需要同时切除多个脏器，因而手术治疗前还须对病变作出正确的分期，以选择恰当的治疗方法，选择根治性切除还是姑息性切除，或采用手术与其他方法的综合治疗等。

1. 患者评估

患者评估涵盖了多个方面，包括患者的基本生理指标、全身器官功能、既往病史以及与手术相关的特殊因素。这不仅仅依赖临床检查，还需要借助先进的影像学技术，如CT、MRI 等辅助检查以获取更全面的信息。在外科手术治疗前，医疗团队需要全面评估患者的生理状况。除了基本生理指标，还需要评估患者各个器官系统的功能状态，例如肝脏、肺部、肾脏等。同时，心理社会因素也应纳入考虑，因为患者的心理状况直接关系到手术的适应能力和康复效果。在患者评估中，心理医生需要对患者进行心理状况的评估，了解其对手术的态度、对术后康复的期望以及可能存在的心理压力等因素。积极的心理状态对于手术前后的康复都有着积极的影响。患者在手术期间和术后需要得到来自家庭、朋友以及社会的支持。

2. 肿瘤评估

对肿瘤的评估是术前准备中的另一个关键步骤，包括肿瘤的类型、大小、位置、浸润深度以及是否存在远处转移。通过综合考虑这些因素，医疗团队可以制定出最为合适的手术方案，确保手术切除的全面性和准确性。目前常用的分期方法是国际抗癌联盟制定的 TNM 分期法。以 T 代表原发肿瘤，根据不同原发病灶的大小，分为 T0、TX、Tis、T1、T2、T3、T4 等；N 代表区域淋巴结，根据淋巴结大小、有无粘连浸润等分为 N0、N1、N2、N3 等；M 代表远处转移，根据有无远处转移再分为 M0、M1 等。有些肿瘤还有一些特殊的分期方法，如结直肠癌的 Dukes 分期、乳腺癌的 Columbia 分期等。国际分期中有临床分期，亦有在术中根据肿瘤侵犯范围、有无淋巴结转移及远处转移的手术分期。根据病理检查证实浸润程度及淋巴结有无转移的分期称为病理分期。

（三）分子生物学及影像学在肿瘤手术治疗中的作用

随着分子生物学的飞速发展，肿瘤的生物学特征分析在临床实践中变得越来越重要。生物学特征包括肿瘤细胞的形态、生长速度、侵袭性等方面的特性。通过研究肿瘤的生物学特征，医疗团队可以更好地了解肿瘤的本质，为制定个体化的治疗方案提供依据。

影像学检查在肿瘤评估中扮演着不可替代的角色。X 射线、CT、MRI、PET-CT 等影像学技术能够直观地显示肿瘤的位置、大小、形态等信息。通过这些检查，医生可以更全面地了解患者的病情，为手术方案的设计提供直观的参考。

（四）肿瘤的姑息性手术治疗

肿瘤的姑息性手术治疗是临床肿瘤学中常用的治疗方法。所谓姑息性手术是指在无法彻底清除全部肿瘤且无治愈可能的情况下采取手术，目的是减轻患者痛苦，为患者的生存提供有益的帮助。例如，切除威胁生命器官功能的肿瘤、缓解难以忍受的症状、防止严重并发症或症状的发生（梗阻、出血、穿孔），为其他治疗创造条件（造瘘、支架、植入泵）。

姑息性手术种类繁多，如姑息性切除、捷径术（短路术）、造瘘术、电凝术、冷冻术、内置支架或扩张术、内外引流术、栓塞术、固定术等。进行姑息性手术时要考虑其可行性和必要性，且利大于弊。如在手术之前认为肿瘤可以根治性切除，但在具体施行手术时由于种种原因而不能根治，也只能进行姑息性切除。

（五）肿瘤外科医生的职责

肿瘤外科治疗源于外科的一部分，但由于肿瘤在治疗中的特殊性，近数十年来已从外科分离而自成一家。肿瘤外科医生除应具有普外科基础外，更应掌握"无瘤"概念，了解并掌握肿瘤的特点、肿瘤的生物学特性，以及肿瘤的各种治疗方法。在诊治过程中如何做到早期诊断，防止肿瘤的医源性播散，根据不同肿瘤的特点，组成合理的综合治疗方案。外科医生往往是很多实体瘤的首诊医生，因此如何设计患者的综合治疗将是影响患者预后的重要因素。肿瘤外科医生必须有一般外科的基础，同时必须对肿瘤放疗、肿瘤内科治疗、肿瘤病理学有很好的掌握，以了解不同肿瘤的特性以及各种治疗方法的综合应用，同时还要对肿瘤分子生物学、临床基础研究，以及临床试验有所了解。

综上，肿瘤手术治疗作为肿瘤患者围术期治疗的核心环节，经历了多年的发展与创新。从术前的综合评估到手术过程的监测与创新应用，再到术后的康复与管理，每一个环节都需要医疗团队的精心策划与密切合作。通过不断探索与创新，我们有信心在肿瘤手术治疗中取得更为显著的成效，为肿瘤患者提供更安全、更有效的治疗，帮助他们重返健康的生活。

三、放疗

根据 2002 年世界卫生组织（World Health Organization, WHO）统计，在全部恶性肿瘤患者中，有 45% 的患者能被治愈。其中 22% 的患者主要通过手术治愈，18% 的患者主要通过放疗治愈，5% 的患者主要通过化疗治愈。在不能被治愈的 55% 的患者中，放疗对部分患者也起着姑息治疗作用。总之，约 2/3 的肿瘤患者在其病程的某一阶段将有可能接受放疗，或用于根治目的，或用于姑息治疗目的，所以放疗已成为肿瘤治疗的主要手段。

首先，放射治疗设备技术的进步显著改变了放疗的面貌。早期的近距离放疗，如使用镭等放射源对浅表肿瘤进行治疗，受到了很大限制。70年代的直线加速器和感应加速器在显著提高肿瘤剂量的同时，限制了正常组织的剂量。90年代，质子放疗出现，利用回旋加速器或同步加速器，基于质子的物理特性，进一步提高了肿瘤剂量，极大改善了放疗的效果和减少了副作用。目前，重粒子治疗，如使用同步加速器产生的碳离子射线，可进一步提升放疗的疗效。

（一）放疗计划的设计

经过临床、影像学等各种检查确定肿瘤大小及其存在部位后，在医生、技术员、物理师和护士等密切合作下，放射肿瘤医生根据肿瘤的生物学特性及其扩散规律，制定放射治疗计划并执行。治疗计划的设计必须做到个体化，包括放射布置、所给剂量、分割方法等。

（二）放疗在肿瘤围术期的应用

放疗和手术联合应用有两种情况：

① 补救性治疗，如放疗后或手术后局部肿瘤未控制或复发；

② 计划性放疗和手术综合性治疗，术前肿瘤体积大，手术无法直接完全切除，术后肿瘤细胞有残留（镜下或肉眼肿瘤残留）或属于手术切除后肿瘤局部复发的高危人群。

1. 术后放疗

术后放疗的潜在优点如下：

① 通过手术能清楚地了解肿瘤外侵范围，可提高术后放疗照射的目的性；

② 若手术切除后仍存在肿瘤残留，外科医生可以留置标记以帮助术后放疗定位；

③ 不增加手术的并发症。

2. 术前放疗

术前放疗优点如下：

① 对于初治不能手术切除或临界手术切除患者，通过术前放疗能降低肿瘤负荷，降低肿瘤及周边正常组织和器官的粘连侵犯使其转变成可以被手术切除的状况；

② 降低手术切缘阳性的可能性；

③ 减少手术造成肿瘤播散的可能性；

④ 因为未受到手术所造成的肿瘤瘤床和淋巴引流区域肿瘤细胞污染的影响，术前

放疗布野通常比术后放疗要小，这样也减少了正常组织的放射性损伤；

⑤ 因为受到手术创伤影响，局部肿瘤床血供环境相对较好，因此术前放疗剂量通常较术后放疗低，这也可以减少正常组织的损伤。

3. 术中放疗

尽管术前和术后放疗是与手术联合应用的常见放疗方式，然而肿瘤的术中放疗也有其独特性。术中放疗是通过手术切除肿瘤，或暴露不能切除的肿瘤，尽可能避开正常组织和器官对肿瘤或残存肿瘤、肿瘤床和淋巴引流区进行直接外照射。术中放疗的潜在优点：根据术中所见到情况进行，将所需要照射的区域和需要保护的周围正常组织和器官分开，最大限度杀死肿瘤细胞和最大程度保护正常组织。然而术中放疗需要外科医生的参与，过程较复杂，还涉及手术室区域的放射防护问题，多采用电子线一次性放疗（剂量多为 10 ～ 20 Gy）。因此，术中放疗多作为外照射剂量增加的补充。术中放疗主要应用于腹部胃肠道肿瘤，目前，术中放疗已发展应用于头颈、胸腹和四肢等部位肿瘤。

（三）放疗的副作用

放疗所引起的副作用包括全身反应和局部放射性损伤。全身反应包括放疗期间所表现出的乏力、食欲减退和骨髓抑制等。主要损伤包括以下几个方面。

1. 脑

对放射线耐受性差，放疗剂量受限，可能导致脑萎缩、脑坏死。

2. 脊髓

亚急性放射性损伤可能导致感觉、运动障碍，严重者偏瘫、横断性截瘫。

3. 唾液腺

分泌减少，引发口干、消化功能减弱。

4. 肺

早期放射性肺病、晚期放射性肺纤维化、肺功能下降。

5. 胃和肠

急性放射性损伤表现为消化道黏膜炎症，如放射性食管炎、放射性肠炎，后期可能导致狭窄、穿孔、坏死。

6. 膀胱

急性损伤可见尿血、尿频，后期膀胱纤维化、挛缩，影响排尿。

7. 肾脏

肾功能损伤，水钠潴留，引发肾性高血压、心脏病。

8. 皮肤

照射部位皮肤损伤常见，早期红斑、水肿、脱发、脱皮，后期色素沉着、变薄、纤维化、毛细血管扩张，严重者长期溃疡或坏死。

9. 黏膜

上呼吸道和消化道黏膜受放射损伤，早期充血、渗出、溃疡，后期黏膜变薄、溃疡、穿孔。

（四）肿瘤姑息性放疗

肿瘤姑息性放疗又称减症性放疗，是肿瘤放疗学的一个重要组成部分，尤其对于晚期局部肿瘤生长快速、症状明显的肿瘤患者。姑息性放疗的目的是减轻患者痛苦、延长患者生存时间，更重要的是改善患者的生存质量。一般在放射相关不良反应最小的情况下局部症状得到控制。如肿瘤造成的压迫、梗阻、出血、坏死等，只要条件许可，可采用快速短疗程、稍低总剂量的放疗技术，尽快减少局部肿瘤负荷，控制病灶发展，缓解症状，减轻痛苦。当然，在姑息性治疗后患者的一般情况好转，肿瘤退缩明显，特别是对放射性较为敏感的肿瘤，可以从原来的姑息治疗计划修改为根治治疗，以期获得更好的疗效。

总的来说，围绕肿瘤患者放疗围术期治疗是一个需要多学科协同合作的系统性工程。通过科学合理的治疗策略，我们有望在降低患者术后并发症风险的同时，提高手术成功率，为患者的生存率和生活质量注入更多希望。在这个不断发展的领域，我们期待着更多创新的突破，以为肿瘤患者的未来带来更加美好的治疗前景。

第三节　肿瘤的中医治疗

一、中医对肿瘤的认识

在古代，中医将肿瘤称为"瘿""疮""痈""噎膈""症瘕""积聚""伏梁""心腹痞"等，肿瘤被认为是体内的阴阳失衡、气血凝滞或湿热郁结、外感六淫、饮食失当、正气不足等因素导致的。古代医书如《黄帝内经》中提到的病机理论认为，肿瘤的形成与气血运行不畅、经络阻塞有关。

二、中医对肿瘤的辨证

中医主要通过辨证论治来调整体内的阴阳平衡，采用清热解毒、活血化瘀、益气养血、扶正消瘤等方式进行肿瘤治疗。

三、中药在肿瘤治疗中的应用

1. 清热解毒、化痰散结

对于湿热蕴结型和痰浊凝聚型的肿瘤，常采用清热解毒、化痰散结的药物，如白花蛇舌草、半枝莲、山慈菇、半夏等，以减少痰饮的停留和促进体内湿热的排泄。

2. 活血化瘀、消肿散结

对于气滞血瘀型的肿瘤，常采用活血化瘀、消肿散结的方法，如莪术、没药、川芎、红花等，以促进局部血液循环，消除瘀血，减轻肿瘤压迫症状。

3. 益气养血、调和阴阳

对于气血两虚型和阴阳失调型的肿瘤，强调益气养血、调和阴阳的治疗原则，常用人参、黄芪、枸杞子、熟地黄等补益药物，以调节机体的阴阳平衡，增强免疫功能。

4. 方式

运用中药复方、单方汤剂疏通经络、调节气血，改善局部组织的营养和代谢，增强机体的免疫力，提高抗肿瘤能力及生活质量。

四、中医非药物疗法对肿瘤的治疗

（一）中药外敷法

中药外敷是将具有活血化瘀、散结消肿等作用的药物直接应用于患者的皮肤，尤其选择容易透皮吸收的中药，不仅可以促进局部血液循环，还有助于减少癌瘤导致的肿痛或胸腹水的聚集。例如，将中药饮片打粉后敷于皮肤疼痛或肿胀处，或者用煎煮好的药物熏洗或透药于表皮，均可达到散结止痛、消肿利水的效果。

（二）针刺疗法

针刺疗法是通过刺激特定穴位来调节患者的气血运行，从而影响全身水液代谢。常用的穴位包括中脘、足三里、膈俞等。针刺疗法可改善机体的循环系统功能，促进脑和身体的恢复，改善认知功能，减少术后疼痛和炎症反应，并有助于减轻手术、放疗、化疗等治疗方法所致的并发症和不适感。

（三）拔罐疗法

拔罐疗法利用负压原理，通过在身体特定位置施加罐具，促进局部血液循环和淋巴排泄。这种方法不仅能够改善局部组织的供血情况，还可以加速淋巴液的流动，从而帮助减少局部液体的积聚而影响功能。

（四）艾灸疗法

艾灸疗法是利用艾条或艾绒进行温热疗法，常用于腹部、背部、特定穴位的热敷或灸疗。艾灸疗法可以增强肿瘤患者围术期的局部血液循环，促进组织新陈代谢，有助于改善免疫功能，增强抗肿瘤作用。

（五）药膳

张仲景在《金匮要略》一书中明确指出，"所食之味，有与病相宜，有与身为害，若得宜则益体，害则成疾"。中医药食同源，肿瘤患者可通过辨证食用药膳方来调整阴阳、气血而达到正气内存、邪不可干。并强调食物质量、种类和进食时间，饮食宜清淡、营养丰富、忌食煎炒燥热、肥甘厚味、寒湿生冷及辛辣刺激之品，应当选择营养丰富且容易消化吸收的食物，少吃多餐。

第四节　围术期的概述

围术期（perioperative period）是指从确定手术治疗起，至与这次手术有关的治疗基本结束为止的一段时间。它包括手术前期、手术期、手术后期3个阶段。

① 手术前期：从患者决定接受手术至手术期。

② 手术期：从患者被送至手术台到手术结束，包括入复苏室（观察室）或外科病房。

③ 手术后期：从患者被送到复苏室或外科病房至患者出院或继续追踪。围术期医学（perioperative medical care）是指在围术期为患者提供全程、整体的医疗和护理工作。围术期医学有以下几个特殊性。

一、术前准备

1. 饮食

术前通常需要禁食一段时间，以确保手术时胃内无食物残留，减少呕吐和窒息的风险。

2.活动

根据手术类型和医生建议，术前可能需要进行某些运动，以减少手术风险。

3.心理调适

大多数患者有不同程度的焦虑、抑郁、失眠等心理压力，应该保持积极心态，减少术前焦虑。

二、术中管理

由手术团队负责，包括麻醉、手术操作和生命体征监测等，减少术后心、脑、肺、肾的影响，以及麻醉药物引起的术后记忆力减退、认知功能障碍、谵妄等并发症。

三、术后康复

1.饮食

术后饮食需根据手术类型和个体恢复情况逐步调整，从流质或半流质饮食开始，逐渐过渡到正常饮食。

2.活动

能早期下床的术后尽量早下床，不能早期下床可进行适当的床上活动，逐渐增加到下床并延长活动时间，以促进康复。

3.伤口护理

保持伤口清洁干燥，定期更换敷料，避免感染。

4.心理健康

围术期患者应保持良好的作息习惯，保证充足的睡眠。避免吸烟、饮酒等不良习惯。术后康复需要良好的环境和家人、朋友及医疗团队的支持，以确保手术的顺利进行和患者的快速康复。

四、肿瘤治疗

根据癌种、具体病情、患者自身情况确定个体化治疗方案。

五、围术期医学的特点

首先，肿瘤患者的手术类型大部分是限期手术（confine operation），特点是手术时间可以选择，但有限制，需要在限定的时间内做好术前准备，不宜过久，以免延误手术时机。其次，围术期医学已经从手术的节点扩展到术前、术中、术后。然后，从外科单一学科延伸到多学科合作，从团队单一到个体化资源整合管理模式转变，目前，我们把西医精准治疗和中医辨证论治相嵌合，把以"患者"为本，以"康复质量"为中心的医疗模式核心展现出来，使肿瘤患者术后活得更长、更好。

第二章
中西医结合治疗在肿瘤围术期的应用

一、术前

（一）西医治疗

化疗、放疗、免疫治疗、靶向治疗、营养治疗等，将全身情况调整到最佳状态。

（二）中医治疗

肿瘤患者术前常由情志失常、思虑过度、机体亏耗等导致其心脾失养、气血失和、神失所守而出现失眠、焦虑、畏惧手术、惧怕癌症等。因此，术前管理应以调畅气机、改善睡眠、稳定情绪和增强免疫功能为核心策略。中医有中药口服和外用，针灸、耳穴压豆、沐足等非药物疗法，八段锦、太极拳、音乐疗法等辅助疗法帮助改善术前失眠及紧张情绪，还有增强免疫力帮助患者耐受手术。此阶段主要目的是扶正、调节气血功能，帮助改善失眠、消除紧张情绪、增强免疫力、增加对手术的耐受力及治疗的依从性，而不是单单针对"肿瘤"进行治疗。

（1）中药：依据临床患者证型给予个体化辨证施治处方。

（2）针灸：依据临床患者证型不同可给出多样的针灸处方。此类穴位相辅相成、相得益彰，通过宁心安神、养心定志改善焦虑症状。总体应以宁心安神为首要治疗原则，具体治法可采用疏肝解郁、清热化痰、健脾养心、滋肝补肾和益气补血等。因肿瘤暗耗人体阴阳，多数患者手术后可发生气血两亏，产生"虚劳"的证候。艾灸能温补脾肾，鼓舞气血，预防肿瘤患者术后气血亏虚。

（3）耳穴压豆：刺激耳穴可以调节经络、神经功能，从而运行气血，调理阴阳脏腑，治病防病。将耳穴贴压豆用于治疗卒中后患者失眠症，不仅可以缓解其中医证候，还可以提高其睡眠质量。主穴可取心、神门、皮质下。配穴辨证取穴：如心脾两虚，配穴取脾和胃；肝郁气滞加肝、三焦；痰火扰心加脾、大肠等。

（4）沐足：药用当归、艾叶、干姜各 30 g，水煎后待水温 40～45℃，于每晚睡前沐足，每次约 40 min。艾叶、干姜、当归性温，具有活血化瘀之力，中药沐足可畅通经络，从而达到改善睡眠、舒缓情绪之效。

（5）中医特色情志疗法：情志疗法是指临床医护人员运用中医情志学说理论治疗患者的身心疾病。临床上可灵活运用顺意法、消除心因法、移情易性疗法、以情胜情法对患者进行相应的心理疏导，帮助患者调畅气机、缓解抑郁的情绪，从而达到改善失眠的目的。

（6）八段锦、太极拳等气功疗法：八段锦属我国传统气功导引功，系有氧运动，在强身健体的同时具有舒缓心理压力、稳定情绪之效。气功疗法还可以增强肺功能、认知功能，减少术后肺不张及认知功能减退的风险。

（7）五行音乐为中医所推行天地自然运化之旋律，遵五行特征及五音与五脏相对应关系，行某一特定调式音乐以调理身心的治疗方法。

二、术中

（一）西医治疗

（1）麻醉为患者安全保驾护航，保温，抗血栓裤防止血栓形成。

（2）手术尽量切除肿瘤，保留机体功能。

（二）中医治疗

中医治疗可减少术中麻醉用量，降低术后麻醉相关并发症。

（1）针刺辅助麻醉：阿片类药物是术中最常用的镇痛药物，但它的使用会为患者带来一系列的副作用，如术后恶心呕吐、呼吸抑制、胃肠动力受损等。针刺麻醉是针灸与麻醉相结合的产物，其目前主要作为复合麻醉技术的一部分在临床广泛应用，与其他麻醉技术相结合，具有安全性高、并发症少、后遗症少等优势。患者行全麻时联合针刺麻醉，可减少麻醉药用量，维持手术期间生命体征稳定，减少应激反应，调节机体免疫。

（2）穴位注射：抽取地塞米松注射液进行足三里、内关穴位注射，减少术后恶心、呕吐的发生。

（3）中药静脉注射：参麦注射液、黄芪注射液输注可以增强机体抵抗力，减少术后气虚发生。

三、术后

恶性肿瘤根治术创面较大，术后极易出现多种并发症。常见的并发症有皮瓣坏死、吻合口与淋巴漏、皮下积液、上肢水肿等。西医主要是局部对症处理，而中医则采用内外合治的方法，疗效较单纯，局部处理有明显优势。

（一）西医治疗

术后辅助治疗包括化疗和放射治疗两种方式。

（1）化疗：根据肿瘤的类型、分期、患者身体状况等选择合适的化疗药物和方案，杀死或抑制肿瘤细胞生长，对可能残留的微小肿瘤病灶及潜在的转移灶起作用。

（2）放射治疗：放射治疗使用高能束来破坏癌细胞或阻止其生长。它通常在手术后用于靶向肿瘤所在的区域，破坏肿瘤细胞的 DNA，使其失去繁殖能力，从而控制肿瘤生长，缓解症状，从而降低局部复发的风险。

（3）靶向治疗：使用针对肿瘤特定分子靶点的药物，通过口服或注射给药。精准地干扰肿瘤细胞的生长、信号传导等关键环节，抑制肿瘤生长，对正常细胞影响较小。

（4）免疫治疗：包括免疫检查点抑制剂、过继性细胞免疫治疗等，通过激活患者自身的免疫系统来攻击肿瘤细胞。增强机体的抗肿瘤免疫反应，提高患者的长期生存率。

（5）对症治疗：针对肿瘤患者出现的各种症状进行治疗，如疼痛给予止痛药物、贫血给予输血或促红细胞生成素等。以患者为中心，缓解患者的痛苦，提高生活质量。

（二）中医治疗

（1）根据具体情况进行辨证论治。

（2）针刺和灸法可通过刺激腧穴达到活血化瘀、疏通经络的目的，配合中药煎汤熏洗、热敷亦可取得较好的临床疗效。

（3）手术后、皮瓣坏死与伤口愈合延迟等。

1）皮下积液：术后脉络损伤，津液流溢于脉道之外，停留在肌肉、皮肤之间隙，则发为皮下积液。舌质淡红，舌体胖大，苔白滑，脉沉弱。治法：通阳益气，活血利水。方药：防己黄芪汤（《金匮要略》）。

2）皮瓣坏死：术后气血不足，脉络损伤，瘀血内停，阻遏气机，局部失于濡养。皮瓣坏死后，"筋骨肌肉不相荣，经脉败漏"，使血脉阻塞，加重血瘀，形成恶性循环。治法：补气生血，去腐生肌。方药：八珍汤加减（《正体类要》）。

3）伤口愈合延迟：可选汤剂与中医外治，创面脓腐未净时，先用红油膏或九一丹祛腐，待脓腐已净，再用生肌膏或白玉膏，创面应一直保持滋润。

（4）术后焦虑、失眠。病机：肿瘤患者多为肝郁痰凝体质，此类患者易伴发焦虑抑郁，特别是女性群体。其发病多为忧思恼怒，肝郁化热，内热扰其心神，则烦躁不安，郁气横逆，或克制脾胃，扰乱脏腑功能，或走窜肠间，导致口苦咽干、大便秘结。舌淡红或舌边尖红，苔薄白，脉弦。

1）中药内服法：疏肝解郁，养血健脾。方药：柴胡疏肝散加减（《景岳全书》）。

2）中医外治法：针灸、推拿按摩、太极拳、八段锦及音乐疗法等。

（5）促进胃肠功能的恢复。

1）穴位贴敷。

①中药（牵牛子、木香、大黄、桃仁、赤芍各 20 g，冰片 25 g）敷贴上巨虚、足三里、天枢等穴位。

②中药（食盐、白芥子、莱菔子、吴茱萸各 50 g，厚朴、小茴香、青皮、木香、枳壳各 30 g）热敷肚脐周围。

2）针刺：予以电针双足三里、双内关，以达调理脾胃、降逆止呕之效，适用于乳腺癌麻醉术后消化道反应者。

3）呕吐甚者以外治为主：耳穴压豆取肝、胃、膈、耳中、神门以疏肝理气，健脾和胃，降逆止呃。中脘、神阙、气海、足三里穴位贴敷，可使脾胃经气疏通，消积导滞，气血平衡。按摩合谷、内关等穴，可通过由表及里的经络传导，使腑气通、胃气降。

（6）缓解癌痛。

1）针灸：雷华娟团队研究发现双侧合谷、内关穴电针刺激，辅助乳腺癌患者行乳房切除手术，可以明显缓解术后疼痛的发生。

2）中药外敷：中医治疗疼痛有丰富的经验，中药外敷无依赖性，可减少毒麻药品的应用，价廉效确，使用方便，且无内服药的消化道不良反应。对晚期癌痛患者，中药外敷能明显提升其生活质量。此类外敷药方中多使用冰片、乳香、没药、全蝎等清热解毒、活血化瘀、通络止痛类中药，加入透皮剂增强透皮渗入功能，以达消症祛瘀散结、通络镇痛之效。中药粉中加入适量醋或香油调和后敷于患处，通过表皮吸收起效，停留时间 4 ～ 8 h。

第三章
肿瘤围术期中西医结合治疗的优势和前景

一、中西医结合治疗肿瘤的优势

中西医结合在肿瘤治疗中展现出了独特的优势，将中医的个体化辨证论治与西医的标准化治疗相结合，形成了一种综合性、多元化的治疗模式。这种结合不仅可以延长患者的生命周期，还能够提高患者的生活质量。首先，中医个体化的辨证论治。中医强调因人而异，一人一案一方，即根据患者的具体情况制定个性化的治疗方案。在肿瘤治疗中，中医医生会根据患者的体质、病情、症状等因素进行辨证施治，采用针灸、中药等传统疗法进行治疗。例如，对于肿瘤患者来说，中医会根据患者的气血状况、虚实寒热等特点来调理身体，增强患者的抵抗力和免疫力，从而达到抑制肿瘤生长的目的。此外，中医还注重调理患者的心理状态，通过心理疏导、情志调摄等方法帮助患者保持乐观积极的心态，增强对抗疾病的信心和勇气。

西医的标准化治疗与中医个体化的辨证论治相匹配是特点。西医采用的治疗方法通常是经过大规模临床试验验证，具有标准化、规范化和精准治疗的特点。在肿瘤围术期治疗中，西医常用的治疗方法包括手术、放疗、化疗、靶向治疗、免疫治疗等，其中靶向治疗、免疫治疗和精准放化疗可对肿瘤进行致命的打击。根据肿瘤细胞的特异性，通过使用抗癌药物或放射线精准地杀灭肿瘤细胞，但是这些治疗方法的优势除了目标精准，提高疗效外，也不可避免地产生毒副作用。

术后并发症处理是肿瘤外科围术期康复的重要环节。在肿瘤外科围术期康复期间，中医汤剂、针灸、推拿、气功、外治等疗法不仅可以缓解术后疼痛和不适，促进伤口愈合，还可以帮助患者提高免疫力，恢复机体功能。中西医根据自身的优势和手段，扬长补短。针对患者的具体情况制定个性化的中西医治疗方案，形成一种综合性特有的个性化治疗模式。综合运用中西医学的优势，可以最大限度地提高肿瘤治疗的效果，减少患者的痛苦和不良反应。与此同时，中医和西医如两个并肩作战的兄弟，一起进一步对抗打击残留的肿瘤细胞，为预防肿瘤的复发和转移共同努力。通过对围术期心、脑、肺、肾等器官的保护，以及感染、出血、肠道并发症等多个方面的及时处理，很大程度地减少围术期的并发症，为患者围术期康复保驾护航。

二、中西医结合治疗肿瘤的前景

除了治疗肿瘤本身，中西医结合还可以帮助患者提高生活质量，特别是关注脑、肺、心功能、胃肠功能和睡眠质量等方面。脑、肺、心功能对于肿瘤患者的康复至关重要，因为脑、肺、心系统的健康状况直接影响着患者的生存率和生活质量。中医的针灸、艾灸等疗法可以调节脑、肺、心功能，促进脑、肺、心系统的健康，减轻患者的身体负担。此外，中医药还有很好地调节胃肠功能的作用，可以缓解患者的消化不良、恶心呕吐等症状，提高患者的饮食欲望和营养吸收。良好的睡眠质量对于肿瘤患者的康复同样至关重要，因为充足的睡眠可以帮助患者恢复体力，增强免疫力，促进身体的康复。中医的汤药、针刺、按摩推拿、艾灸、八段锦、太极拳、音乐等疗法可以帮助患者改善睡眠质量，提高术后认知功能，缓解失眠、焦虑等问题，促进患者围术期更好、更快地康复，以延长患者生存期、提高肿瘤患者术后的康复质量，从而减轻家庭和社会的经济负担。

参考文献：

[1] 毛跃，高红梅 . 肿瘤学 [M]. 第 8 版 . 北京：人民卫生出版社，2017.

[2] 张贵炜，方国民 . 实用肿瘤学 [M]. 北京：人民卫生出版社，2019.

[3] 徐金明，黄明娟 . 现代肿瘤学 [M]. 北京：科学出版社，2018.

[4] 姚旭东，刘勤 . 实用肿瘤内科学 [M]. 北京：人民卫生出版社，2015.

[5] 徐建华，蔡媛 . 癌症的诊断与治疗 [M]. 北京：人民卫生出版社，2020.

[6] 贺波，赵玲 . 肿瘤治疗学 [M]. 北京：人民卫生出版社，2016.

[7] 黄洪军，杨丽萍 . 肿瘤基因治疗 [M]. 北京：科学出版社，2014.

[8] 汤钊猷 . 现代肿瘤学 [M]. 第 3 版 . 上海：复旦大学出版社，2011.

[9] 高金基，杨林川，陈伯棠 . 现代内科学 [M]. 第 8 版 . 北京：人民卫生出版社，2017.

[10] 王玉琢，沈洪兵 . 基于多组学的肿瘤病因学研究：从基因组学、暴露组学、代谢组学到系统 流行病学 [J]. 中华流行病学杂志，2023，44(4): 521-528.

[11] 张国庆，曾焕沙 . 内科学 [M]. 上海：上海科学技术出版社，2018.

[12] 薄禄龙 . 癌症患者围术期管理 [M]. 北京：北京大学医学出版社，2023.

[13] 唐丽萍，王立萍，孙立春 . 女性恶性肿瘤围术期管理与快速康复 [M]. 北京：科学出版社，2020.

[14] 中国肿瘤患者围术期疼痛管理专家共识（2020 版）[J]. 中国肿瘤临床，2020，47(18): 960.

[15] 赫兰晔 . 结直肠癌围术期中西医结合快速康复优化方案应用研究 [D]. 北京：中国中医科学院，2021.

[16] 许彦超，李洪霖，李吉磊，等 . 中医药治疗恶性肿瘤术后并发症的临床应用 [J]. 医学综述，2021，27(15).3079-3083.

[17] 冯轩朗 . 保肢手术结合参苓白术散治疗四肢恶性骨肿瘤的疗效观察 [D]. 南宁：广西中医药大学，2022.

[18] 宋丽，熊秀君，丁琼瑛，等 . 胸外科手术病种分布与围术期中医药应用规律研究 [J]. 中医药管理杂志，2023，31(24): 100-102.

[19] 杜张鑫 . 围术期电针预处理对老年胃肠肿瘤患者术后谵妄影响的研究 [D]. 延安：延安大学，2024.

[20] 任振虎，陈铭韬，吴汉江，等 . 头颈肿瘤围术期静脉血栓栓塞症防治中国专家共识 [J]. 中国口腔颌面外科杂志，2024，22(01): 1-9.

[21] 孙淑林 . 全程优质护理对乳腺肿瘤围术期患者心理状态及满意度的影响 [J]. 中华养生保健，2023，41(23): 141-144.

[22]Chandra R A，Keane F K，Voncken F E M，et al. Contemporary radiotherapy: Present and future[J].Lancet，2021，398(10295): 171-184.

[23]Sindt J E，Fitzgerald L A，Kuznicki J，et al. Antiplatelet and wound Healing Implications of Immunotherapy and Targeted Cancer Therapies in the Perioperative Period[J].Anesthesiology，2023，139(4): 511-522.

[24] 雷华娟，丁振东，税林辉，等 . 七氟烷暴露促发 Caspase-8/GSDME 细胞焦亡诱导海马神经元损伤的形态和蛋白变化特征 [J]. 湖南中医药大学学报，2021，41(6): 842-846.

[25] 雷华娟，滕永杰，税林辉，等 . 七氟烷对 SD 老年大鼠认知功能和海马突触可塑性的影响 [J]. 湖南中医药大学学报，2021，41(9): 1321-1326.

[26] 税林辉，宁彧，周启，等 . 针刺预处理对老年全身麻醉术后认知功能影响的 Meta 分析 [J]. 医学信息，2021，34(14): 75-79.

[27] 陈梦，雷华娟，郑松，等 . 针刺对乳腺癌患者围术期镇痛作用及免疫功能的影响 [J]. 国际中医中药杂志，2018，40(1): 22-25.

第二篇

不同系统肿瘤的围术期中西医结合治疗

第四章　胸部肿瘤

| 第一节　肺癌 |

一、肺癌的概述

（一）流行病学

支气管肺癌 (bronchial carcinoma)，简称肺癌 (lung cancer)，是指原发于各级支气管上皮细胞及细支气管肺泡上皮细胞的恶性肿瘤。肺癌是我国及世界各国发病率和死亡率较高的恶性肿瘤之一。肺癌大致可以分为非小细胞肺癌 (non-small cell lung cancer, NSCLC) 和小细胞肺癌 (small cell lung cancer, SCLC) 两大类，其中非小细胞肺癌占 80%～85%，其余为小细胞肺癌。我国的肺癌发病率和死亡率一直呈上升趋势。据世界卫生组织下属国际癌症研究机构公布的最新数据，2018 年中国肺癌发病率为 35.1/10 万，其中男性为 47.8/10 万、女性为 22.8/10 万；死亡率为 30.9/10 万，其中男性为 43.4/10 万、女性为 19.0/10 万。在 2022 年中国的所有恶性肿瘤新发病例中占第一位，为 18.06%，而肺癌死亡人数占所有恶性肿瘤死亡总数的 23.9%，同样排名第一位，严重危害人民的生命健康。

（二）西医病因与发病机制

肺癌相关的常见病因包括吸烟、职业和环境污染，同时也与电离辐射、遗传、驱动基因突变与融合等相关。

1. 吸烟和被动吸烟

吸烟是目前公认的肺癌最重要的危险因素。香烟在点燃过程中会形成 60 余种致癌物。烟草中的亚硝胺、多环芳香碳氢化合物、苯并芘是对呼吸系统致癌性很强的物质。

2. 职业暴露

多种特殊职业接触可以增加肺癌的发病危险，包括石棉、氡、铬、镉、镍、硅、煤烟和煤烟尘等。

3. 大气污染

大气污染包括室内空气污染和室外空气污染，室外空气污染源中的工业废气和汽车尾气含有致癌物质，尤以苯并芘的致癌作用最明显。2008 年《柳叶刀》上发表的研究报告指出，国人使用的固体燃料（包括燃煤、木材和农作物残骸）所造成的室内空气污染和吸烟一起，在30年内将导致1800万人死于肺癌。2013年10月，世界卫生组织下属国际癌症研究机构正式将大气污染列为主要的环境致癌物，其危害程度与烟草同级。

4. 肺癌家族史和遗传易感性

肺癌患者中存在家族聚集现象。这些发现说明遗传因素可能在对环境致癌物易感的人群和（或）个体中起重要作用。涉及机体对致癌物代谢、基因组不稳定、DNA修复及细胞增殖和凋亡调控的基因多态性均可能是肺癌的遗传易感因素。目前研究发现，70%以上的肺腺癌可找到驱动基因，包括 *EGFR* 突变基因、*ALK* 融合基因等。

（三）中医病因病机

中医文献中尚未见有肺癌之病名，但有不少类似肺脏肿瘤的记载。肺癌可归为"肺积""息贲""肺壅""息积""肺疽"等中医范畴，现中医病名统称为"肺癌病"。其病因病机可以归纳为以下几个方面。

1. 肺郁痰瘀

肺主气，司呼吸，主布津液，外邪犯肺，肺气郁结，宣降失司，水湿停滞，聚而成痰，痰凝气滞，血停成瘀，痰瘀搏结，郁久化热，日久成积，积留于肺，发为本病。

2. 脾虚痰湿

脾为后天之本，主运化水液，如饮食不节、劳累过度，或情志不畅、肝气郁结，横逆犯脾，均可使脾气受损，运化无力，水湿不化，聚而生痰。脾为生痰之源，肺为贮痰之器，痰湿循经上贮于肺，日久发为本病。

3. 阴虚痰热

肺为清虚之体，不耐寒热。外感风热、暑热之邪，或过食辛热厚味，或长期嗜好烟酒，或脏腑功能失常；阴阳气血失调，均可导致热毒内炼津成痰，灼伤肺阴，痰热互扰，日久终成本病。

4. 气阴两虚

肺为娇脏，其性喜润恶燥，邪毒、痰浊、瘀血在肺中相互搏结，发为肺积。积蓄日久，常化热化火，易造成肺之气阴耗损。

总之，肺癌是因虚得病，因虚致实，病位在肺，与脾、肾密切相关。虚以脾虚、阴虚、气阴两虚多见，实以气滞、血瘀、痰凝、毒聚为主，是一种全身属虚、局部属实的疾病。

二、诊断

肺癌的诊断思路是基于患者的临床表现、体征，通过影像学检查得到临床诊断及 TNM 分期，进一步明确病理学（包括组织或细胞学）及分子诊断。肺癌的诊断可分为肺癌的定位诊断和定性诊断两种，所有的影像学诊断方法可归为肺癌的定位诊断，而所有以获取细胞学或病理组织学为目的的诊断方法可归为肺癌的定性诊断。

三、肺癌的西医治疗

（一）治疗原则

早期非小细胞肺癌患者应进行根治性手术切除，对于心肺功能不能耐受手术患者给予局部放疗或射频消融治疗；对于局部晚期肿瘤患者，同期放化疗是标准治疗，部分患者经诱导治疗后，若影像学重新评估能完全切除，可以考虑手术；晚期患者应采用以全身治疗为主的综合治疗，根据患者的病理类型、分子病理学特征以及患者的机体状态制定个体化的治疗策略，以期最大限度地延长患者生存时间、控制疾病进展程度、提高生活质量。

肺癌的治疗需依据患者的身体状况、影像学分型、病理类型、TNM 分期和驱动基因状态而作出全面考虑，进行多学科的综合治疗。一般而言，非小细胞肺癌采取包括手术在内的多学科综合治疗，小细胞肺癌则采取以化疗、放疗为主的综合治疗。

（二）手术治疗

对于Ⅰ、Ⅱ期及部分Ⅲ期 NSCLC 患者，首选外科手术治疗，肺叶切除术加系统性肺门和纵隔淋巴结清除术为标准术式，各类术式的选择必须按照最大限度切除肿瘤、最大限度保留肺组织的原则。完全性切除的术后病理分期为Ⅱ～Ⅲ期 NSCLC 患者推荐术后行含铂双药辅助化疗，术后标本驱动基因检测为 *EGFR* 基因突变的 N1 或 N2 患者可选择术后靶向治疗。局部晚期 NSCLC 的治疗策略具有争议，需要多学科团队综合评估手术耐受性及手术时机和方式。

（三）内科治疗

肺癌的内科治疗主要包括化疗、靶向治疗、免疫治疗以及支持性治疗等方面，内科治疗策略应当根据患者的分期、基因检测结果选择。需要综合考虑患者的具体病情、身体状况和治疗目标，制定个体化的治疗方案。近年来，肺癌的靶向治疗、免疫治疗取得巨大的进展，通过综合运用化学治疗、靶向治疗和免疫治疗等手段，我们可以更好地控制肺癌的进展，延长患者的生存期，提高患者的生活质量。

（四）放射治疗

放射治疗是肺癌的重要治疗方法之一，尤其处于临床Ⅰ、Ⅱ期的肺癌患者，如果因各种原因不能或不愿手术，应选择放射治疗。放射治疗在肺癌的治疗上，可分为根治性放射治疗、姑息性放射治疗和综合性放射治疗三类。

四、肺癌的中医治疗

肺癌在发病早期，以肺郁痰瘀多见，治疗以宣肺理气、化痰祛瘀为主；至疾病中期，脾气受损，运化失常，痰湿内蕴，辨证以肺脾气虚或脾虚痰湿为主，治疗以益气健脾、培土生金为要；随着疾病的发展，气阴耗伤，虚损及肾，以致气阴两虚、肾阳不足，治疗上注重益气养阴、温阳补肾。在邪实方面，"痰""瘀""毒"搏结是肺癌的重要病理特点，因肺、脾、肾三脏功能失调，津液失于输布、温化，以致聚湿生痰，痰瘀毒结。故中医治疗在扶正的同时，亦需兼顾祛邪，治疗当灵活运用化痰利湿、活血祛瘀、解毒散结等法。

五、中西医结合治疗在肺癌围术期的应用

对于临床分期为Ⅰ期、Ⅱ期及部分ⅢA期的非小细胞肺癌以及T1～2N0的局限期小细胞肺癌，在患者的身体状况良好时，优先考虑手术治疗。其治疗目的是最大程度切除肿瘤病灶，减轻肿瘤负荷，减少肿瘤复发转移机会。手术切除是肺癌治疗的关键一步，但围术期治疗选择对于患者能否实现长期生存，同样起到了至关重要的作用。在肺癌患者围术期应用中西医结合的治疗模式具有重大意义，在术前、术中和术后三个阶段采用中西医结合的治疗方式，可起到减少复发转移、减毒增效、改善症状、促进康复、提高生存质量等作用。

（一）术前

1. 西医治疗

新辅助治疗：术前新辅助治疗的目的是通过缩小肿瘤体积、降低肿瘤病理分期，进而提高手术切除的可能，同时降低手术难度。目前新辅助治疗的主要方式包括：化疗、放射治疗、靶向治疗及免疫治疗。小细胞肺癌以术后辅助治疗为主，本部分主要针对非小细胞肺癌的新辅助治疗展开阐述。

（1）Ⅰ～Ⅱ期NSCLC通常无须新进行辅助治疗，对于可切除的Ⅲ期NSCLC患者，含铂双药方案是NSCLC新辅助化疗的推荐方案。

（2）在新辅助单药免疫治疗方面，纳武利尤单抗、阿替利珠单抗用于NSCLC新辅助治疗具有病理缓解率好、安全性高的优势。在新辅助免疫联合化疗方面，纳武利尤

单抗、帕博利珠单抗、阿替利珠单抗、卡瑞利珠单抗、特瑞普利单抗联合化疗也被多项大型临床研究证实能够用于 NSCLC 患者的新辅助治疗。

（3）靶向治疗成为新辅助方案中的"新星"，在驱动基因阳性的 NSCLC 患者中，在部分临床研究中其疗效甚至远超传统新辅助化疗方案，厄洛替尼、吉非替尼新辅助靶向治疗的研究也取得了较好的结果。

2. 术前调护与功能训练

（1）应在术前做好患者的各项风险评估和营养风险筛查，必要时可进行多学科团队的讨论。

（2）术前加强功能训练：术前肺功能训练可以提高患者对手术的耐受性并降低术后肺部并发症。简单又有效的肺功能训练有慢跑、游泳、爬楼梯、呼吸功能训练、腹式呼吸、缩唇呼吸训练等。

（3）做好呼吸道准备：控制好慢性支气管炎、慢性阻塞性肺疾病等肺部基础疾病，尽早戒烟，戒烟会显著改善呼吸道症状，降低术后肺部感染和呼吸道相关并发症。

（4）稳定内科疾病：根据癌痛的三阶梯治疗原则控制好癌痛，对于合并高血压、糖尿病、冠心病、心肌梗死、脑梗等病史等病的患者，要及时前往相关内科进行治疗，稳定病情。

（5）精神心理调护：多与患者交谈，赞扬和鼓励患者，增强战胜疾病的信心，及时满足患者的正当需求，针对显露的心理负担进行细致的解释和安慰工作，取得家属的支持和配合，以积极配合手术。

3. 中医治疗

术前中医治疗应当以补肺健脾、扶助正气为主，注重调理患者的整体身体状况，改善患者的症状。

（1）中药内服：针对患者术前出现的咳嗽、咯血、胸闷气促、胸痛、失眠等症状，中药内服可参考 2021 年由中国中医药出版社出版的《中医内科学》相关章节的辨证选方用药，用以改善患者症状，提高患者术前的生活质量。

（2）中医外治法。

1）在缓解癌痛方面，可通过针刺孔最、肺俞、手三里、合谷、风门及局部阿是穴或通过蟾乌巴布膏、元花止痛贴等贴敷于疼痛部位、天突穴、膻中穴等处或埋置揿针于肾俞穴、太溪穴、气海穴等处。

2）在缓解咳嗽方面，可通过针刺孔最、肺俞、手三里、合谷、风门及局部阿是穴，或通过蟾乌巴布膏、元花止痛贴等贴敷于疼痛部位，或埋置揿针于肾俞穴、太溪穴、气海穴等处。

3）在改善失眠方面，可通过埋豆于枕、皮质下、神门、垂前、心、肝、脾等耳穴或通过推拿按压安眠穴、太溪穴、内关穴、百会穴等。

4）术前患者易出现焦虑、紧张、亢奋、悲观等神经心理症状，采用中医学"七情养生法""音乐疗法"进行情志治疗，包括以情胜情、语言感化、心理疏导、转移注意力等，缓解患者出现的一系列悲观情绪。

5）术前患者还可通过八段锦、太极拳等中医养生功法来疏通经络、改善气血、强身健体，为手术创造更好的条件。

（二）术中

1. 手术原则

完整彻底切除是保证手术根治性、分期准确性、加强局部控制和长期生存的关键。

2. 手术方式

解剖性肺切除仍是标准术式，对于部分中央型肺癌，在手术技术能够保证切缘的情况下，支气管和（或）肺动脉袖式肺叶切除围术期风险小而疗效优于全肺切除。

3. 手术路径

开胸和微创手术具备同样的肿瘤学效果，胸腔镜等微创手术安全可行，围术期安全性优于开胸手术，长期疗效不亚于开胸手术。因此，在技术可行且不违背肿瘤学原则的前提下推荐胸腔镜手术路径。

4. 手术切除标准

完整切除包括阴性切缘（支气管、动脉、静脉、支气管周围、肿瘤附近组织）。无论何时，如有出现切缘受累、未切除的阳性淋巴结、淋巴结外侵犯或转移性胸腔积液或心包积液，即为不完整切除。完整切除为 R0，镜下发现不完整切除或淋巴结包膜外浸润为 R1，肉眼可见肿瘤残余为 R2。

5. 注意事项

术中应注意麻醉相关风险，做好患者的保暖和情绪安抚，术中建议患者使用医用弹力袜预防深静脉血栓形成，减轻术后的下肢水肿。

（三）术后

术后辅助治疗是在手术后进行的治疗方式，其目的在于尽可能清除残留的微小病灶，同时降低患者的复发风险，延长患者生存时间。

1.NSCLC 患者术后的辅助治疗

对于 NSCLC 患者的术后辅助治疗计划应当根据手术情况及切缘性质进行多学科评估后制定，具体可分为两种。

（1）完整切除切缘阴性（R0 切除）NSCLC 后续治疗。

1）Ⅰ A 期患者术后定期随访。

2）Ⅰ B 期患者术后可随访，具有高危因素者推荐进行术后辅助化疗。

3）Ⅱ A/ Ⅱ B 期患者，推荐以铂类为基础的方案进行辅助化疗，不建议行术后辅助放疗。

4）Ⅰ B ～Ⅲ期术后发现 EGFR 敏感基因突变的患者，可行辅助靶向治疗，如埃克替尼、奥希替尼、阿美替尼。Ⅱ A ～Ⅲ期术后驱动基因阴性的患者，如 PD ～ L1 表达阳性（≥ 1%）者可在铂类为基础的化疗中联合免疫治疗。

（2）非完整切除切缘阳性 NSCLC 的后续治疗。

1）Ⅰ A 期患者，术中发现为 R1 或 R2 切除，均首选再次手术，放疗也可供选择。

2）Ⅰ B/ Ⅱ A 期患者，术中发现为 R1 或 R2 切除，均应首选再次手术，放疗也可供选择，后续化疗视情况而定。Ⅰ B 期有高危险因素者可考虑进行术后辅助化疗，Ⅱ A 期患者均应进行辅助化疗。

3）Ⅱ B 期 R1 切除患者可选择再次手术和术后辅助化疗，或同步或序贯放化疗；R2 切除患者可选择再次手术和术后辅助化疗，或者同步放化疗。

2.SCLC 患者术后的辅助治疗

SCLC 患者术后病理提示 N0 的患者推荐行辅助化疗，方案包括依托泊苷 + 顺铂、依托泊苷 + 卡铂；术后病理提示 N1 和 N2 的患者，推荐行辅助化疗合并胸部放疗，同步或序贯均可，辅助化疗方案推荐依托泊苷 + 顺铂。可以根据患者的实际情况决定是否行预防性脑放疗。

（1）术后并发症的综合治疗：针对患者术后出现的明确感染征象如发热、炎症指标异常等需合理选用敏感的抗生素治疗；术后患者出现严重的咳嗽咳痰可口服止咳化痰药物和雾化治疗；患者术口疼痛，严重影响患者的生活，可合理选用止痛药物；术后患者食欲差，经评估具有营养风险者可加强静脉营养；对手术切口的红外射线照射可减少伤口渗出，促进伤口愈合；卧床患者可行双下肢气压治疗，预防下肢深静脉血栓的发生；患者术后的综合治疗有助于改善各类并发症，促进患者的恢复。

（2）康复理疗：肺癌术后患者及时采取科学、合理的康复措施，对于快速康复及减少并发症至关重要。术后进行适度的呼吸功能锻炼，包括腹式呼吸训练、缩唇呼吸训练、局部呼吸训练、人工阻力呼吸训练等有助于恢复和提高患者肺功能；指导患者进行有效的咳嗽训练可保持呼吸道清洁，预防术后排痰对伤口造成的二次伤害；在患者身体体力条件允许的情况下进行有氧运动训练、抗阻运动训练能够促进肺癌术后患者的肺功能和运动耐力的恢复。

（3）术后患者的饮食调护：患者术后的膳食应该以补充足够的营养为主要目的，饮食总的原则以清淡、细软、容易消化吸收为主，以便改善患者的体质，增强抵抗力，有效防止肿瘤复发和转移。手术后，饮食也不必过多限制，以免造成营养不良。在食物选择与进补时，不要急于求成，可从流质饮食开始，无明显不适反应时，再过渡到半流食、普食，选择饮食时，还应注意各种营养平衡，以利于术后身体的康复。

3. 肺癌术后的中医治疗

肺癌患者术后常有脾胃虚弱、气血不足的情况，术后中医治疗需注重调理脾胃，补益气血，同时注重抑制肺癌、提高机体免疫功能，避免术后的复发和转移；针对患者术后出现的各类并发症和西医术后辅助治疗的各类毒副作用，中医药治疗也能发挥重要作用。

（1）抑制肺癌，缓解术后并发症：肺癌术后的中医药治疗，可以肺癌的 5 个常见证型（肺郁痰瘀证、脾虚痰湿证、阴虚痰热证、气阴两虚证、肾阳亏虚证）为参考辨证论治，同时加以调理脾胃、补益气血、提高机体免疫功能，促进术后的功能恢复，以期降低复发风险，改善患者生活质量。肺癌 5 个常见证型辨证选方用药在肺癌的中医治疗中已具体阐述，可在辨证治疗的基础上，辨病与辨证相结合，选用具有抗癌作用的中草药，如白花蛇舌草、浙贝母、壁虎、半枝莲、半边莲、山慈菇、猫爪草、露蜂房、鱼腥草、龙葵草等，以及鹤蟾片、康莱特软胶囊、消癌平、胆子油软胶囊、复方红豆杉胶囊、清化颗粒等中成药。术后常见的并发症如手术部位疼痛，排气、排便障碍，纳差，咳嗽，乏力等均可通过中药内服得到缓解，具体的辨证选方用药可参考 2021 年由中国中医药出版社出版的《中医内科学》相关章节。

（2）缓解西医辅助治疗出现的各类毒副作用：针对术后辅助放化疗、靶向治疗、免疫治疗出现的毒副作用，中药配合治疗能缓解患者出现的各类症状，改善患者生活质量，提升患者的治疗信心。

1）厌食、恶心呕吐等消化道反应：是肺癌患者化疗期间的常见毒副作用，中医学认为与脾胃运化功能失常相关，病机为脾虚湿阻，升降失和，治法应以和胃降逆、健脾祛湿为主。可辨证酌情选用党参、白术、茯苓、炙甘草、陈皮、法半夏、木香、砂仁、厚朴、鸡内金、山楂等药物。

2）骨髓抑制是化疗常见的毒副作用之一，基于其头晕、乏力、易外感发热、出血等临床表现，属中医"虚劳""血虚"范畴，究其原因为化疗药物属有毒之品，伤及脾胃，致脾胃失和，气血生化乏源；伤及肾腑，则致肾精肾阳亏损，精不养髓，髓海失养，治疗当以健脾补肾、养血生髓为法。可辨证选用党参、白术、茯苓、熟地黄、白芍、当归、枸杞子、山萸肉、鸡血藤、远志、酸枣仁等药物。放疗所致骨髓抑制的中医治疗也可参考此法，但放疗易耗气伤阴，在具体辨治过程中需注意滋养肝肾，固护阴液。此外，中药膏方可有效降低化疗后骨髓抑制的发生率及缓解骨髓抑制的程度。膏方有调、补、防、治四大功效，针对骨髓抑制，主要以健脾补肾、调和气血为主要治则。

3）周围神经毒性：是紫杉醇类等抗肿瘤药物的常见毒性反应，可归属于中医"血痹"范畴。其病因在于气血虚弱，邪入阴分，化疗药物属大毒之品，长期应用耗损阳气，阳气不足无以温煦血脉；加之寒邪痹阻经脉，脉络瘀阻，致使肢体末梢麻木，感觉障碍，治法应以温经通脉、活血消瘀为主。可辨证选用当归、川芎、艾叶、桂枝、赤芍、丹参、牡丹皮、路路通等药物。

4）癌症相关性疲乏：表现为体倦乏力，食少纳呆，食后腹胀，或神疲懒言、面色萎黄、恶心呕吐、胸闷等症状，可归属于中医"虚劳"范畴，以脏腑功能衰退，气血阴阳亏损为主要病机，多以虚证为主，虚实夹杂，病位主要在脾、肾。当以健脾益气，养血生髓为治法，辨证选用熟地黄、当归、川芎、白芍、人参、白术、茯苓、甘草、熟附子、肉桂、山萸肉、山药等药物。

5）靶向药物相关性皮疹：最主要的表现为痤疮样皮疹，归属于中医"药疹"范畴。其病因病机为药毒之邪侵扰腠理，火毒炽盛，燔灼营血，肺经郁热不得外泄，故外发于皮肤；邪毒入里化热，灼伤阴津，故肌肤失养。应以疏风清热，养阴润燥为治法，辨证选用荆芥、防风、生地黄、赤芍、当归、川芎、白鲜皮、紫草、蝉蜕等药物。

6）靶向药物所致腹泻：归属于中医"泄泻"范畴，总的病机为脾胃虚弱为本，湿浊阻滞为标，脾气亏虚无以运化水湿，则湿邪内生，湿邪困脾，泄泻乃成。治疗应以理气化湿，暖脾止泻为法，辨证选用于藿香、大腹皮、法半夏、白芷、紫苏叶、茯苓、苍术、厚朴、陈皮、炙甘草等药物。

7）靶向药物所致口腔黏膜炎：表现为口腔黏膜溃疡、局部剧烈疼痛，好发于软腭、舌、齿龈、口底、颊黏膜，甚至咽喉等部位，严重时可影响患者进食。本病归属于中医"口疮"范畴，其病机主要为心脾积热，阴虚火旺。治疗以养阴清热，清心泻火为主，辨证选用生地黄、当归、牡丹皮、灯心草、桑叶、升麻等药物。放疗所致口腔黏膜炎也可依此来治疗，由于放疗在中医属"火毒"之邪，选方用药时应注意养阴清热，泻火解毒。

8）放射性肺炎：是患者术后辅助放疗过程中出现的严重不良反应，表现为咳嗽、发热、胸闷、气喘、呼吸困难等症状，属于中医"咳嗽"范畴。其病因病机为放疗火毒之邪直袭肺脏，灼伤肺阴，致肺失宣降，气机阻滞于内，津液输布失常，痰火相搏结。中医治疗放射性肺炎，以养阴、清热、解毒为主要治法。可辨证选用桑叶、石膏、甘草、胡麻仁、阿胶、枇杷叶、人参、麦门冬、杏仁等药物。

4．中医外治法

中医外治的手段多样，在缓解术后并发症、促进恢复和改善术后辅助治疗相关毒副反应方面具有重要意义。常用的中医外治方法如下。

（1）针灸：根据患者病情辨证应用体针、头针、电针、耳针、灸法、穴位埋线等方法。对于肺癌切除术后疼痛患者，可选用合谷、阳陵泉、三阴交、阿是穴，还可选用腕踝针缓解术后疼痛；对于术后腹胀、便秘患者，选用中脘、天枢、气海、足三里、上巨虚、三阴交；也可针刺双侧足三里、三阴交、关元、气海穴调节提高免疫力。

（2）耳穴压豆：防治消化道反应主要选穴为胃、交感、神门、皮质下；针对癌因性疲乏主要选穴为大肠、脾、肝、胃、交感、神门、皮质下。

（3）穴位贴敷：主要选穴有肺俞、膏肓、膈俞，具有调理肺气、理肺补虚、活血化瘀之功效。

（4）功法训练：指导患者进行八段锦、五禽戏等康复锻炼，促进术后的恢复。

（5）心理疗法：针对患者术后焦虑和抑郁等不良情绪因素进行心理疏导，并运用中医五音疗法等方法，以改善患者的心理健康。

临床经典案例

患者，男，61岁。因"体检时发现右肺肿物3天"于2023年8月就诊。

【现病史】患者于3天前体检时发现右肺肿物，无咳嗽、咳痰、咯血等特殊不适，今为进一步治疗来湖南中医药大学第一附属医院（简称我院，后同）就诊，门诊以"肺占位性病变"收入院。现症见：患者精神状态良好，无咳嗽、咳痰、咯血，无胸痛、胸闷、气促，无潮热盗汗等特殊不适，纳眠可，二便正常，近期体重无明显变化。舌暗红，苔白腻，脉弦滑。

【既往史】健康状况一般。否认高血压、冠心病、糖尿病等慢性疾病病史，否认外伤史，既往曾行"痔疮切除手术"，否认输血史。预防接种史不详。

【过敏史】否认食物、药物过敏史。

【体格检查】体温36.4℃，脉搏86次/min，呼吸20次/min，血压124/71mmHg。胸廓未见异常，胸骨无压痛，呼吸运动未见异常，肋间隙未见异常，语颤未见异常。叩诊清音，呼吸规整，双肺呼吸音清晰，双侧肺未闻及干、湿啰音，无胸膜摩擦音。舌暗红，苔白腻，脉弦滑。

【实验室检查】血常规、肾功能、血脂常规、心肌酶谱常规、凝血常规、输血前常规、粪便常规均未见明显异常。肝功能：总蛋白62.10g/L，球蛋白18.80g/L，直接胆红素7.00μmol/L。电解质：钙2.10mmol/L。

【影像学检查】

（1）胸部CT（平扫＋增强）（图4-1-1）：右肺上叶前段肿块（38mm×25mm）

并阻塞性肺炎，多考虑肺癌可能性大，右肺上叶及左肺下叶结节影，转移待排，建议复查；右肺门及纵隔淋巴结稍大，转移待排；左肺下叶多发含钙化结节影，多考虑陈旧性肺结核并结核瘤形成可能，建议结合既往病史及复查；考虑双肺吸烟相关性呼吸性细支气管炎，建议复查；附见：双侧肾上腺结节影，转移不除外，建议进一步 MRI 检查（图 4-1-1）。

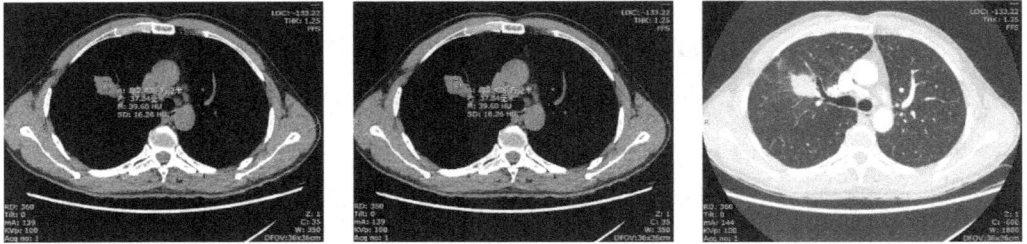

图 4-1-1 胸部 CT

（2）PET-CT：

① 右肺上叶前段肿块（23 mm×19 mm×14 mm），PET 于相应部位见异常放射性浓聚（SUVmax 约 8.6），考虑右上肺癌并部分性阻塞性肺炎可能性大，请结合肺系肿瘤标志物及于病灶高代谢处穿刺活检或纤维支气管镜活检；右肺上叶及左肺下叶多发结节、大部分见钙化，考虑继发型肺结核；大部分病灶已纤维化、硬结钙化并结核瘤形成可能性大。

② 双肺门及纵隔内多发淋巴结，PET 见不同程度异常放射性浓聚，考虑（右肺门及纵隔内）部分淋巴结为转移、部分淋巴结为增生可能性大，建议随诊复查。

③ 双侧肾上腺稍低密度结节影，PET 未见异常放射性浓聚，考虑良性病变（腺瘤）可能性大，请结合临床及 CT 随诊复查。

④ 贲门区局灶性放射性浓聚，延迟扫描仍见局灶性放射性浓聚，考虑生理性摄取可能。

⑤ 肛门区异常局灶性放射性浓聚，延迟扫描仍见异常局灶性放射性浓聚，考虑痔，请结合临床。

⑥ 前列腺稍肥大伴其内钙化灶。

⑦ 双颈部多发小淋巴结，PET 见不同程度淡淡放射性浓聚，考虑淋巴结增生可能性大。

⑧ 骨盆多处、右侧股骨头及股骨粗隆间致密影，PET 于相应部位未见异常放射性浓聚，考虑良性病变可能，建议 CT 随诊复查；脊椎退行性变。

⑨ 动脉硬化。

⑩ 轻度脑白质病变。

⑪ 全身其他部位未见明显异常放射性浓聚灶。

（3）支气管镜检查：镜下见会厌、气管、隆突正常。右肺：右上叶前段外侧分支支气管开口狭窄，周围黏膜发红，表面光滑，未见肿瘤或出血。余 1～4 级支气管黏膜轻度发红，表面光滑，管腔通畅，右中叶可见散在色素沉着，少许稀薄分泌物，未见肿瘤或出血。左肺：1～4 级支气管黏膜轻度发红，表面光滑，管腔通畅，少许稀薄分泌物，未见肿瘤或出血。于右上叶及左下叶行支气管肺泡灌洗，并留取标本送检。镜下诊断：支气管炎症改变；右上叶前段外侧分支支气管开口狭窄；支气管色素沉着。

【诊断】

中医诊断：肺积，肺郁痰瘀证。
西医诊断：肺癌（浸润性腺癌 T2N0Mx）。

【治疗】

1. 术前

（1）耳穴压豆：神门、心、脾、肝、皮质下、交感。单侧取穴，双耳交替。术前 2 天开始，每中度刺激按压 50 次左右，2 次 /d（午睡和夜睡前各 1 次），使之产生热胀感。

（2）丹田呼吸训练法：入院当天开始进行训练。

（3）根据患者症状及舌脉，辨病为肺积，辨证为肺郁痰瘀证，予以千金苇茎汤加减。

（4）给予药膳补肺益肾，药膳为五味子炖肉：五味子 10 g，鸭肉或猪瘦肉适量。五味子与肉一起放入锅中蒸食或炖食，并酌情加入调料。肉、药、汤俱服。

2. 术中

患者于 2023 年 8 月全身麻醉下行胸腔镜下肺叶切除术（右上肺）＋纵隔淋巴结清扫术。胸内探查情况：左上肺叶前段近中叶处可见胸膜凹陷，内有结节累及脏层胸膜，边界不清，质地硬。第 2、4、7、9、10、11 组淋巴结肿大。胸腔部分粘连，肺裂发育可，无胸腔积液，无胸膜种植转移。术中分别游离右上肺动脉、右上肺静脉及支气管，裸化血管与支气管后，分别用 GIA 白色钉仓切割血管、GIA 绿色钉仓夹闭支气管，膨肺确认无漏气，右上肺切除后置入引流管。游离斜裂，予蓝钉切割右肺上叶并移走病肺。术中将左下肺牵向上方，离断下肺韧带。术中清除第 2、4、7、9、10、11 组淋巴结，温水冲洗胸腔，彻底止血，于右胸观察孔留置引流管 1 根。清点器械、敷料对数，逐层关胸。标本肉眼所见：灰褐色肿物。

术中情况（图 4-1-2～图 4-1-7）：

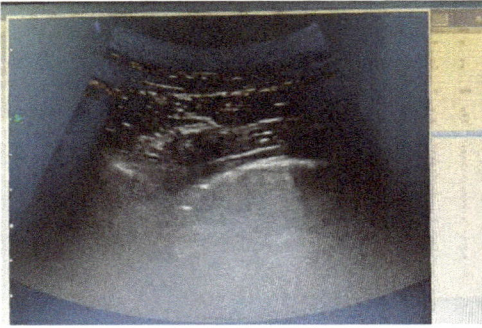

图 4-1-2 肋间神经阻滞（肺癌）

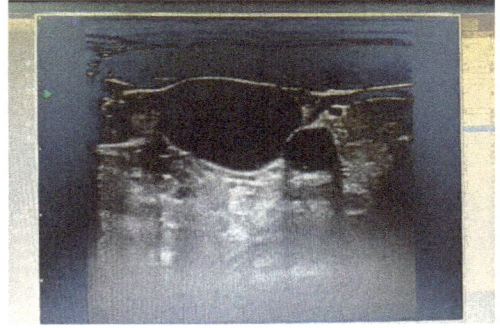

图 4-1-3 中心静脉置管（肺癌）

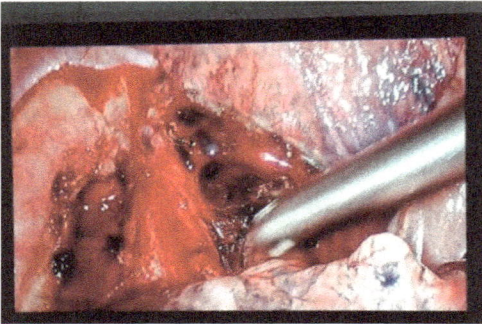

图 4-1-4 术中暴露并清除增生的淋巴结

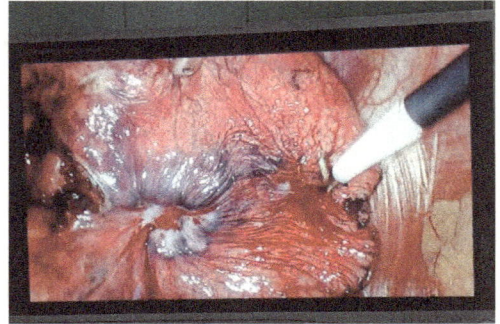

图 4-1-5 术中分离肺癌组织

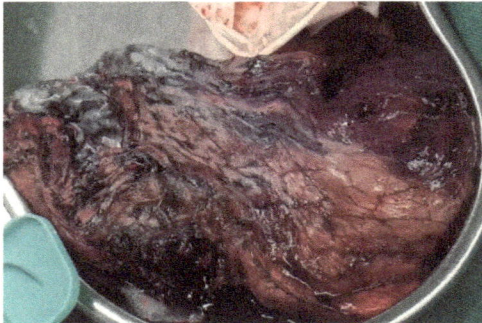

图 4-1-6 切除肺癌组织

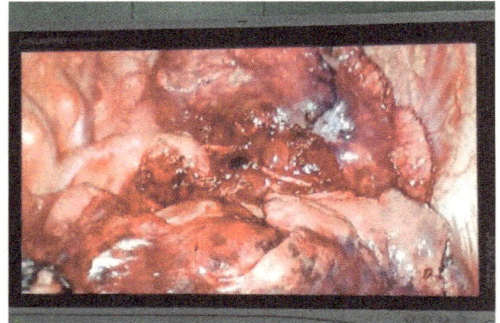

图 4-1-7 彻底止血

病理结果（图 4-1-8）：

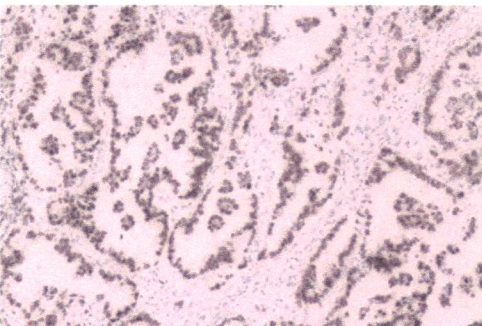

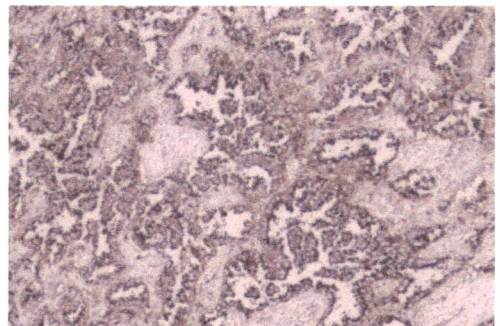

图 4-1-8 肺癌病理学检查

（右上肺）切除标本：

① 肺浸润性腺癌，Grade 2 级，腺泡型约占 70%，乳头型约占 15%，微乳头型约占 15%，肿块大小：4 cm×2 cm×1.5 cm，脉内未见癌栓，神经未见癌浸润。胸膜有癌组织侵犯，气腔内未见癌播散。支气管切缘未见癌浸润，血管切缘未见癌。肺门淋巴结 (0/5) 未见转移。

② （第 4 组）淋巴结 (0/4) 未见癌转移。

③ （第 7 组）淋巴结 (0/3) 未见癌转移。

④ （第 9 组）淋巴结 (0/3) 未见癌转移。

⑤ （第 10 组）淋巴结 (0/3) 未见癌转移。

⑥ （第 11 组）淋巴结 (0/18) 未见癌转移。

⑦ （第 2 组）淋巴结 (0/12) 未见癌转移。

pTNM 分期：T2N0M0。 免疫组化：CBA(+)，CK5/6，CK7(-)，Ki-67(+)，NapsinA(+)，P40(-)，PD-L1(-)，S-100(-)，Syn(-)，TTF1(-)。

3. 术后

（1）术后诊断：中医诊断——肺癌，肺郁痰瘀证；西医诊断——原发性支气管肺癌，右上肺中央型（浸润性腺癌 pT2aN0M0 ⅠB 期）。

（2）术后 1～3 d，患者术后伤口处疼痛明显，给予中药穴位贴敷治疗，取其阿是穴为主要作用穴位。中药贴敷药物配比为冰片、青黛、郁金、木香、芒硝各 10 g，乳香、没药各 20 g 研磨成粉后加以适量米醋进行调匀，涂抹于贴布之上。

（3）术后 5 d，患者咳嗽、咯血、胸闷气促、疲乏无力，舌淡红，苔白，脉细，辨证气血两亏证，治以补气生血，给予当归补血汤加减：黄芪 30 g，当归 6 g，白术 15 g，人参 15 g，莪术 10 g，半夏 10 g，干姜 10 g，百合 10 g，桂枝 6 g，甘草 6 g。5 剂，温服，每日 2 次。

（4）术后 7 d，患者久咳不止，给予苡仁猪肺粥。组成：猪肺 500 g，薏苡仁 50 g，粳米 100 g，葱、姜、食盐、味精、料酒各适量。功效：益肺止咳，除湿开胃。

（5）术后 3 个月复查，患者肿瘤尚未复发，精神佳。

【总结】目前西医对于肺癌主要采取外科手术、化学治疗、放射治疗、分子靶向治疗、免疫治疗等综合治疗手段。该患者为早期浸润性肺腺癌，早期肺癌大多采取手术治疗，也是目前临床治愈肺癌的重要方法。在本病例中，患者初诊无特殊不适，舌暗红，苔白腻，脉弦滑，肺气失和、脉络不畅、气血瘀滞则成肺积，辨证为肺郁痰瘀证，方选千金苇茎汤加减。方中苇茎之轻浮而甘寒者，解阳分之气热；桃仁活血化瘀，泻血分之结热；薏苡仁、冬瓜仁清热利湿祛痰；红花、赤芍、川芎活血祛瘀、消肿散结。全方共奏宣肺理气，化瘀除痰之功效。该患者行手术切除后，术后诊断为肺浸润性腺癌

（pT2aN0M0 IB 期）。患者术后伤口处疼痛明显，取阿是穴，予郁金、木香、乳香、没药等行气通络、化瘀止痛类药物贴敷治疗缓解疼痛。术后患者出现咳嗽、咯血、胸闷气促、疲乏无力，舌淡苔白，脉细，考虑为术中耗气失血，又因咯血加重失血，气随血脱，故见疲乏无力、舌淡红苔白、脉细等气血亏虚之征，治以补气生血，给予当归补血汤加减：黄芪、当归补气生血；人参、白术益气健脾使得化血有源。同时食用苡仁猪肺粥，益肺止咳，除湿开胃。术后患者恢复较好，嘱定期复查，避免复发。术后患者也应注意食物忌口，常见的忌口食物有：辛辣刺激性食物如葱、蒜、韭菜、生姜、花椒、辣椒、桂皮等；油煎、烧烤等热性食物；油腻、黏滞生痰的食物。避免因食物引发不适，并适当增加有氧训练促进肺功能的康复。

参考文献：

[1] 周岱翰 . 中医肿瘤学 [M]. 广州：广东高等教育出版社，2020.

[2] 周岱翰，林丽珠 . 中医肿瘤食疗学 [M]. 广州：广东科学技术出版社，2021.

[3] 徐瑞华，万德森 . 临床肿瘤学 [M]. 第 5 版 . 北京：科学出版社，2020.

[4] 林丽珠，王思愚，黄学武 . 肺癌中西医结合诊疗专家共识 [J]. 中医肿瘤学杂志，2021，3(6): 1-17.

[5] 中华医学会肿瘤学分会，中华医学会杂志社，韩宝惠，等 . 中华医学会肺癌临床诊疗指南(2023 版)[J]. 中华肿瘤杂志，2023，45(7): 539-574.

[6] 吴一龙，陆舜，王长利，等 . 早期肺癌围术期治疗专家共识 [J]. 循证医学，2019，19(4): 193-198.

[7] 钟国珲，梁宁生，蒋能 . 非小细胞肺癌新辅助药物治疗的研究进展 [J]. 中国癌症防治杂志，2023，15(4): 435-443.

[8] 中国临床肿瘤学会（CSCO）指南工作委员会 . CSCO 非小细胞肺癌诊疗指南 (2023 版)[M]. 北京：人民卫生出版社，2023.

[9]Zhong W Z, Yan H H, Chen K N, et al. Erlotinib versus gemcitabine plus cisplatin as neoadjuvant treatment of stage ⅡIA-N2 EGFR-mutant non-small-cell lung cancer: Final overall survival analysis of the EMERGING-CTONG 1103 randomised phase Ⅱ trial [J]. Signal Transduct Target Ther, 2023, 8(1): 76.

[10]Tsuboi M, Herbst R S, John T, et al. Overall Survival with Osimertinib in Resected EGFR-Mutated NSCLC[J]. N Engl J Med, 2023, 389(2): 137-147.

[11]Wakelee H, Liberman M, Kato T, et al. Perioperative Pembrolizumab for Early-Stage Non–Small-Cell Lung Cancer[J]. N Engl J Med, 2023, 389(6): 491-503.

[12]O'Brien M, Paz-Ares L, Marreaud S, et al. Pembrolizumab versus placebo as adjuvant therapy for completely resected stage IB-ⅡIA non-small-cell lung cancer (PEARLS/KEYNOTE-091): an interim analysis of a randomised, triple-blind, phase 3 trial[J]. Lancet Oncol, 2022, 23(10): 1274-1286.

| 第二节　乳腺癌 |

一、乳腺癌的概述

(一) 流行病学

乳腺癌 (breast cancer, BC) 是全球女性最常见的癌症, 也是女性癌症死亡的主要原因。2020 年国际癌症研究机构 (IARC) 调查的最新数据显示, 乳腺癌在全球女性癌症中的发病率为 24.2%, 位居女性癌症的首位, 其中 52.9% 发生在发展中国家。在我国, 近年来每年有 30 余万女性被诊断出乳腺癌, 而且乳腺癌的发病率还呈逐年上升趋势。在我国所有恶性肿瘤当中, 乳腺癌发病率排第 5 位, 在女性中排第 1 位, 占所有女性恶性肿瘤的 17%。在东部沿海地区及经济发达的大城市, 乳腺癌发病率上升尤其明显。从发病年龄来看, 我国乳腺癌发病率从 20 岁以后开始逐渐上升, 我国乳腺癌有两个发病高峰, 一个高峰出现在 45 ～ 50 岁, 另一个出现在 70 ～ 75 岁, 35 岁以下年龄段患者占 10%～15%。新的治疗策略和方法的普及, 使全球乳腺癌的死亡率逐步下降。然而, 在中国特别是在广大的农村地区, 乳腺癌的死亡率下降趋势并不显著。随着生活方式、生育方式和环境暴露等因素的变化以及人口老龄化、人口增长, 疾病发病率在未来很长一段时间内将会持续增加。

(二) 西医病因分类

1. 遗传

如果家族中有乳腺癌遗传病史, 可能会造成基因遗传易感性, 通过基因遗传给下一代, 导致子女患病概率明显增高。如 *BRCA* 基因突变或者原癌基因激活、抑癌基因失活的情况下, 易发生乳房恶性肿瘤。

2. 不良饮食结构

长期进食高脂肪、高热量食物, 如油炸食品、腌制食品, 致使体内能量摄入大于消耗量, 可能会造成身体肥胖引起代谢异常, 增加罹患乳腺癌的概率。

3. 激素

体内的激素水平过高, 或者乳腺的腺体对激素过于敏感的人群, 也容易发生乳腺癌。如果平时精神过度紧张焦虑, 长期处于紧张心理状态或者是经常熬夜, 还可能会造成体内激素水平分泌紊乱, 致使体内雌激素水平过高, 也会影响乳腺正常发育以及健康, 从而诱发乳腺癌。已婚未育或者未婚未育, 或生育后未进行母乳喂养的人群, 也是发生乳腺癌的高危因素,同时月经年龄过早、绝经年龄过晚,本身也是提示体内的激素水平过高,也会导致乳腺癌发生率增加。

4. 年龄

乳腺癌的发病容易随着年龄的增长而提高。一般来说,在月经初潮之前罕见,20岁之前的发病率也很低,但过了20岁,发病率就会迅速上升,40～50岁处于比较平缓的状态,绝经期之后会迅速上升,而70岁的时候将会进入高发期。

5. 其他

微量元素缺乏、电离辐射暴露、饮酒等也会增加乳腺癌的发生率。

(三)中医病因病机

中医学将乳腺癌归属于"乳岩""乳石痈"等范畴,其病位在乳房,与肝、脾、肾有关。乳房为阳明经所司,乳头为厥阴肝经所属,因此乳腺癌与肝脾两脏关系尤为密切。其主要病因为正气内虚,并与外感六淫、内伤七情、饮食不节、宿疾迁延等导致冲任不和,脏腑功能失调有关,以致气滞血瘀、痰凝、邪毒结于乳络而成。

1. 正气亏虚、外邪内犯

正气亏虚是癌瘤发生的内在基础。人体正气强弱主要取决于先天禀赋和后天调养。乳腺癌是恶性肿瘤中较早发现有家族遗传倾向的疾病之一。先天不足,具有乳腺癌基因特性,是其发病的重要因素。后天由饮食、劳倦、七情内伤、衰老等导致正气虚弱,乳络空虚,风寒外邪乘虚而入,致阴寒内盛,阳气虚衰,寒凝血瘀,阻塞经络,气血运行不畅,津液输布受阻,致瘀血内停,痰浊内生,日久生毒,终致瘀血、痰浊、邪毒相搏,结于乳中而成块。本虚乃发病之根本。

2. 郁怒忧思、气机阻滞

七情失调,郁怒伤肝,则肝失疏泄,气机郁滞;气能行血,气能行津,气机郁滞会导致血行不畅而血瘀,还会导致气滞津停而为痰,形成气滞、血瘀、痰浊相互搏结于乳络,日久蕴毒而成本病。思则气结,忧思伤脾,使脾气郁结,不能正常运化水液,水液内停形成痰浊,痰浊又可阻滞气机的流通而形成气滞,影响血的运行而形成血瘀,进而形成本病。

3. 饮食肥厚、湿毒积聚

足阳明胃经行贯乳中,暴饮暴食,伤及脾胃,或恣食肥甘厚腻辛辣之品,湿热积滞,蓄积于脾胃,阳明经络阻滞,淤积不去,致脾胃热毒壅盛,搏结于乳而发病。

4．冲任失调、肝肾受损

中医学认为，"冲为血海、任主胞胎"，冲任之脉起于气街（胞内），与胃经相连，循经上入乳房，隶属于肝肾，其功能与经孕产乳有关。冲任失调者可致津血不足，肝失濡养，肾精亏耗。日久可致月经紊乱，气血运行不畅，气滞血瘀，痰浊内生，阻滞乳络，日久成岩。

二、乳腺癌的诊断

对于乳腺癌的诊断应遵循临床 - 影像 - 病理"三结合"的形式进行判断。

三、乳腺癌的西医治疗

（一）治疗原则

乳腺癌应采用综合治疗的原则，根据肿瘤的生物学行为和患者的身体状况，联合运用多种治疗手段，兼顾局部治疗和全身治疗，以期提高疗效和改善患者的生活质量。

（二）手术治疗

1．手术时机

对临床分期较早，如 0、Ⅰ、Ⅱ及部分ⅢA 期且无手术禁忌证的患者可考虑直接手术；对部分临床分期较早，有保乳意愿但因肿块较大等因素不适合保乳的患者，可先给予新辅助治疗而后再行手术；三阴性乳腺癌和 HER-2 过表达型乳腺癌，因新辅助治疗达到 pCR 患者的预后优于未达到 pCR 者，故临床可结合肿块大小和淋巴结转移情况综合考虑是否行新辅助治疗后再进行手术；ⅢB、ⅢC 期乳腺癌应先予全身治疗后再考虑手术。

2．手术方式

术式的选择应综合考虑肿瘤的临床分期、患者的身体状况及意愿等多种因素。手术方式主要包括对乳房和腋窝淋巴结不同处理模式的手术组合，如改良根治术、保乳＋前哨淋巴结活检术等。若患者有乳房修复或重建的需求，在有条件的医院可开展即刻乳房修复与重建或乳房延迟重建。

3．常见不良反应

乳腺癌术后切口愈合不良可引起局部感染疼痛，皮下血肿、皮下积液等并发症。还可能出现术侧腋窝区肿胀，出现上肢淋巴水肿、活动受限、活动障碍，手术后肋间神经痛、臂丛神经损伤等并发症。

（三）化学治疗

1．术前新辅助化疗

（1）优点：使肿瘤远处微小转移病灶获得更早和更有效的治疗，防止因血管生成抑制因子的减少和耐药细胞数目增加所导致的术后肿瘤迅速发展和转移。同时可使原发病灶及区域淋巴结降期，使原先不能手术的肿瘤通过新辅助化疗后可以进行改良根治术；使原先不能保留乳房的患者，可以接受保留乳房手术。可观察到化疗前后肿瘤的大小、病理及生物学指标的变化。直观地了解到具体肿瘤对所给化疗方案的敏感性信息。为术后辅助化疗的选择提供依据。

（2）缺点：20% 的乳腺癌患者对新辅助化疗不敏感，可能对部分患者将延误局部治疗的时机。疗效好的患者可能出现区域淋巴结降期，甚至肿瘤原发灶缩小、消失。这种情况可能使患者失去区域淋巴结转移的预后信息，从而对肿瘤生物学预后因素的分析造成困难。

2．术后辅助化疗

可以杀灭局部区域淋巴结及远处脏器的亚临床微小转移灶，从而降低或推迟局部复发及减少远处转移，达到提高患者生存率、延长生存期的目的。术后辅助化疗通常与其他治疗方法（如内分泌治疗、靶向治疗、放疗等）联合使用，以提高综合治疗效果。目前乳腺癌术后辅助化疗在世界范围内已得到广泛的认同和应用。

3．姑息化疗

姑息化疗的主要应用目的在于维持患者生命长度，稳定肿瘤细胞与尽量缩小肿瘤病灶。就现代医学治疗方式来看，姑息化疗使得化疗效果有一个相对稳定可供发展的空间，在最大程度上提高了患者的生存质量水平。最终治疗目标并不是彻底消灭癌细胞，而是控制其平稳发展，以此达到缓解病症痛苦和延长生存周期的目的。

4．维持化疗

维持化疗是在完成既定化疗周期后继续给予低剂量化疗药物以控制肿瘤。对完成4～6 个周期化疗，治疗有效、耐受性较好的患者，可以持续治疗至病情进展或出现不能耐受的毒性。维持化疗可以延长患者无进展生存期，持续抑制可能残留的癌细胞生长和增殖。通过长期低剂量给药，降低肿瘤复发风险。维持化疗可使药物在体内保持一定浓度，持续发挥抗肿瘤作用，同时减少肿瘤细胞产生耐药性的机会。联合化疗有效但不能耐受或无意愿继续联合化疗者可考虑维持治疗，可选择原先联合方案中的一个单药化疗维持，激素受体阳性者还可考虑内分泌联合靶向治疗维持。维持治疗中应该加强患者管理，定期评估疗效和不良反应。

（四）放射治疗

放疗的主要作用：作为根治性治疗手段，与保留乳房手术相结合，获得与全乳腺切除手术相同的疗效；作为辅助性治疗手段，与改良根治术相结合，增加高复发风险患者的局部控制率及总生存率；作为主要局部治疗手段，提高肿瘤局部复发的控制率；作为术前放疗或姑息性治疗手段，提高局部晚期乳腺癌的手术切除率，减轻症状；作为姑息治疗的主要手段，有效减轻转移性乳腺癌患者症状、减轻其痛苦、提高其生活质量。

（五）内分泌治疗

内分泌治疗是针对激素受体阳性乳腺癌，通过阻断雌激素产生或与雌激素受体竞争结合，减少癌细胞生长所需的雌激素，从而阻止癌细胞生长的治疗手段。是研究历史最久、最成熟，也是最有成效的治疗手段。具有起效慢、作用持久、副作用小的特点。

（六）靶向治疗

靶向治疗是以肿瘤细胞中特定致癌位点（即肿瘤细胞基因片段或蛋白分子）作为靶点的治疗方式。分子靶向治疗瞄准肿瘤细胞，避开正常细胞，对正常组织的损伤较小，因而毒性低，疗效确切。对 HER-2 阳性乳腺癌进行分子靶向治疗，可明显降低复发转移的风险，延长生存时间。

（七）免疫治疗

肿瘤免疫治疗通过增强免疫细胞活性、解除免疫抑制、诱导免疫记忆、促进肿瘤抗原释放，增强机体的免疫系统，恢复机体的抗肿瘤免疫反应，从而提高治疗效果，减少肿瘤复发和转移的风险，进而控制并清除肿瘤。

（八）抗体药物偶联物（ADC）治疗

转移性乳腺癌患者的生存结局差，临床上亟须探索能进一步提高乳腺癌生存率的治疗新策略。随着"精准医疗"时代的推进，靶向治疗策略中的抗体药物偶联物（ADC）近年来已成为乳腺癌领域研究的热点。目前，已获批用于治疗乳腺癌的 ADC 包括恩美曲妥珠单抗（T-DM1）、德曲妥珠单抗（T-DXd）和戈沙妥珠单抗（SG），此外还有多种 ADC 药物正在积极开展不同阶段的临床试验。

四、乳腺癌的中医治疗

乳腺癌的发生发展存在因虚致实、因实致虚、虚实夹杂的动态变化过程，一般认为，早、中期多以肝郁气滞、冲任失调、毒热蕴结的实象为主；随着疾病发展，或经手术、放化疗等可出现邪去正虚的表现，如脾肾亏虚、气血不足等，至肿瘤晚期，则见瘀毒内聚、虚实夹杂等邪盛正虚的征象。要从病期下手，辨清疾病的虚实及病性的不同。

五、中西医结合治疗在乳腺癌围术期的应用

（一）术前

1. 西医治疗

（1）新辅助治疗：以新辅助化疗方案为例。

1）对于 HR 阳性 /HER2 阴性的乳腺癌患者，优先推荐蒽环序贯紫杉类的化疗方案（EC-T、EC-P），可考虑剂量密集型的化疗（E，表柔比星；C，环磷酰胺；T，多西他赛；P，紫杉醇）。

2）对于 HER2 阳性乳腺癌患者，应采用曲妥珠单抗（H）联合帕妥珠单抗（P）进行新辅助治疗，优选的化疗配伍为紫杉类药物联合卡铂（TCbHP、PCbHP），而蒽环类药物序贯紫杉类药物也是一种可选的方案，TH（P）、TCH 等方案也可以考虑。特殊情况下，如不能耐受或不愿接受化疗的患者，HR 阳性 /HER2 阳性可考虑内分泌治疗联合抗 HER2 治疗，HR 阴性 /HER2 阳性可考虑单纯抗 HER2 治疗（Cb：卡铂）。

3）对于三阴性乳腺癌（TNBC）患者，推荐含蒽环类药物和紫杉类药物的常规方案（EC-T、EC-P）。铂类药物可作为 TNBC 患者新辅助治疗方案的一部分（TCb、PCb 或 EC-TCb、EC-PCb），以增加肿瘤退缩的概率和 pCR 的可能性。

（2）心理治疗：乳腺癌在通过手术及应用药物等手段进行治疗抗癌的同时，也有不同程度的副作用和并发症，这些同样给患者带来了精神和身体上的压力，要渡过这些难关，患者的心理治疗和心理支持也是乳腺癌综合治疗的一个重要组成部分。因此，乳腺癌患者心理干预的目的是增加疾病应对中的支持度和提高生活质量。具体目标分为以下几种情况。

① 减轻情绪症状，如焦虑和抑郁；

② 鼓励患者将愤怒、恐惧、愤怒和失望等应激性情感用言语表达出来；

③ 学习应对疾病的行为技巧；

④ 学习重新过正常的生活；

⑤ 减少家庭或伴侣关系中的情绪应激；

⑥ 学习放松技术以减轻失眠、疼痛和恶心等不良症状；

⑦ 解除对死亡开展讨论的禁忌。

对于心理治疗无效的乳腺癌患者或持续疼痛、疲劳、睡眠障碍、强迫症、意识混乱、恶心、呕吐及中重度的抑郁、焦虑等，使用精神药物治疗可起到明显的改善作用。

2. 中医治疗

改善失眠、紧张情绪

乳腺癌患者术前常由于情志失常、思虑过度、机体亏耗等导致其心脾失养、气血失和、神失所守而出现失眠、焦虑、畏惧手术、惧怕癌症等等。调畅气机为治疗失眠、调节情绪的首选策略。

（1）针刺：依据临床患者证型不同可给出多样的针灸处方。总体应以宁心安神为首要治疗原则，具体则需要疏肝、解郁、清热化痰、养心、健脾、滋肝、补肾和益气。

主穴为百会、神门、内关、太冲及印堂。

1）第一类为脾俞－肾俞－厥阴俞－心俞－肝俞－胆俞－申脉－照海，以背俞穴为主，从心、肝、脾、肾与胆论治，脏腑同调，体现了"五脏调神"的思想。配伍照海、申脉，两穴分别通于阴跷脉、阳跷脉，有助睡眠、定神志和交通阴阳之功。

2）第二类为大陵－曲池－上星－劳宫－水沟与风府，大陵、劳宫宁心安神，曲池补益气血，上星、水沟、风府为督脉穴，通督调神，诸穴配伍，共奏养心调神之效。

3）第三类为中脘－天枢－气海－关元－足三里－太溪。从病理角度而言，焦虑患者思虑过度，肝气不畅，肝旺乘脾，脾胃功能失常，心失所养，表现出一系列的神志类症状。中脘、气海与关元同位于腹部，是健脾益胃、调畅气机的要穴，天枢、足三里属于胃经，太溪为肾之输穴、原穴，先后天共调，有"辨证取穴"之意。

4）第四类是丰隆－期门－膻中－行间，患者肝气郁结，影响脾胃运化功能，脾不化湿，水液聚而为痰；或肝郁化火，炼液为痰。此类腧穴中，膻中宽胸行气，期门、行间疏肝泄热，丰隆化痰通络，体现了"对症取穴"的原则。

5）第五类为神门－太冲－百会－内关－神庭－四神聪－太阳－印堂－三阴交－风池－本神－合谷，神门、内关养心安神；三阴交是肝、脾与肾三阴经的交会穴，可健脾调血、补益肝肾；百会、四神聪、印堂、神庭、风池、本神与太阳调理脑神，配伍太冲、合谷，能醒脑开窍，尤其擅长治疗郁证、失眠等精神障碍疾患。

（2）沐足：药用当归、艾叶、干姜各 30 g，水煎后待水温 40 ～ 45℃于每晚睡前沐足，每次约 40 min。艾叶、干姜、当归性温，具有活血化瘀之力，中药沐足可畅通经络，从而达到改善睡眠、舒缓情绪之效。

（3）耳穴压豆：主穴取心、神门、皮质下。配穴辨证取穴：心脾两虚，配穴取脾和胃；肝郁气滞加肝、三焦；痰火扰心加脾、大肠；心虚胆怯加胆；心肾不交加肾和肝。

（4）中医特色情志疗法：情志疗法是指临床医护人员运用中医情志学说理论治疗患者的身心疾病。后世学者又提出了顺意法、暗示疗法、消除心因法、精神摄养法等。失眠是乳腺癌患者最常见的并发症，患者由于得知自己所患疾病后过于悲伤抑郁导致七情过度，又加上手术、化疗、癌症等严重消耗机体能量导致心神失养，最终造成失眠。心脾两虚为常见证型。临床上可灵活运用顺意法、消除心因法、移情易性疗法、以情胜情法对患者进行相应的心理疏导，帮助患者调畅气机、缓解抑郁的情绪，从而达到改善失眠的目的。

改善失眠

（1）针刺：主要为针刺足三里、三阴交、百会、关元、气海。头晕乏力加针刺关元、百会，食欲减退加刺脾俞、胃俞，失眠多梦加刺神门、安眠，易患感冒则加刺肺俞、膏肓俞。因癌病暗耗人体阴阳，多数患者气血两亏，产生"虚劳"的证候。足三里作为强壮穴之一，具有补虚益气之功。艾灸能温补脾肾，鼓舞气血，故采用针刺足三里加温灸治疗本病。

（2）八段锦及五行音乐：八段锦可增强患者肌力，提高其参与度与自信心，进而改善患者心理、情志障碍及生活质量。五行音乐是以五行相生相克为理论核心，将五音与五行、五志、五脏分别对应。宫调式音乐，醇厚庄重，属土，入脾胃，可健脾养血和胃；商调式音乐，慷慨雄伟，属金，入肺及大肠，可宽胸固表，不易废弃；角调乐曲，悠扬深远，入肝，可平肝潜阳，调畅；徵调风格欢快，属火，入心，可养心，安神定志，补益心阳；羽调式乐曲，清幽柔和，属水，入肾，可固精益气，温补肾阳。通过音调曲式、节奏及和声等与人体经络共振，机体脏腑功能、气血津液与经络传导及反射正常协调，达情志调节、平衡身心、安心凝神之效。

（二）术中

1. 西医治疗

手术原则：乳腺癌手术范围包括乳腺和腋窝淋巴结两部分。乳腺手术有肿瘤扩大切除和全乳切除。腋窝淋巴结可行 SLNB 和腋窝淋巴结清扫，除原位癌外均需了解腋窝淋巴结状况。选择手术术式应综合考虑肿瘤的临床分期和患者的身体状况。

2. 中医治疗

减少术中麻醉用量，降低术后麻醉相关并发症。针刺麻醉：针刺麻醉是针灸与麻醉相结合的产物，其目前主要作为复合麻醉技术的一部分在临床广泛应用，与其他麻醉技术相结合，具有安全性高、并发症轻、后遗症少等优势。雷华娟等研究者发现，患者行全麻时联合针刺麻醉，可减少麻醉药用量，维持手术期间生命体征稳定，减少应激反应，调节机体免疫。其中 2 Hz/100 Hz 电针频率的镇痛效果最好，2 Hz 电针频率在减少围术期应激的作用最好。

（三）术后

乳腺癌根治术创面较大，术后极易出现多种并发症。常见的并发症有皮瓣坏死、淋巴漏、皮下积液、上肢水肿等。西医主要是局部对症处理，而中医则采用内外合治的方法，疗效较单纯，局部处理有明显优势。

1. 西医治疗

术后辅助治疗

乳腺癌术后治疗的主要目标有两个：降低癌症复发的风险和提高患者的生活质量。对经过化疗和内分泌治疗等相关治疗后的乳腺癌患者，旨在消除任何残留的癌细胞，防止新肿瘤的生长并缓解症状。术后辅助治疗主要包括放射治疗和药物治疗两种方式。

（1）放射治疗。放射治疗使用高能束来破坏癌细胞或阻止其生长。它通常在手术后用于靶向肿瘤所在的区域，从而降低局部复发的风险。放疗指征如下。

① 早期乳腺癌保乳术后。

② 乳房切除术的乳腺癌根治性手术后：一般认为，局部或区域淋巴结复发风险高者，即肿瘤大小超过 5 cm 或肿瘤侵犯皮肤、胸壁，以及溃烂、橘皮样水肿等，或腋窝淋巴结转移 4 个及以上或伴有广泛的淋巴管、血管内癌栓形成等。若合并其他中高危复发风险者，放疗也可增加临床获益。

③ 局部晚期乳腺癌，有时需要术前放疗及联合其他全身治疗手段，如化疗、内分泌治疗，甚至靶向治疗等，降低肿瘤分期，创造手术切除机会。

④ 晚期乳腺癌，在全身治疗的基础上，病情稳定好转情况下，局部乳腺病灶可以考虑姑息性放疗，可提高生活质量。

（2）药物治疗。用于乳腺癌治疗的药物包括激素疗法、靶向药物和化疗药。化疗通过使用化学药物杀死可能残留的癌细胞，降低复发转移风险。激素治疗针对激素受体阳性的患者，通过调节体内激素水平，抑制癌细胞生长。靶向治疗针对特定的基因突变或异常蛋白，精准攻击癌细胞，具有高效、低毒的特点。这些药物治疗方法可显著提高患者的无病生存率和总生存率，改善患者预后。乳腺癌的药物治疗中，参考的分类除分期外，还包括根据癌细胞特征划分的亚型分类。亚型分类可以用作选择哪种药物更适合患者治疗的参考。乳腺癌的亚型分类通常会参考三个标准，即激素受体、HER2、Ki67 表达。

乳腺癌术后相关并发症的治疗

（1）皮瓣下出血：一旦发生皮瓣下出血，可先试行粗针穿刺抽吸，若积血已形成血块导致穿刺失败，可拆除数针血肿附近的皮肤缝线或选择血肿的最低部位切开，清除血凝块，消除血肿，放置负压引流。皮瓣下出血若出现下列情况需二次手术止血。

1）急查血红蛋白呈持续下降趋势。

2）引流量超过 200 mL/h。手术止血打开伤口，保护好皮瓣，清除积血和血凝块，找出出血原因，可靠止血、冲洗创面，重新放入引流管，缝合切口加压包扎。

（2）皮下积液。

1）术中仔细操作，彻底止血，明显的淋巴管、血管切断时应结扎或缝扎。

2）加压包扎保持皮瓣相对固定。

3）选择合适的引流管（"T"形引流管或带负压球的单根引流管），置管位置要有利于引流。改良根治手术可采用 T 形管，一根置于背阔肌前缘，上至腋窝，下自腋前线与肋弓交界处引出；另一根置于锁骨下及胸骨旁，引流锁骨下窝、胸大肌表面的渗液。

4）保持负压引流管通畅，一般引流液 < 15 mL/d 时拔管，拔管后应继续适度加压包扎。

5）患者术后不宜过早、过大范围进行患侧上肢和胸部活动。

（3）皮瓣坏死。

1）术后发现有缺血现象，可用 75% 乙醇湿敷，促进局部血液循环。若水疱形成，可穿刺抽吸，使表皮与真皮层贴合，有利于愈合。

2）皮肤坏死的范围较小或仅呈线状者，待分界清楚后予以剪除，保持创面清洁，加强切口护理，待其自行愈合。

3）皮肤坏死面积较大者，应将坏死组织切除，经湿敷、换药，待新鲜肉芽组织生长良好时游离植皮。若创面已形成慢性溃疡或采用皮片移植失败，亦可考虑采用整形外科技术消除溃疡创面。

（4）上肢淋巴水肿：约 20% 的乳腺癌患者术后会发生上肢淋巴水肿。淋巴水肿的保守治疗包含患者自我防护教育、皮肤护理、运动康复以及物理治疗，主要采用手法引流、弹力套、短拉伸弹力绷带、长延展弹力绷带、机械压力治疗等。手术治疗主要采用以淋巴静脉吻合术为代表的显微淋巴回流重建手术，将淋巴直接引流入静脉系统，从而绕过阻塞的淋巴管。术后轻度上肢水肿可在数月内缓解，严重上肢肿胀很难自行恢复，各种非手术治疗和手术治疗效果均有限。

1）抬高患肢局部按摩，晚间休息时可将肘部垫高，使上臂高于胸壁水平。局部按摩时患者抬高患肢，按摩者双手扣成环状，自远端向近侧用一定压力连续挤压推移，每次自上而下反复推压 10 ～ 15 min，每日数次，可促进回流。

2）酌情使用弹力绷带压迫上肢，减轻肿胀，也可结合按摩，按摩后立即使用弹力绷带。有些医院康复门诊使用压力泵代替手法按摩以促进回流。将可充气的袖套置于水肿肢体，间断充气，使水肿液向心流动。这些空气压力设备多为多腔房、序贯性、可调节压力梯度的泵，泵压力向心地如波浪状递减，将水肿液像挤奶一样注入血液循环。空气压力泵适用于淋巴水肿早期，出现明显皮下纤维化者效果欠佳。

3）饮食上应控制食盐的摄入量。

4）神经节封闭以解除血管和淋巴管痉挛，改善循环状况。

5）手术治疗的目的是降低淋巴系统的负荷（去除水肿增生的病变组织）或提高淋巴系统转运能力（促进淋巴回流、重建淋巴通道）。如皮下组织及深筋膜的切除术，筋膜条、大网膜及带蒂皮瓣的引流术、淋巴管（结）-静脉吻合术、自体淋巴管移植、带瓣膜的静脉移植、淋巴结复合皮瓣移植、显微手术淋巴结移植术等，据文献报道有些研究取得了较好的疗效。治疗乳腺癌术后上肢淋巴水肿，既要减少淋巴液淤积，又需要改善淋巴回流，获得长期缓解，减少复发，是目前国内、外研究的热点。

2. 中医治疗

（1）中药汤剂。

乳腺癌术后上肢淋巴水肿

病机：乳腺癌术后脉络损伤，气血两虚，瘀血内停。气虚致水液不能气化而停滞，气虚血行不畅，脉络瘀阻加重，血行不利则为水，溢于肌肤而发为水肿。舌质淡红，苔白腻，脉沉缓。

治法：益气活血，利水消肿。

方药：四妙勇安汤加减（《验方新编》）。

组成：金银花、玄参、当归、黄芪、泽兰、泽泻、甘草。

加减：气虚明显者，黄芪可用至 60 g（舌苔厚腻者慎用）；上肢肿胀难耐，加桃仁、红花、车前子；疼痛灼热者加连翘、蒲公英、牡丹皮。

针刺和灸法可通过刺激腧穴达到活血化瘀、疏通经络的目的，在治疗乳腺癌术后患侧上肢淋巴水肿方面也有较好的疗效。另外配合中药苏木、伸筋草、赤芍、川芎、大黄、丝瓜络、苍术、金银花、连翘、黄柏、鸡血藤、苦参煎汤熏洗、热敷亦可取得较好的临床疗效。

皮下积液

病机：乳腺癌术后脉络损伤，津液流溢于脉道之外，停留在肌肉、皮肤之间隙，则发为皮下积液。舌质淡红，舌体胖大，苔白滑，脉沉弱。

治法：通阳益气，活血利水。

方药：防己黄芪汤（《金匮要略》）。

组成：防己、黄芪、甘草、白术。

加减：血瘀明显，加泽兰、泽泻、路路通、石见穿活血利水；口干，加天花粉清热滋阴解毒；皮肤灼热色暗，加败酱草、仙鹤草、牡丹皮。

皮瓣坏死

病机：乳腺癌术后气血不足，脉络损伤，瘀血内停，阻遏气机，局部失于濡养。皮瓣坏死后"筋骨肌肉不相荣，经脉败漏"，使血脉阻塞，加重血瘀，形成恶性循环。舌质发绀，苔白，脉弦涩。

治法：补气生血，去腐生肌。

方药：八珍汤加减（《正体类要》）。

组成：人参、白术、茯苓、当归、川芎、白芍、熟地黄、甘草。

中医外治在乳腺癌术后皮瓣坏死方面效果令人满意。创面脓腐未净时，先用红油膏或九一丹祛腐，待脓腐已净，再用生肌膏或白玉膏，创面应一直保持滋润。此外，祛腐生肌散治疗乳腺癌患者术后切口皮瓣坏死也有良好的疗效。

术后焦虑

病机：乳腺癌患者多为肝郁痰凝体质，此类患者易伴发焦虑抑郁。中医学认为，女性乳头属肝，乳房属脾胃，其发病多为忧思恼怒，肝郁化热，内热扰其心神，则烦躁不安，郁气横逆，或克制脾胃，扰乱脏腑功能，或走窜肠间，导致口苦咽干、大便秘结。舌淡红或舌边尖红，苔薄白，脉弦。

治法：疏肝解郁，养血健脾。

方药：柴胡疏肝散加减（《景岳全书》）。

组成：陈皮（醋炒）、柴胡、川芎、香附、枳壳、白芍、甘草。

加减：伴失眠、口苦，加炒酸枣仁、知母；若胁痛甚、大便干，加丝瓜络、生地黄、川楝子、瓜蒌。

术后抑郁可配合针刺治疗。针刺选穴采用本证选穴和标证选穴结合的方法：耳针（耳穴压豆）选穴，肝、脾、心、三焦可调理脏腑，疏肝解郁，调理气血。交感、枕、神门、皮质下、内分泌可调神理气、镇静安神。

术后感染

病机：乳腺癌术后感染可由六淫邪毒或正气虚弱引起。六淫皆可化火，术后感染表现为热毒、火毒的证候。"正气存内，邪不干正；邪之所凑，其气必虚。"正气内伤，不足以抗邪，而致感染发生，其中情志内伤、饮食不节、劳伤过度等皆为致病原因。故中医主要以清热解毒和扶正祛邪治疗感染，将热毒从外透解，兼以扶正祛邪，以达到祛邪不伤正、表里兼治之效。舌质淡红，苔薄白，脉象多沉而无力。

治法：清热解毒，扶正祛邪。

方药：黄连解毒汤（《外台秘要》）。

组成：黄连、黄柏、黄芩、栀子。

（2）中医外治法。

胃肠功能的恢复

1）穴位贴敷：应用中药牵牛子、木香、大黄、桃仁、赤芍各20 g，冰片25 g敷贴上巨虚、足三里、天枢等穴位，双手按压维持 3～5 min，3 次 /d。同时，以中药（白芥子、莱菔子、吴茱萸各 50 g，厚朴、小茴香、青皮、木香、枳壳各 30 g）热敷肚脐周围。发现乳腺癌患者肠鸣音可较快恢复正常，肛门排气、排便时间缩短，腹胀缓解明显。

2）针刺：取双侧足三里、双侧内关予以电针，以达调理脾胃、降逆止呕之效，适用于乳腺癌麻醉术后消化道反应者。

3）呕吐甚者以外治为主。耳穴压豆取肝、胃、膈、耳中、神门以疏肝理气，健脾和胃，降逆止呃。穴位贴敷中脘、神阙、气海、足三里，可使脾胃经气疏通，消积导滞，气血平衡。按摩合谷、内关等穴，可通过由表及里的经络传导，使腑气通、胃气降。

缓解癌痛

1）针灸：目前针灸治疗癌痛的临床试验观察组大多数干预方法是西医标准疗法联合针灸法，其原因就是针灸治疗癌痛疗效不明确，机制也有待探究。即便如此，很多研究表明将针灸作为一种治疗癌痛的方法不仅可降低西医用药量、减轻西药的不良反应，也能增强镇痛的效果。可以认为针刺治疗可以在一定程度上改善乳腺癌轻中度癌痛患者的疼痛及生活质量情况。针灸治疗癌痛的主要穴位有合谷、太冲、足三里、三阴交、阳陵泉等。

2）中药外敷：中医治疗疼痛有丰富的经验，中药外敷无依赖性，可减少毒麻药品的应用，价廉效确，使用方便，且无内服药的消化道不良反应。对晚期疼痛患者，中药外敷能明显提升其生活质量。针对晚期癌痛患者，外敷药方中多用冰片、乳香、没药、全蝎等清热解毒、活血化瘀、通络止痛中药，加入透皮剂增强透皮渗入功能，以达消症祛瘀散结、通络镇痛之效。中药粉中加入适量醋或香油调和后敷于患处，通过表皮吸收起效，停留时间 4～8 h。

临床经典案例

陈某，女，51 岁。因"右乳癌穿刺确诊 5 个月，新辅助化疗 6 个周期"于 2023 年 8 月就诊。

【现病史】患者 5 个月前因发现右乳肿块，于 2023 年 3 月 20 日于我院在局麻下行右乳肿物穿刺活检术，病理报告：（右乳肿块）浸润性癌，非特殊型，Ⅲ级。免疫组化：ER[50%、弱 - 强 (+)]，PR[<1%、(+)]，AR[80%、中 - 强 (+)]，HER2(2+)，Ki67[约 35%、(+)]，CK7(+)，GATA3(+)，E-cad(+)，P120(+)，β-Catenin(+)，P63 少 数 细胞 (+)，SMA(-)。排除禁忌后于 2023 年 4 月 4 日行 TcbHP 新辅助化学治疗 4 周期（帕托珠单抗 840 mg + 曲妥珠单抗 440 mg + 卡铂粉针剂 600 mg + 紫杉醇 210 mg）；后因骨髓抑制较严重、予第 5 周期开始改为 THP（帕托珠单抗 840 mg + 曲妥珠单抗 440 mg + 紫杉醇 210 mg)。2023 年 7 月 27 日完成第 6 周期化疗后出院。现为进一步治疗来门诊就诊，以"乳腺恶性肿瘤"收入院。现症见：神清，精神可，无恶寒发热，

无咳嗽咳痰，纳寐尚可，二便调。

【既往史】既往有糖尿病病史，否认药物、食物过敏史及冠心病、高血压等慢性病史。

【生育史】患者育有两儿。

【月经史】初潮13岁，4～6 d/28～30 d。月经周期规则，月经量中等，颜色正常。无血块、无痛经；患者49岁时末次月经。

【体格检查】体温36.0℃，脉搏69次/min，呼吸20次/min，血压108/66 mmHg。双乳形态基本对称，无畸形，双侧乳头无短小、内缩，无溢液、无偏斜，双乳可扪及增厚腺体，成片状，表面有结节感，质韧，无压痛。于右乳外上象限可扪及大小约1.5 cm×1 m结节。右侧腋窝下可扪及一大小约10 mm×5 mm大小结节，质韧，边界清楚，表面光滑，左侧腋窝及锁骨上下区未扪及明显肿大淋巴结。舌淡红，苔白，脉细。

【影像学检查】

（1）肺部HRCT三维成像（平扫）。检查所见：对比2023年3月15日老片，现片示：双肺支气管-血管束增多，右肺下叶、右肺中叶、左肺见多发结节，最大者位于右肺中叶(Se4: IM145)，大小约为5 mm×4 mm。左肺下叶钙化灶，右侧胸膜局限性稍厚；纵隔居中，纵隔内可见肿大淋巴结，心影不大，双侧胸腔未见积液。诊断：双肺散在小结节，考虑LU-RADS 2类，同前，建议年度复查；左肺下叶钙化灶同前；右侧胸膜局限性稍增厚同前；附见右乳软组织肿块，右侧腋窝淋巴结较前缩小。

（2）上腹部磁共振平扫。表现：肝脏大小、形态及轮廓未见明显异常改变，肝内多发囊性灶，较大者大小为17 mm×21 mm；胆囊大小、形态未见明显异常，壁无明显增厚；胰腺、脾脏大小正常，未见明显异常信号影；双肾多发小囊性灶，较大位于左肾，直径约5 mm；腹膜后未见明显肿大淋巴结，腹腔未见积液。诊断：肝脏、双肾多发囊肿可能，必要时增强检查。

（3）头部核磁共振平扫。表现：双侧大脑半球对称，中线居中，脑实质内未见明显异常信号，脑室系统未见明显扩张，脑沟、裂不宽，颅骨及头皮软组织未见明显异常。垂体见脑脊液信号填充。左侧上颌窦黏膜稍厚。诊断：头部MRI平扫脑实质未见明显异常；空泡蝶鞍；左侧上颌窦少许炎症。

（4）双侧腋窝淋巴结彩超。超声描述：双侧腋下可见多个低回声结节，形态饱满，边界清，形态规则，内回声欠均匀，右侧部分淋巴门结构显示不清，左侧较大约15 mm×4.6 mm，右侧较大约17.9 mm×5.7 mm(皮质增厚，淋巴门偏心)。双侧腋窝皮下软组织内暂未见明显类乳腺组织回声。彩色多普勒成像：右侧腋下低回声结节可见较丰富血彩。超声提示：双侧腋下低回声结节，考虑淋巴结增大(右侧性质待查)建议定期复查。

（5）双侧乳腺彩超。超声描述：双侧乳房各层次清晰，双乳腺腺体层增厚，内部光点增粗，以外上象限明显，回声强弱不一，呈"网格状"分布。右乳外上象限腺体全层可见一大小约 35 mm×14 mm×14 mm 低回声包块，边界欠清，形态不规则，局部呈"蟹足样改变"，累及腺体全层，深部达后间隙，部分边缘向皮下层延伸，内可见多个细小强光斑，呈簇状。双乳内可见多发低无回声结节，较大者大小约 12.7 mm×6.7 mm（右乳，2点，由两个融合）、6.9 mm×3.4 mm（左乳 9 点，腺体深层）、7.6 mm×5.4 mm（左乳 4 点）、18 mm×5.4 mm（左乳 5点，由多个相连），边界清，形态规则，内部回声不均匀。另左乳内可见多发无回声结节，较大者大小约 8 mm×5 mm（8～9点），形态规则，壁薄光滑，其内透声可，后壁回声增强。彩色多普勒成像：右乳外上象限低回声包块内可见丰富血彩，探及高阻血流频谱。双乳低回声结节及双乳无回声结节内未见明显血彩。超声提示：右乳外上象限低回声包块，BI-RADS 分类 6 类（测值较前次检查稍缩小）；双乳低无回声结节，BI-RADS 分类 3 类；左乳无回声结节，BI-RADS 分类 2 类；双乳腺小叶增生声像（图 4-2-1～图 4-2-4）。

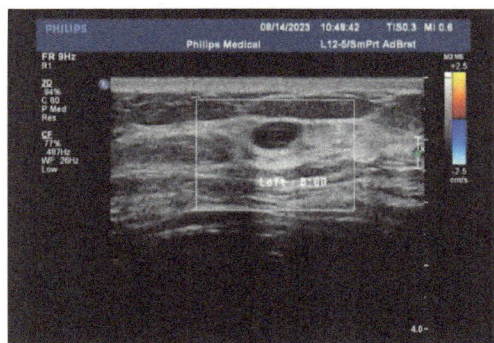

图 4-2-1　乳腺彩超（1）

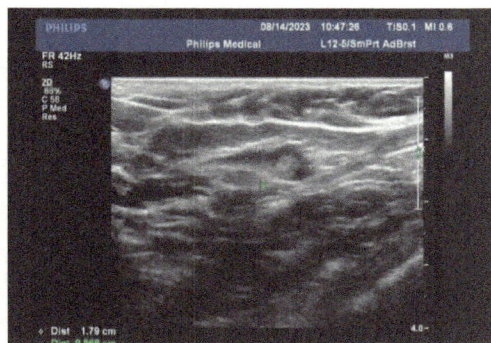

图 4-2-2　乳腺彩超（2）

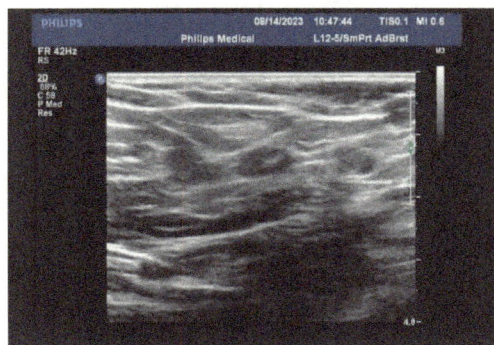

图 4-2-3　乳腺彩超（3）

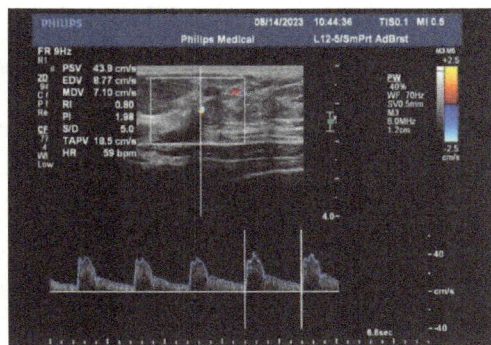

图 4-2-4　肿块血流频谱检测

（6）其他检查：见图 4-2-5～图 4-2-10。

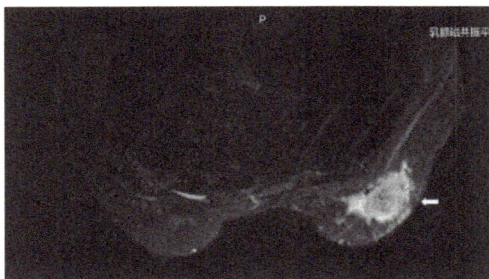

图 4-2-5 磁共振 T2 抑脂序列

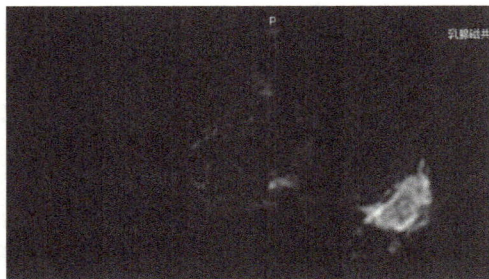

图 4-2-6 DWI 序列

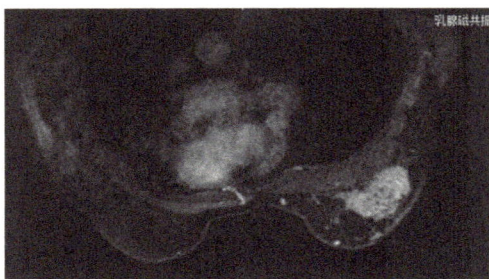

图 4-2-7 磁共振增强（1）

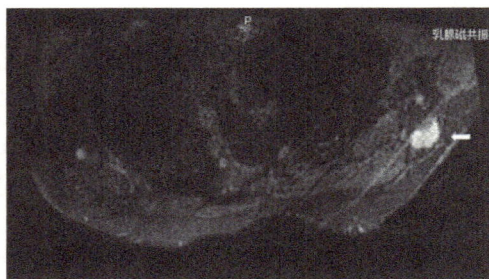

图 4-2-8 磁共振增强（2）

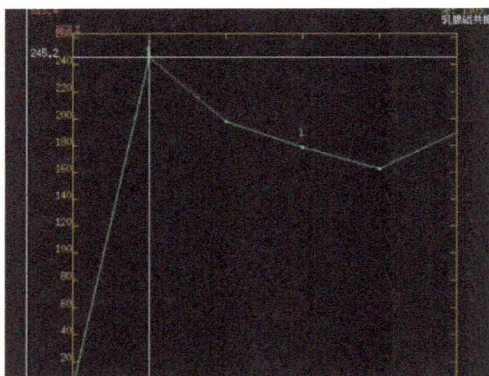

呈流出型。

图 4-2-9 肿块的动态增强曲线图

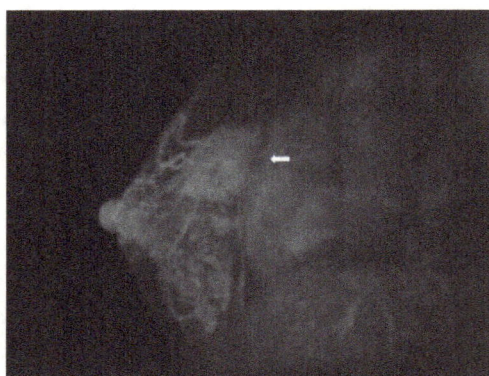

多发迂曲增粗的小血管（白色箭头）。

图 4-2-10 乳腺癌肿块增强扫描矢状面重建图像

【诊断】

中医诊断：乳癌，气虚邪恋证。

西医诊断：

① 乳腺恶性肿瘤（右乳浸润性导管癌 cT2N2M0 Ⅲ期）；

② 甲状腺结节；

③ 2 型糖尿病；

④ 宫颈平滑肌瘤。

【治疗】

1. 术前

（1）辨证施膳：推荐食用百合海带乳鸽汤。其中，鸽肉、海带加强营养，提高免疫力；百合清心安神，对术前焦虑情绪也有帮助。

（2）嘱患者应用八段锦，每日晨起完成一组。

2. 术中

患者仰卧位，全麻插管成功后，予肩背垫高，重新消毒，铺无菌巾单，取右乳横梭形切口（Stewart 切口，包括原活检切口在内）长约 15 cm，手术刀切开皮肤，游离皮瓣，皮瓣厚约 0.5 cm，内至胸骨缘，外至背阔肌前缘，上至锁骨下，下达腹直肌鞘上段。沿胸大肌锁骨部和胸骨端分别由上自内向下将乳房连同胸大肌筋膜一并切离，并将其向外侧翻转，直至胸大肌外缘。于胸大肌外缘近腋窝处显露胸大肌外侧的血管和下胸肌神经，并小心予以保留，提起胸大肌，继续沿胸大肌后方分离，彻底清扫胸肌间所有淋巴脂肪组织（Rotter 淋巴结）。随后进行腋淋巴结清扫，将胸大、小肌一并向内上方拉开，自胸小肌后方切开腋筋膜深层，显露腋静脉。小心提起腋静脉鞘，切开后仔细解剖腋静脉。解剖、分离全部腋下脂肪、淋巴组织并从胸壁上分离，将腋静脉下方的腋动、静脉各分支一一分离、钳夹、切断，细线结扎，注意保留支配胸大、小肌的胸肌神经，然后经胸小肌后方继续向内上方解剖分离直至腋顶（Level Ⅱ、Ⅲ组淋巴结）［胸小肌内缘（Level Ⅱ 组淋巴结）］。进行腋血管探查及神经血管解剖：继续沿腋血管走行向外、下分离腋窝脂肪、淋巴组织，距腋静脉下缘 2 cm 处分离并保护好横行走行之肋间臂神经，注意并保留贴胸壁下行与胸外侧血管伴行之胸长神经及与肩胛下血管分支胸背血管伴行之胸背神经。外侧沿前锯肌筋膜由后向前切离，于前锯肌前缘同乳房外翻时的平面会合，将乳房与腋窝脂肪、淋巴组织整块切除移出术野（图 4-2-11）。术中使用血管切割闭合系统和超声止血刀切割止血。创面止血后用蒸馏水 500 mL、洛铂粉加生理盐水溶解反复冲洗，洗净后，腋下放置引流管两根，自切口下另戳孔引出，清点器械、纱布对数后，3 - 0 号丝线皮下缝合，4 - 0 微荞线纹饰美容缝合皮下皮肤，皮肤缝合器减张对皮，术野加压包扎。手术顺利，麻醉满意，术中患者生命体征平稳，出血约 50 mL，未输血，术毕患者清醒后拔管，安返病房。

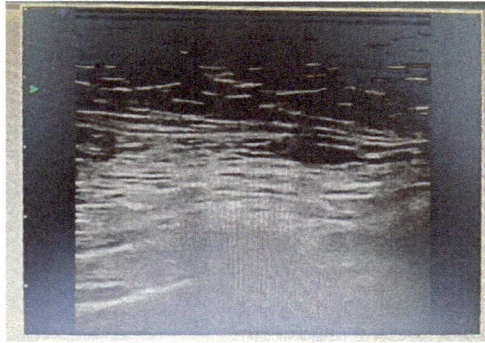

图 4-2-11 前锯肌平面阻滞（乳腺癌）

术后病理学检查（图 4-2-12，图 4-2-13）大体所见：送检右乳组织一个，大小为 21 cm×14 cm ×3.5 cm，上附梭形皮肤组织一块，面积 12.6 cm×5 cm，乳头直径 1.7 cm， 乳腺多处切开可见一放射状区域，面积 3.5 cm×3.3 cm，切面灰黄灰白，质中稍韧，距放射状区域 2 cm 处，触及一灰白灰黄质稍韧区，面积约 2 cm×1.5 cm，切面灰白灰黄，质稍韧。右腋窝淋巴结：灰黄灰红组织多块，大小共 6.8 cm×6 cm×1.5 cm，其内触及淋巴结 10 枚，直径 0.3 ～ 3.5 cm。右乳镜下所见：乳腺组织内局灶见不规则上皮组织浸润，排列呈不规则条索、巢团、腺样。会诊病理切片意见：右乳改良根治标本：乳腺浸润性导管癌 2 级，镜下癌灶最大径约 1.3 cm。乳头、皮肤切缘及基底切缘均未见癌累及。未见脉管、神经侵犯。（右腋窝淋巴结）切除标本：淋巴结（5/15）见癌转移（其中宏转移 4 枚，微转移 1 枚）。新辅助治疗后疗效评价（MP 法）：G3，浸润性癌细胞减少 30% ～ 90%。

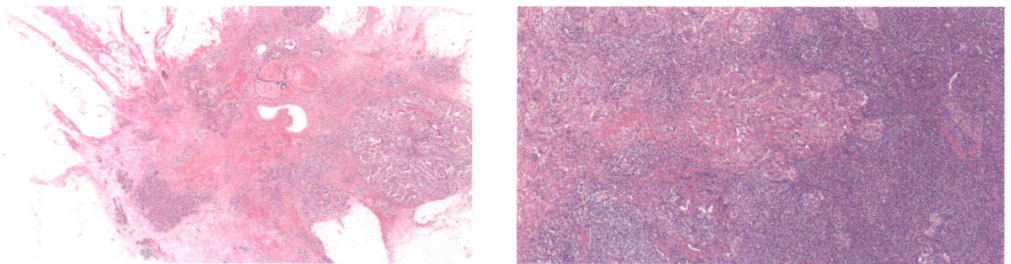

图 4-2-12 淋巴结病理学检查

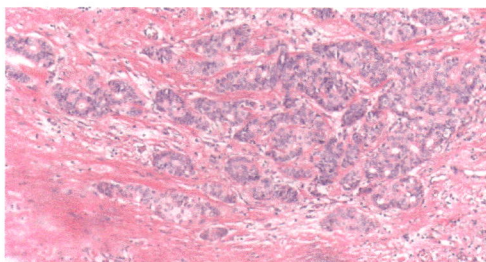

图 4-2-13 乳腺组织病理学检查

3. 术后

分期为乳腺浸润性导管癌 2 级。患者有便秘、胃肠道反应。舌淡，苔白，脉细。

（1）术后主要诊断：乳腺恶性肿瘤术后（pT2N2M0 Ⅲ A 期 浸润性导管癌）。

（2）西医治疗：术后注意伤口渗血渗液，予以酚磺乙胺止血，葡萄糖氯化钠注射液营养支持治疗。

（3）中医治疗：患者术后 3 d 神志清，精神可，腰痛，已排气，进食流质饮食，大便未解，无恶寒发热，无咳嗽咳痰，纳寐尚可，小便可。舌淡，苔白，脉细。

1）中医外治法：予以穴位贴敷（用中药牵牛子、木香、大黄、桃仁、赤芍各 20 g，冰片 25 g 敷贴上巨虚、足三里、天枢等穴位，双手按压维持 3 ～ 5 min，3 次 /d）；中药热奄包 [以中药（食盐、白芥子、莱菔子、吴茱萸各 50 g，厚朴、小茴香、青皮、木香、枳壳各 30 g）热敷肚脐周围]，泻下通便，行气导滞。

2）针刺治法：通腑止痛，润肠通便。

取穴如下（肢体穴位取双侧）：

天 枢		蠡 沟		水 道		气 海	
关 元		足 三 里		三 阴 交		内 关	
支 沟		照 海		中 脘		大 肠 俞	
曲 池		上 巨 虚		胃 俞		太 冲	
合 谷		阴 谷		照 海		太 溪	
涌 泉		复 溜		百 会		志 室	

以上穴位中等强度刺激，留针 30 min，体针 5 组，每日 1 次。

腕踝针：上 5|、下 2|。腕踝针沿皮下进针，留针 30 min，每日 1 次。

【总结】为了降低乳腺癌的死亡率和复发率，临床中手术切除癌肿最为常见，并结合化疗、放疗、内分泌药物治疗和中医药治疗等措施，能够使患者的 5 年生存率提高至 73.0%。该患者确诊为右乳浸润性导管癌，右侧腋窝淋巴结增大，怀疑淋巴结转移，故先行新辅助化疗 6 个周期后入院手术治疗。患者为乳癌气虚邪恋证，正气不足，脾气虚弱，可导致水湿运化失常，痰湿内生，进而形成肿块；肝气郁结，气血运行不畅，导致经络阻塞，痰湿瘀血互结，形成乳癌。术前中医治疗辨证施膳予以百合海带乳鸽和八段锦锻炼，旨在调和气血，增强机体抵抗力，促进气血流通，减少痰湿内生，又有疏肝解郁、调畅气机之效，起行气化痰之功。术中行右乳改良根治术，术后病理显示乳腺浸润性导管癌 2 级，淋巴结见癌转移，新辅助治疗后疗效评价为 G3。术后西医予以止血等对症支持治疗。中医治疗着重于调理脾胃，健脾益气，促进气血运行，采用穴位贴敷和中药热敷。选用牵牛子、木香、大黄等药物，敷贴于上巨虚、足三里、天枢等穴位，以促进胃肠蠕动，缓解便秘。同时热敷肚脐周围，以温通经络，助于脾胃运化，减少痰湿内停。

配合针刺多选用足阳明胃经、手阳明大肠经相关穴位，调理脾胃，润肠通便。患者手术引起的气血亏虚及术后胃肠道反应，通过中医药膳及外治法结合西医治疗，能更好地改善预后，减轻不良反应，使整体疗效得到保障。

参考文献：

[1] 刘小红，张玉萍，黄燕，等 . 手指操联合温针灸治疗乳腺癌化疗致周围神经病变的疗效观察 [J]. 中华物理医学与康复杂志，2023，45(4): 355-357.

[2] 马丽芳，刘玉芬，卿雁冰，等 . 中药外敷治疗乳腺癌相关淋巴水肿的系统评价 [J]. 中国实用护理杂志，2022，38(28): 2234-2241.

[3] 高阳，刘胜，周细秋，等 . 乳腺癌类器官研究进展及中医药应用展望 [J]. 世界科学技术：中医药现代化，2024，26(5): 1118-1124.

[4] 吴琼，张欢欢 . 自我超越理论护理模式结合柴胡疏肝散加减在乳腺癌术后治疗中的应用 [J] 西部中医药，2024，37(6): 120-124.

[5] 孙健，温庆辉，宋宇，等 . 黄连解毒汤抗肿瘤作用的实验研究 [J]. 中国中药杂志，2006，31(17): 1461-1463.

[6] 陈琛，陈昱名，段奇，等 . 乳腺癌改良根治术后不同引流方法对皮下积液和皮瓣坏死的预防效果观察 [J]. 实用癌症杂志，2023，38(6): 997-999.

[7] 曾倩，李艳，刘玉雪，等 . 八段锦锻炼对乳腺癌术后康复期患者抑郁情绪、睡眠质量及生活质量的影响 [J]. 中国运动医学杂志，2024，43(6): 458-464.

[8] 陈红燕 . BI-RADS 分级联合超声弹性成像对乳腺癌的诊断价值 [J]. 影像研究与医学应用，2024，8(6): 113-115.

[9] 陈萍，彭爱娟，张茜 . 多普勒超声成像在乳腺癌及其病理分级诊断中的应用价值 [J]. 现代医用影像学，2023，32(10): 1903-1906.

[10] 刘兆喆，李秋华，李文雅，等 . 乳腺癌术后淋巴水肿中西医结合诊治中国专家共识 [J]. 创伤与急危重病医学，2023，11(1): 1-8.

[11] 国家癌症中心 / 国家肿瘤临床医学研究中心 / 中国医学科学院北京协和医学院肿瘤医院，《健康体检与管理》杂志编委会，中华医学会健康管理学分会，等 . 乳腺癌机会性筛查规范路径专家共识 [J]. 健康体检与管理，2024，5(1): 1-13.

[12] 雷华娟，周宁博，刘佳怡 . 针药复合麻醉对乳腺癌改良根治术应激反应的影响 [J]. 中医药导报，2019，25(7): 96-98.

| 第三节　胸腺上皮肿瘤 |

一、胸腺上皮肿瘤的概述

（一）流行病学

胸腺上皮肿瘤是相对罕见的一类肿瘤，包括胸腺瘤和胸腺癌，通常位于前纵隔，其发病率为 1.3～3.2/100 万。2016 年中国胸腺肿瘤死亡 710 例，死亡率 1.86/100 万，标化发病率为 1.20/100 万。2019 中国肿瘤登记年报中，筛选胸腺恶性肿瘤的新发病例为 1562 例，发病率约为 4.09/100 万，标化发病率为 2.73/100 万，高于欧美国家。基于美国监测、流行病学和最终结果数据库，北美的胸腺肿瘤发病率为 2.14/100 万，胸腺肿瘤在亚裔人中的发病率（3.74/100 万）高于高加索族裔（1.89/100 万）。2000 年始至今发病率呈波动性增高趋势。胸腺肿瘤属于惰性肿瘤，即使疾病进展后，部分胸腺瘤患者的生存时间仍较长，5 年生存率接近 90%。因此，建议针对胸腺肿瘤开展较长时间的随访（如 10 年），以便更好地了解患者总生存时间和复发状况。而胸腺癌常伴有远处转移，患者 5 年生存率约为 55%。

（二）西医病因与发病机制

胸腺肿瘤与遗传、免疫、环境和其他因素有关。

1. 遗传因素

研究发现，一些患者具有家族遗传倾向，这意味着他们可能存在某种遗传突变或基因变异，增加了患胸腺肿瘤的风险。遗传变异可能影响胸腺上皮细胞的正常生长和分裂，从而导致肿瘤的形成。

2. 免疫因素

当免疫功能发生异常时，可能导致胸腺上皮细胞的异常增生和恶性转化，最终形成肿瘤。免疫系统的紊乱还可能影响机体对肿瘤细胞的识别和清除，从而促进肿瘤的生长和扩散。

3. 环境因素

暴露于某些辐射、化学物质、病毒感染等环境因素可能对胸腺上皮细胞造成损伤，引发细胞的异常增生和恶性转化。这些环境因素可能通过改变细胞的基因表达模式、激活癌基因或抑制抑癌基因等途径，促使胸腺肿瘤的形成。

4．其他因素

内分泌失调、慢性炎症等也可能与胸腺肿瘤的发生有关。这些因素可能导致机体内部环境的紊乱，影响胸腺上皮细胞的正常生理功能，从而增加肿瘤发生的风险。

（三）中医病因病机

胸腺肿瘤属于中医学"积聚""肺积""息贲""胸痹""痿证""大气下陷"等病证范畴。胸腺肿瘤的发生，多为正气亏虚、情志失调、饮食不节、六淫侵袭等因素导致痰凝、气滞、血瘀结于胸中，日渐增大，发为本病。其发生既有外因，又有内因的共同参与，特别是精神因素、先天不足及脏腑功能失调等在发病中具有重要性。本病多为本虚标实之证，其病位在胸膈，与肺、脾、肾密切相关。

二、胸腺上皮肿瘤的西医治疗

（一）手术治疗

对于可手术切除的 Masaoka-Koga 分期 Ⅰ～ⅢA 期胸腺瘤（癌），外科手术为首选治疗。外科标准术式推荐胸腺完全切除，包括切除胸腺肿瘤、残存胸腺和胸腺周围脂肪。建议对所有类型切除胸腺肿瘤时同步进行区域淋巴结的切除，并推荐常规清扫前纵隔淋巴结和颈前区淋巴结。

（二）内科治疗

胸腺上皮肿瘤的内科治疗主要以化疗为主，缺乏有效的靶向药物，其循证医学证据有限，疗效预测标志物及预后尚不明确；近年来研究发现，免疫检查点抑制剂治疗胸腺瘤也有一定的应用前景。通过综合运用各种治疗手段，旨在提高胸腺肿瘤患者的生活质量，并尽可能延长其生存期。

（三）放射治疗

胸腺上皮肿瘤明确的放疗指征包括无法手术切除的胸腺瘤（癌），包括术前新辅助治疗后疾病进展和不完全手术切除后的胸腺瘤（癌），应行根治性放疗；局部晚期胸腺瘤（癌）术后应行辅助治疗；晚期胸腺瘤（癌）化疗后可行姑息手术治疗。放疗靶区和放疗剂量的确定需要参考术前影像学检查。

三、胸腺上皮肿瘤的中医治疗

本病是全身属虚、局部属实的疾病，内虚是胸腺肿瘤发生的基础，其病因多与痰浊、血瘀相关，病机为正气亏虚，痰湿内生，心胸气机不畅，胸膛痰阻，瘀血停聚，结于胸中。治疗应明标本、辨虚实，以扶正与祛邪相结合为原则，实则攻，虚则补，虚实夹杂则攻补兼施，补虚以益肺健脾、滋补肝肾为主，攻邪以化痰软坚、活血化瘀为要，临床需根据患者具体情况灵活运用。

四、中西医结合治疗在胸腺上皮肿瘤围术期的应用

胸腺肿瘤是一种常见的纵隔肿瘤，对患者的生理和心理都造成很大的负担。为了提升治疗效果，中西医结合治疗策略在胸腺肿瘤患者的围术期中发挥着重要的作用。

1. 术前

在手术治疗前，中医药可以通过调理患者的身体状况，增强体质，为手术创造良好的条件。

（1）根据中医辨证论治的原则，可采用行气化痰、活血化瘀等中药方剂，以调节患者的气血阴阳平衡，提高免疫力，减少手术并发症的发生。

（2）针对患者出现的疼痛、胸腔积液等症状可通过针灸、穴位贴敷等手段缓解，患者疼痛明显可用蟾酥膏外贴疼痛处，具有活血化瘀、消肿止痛的功效，1～2 d 换药 1 次；患者出现胸腔积液可用生大黄、白芷、枳实、山豆根等研细粉做基质，石菖蒲、大戟、芫花、薄荷等为主药煎浓汁作为溶剂，外敷肺俞、膏肓俞等穴位，每日 1 次，每次敷 2～4 h，每敷 2 d 停 1 d。

（3）针灸治疗取穴应以任脉腧穴、足太阴脾经、足少阴肾经为主，在此基础上结合辨证取穴，若为痰湿结聚配丰隆，瘀血内停配膈俞、血海，脾肾阳虚配脾俞、肾俞、命门等。

2. 术后

手术后，患者常常面临着疼痛、恶心、呕吐等不适症状。中医药在此时可起到缓解术后症状、促进康复的作用。

（1）中药内服通过调理脾胃、补益气血，减轻恶心、呕吐等胃肠道反应，提高患者的食欲和营养摄入，减轻手术给身体带来的创伤。

（2）术后出现疼痛可针刺阳陵泉、外丘、三阳络、阿是穴，还可通过腕踝针缓解术后疼痛。

（3）指导患者进行八段锦、五禽戏等康复锻炼，并运用中医情绪疗法消除患者术后焦虑和抑郁等不良情绪。

（4）术后患者的饮食应以清淡、新鲜、营养为原则，可通过食用补益气血、调护脾胃的食材促进术后正气的恢复。

临床经典案例

代某，男，56 岁。因"右胸胀痛 2 天"于 2022 年 11 月就诊。

【现病史】患者于 2 天前无明显诱因感右手肘部胀痛，自行涂药按摩后疼痛游走至右肩部，再次自行涂白酒后疼痛转移至右侧胸前，疼痛固定，未再游走，吸气及弯腰时疼痛加剧，呼气时无疼痛，无发热，无咳嗽咳痰。患者于当日上午在浏阳市镇头镇中心卫生院行胸部 CT 示：前纵隔软组织密度影。今为进一步诊治来我院就诊，门诊以"胸痛查因"收入院。现症见：右侧胸痛，呈胀痛，吸气及弯腰时疼痛加剧，疲乏，间断有头痛，无头晕、恶寒，有冷汗出，无发热，无咳嗽咳痰，患者精神状态一般，食纳差，恶心，无呕吐，口干口苦，夜寐欠安，体重无明显变化，大小便正常。

【既往史】"后循环缺血"病史 5 年余，长期间断有头痛，有"慢性胃炎、腰椎间盘突出"病史，否认高血压、冠心病、糖尿病等慢性疾病病史，2 年前肋骨骨折病史。否认输血史。预防接种史不详。否认食物、药物过敏史。否认肝炎、结核等传染病病史。

【体格检查】体温 36.5 ℃，脉搏 107 次 /min，呼吸 20 次 /min，血压 122/87 mmHg。神志清楚，精神一般，无皮疹、皮下出血，全身浅表淋巴结无肿大，胸廓未见异常，胸骨无压痛，右肺呼吸音偏低，左肺呼吸音清晰，双侧肺未闻及干、湿啰音，无胸膜摩擦音。心前区无隆起，心尖搏动未见异常，心浊音界未见异常，心率 107 次 /min，律齐，各瓣膜听诊区未闻及病理性杂音，无心包摩擦音。腹平坦，无腹壁静脉曲张，腹部柔软，无压痛、反跳痛，腹部无包块。肝脏肋下未触及，脾脏肋下未触及，Murphy 氏征阴性，肝区无叩击痛，肾区无叩击痛，无移动性浊音。肠鸣音未闻及异常，4 次 /min。舌暗红，苔白腻，脉弦数。

【实验室检查】

（1）血常规：白细胞 12.73×10^9/L，嗜中性粒细胞总数 10.55×10^9/L，红细胞 4.89×10^{12}/L，血沉 24.00 mm/h。

（2）输血前四项：凝血酶原活动度 73.5，纤维蛋白原 4.97 g/L，总蛋白 59.60 g/L，直接胆红素 8.6 μmol/L，乳酸脱氢酶 419 IU/L，N 端脑钠肽前体 61.2 pg/mL。

（3）风湿三项：类风湿因子 27.10 IU/mL，C 反应蛋白 182.61 mg/L。

（4）肿瘤标志物：细胞角蛋白 19 片段测定 21.70 ng/mL，白介素 - 6 542.92 pg/mL，白介素 -17 21.64 pg/mL。

【影像学检查】

（1）胸腹 CT 平扫 + 增强（图 4-3-1 ～ 图 4-3-3）：

① 前中上纵隔偏右侧软组织密度影（35 mm×58 mm ×80 mm），考虑恶性肿瘤，胸腺瘤可能性大；

② 双肺散在小结节；

③ 双肺散在慢性炎症伴右肺少许间质性病变；

④ 双侧胸腔积液（右侧较多）伴右下肺膨胀不全，心包少量积液；

⑤ 双胸膜局限性增厚；

⑥ 右肾结石，双侧输尿管轻度积水扩张；

⑦ 前列腺钙化灶。

（2）颅脑 CT+ 胸部 CT：

① 颅脑 CT 平扫未见明显异常，必要时 MRI；

② 右前纵隔软组织密度影，考虑恶性肿瘤，胸腺癌可能大，大致同前，建议活检；双肺散在小结节，建议短期复查，同前。双肺散在慢性 炎症伴右肺少许间质性病变，较前好转。双侧胸腔积液（右侧较多）伴右下肺膨胀不全，较前吸收好转；心包少量积液较前稍吸收；双胸膜局限性增厚；大致同前。

（3）心脏彩超：

① 左室壁运动欠协调；

② 主动脉弹性减退；

③ 左室舒张功能减退，收缩功能正常；

④ 二、三尖瓣及肺动脉瓣轻度反流。

（4）肝胆脾胰双肾（包括门静脉、肾血管）彩超：肝实质光点增粗；胆囊壁毛糙。

（5）双侧颈椎动脉系彩超：双侧颈动脉硬化；右侧锁骨下动脉起始部强回声斑块形成。

（6）双侧下肢深静脉彩超：双侧下肢深静脉瓣功能不全声像；双侧小腿部肌间静脉局部扩张，血流缓慢。

【诊断】

中医诊断：症瘕，痰瘀互结证。

西医诊断：

① 纵隔占位性病变（感染？结核？肿瘤？）；

② 支气管炎，肺部感染；

③ 胸腔积液；

④ 颈椎病；

⑤ 慢性胃炎；

⑥ 后循环缺血；

⑦ 腰椎间盘突出症。

【治疗】

1. 术前

患者恶寒发热，恶心，口干口苦。

（1）柴芩温胆汤加减：法半夏 10 g，陈皮 10 g，竹茹 10 g，枳实 10 g，茯苓 15 g，蒲公英 20 g，桔梗 10 g，瓜蒌皮 10 g，金银花 10 g，连翘 10 g，芦根 15 g，甘草 5 g，醋柴胡 6 g，黄芩 10 g，大枣 10 g。5 剂，水煎服，早晚温服。

（2）耳穴压豆：取穴神门、交感、内分泌。操作要点：以王不留行籽贴于耳穴处，每日按摩 10 min。

（3）穴位贴敷：取穴肾俞、足三里、气海、关元。操作要点：取药物研末和酒调服，一日一次。

（4）隔物灸法：取穴神阙、关元、足三里。操作要点：将新鲜老姜切成厚度 2 mm 的薄片，在表面扎数个小孔，放置于穴位上，然后将艾绒制成圆锥形艾塔，放于姜片上点燃，每个穴位灸 3 ～ 5 壮，以皮肤发红、发热不烫伤为度。

2. 术中

行前纵隔肿物扩大切除、肺楔形切除、胸膜粘连松解术。取仰卧位，络合碘消毒手术野，铺无菌单。作胸部正中切口，长约 20 cm，切开皮肤及皮下组织，铺无菌巾保护切口。切开骨膜，纵行锯开胸骨，电烙止血。撑开胸骨，暴露前纵隔。探查见瘤体位于右侧胸腺，大小约 2.5 cm×1.5 cm，包膜完整，质地较韧。游离并完整切除胸腺组织，清扫前纵隔及心包外脂肪组织，切除纵隔胸膜，两侧达膈神经。仔细止血，放置双侧胸腔引流管，清点器械纱布对数，逐层关胸。手术顺利，术毕安返 ICU。

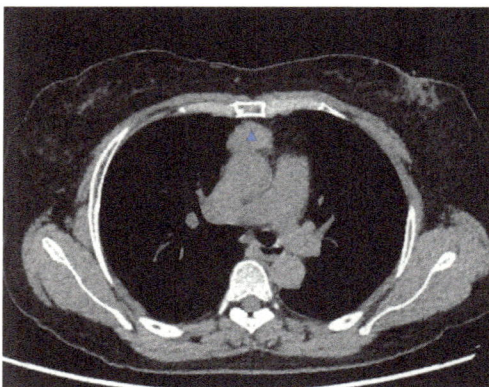

前纵隔区域肿块（蓝色三角形所指处）。

图 4-3-1 术前 CT 平扫

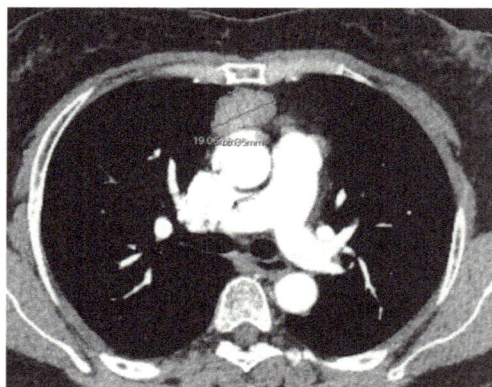

前纵隔肿块呈中等程度强化。

图 4-3-2 CT 增强扫描

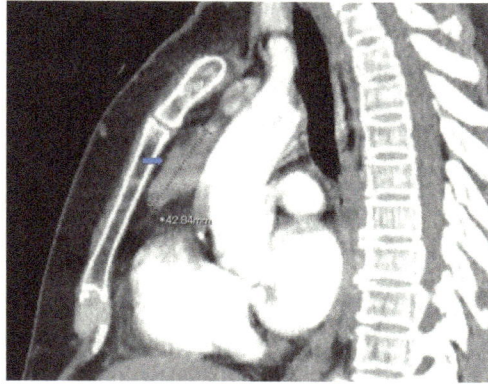

肿块位于升主动脉前方（蓝色箭头所指处）。

图 4-3-3　CT 增强矢状位

病理诊断（图 4-3-4，图 4-3-5）：（纵隔肿物）分叶状增生的淋巴组织内见上皮样细胞增生，病变伴显著出血、坏死，考虑 B2 型胸腺瘤可能。（粘连的肺组织）少量肺组织，局部肺组织慢性炎伴纤维组织增生，局灶肉芽肿反应。另见部分囊壁样组织，未见肿瘤性病变。（右侧纵隔胸膜）纤维囊壁样组织慢性炎症，未见肿瘤性病变。（心包残端）纤维囊壁样组织，未见肿瘤性病变。（前上纵隔淋巴结）淋巴结（4 枚）未见转移性肿瘤。

免疫组化检查报告：（纵隔肿物）结合形态及免疫组化结果，符合 B1 型胸腺瘤，肿瘤伴显著出血、坏死，未见脉管、神经侵犯。坏死组织局部紧贴包膜。免疫组化结果：CD117(-)、CD1a (+)、CD20 B 细胞 (+)、CD3(+)、CD5(+)、CD79a B 细胞 (+)、CK 上皮细胞 (+)、CK19 上皮细胞 (+)、P63 上皮细胞 (+)、TdT (+)、Ki67(95%+)。

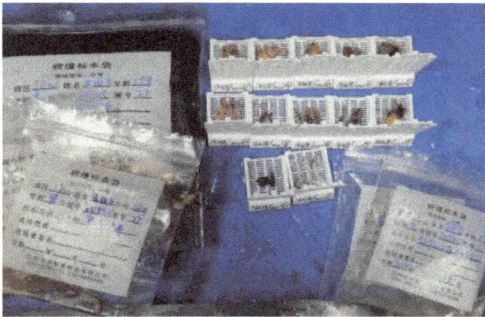

图 4-3-4　胸腺肿瘤术后标本

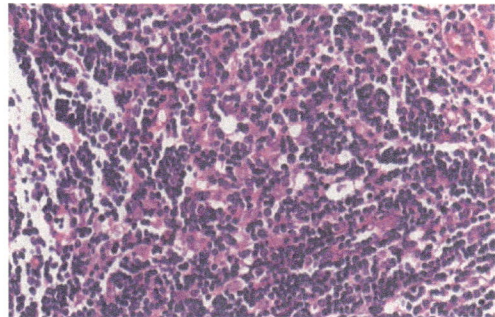

图 4-3-5　胸腺恶性肿瘤术后标本病理结果

3. 术后

（1）术后主要诊断：胸腺肿瘤 B_1 型，T1M1N0 期。

（2）术后 1～2 d：嘱患者多咳嗽，翻身下床，抗感染，防止呼吸道并发症发生。

外治法：缓解咳嗽方面，将皂角研末装入密闭容器内备用，在开胸术后第 1、2 日应用，给予皂角粉末吸鼻，令患者咳嗽或打喷嚏，每日 3 次。皂角有通肺气的功能，皂角粉末散发的气味刺激呼吸道黏膜，会引起患者咳嗽或打喷嚏，促使痰液排出和肺膨胀。缓解疼痛方面：开胸手术术后疼痛的患者在使用胸外科的常规治疗基础上，在术前一天用耳穴探测仪在神门、交感、皮质下、脑干、垂前、耳大神经点等选取敏感点，用 75% 乙醇棉棒去污风干后，用医疗小镊子将耳穴贴撕下贴到探测后的敏感点上。嘱患者按压 3～5 次 /d，术后在痛点通过耳穴探测仪检测加贴耳豆，嘱患者或家属疼痛时增加按压次数，按压时要垂直按压，力量适度，避免皮肤受压过度而受损，按压感觉以酸麻胀或者轻微疼痛为度且要以耳朵微微发热为宜。耳豆可在术后留 3 d，3 d 后自行取下，再贴一次耳豆。

（3）术后 3 d：在床边活动，多进食高蛋白营养物质和纤维素。外治（外用熏洗方）：红花、川木通、生香附、川芎、三棱、莪术、郁金、木香、牛膝各 20 g，乳香、没药、五灵脂各 24 g，黄芪、泽兰、当归、土茯苓各 30 g，穿山甲 18 g，在骨折中后期可去五灵脂、郁金，加续断、骨碎补、合欢皮、舒筋草、伸筋草、生胆南星等。用法：分多次水煎后混匀至半盆，弃渣。每次熏洗均要加热。可先熏洗后热敷患胸，每日 3 次，每次 30 min，连用 5 d 后，重新煎煮汤剂继续敷用。还可根据病情进展或不同阶段调整方剂。

（4）术后 4 d：患者神清，精神状态一般，述切口疼痛，无恶寒发热、头晕头痛等不适，引流管在位，夜寐一般，二便可。舌暗红，苔白腻，脉弦数。中医内治法：辨证为少阳证。以和解少阳为法，方以小柴胡汤加减。具体处方如下：醋柴胡 15 g，大枣 9 g，法半夏 10 g，党参 6 g，黄芩 6 g，炙甘草 6 g，广藿香 10 g，杏仁 10 g，桔梗 10 g。3 剂，日一剂，水煎服，早晚温服。服药后患者睡眠状态好转，恶心呕吐明显好转。

（5）术后 7 d，患者精神状态一般，述胸前切口处疼痛、瘙痒明显，夜间出汗多，手足心发热，心烦，乏力，夜寐欠佳，少咳无痰，纳可，二便调。中医辨证为阴虚火旺兼气虚证，调整中草药处方为当归六黄汤合补中益气汤加减，具体处方如下：当归 15 g，黄芪 15 g，黄芩 10 g，黄连 6 g，黄柏 10 g，生地黄 15 g，熟地黄 15 g，白术 10 g，陈皮 10 g，升麻 6 g，醋柴胡 10 g，党参 10 g，炙甘草 6 g。3 剂，日一剂，水煎服，早晚温服。服药后患者出汗减轻，手足心发热改善。

（6）术后 10 d，患者精神状态尚可，诉胸下切口处轻微瘙痒，夜间出汗多，手足心发热，口干口苦，心烦，乏力，夜寐欠佳，偶少咳，纳欠佳，二便可。中医根据舌脉辨证后予小柴胡汤合桂枝汤加减，以通畅三焦，调和营卫。具体方药如下：醋柴胡 15 g，大枣 10 g，法半夏 10 g，党参 5 g，黄芩 5 g，炙甘草 10 g，桂枝 15 g，白芍 15 g。3 剂，日一剂，水煎服，早晚温服。服药后患者出汗减轻，口干口苦及心烦明显改善。

（7）术后复查（图 4-3-6 ～ 图 4-3-8）。

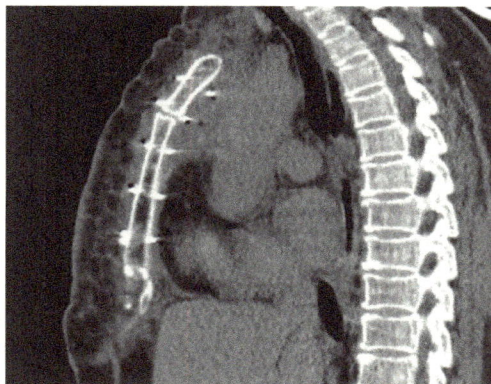

图 4-3-6 术后 CT 矢状位成像，胸骨见环状
高密度影

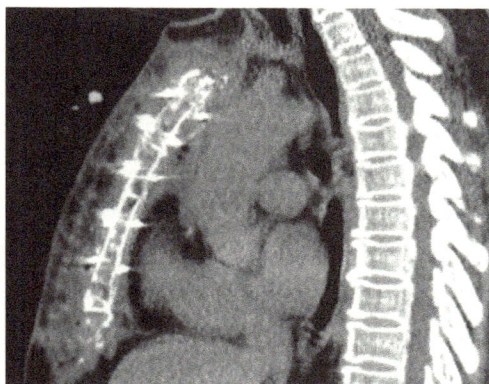

图 4-3-7 术后 1 个月左右复查，前纵隔区域的
渗出灶较前吸收减少

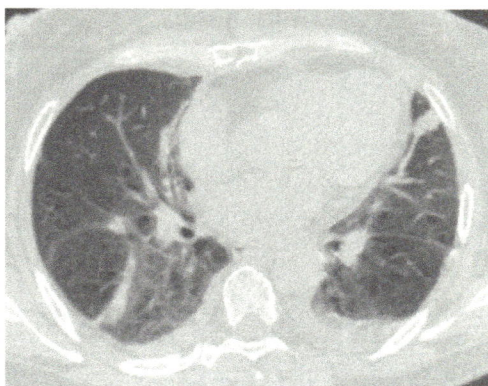

图 4-3-8 术后 1 个月左右复查，双肺可见炎性
灶、胸腔积液

【总结】胸腺瘤是胸部较常见的肿瘤之一。早期胸腺瘤治疗效果好，常见的治疗方法包括手术治疗、化疗、放射治疗、靶向治疗及免疫治疗等。本案例根据胸腺瘤分期及周边组织情况，以及患者无转移的情况下，综合考虑采取了胸腺瘤扩大切除、肺楔形切除、胸膜粘连松解术手术方式。术前予艾灸及穴位敷贴，益气扶正，提高手术的耐受力，和解少阳，缓解患者的术前症状，改善患者睡眠质量；患者阴虚火旺兼气虚证，调整处方为当归六黄汤合补中益气汤加减，采取中医外治促排痰，外用熏洗方局部活血化瘀等，辨证选方及时调整患者身体状态，促进患者各方面机能恢复，预防转移及复发等情况。药食同源，结合药膳治疗，中西医结合起到长期调护的作用。

参考文献：

[1] 陈岗，朱雄增 . 2004 年 WHO 胸腺上皮肿瘤分类简介与浅评 [J]. 中华病理学杂志，2005，34(12): 769-770.

[2] 武春燕，谢惠康，李媛 . WHO 胸部肿瘤分类 (第 5 版) 中胸膜、心包及胸腺肿瘤部分解读 [J]. 中国癌症杂志，2021，31(9): 769-774.

[3] 黄月雨，余昶，王佳慧，等 . 胸腺上皮肿瘤免疫检查点及免疫治疗研究进展 [J]. 中国肿瘤，2022，31(7): 562-568.

[4] 林红，姚庆华，陆怡，等 . 胸腺肿瘤预后相关因素探析 [J]. 中华中医药杂志，2023，38(4): 1778-1781.

[5] 李家贺，向光宇，张继朋，等 .2023 年第 1 版《NCCN 胸腺瘤和胸腺癌临床实践指南》解读 [J]. 中国胸心血管外科临床杂志，2023，30(4): 506-513.

[6] 方文涛，谷志涛，陈克能 . 胸腺肿瘤微创手术研究进展 [J]. 中国肺癌杂志，2018，21(4): 269-272.

[7] 陈铭昱，徐力 . 徐力教授辨治胸腺肿瘤经验撷萃 [J]. 中医临床研究，2023，15(20): 78-81.

[8] 杨瑞合 . 补中益气汤治愈胸腺肿瘤引起重症肌无力一例 [J]. 河北中医，1988，10(6): 37.

[9] 李雪娇，叶洁梅 . 胸腺瘤的螺旋 CT 诊断分析与研究 [J]. 影像研究与医学应用，2019，3(5): 172-174.

[10] 王永生 . 中西医结合治疗胸腺瘤相关重症肌无力探讨 [C]. // 中国中医药研究促进会脑病学分会成立大会暨全国首届中医脑病大师论坛与学术交流大会论文集 . 2016: 64-66.

[11] 雷华娟，曹德权 . 异氟烷丙泊酚麻醉对心脏手术后认知功能的影响 [J]. 医学临床研究，2016，33(1): 77-80.

[12] 雷华娟，郑松 . 体外循环心脏手术对儿童术后认知功能的影响 [J]. 中国医师杂志，2016，18(4): 571-574.

[13] 雷华娟，曹德权 .CRP 与心脏手术女性患者术后认知功能的关系 [J]. 中国医师杂志，2015，17(12): 1839-1841.

[14] 中国医师协会肿瘤多学科诊疗专业委员会 . 中国胸腺上皮肿瘤临床诊疗指南 (2021 版)[J]. 中华肿瘤杂志，2021，43(4): 395-404.

第五章　消化系统肿瘤

| 第一节　大肠癌 |

一、大肠癌的概述

（一）流行病学

大肠癌包括结肠癌和直肠癌。肠癌是临床上极为常见的一种消化系统恶性肿瘤，其发病原因与遗传因素、生活习惯、饮食结构等多种因素存在着密不可分的联系。世界范围内，全球每年被确诊为结直肠癌的患者已经超过 120 万人，根据 2020 年全球癌症统计（GLOBOCAN 2020）估算，2020 年全球新诊断癌症 1930 万例，其中结直肠癌新发病例位居恶性肿瘤发病谱的第 3 位，仅次于肺癌、乳腺癌。新发死亡病例位居恶性肿瘤死亡谱的第 2 位，仅次于乳腺癌。此外，GLOBOCAN 2020 数据显示，结直肠癌的男性癌症发病谱和死亡谱均占第 3 位；而在女性中，结直肠癌占发病谱第 2 位，死亡谱占第 3 位。在我国，结直肠癌的发病率占全身恶性肿瘤发病的第 4 位，临床发病率占消化系统肿瘤第 3 位，以 41～65 岁人群发病率高，所有确诊结直肠癌的患者中女性多于男性。结直肠癌一直有较高的发病率和病死率，近年来，由于国内人口老龄化、老龄人口数量增加、膳食构成和生活上的变化，结直肠癌的发病率大大增加，特别是在大中城市地区，有着结肠癌多于直肠癌的趋势，且病死率仅次于胃癌和食管癌。

（二）西医病因分类

1. 遗传因素

按遗传学分类，本病可分为遗传性（家族性）和非遗传性（散发性）。前者包括家族性腺瘤性息肉病（familial adenomatous polyposis，FAP）和遗传性非息肉病结直肠癌（hereditary nonpolyposiscolorectal cancer，HNPCC），现国际上称为林奇综合征（Lynch syndrome），这些疾病均有家族聚集性。后者主要是环境因素引起基因突变，但即使是散发性结直肠癌，遗传因素在其发生发展中亦起重要作用。

2. 环境和生活方式因素

过多摄入高脂肪或红肉、膳食纤维不足等是导致患病的重要因素。近年发现肠道微生态（肠菌等微生物及其代谢产物）紊乱（包括具核梭杆菌等致病菌的肠黏膜聚集）参与结直肠癌的发生发展。吸烟、酗酒、缺乏运动等也与大肠癌的发生有关。

3. 感染因素

结直肠腺瘤是结直肠癌最主要的癌前疾病。炎症性肠病特别是溃疡性结肠炎可发生癌变，多见于幼年起病、病变范围广而病程长或伴有原发性硬化性胆管炎者。

4. 其他

如精神心理因素，长期的精神压抑和紧张状态可能增加肠癌的发病风险。

（三）中医病因病机

中医学无"大肠癌"这一名称，从其发病及临床特征分析，归属中医学"肠积""积聚""症瘕""肠覃""肠风""脏毒""下痢""锁肛痔"等范畴。大肠癌与湿热蕴结、情志失和、脾肾亏虚、气血两虚、饮食失宜、瘀血阻滞等因素密切相关。本病的发生以正气虚损为内因，邪毒入侵为外因，两者相互影响。正气虚损，易招致邪毒入侵，更伤正气，且正气既虚，无力抗邪，致邪气留恋，气、瘀、毒留滞大肠，壅蓄不散，大肠传导失司，日久则积生于内，发为大肠癌。

二、大肠癌的诊断

对于肠癌的诊断，应当结合患者的临床表现、结肠镜及组织病理学、影像学检查等多方面内容确立大肠癌的诊断，从而为后续制定个体化治疗方案提供科学依据。

三、大肠癌的西医治疗

肠癌的西医治疗是一个综合、多学科的过程。肠癌以手术治疗为主要治疗方式，结合化学治疗、放射治疗和靶向治疗等多种手段，根据肿瘤分期、患者整体情况及分子特征进行个体化治疗，以最大限度地提高治愈率和生存率，同时减少复发和转移的风险。

（一）手术治疗

肠癌的手术治疗原则主要包括肿瘤的根治性切除、充分的淋巴结清扫以及保证肠道功能的恢复。根治性切除术强调彻底切除肿瘤及其周围的浸润组织，同时确保切缘阴性。淋巴结清扫术则要求切除包括肠系膜内的所有可疑转移淋巴结，以降低术后复发风险。此外，还应尽可能保留肠道的正常生理功能，减少术后并发症，提高患者的生活质量。这些原则的贯彻需要结合患者的具体病情、肿瘤的解剖位置以及术前评估结果，制定个体化的手术方案。

（二）内科治疗

肠癌的内科治疗主要包括化疗、靶向治疗、免疫治疗以及支持性治疗等多个方面。

化疗常使用氟尿嘧啶、奥沙利铂等药物，可经血液循环到达全身各处，对潜在的转移病灶也有一定作用。靶向治疗针对特定的分子靶点，如血管内皮生长因子受体、表皮生长因子受体等，通过阻断肿瘤生长所需的信号通路，抑制肿瘤血管生成，减少肿瘤的营养供应，或直接抑制癌细胞增殖。免疫治疗主要针对免疫检查点，激活患者自身免疫系统，使其能识别并攻击肿瘤细胞，增强抗肿瘤免疫反应。通过精确选择和应用这些治疗手段，旨在抑制癌细胞的生长与扩散，缓解症状，提高患者的生活质量，并尽可能延长其生存期。

（三）放射治疗

肠癌的放射治疗是利用高能射线照射肿瘤部位，以破坏癌细胞的 DNA 结构，从而达到抑制或杀灭癌细胞的目的。这种治疗方法在直肠癌中尤为重要，特别是在术前或术后使用，以减少局部复发风险，提高手术切除的成功率，或者作为晚期患者的姑息治疗手段，以缓解疼痛、控制病情进展。

四、大肠癌的中医治疗

肠癌在发病早期，多表现为湿热内蕴、瘀毒互结，治疗以清热利湿、化瘀解毒为主；至疾病中期，脾胃虚弱，运化失常，湿浊内蕴，辨证以脾胃气虚或脾虚湿滞为主，治疗以健脾益气、和胃理中为要；随着疾病的发展，气血两虚，阴阳失调，以致气血两虚、阴阳两损，治疗上注重补气养血、调和阴阳。在邪实方面，"湿""热""瘀"搏结是肠癌的重要病理特点，因脾胃功能失调，湿热内生，气滞血瘀，湿热瘀毒结聚。因此，中医治疗在扶正的同时，亦需兼顾祛邪，治疗当灵活运用清热利湿、活血化瘀、解毒散结等治法。

五、中西医结合治疗在肠癌围术期的应用

中西医结合的治疗模式在肠癌患者围术期的应用具有重大意义。在术前、术中和术后三个阶段采用中西医结合的治疗方式，可起到减少复发转移、减毒增效、改善症状、促进康复、提高生存质量等作用。这种综合治疗方法不仅能提高治疗效果，还能显著改善患者的生活质量，为肠癌的治疗提供了一条更为全面和有效的途径。

（一）术前

癌性肠梗阻

1. 西医治疗

癌性肠梗阻的西医治疗主要遵循减压、解除梗阻、支持治疗等基本原则。具体方法

包括胃肠减压，通过鼻胃管排出积聚的胃肠内容物以减轻肠道压力；禁食及静脉营养支持，避免肠道负担并维持营养平衡；药物治疗，使用生长抑素等减少消化液分泌，缓解肠梗阻症状；若保守治疗无效，可能需进行手术干预，如肠粘连松解术、肠造口术，以解除梗阻，为后续肿瘤治疗创造条件。此外，术前的精神心理调护也至关重要，肠粘连松解术、肠造口术旨在缓解患者的焦虑和恐惧，增强其对治疗的信心。通过综合应用这些措施，可以有效缓解症状，改善患者的生活质量，为进一步的治疗创造良好的条件。

2. 中医治疗

癌性肠梗阻治疗困难，一般的口服或静脉使用止血药物疗效不佳，使用中药灌肠效果较佳。

（1）中药灌肠：予以大承气汤加味，即生大黄（后下）10 g、芒硝（分冲）9 g、枳实 12 g、厚朴 15 g、白花蛇舌草 30 g、半枝莲 30 g，观察 3 d 再判定疗效。方法：二次煎液后取 100～150 mL，2 次 /d，药液温度 39～41 ℃，导管插入肛门 15～20 cm，快速导入。灌后嘱患者先左侧卧，后右侧卧，最后平卧 30 min 再起床，保留 1 h 以上。

（2）热敷疗法：使用热敷袋或热毛巾敷于腹部，通过热敷的温热作用，促进局部血液循环，缓解肠道痉挛和疼痛，帮助肠道通畅。

（3）中药贴敷：将具有活血化瘀、行气止痛作用的中药如白芥子、红花、丹参等研磨成粉，制成药膏或药贴，贴敷在特定穴位或病痛部位，如天枢、关元、神阙等，通过药物的透皮吸收，达到疏通经络、消肿止痛的目的。

（二）术后

术后肠梗阻

1. 西医治疗

术后肠梗阻主要表现为腹胀、腹痛、呕吐、停止排气排便等症状，这些症状可能比术前更加明显。西医治疗的基本原则包括胃肠减压、禁食和静脉营养支持，以减轻肠道负担并维持营养平衡。对于已进行造瘘的患者，灌肠方法不适用，需根据具体情况进行调整。必要时进行手术干预以解除梗阻。同时，术后应积极进行功能锻炼，如床上翻身、下床活动等，以促进肠道蠕动，防止肠粘连和进一步的梗阻。此外，术后心理调护也非常重要，以减轻患者的焦虑和恐惧，增强其康复信心。

2. 中医治疗

肠梗阻属于中医"腹痛"范畴。治疗上应遵循六腑以通为补、以通为用的原则，宜理气化瘀止痛，使脾、胃、大肠升降传导功能恢复。

（1）中药灌肠：常用大承气汤加减通过肛门或胃管灌入，依证加入桃仁、赤芍、莱菔子等活血祛瘀理气药物，有良好疗效。胃管注入时，给药后闭管 1～2 h，每天 2 次，一般 3～5 d 好转。

（2）中药灌肠配合穴位注射：肠粘连松解汤（厚朴 10 g，木香 10 g，乌药 10 g，莱菔子 10 g，桃仁 10 g，芒硝 6 g，番泻叶 10 g），煎液从胃管注入，配合维生素 B_1 与新斯的明注射液混合液 5 mL，在左右足三里、上巨虚行穴位注射。

（3）中药外敷：大黄 50 g，大腹皮 50 g，延胡索 50 g，丹参 50 g，当归 30 g，赤芍 30 g，蜈蚣 3 条，制附子 50 g，肉苁蓉 50 g，肉桂末（另包）3 g，甘草 30 g，上药浓煎收膏，均匀地涂抹于纱布上，另包肉桂末涂于药膏上，以神阙穴为中心，敷于腹部，外固定。每次 50～60 min，3 次/d，2 天换一次药。

（4）针灸治疗：选取天枢、足三里、中脘、关元等穴位，采用补泻结合的手法进行针刺。每次针刺留针 30 min，每日或隔日一次，视病情可连续治疗 1～2 周。针灸可通过调节神经系统、促进局部血液循环等机制，改善肠道功能，缓解术后肠梗阻的症状。

术后胃肠紊乱治疗

1. 西医治疗

术后胃肠紊乱主要表现为食欲不振、恶心呕吐、腹胀、腹泻或便秘等症状。西医治疗的基本原则包括恢复胃肠功能、减轻症状、预防并发症。具体方法包括胃肠减压，通过鼻胃管减轻胃肠道压力；使用促动力药物如甲氧氯普胺和多潘立酮，促进胃肠蠕动；进行营养支持，包括静脉营养和逐步恢复口服饮食；使用止吐药物如昂丹司琼和地塞米松，缓解恶心呕吐；对于腹泻患者，给予益生菌或止泻药物进行对症处理。术后应逐步恢复进食，从流质到半流质，再到软食，避免对胃肠道造成过大负担。同时，鼓励患者适量活动，以促进胃肠功能的恢复。

2. 中医治疗

（1）腹部热敷。

1）取吴茱萸和粗盐各 250 g，炒热后装入自制小布袋内，扎紧袋口，待温度适宜时置于患者腹部神阙穴位区域，患者取仰卧位，每次 20～30 min，每天 1～2 次。待术后生命体征平稳后，即用 40℃温热水 500 mL，加薄荷油 4～5 滴，2 块干毛巾放入浸透，叠成 6～8 层，以不滴水为度，放置刀口两侧，避开切口敷料，其上覆盖塑料薄膜以保持温度，热敷 0.5 h，每隔 8 h 敷 1 次，直至排气。

2）取小茴香 100 g，炒热，用干毛巾包裹，敷于神阙穴、天枢穴（双）。每次 15 min，每日 3 次。小茴香性温味辛，加热后穴位贴敷是中医的一种外治法，是在经络学说的指导下，融经络、穴位、药物为一体的复合型治疗方法，可达到行气血、营阴阳的整体作用。本法无创伤，无痛苦，方法简便，对惧针者、体质虚弱者、不宜服药者尤为适宜。

（2）针灸：针刺足三里穴和三阴交穴，使用毫针平补平泻的手法以达到理气活血、活血化瘀、舒筋活络、疏调肠胃的作用，可使排气、排便时间明显缩短。

（3）穴位注射：足三里穴位注射维生素 B_1、维生素 B_{12} 或生脉注射液，融针刺、营养、代谢于一体，既能增加脏腑血流量，提高神经敏感性，又能使脏腑代谢加强，促进胃肠蠕动。

（4）穴位按压：患者在手术后 6 h 取半卧位，双腿屈曲，双手放于躯干两侧，操作者站于床尾，两手大拇指同时选定两侧足三里穴，手法为点按、揉动，以局部感觉酸麻为宜，每分钟 50 ~ 80 次。同时指导患者深呼吸放松，两手作为支撑点并做抬臀运动，每分钟 5 ~ 10 次。每次运动 5 ~ 10 min，休息 10 min。

（5）穴位埋线：取气海、建里、天枢（双侧）、水道（左侧）、足三里（双侧）、大肠俞（双侧）穴。埋线于手术后患者清醒时（术后 6 ~ 12 h）进行，用 9 号腰穿针，将"000 号羊肠线"剪成 2 cm 长的线段，在生理盐水中浸泡 5 min 使之软化。按无菌操作要求，将腰穿针快速刺入选取的穴位，得气后，将羊肠线植入。

（6）穴位电疗法：采用电脑中频多功能治疗仪，刺激双侧足三里和双侧三阴交穴，防治术后胃肠功能紊乱。

（7）中药灌肠：术后 8 ~ 12 h 直肠滴入莱菔承气汤或黄龙汤加味，保留灌肠，每日 2 次，连续灌肠 3 d，在胃肠功能恢复方面有显著疗效。

（8）中药敷脐。

1）腹部手术患者用促通膏（甘遂、大黄、冰片按 5:3:2 比例），取上述药物共 10 g，用 75% 乙醇调匀后加麝香 0.1 g 敷脐，每日 1 次，以纱布覆盖，胶布固定，至排便后停用，有良好的促进胃肠恢复的效果。

2）取吴茱萸 10 g 研为细末，加米醋适量调为稀糊状，在术后 30 min 内贴敷于脐孔处。外用敷料遮盖胶布固定，每 12 h 换药 1 次，连续 3 次。

（9）背部按摩：指脊椎、腰背至双肩穴按摩，术后按摩腰背部穴位，促进胃肠道功能恢复。

化疗后手足综合征

手足综合征是口服化疗药卡培他滨引起的，以手足麻木、感觉迟钝、感觉异常、麻刺感、无痛感或疼痛感、皮肤肿胀或红斑、湿性溃疡、脱屑、皲裂、硬结样水泡为典型临床表现的一类综合征。

1. 西医治疗

化疗后手足综合征表现为手掌和足底红肿、疼痛、脱皮甚至水疱。西医治疗的基本原则包括减轻症状、保护皮肤和促进愈合。具体方法：使用维生素 B 族和叶酸等营养神经药物，应用尿素乳膏和凡士林等保湿剂，使用类固醇药膏如氢化可的松乳膏，口服或外用镇痛药，减少摩擦和压力，进行冷敷，以及在必要时调整化疗剂量。通过这些方法可以有效缓解症状，提高患者的生活质量。

2. 中医治疗

（1）中药外洗：用桂枝、当归、红花、老鹳草配成"通络散"，外用可激发经气。诸药共煎成剂，局部外洗，使其药效直达病所，既体现了局部用药特色，又兼顾其整体病机。

（2）针灸治疗：选取合谷、太冲、三阴交、足三里等穴位进行针刺。每次针刺留针 20 ～ 30 min，每周 2 ～ 3 次，视病情可持续治疗 2 ～ 4 周。针灸通过调节神经系统和改善局部血液循环，有助于减轻红肿和疼痛，提高患者的生活质量。

化疗所致消化道反应

1. 西医治疗

化疗常见的消化道反应包括恶心呕吐、口腔黏膜炎、食欲减退、腹痛、腹泻和便秘。西医治疗的基本原则是对症处理、预防并发症和维持营养平衡。具体方法包括使用止吐药物如昂丹司琼和地塞米松；针对口腔黏膜炎，使用含漱剂和局部麻醉剂；针对食欲减退提供易消化、高热量、高蛋白的饮食，必要时进行静脉营养支持；针对腹泻和便秘，分别使用止泻药物和通便药物；使用胃肠保护剂如奥美拉唑预防胃溃疡和出血。通过这些方法，可以有效缓解化疗引起的消化道反应，提高患者的生活质量。

2. 中医治疗

（1）中药灌肠：直肠灌注中药（白英、忍冬藤、夏枯草、淫羊藿、枸杞子、地榆、槐花、全蝎各 50 g，水煎浓缩成 500 mL，分装成 7 瓶，每次用 1 瓶）。

（2）穴位贴敷：针对化疗引起的消化道反应，可以采用穴位贴敷治疗来缓解症状。具体方法包括选择适当的穴位如足三里、内关等，在患者接受化疗前后贴敷艾灸贴或透气性敷料，以促进消化系统的舒缓和调整。这种方法通过刺激特定穴位，调节体内气血运行，有助于减轻恶心、呕吐、胃胀等消化不适，提升患者的生活质量和化疗的耐受性。

低位直肠癌术后吻合口炎

1. 西医治疗

低位直肠癌术后吻合口炎的西医治疗基本原则包括保持吻合口通畅和清洁，预防感染，促进伤口愈合。方法主要包括局部抗生素或抗菌药物的应用以预防和治疗感染，定期更换敷料以保持伤口清洁，必要时进行吻合口冲洗或引流，严密监测患者的病情变化，及时调整治疗方案。

2. 中医治疗

采用清热止疡汤（黄柏 60 g、苦参 30 g、紫花地丁 60 g、蒲公英 60 g、制乳香 30 g、制没药 30 g、五倍子 15 g、莲房 30 g、槐花 15 g、地榆 15 g、大黄 25 g、蛇床子 15 g、防风 15 g）坐浴，可以通过疏通经络、流畅气血以改善局部和全身机能，促进局部血液循环，祛腐生肌，减轻黏膜渗出，达到行气活血、清热燥湿、止痛等效果。

临床经典案例

李某，男，84 岁。因"反复腹痛半年，再发加重 3 天"于 2023 年 11 月就诊。

【现病史】患者述于半年前无明显诱因感腹痛，呈阵发性，偶有腹胀，无恶寒发热、恶心呕吐，肛门排气多，大便稍稀、不成形，多次至当地诊所就诊，考虑胃肠炎，具体治疗不详，症状反复。3 天前患者再次出现腹痛，程度较前加重，痛甚时稍难忍受，稍腹胀，无恶心呕吐、胸闷气促、心慌心悸，大便少、不成形，遂至我院门诊就诊，为系统治疗由门诊以"腹痛查因"收入院。现症见：下腹部疼痛，呈阵发性，痛甚时难忍受，稍腹胀，无恶心呕吐、胸闷气促、心慌心悸，无恶寒发热，大便少、质地不成形，偶呈果冻样便、夹血丝，里急后重，每日 2 ~ 3 次，小便正常。食欲一般，夜寐安，体重无明显变化。

【既往史】否认高血压、冠心病、糖尿病等慢性疾病病史，10 年前因前列腺增生行手术治疗（具体不详）。

【体格检查】体温 36.6℃，脉搏 64 次 /min，呼吸 20 次 /min，血压 131/58 mmHg，身高 158 cm，体重 50 kg，体表面积为 1.524 m^2。腹稍膨隆，无腹壁静脉曲张，腹部柔软，无压痛、反跳痛，腹部无包块。肝脏肋下未触及，脾脏肋下未触及，Murphy 氏征阴性，肝区无叩击痛，肾区无叩击痛，无移动性浊音。肠鸣音减弱，2 ~ 3 次 /min。舌红，苔黄腻，脉滑数。

【实验室检查】

（1）血常规：白细胞 6.99×10^9/L，嗜中性粒细胞百分比 68.90%，红细胞 4.09×10^{12}/L，血红蛋白 122.00 g/L。

（2）尿沉渣 + 尿液分析：隐血 +++，尿白细胞酯酶 ++，尿蛋白弱阳性，亚硝酸盐阳性，红细胞总数 123.20 个 /μL，白细胞总数 >900.00 个 /μL。

（3）生化检查：肾小球滤过率 69.16 mL/min。血脂：总胆固醇 5.22 mmol/L，心肌酶谱、肝功能、血糖、电解质、输血前常规未见异常。

（4）凝血常规 8 项：纤维蛋白原 4.11 g/L，纤维蛋白原降解产物 5.67 mg/L，血浆 D- 二聚体测定 1.08 mg/L 。

（5）多肿瘤标志物 12 项：Ca-199 正常。F-PSA/T-PSA 0.14 ng/mL，游离前列腺抗原 1.21 ng/mL；总前列腺特异性抗原 8.49 ng/mL；余未见异常。

【影像学检查】

（1）全腹 CT+ 胸部 CT（平扫 + 增强）：

① 双肺散在微小结节，LU-RADS 2 类，建议年度复查；双肺炎症，建议治疗后复查；心影增大；

② 乙状结肠管壁增厚（较厚处约 16 mm），增强后可见明显强化，强化尚均匀，累及肠管约 50 mm，直肠管壁稍增厚，周围肠系膜稍模糊，考虑炎性改变可能，建议肠镜进一步检查除外占位。

（2）肠镜：直肠肿物，癌可能性大（进镜至距肛门约 30 cm）。

（3）肠镜病检：直肠中分化腺癌。

【诊断】

中医诊断：直肠癌，湿热蕴毒证。

西医诊断：

① 直肠恶性肿瘤 (中分化腺癌 pT3N0M0 Ⅰ a 期)；

② 不完全性肠梗阻；

③ 前列腺增生；

④ 高脂血症；

⑤ 双侧颈动脉硬化并右侧斑块形成；

⑥ 双肺结节性质待查 ；

⑦ 肺炎。

【治疗】

1. 术前

患者下腹部阵发性疼痛，痛甚时难忍受，稍腹胀，大便少、质地不成形，偶呈果冻样便、夹血丝，里急后重，每日 2 ～ 3 次。

（1）香术七味神阙贴：取神阙、中脘、足三里穴 。药物： 黄芪、木香、白芍、隔山撬、生姜等磨成细粉，做成药饼。操作要点： 常规消毒，将药饼敷贴在穴位上，敷贴 4 h。

（2）隔物灸法：隔姜灸。穴位：神阙、关元。操作要点：将新鲜老姜切成厚度 2 mm 的薄片，在表面扎数个小孔，放置于穴位上，然后将艾绒制成圆锥形艾塔，放于姜片上点燃，每个穴位灸 3～5 壮，以皮肤发红、发热不烫伤为度。

（3）耳穴压豆：取脾、胃、大肠、十二指肠、交感、三焦等耳穴。

2. 术中

盆腔、肝脏、胃腹壁等未见明显转移性结节，腹主动脉旁可见淋巴结肿大，肿块于腹膜反折下缘可肠钳触及，大小约 3 cm×3 cm，距肛门 10～15 cm，已浸润至浆膜层，周围可触及肿大淋巴结。肿块以上结肠肠管轻度扩张。拟行直肠癌根治切除术。超声刀于左结肠系膜根部解剖出肠系膜下血管，保留降结肠动脉，在乙状结肠动脉根部切断结扎并清除血管周围脂肪淋巴组织。游离左半结肠：沿降结肠旁沟切开侧腹膜，上至乙状结肠上方 10 cm，下至直肠、乙状结肠交界处。预订切除肠管至肿瘤上 10 cm、下 5 cm。将预定切除的肠段、系膜及肿大淋巴结与腹膜后组织分离。注意保护输尿管及生殖血管。在肿瘤下 5cm 处腔镜用直线切割闭合器切断肠管，左下腹反麦氏点作 4 cm 切口，逐层进腹，切口保护套保护切口，移去切下的肠段，予 29 mm 管型吻合器将两端肠管行端端吻合，吻合口间断加固。冲洗腹腔后吸除液体，确切止血后于盆腔吻合口上方放置负压引流管一根，至右下腹戳孔引出，逐层将各切口缝合。手术经过顺利，出血量约 30 mL，术中血压稳定，麻醉效果满意，患者安返病房，标本送病检（图 5-1-1～图 5-1-5）。

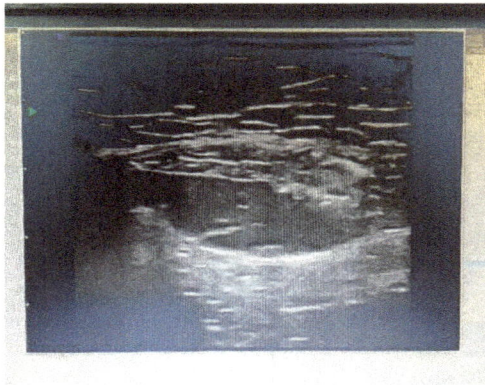

图 5-1-1 肠癌 TAP 阻滞

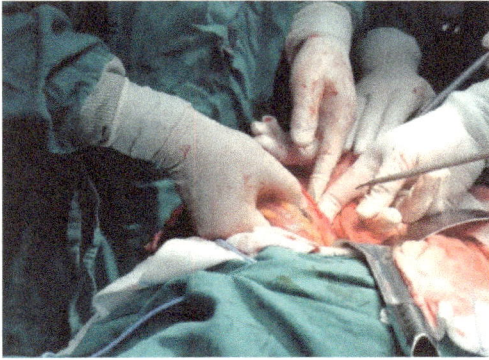

图 5-1-2 直肠癌探查

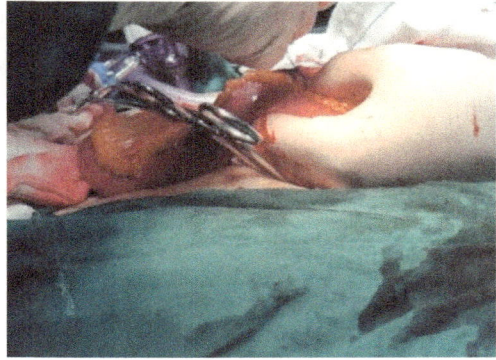

图 5-1-3 离断直肠癌病变周围血管

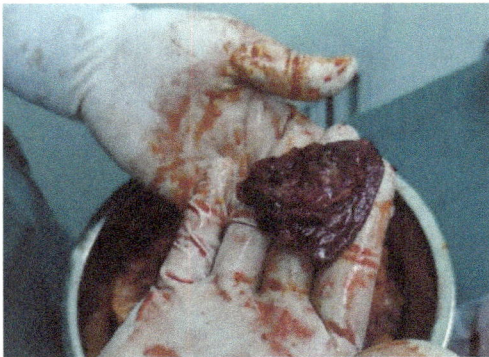

图 5-1-4 切下来的直肠癌组织大体标本

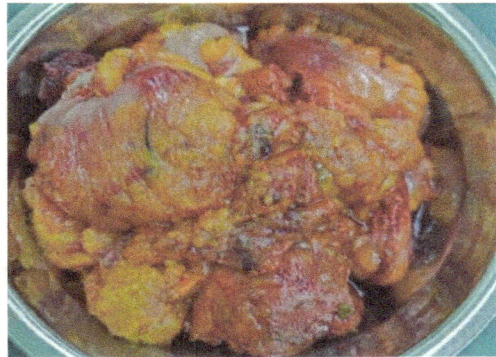

图 5-1-5 切下来的直肠癌组织

病理诊断（图 5-1-6）：（直肠）中分化腺癌；据 MMR 免疫组化结果，判读为pMMR。免疫组化结果：MLH1(+)、MSH2(+)、MSH6(+)、PMS2(+)、HER-2(-)、CDX2(+)、BRAF(-)、Ki-67(90%+)。

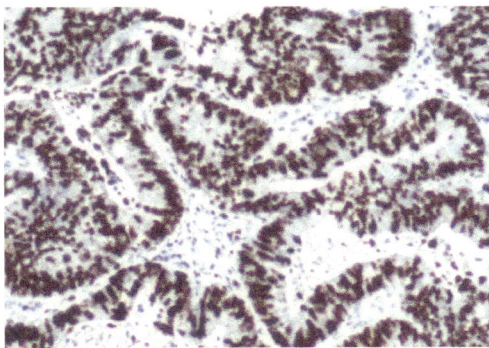

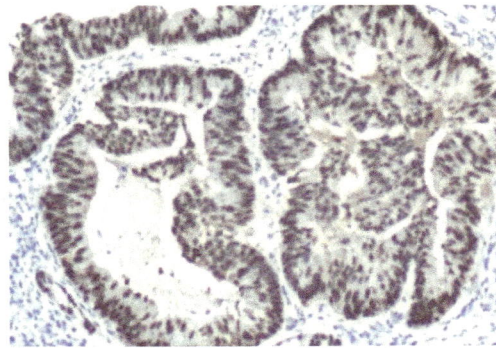

图 5-1-6 直肠癌病理学检查

3. 术后

（1）术后主要诊断：直肠癌术后（中分化腺癌 pT3N0M0 Ⅰa 期）。

（2）西医治疗：头孢替安冻干粉针抗感染，艾普拉唑粉针剂抑酸护胃，氨溴索注射液、复方异丙托溴铵吸入剂＋糜蛋白酶粉针剂止咳化痰，喷他佐辛注射液止痛，醋酸钠林格注射液，10% 葡萄糖注射液＋葡萄糖氯化钠注射液＋5% 葡萄糖注射液＋中／长链脂肪乳注射液＋复方氨基酸（18AA-Ⅲ）注射剂＋氯化钾注射液＋浓氯化钠注射剂＋多种微量元素注射液营养支持及补液等对症治疗。

（3）中医治疗。

1）中医内治法：术后 15 d，患者自觉腹胀腹痛明显，伤口无明显疼痛，恶心呕吐，无恶寒发热、胸闷气促，神清，精神一般，肛门无排气排便，进流质饮食，导尿管在位、小便量尚可。舌质红，边有齿痕，苔黄腻，脉沉细数。辨证为气血双亏、湿热内蕴，兼气滞血瘀之腑实证，属本虚标实之证。以通里攻下、活血行气为法，以大承气汤加桃仁、红花。处方：生大黄（后下）6 g，芒硝（兑服）3 g，枳壳 6 g，厚朴 6 g，桃仁 10 g，红花 6 g，白芍 30 g，炙甘草 3 g。1 剂，水煎服，分 3 次频服。服药后患者排黄色水样便数次，腹胀腹痛、恶心呕吐明显好转。

2）中医外治法：予以中医定向透药疗法、灸法（足三里、三阴交、涌泉双侧）、穴位贴敷治疗（足三里、三阴交、涌泉、血海双侧）等中医特色治疗调腑通络。

3）体针治疗：治以通腑止痛，润肠通便。

取穴如下（肢体穴位取双侧）：

天枢丨	大 横丨	水 道丨	气 海丨
关元丨	足三里丨	上巨虚丨	阴陵泉丨
支沟丨	照 海丨	中 脘丨	四 白丨
曲池丨	手三里丨	四 渎丨	太 冲丨
合谷丨	足临泣丨	公 孙丨	太 溪丨
地机丨	外 关丨	百 会丨	神 门丨

以上穴位中等强度刺激，留针 30 min，每日 1 次。

腕踝针：上 5丨、下 2丨。腕踝针沿皮下进针，留针 30 min，每日 1 次。

【总结】直肠癌的手术治疗遵循的原则为直肠全系膜切除和肿瘤特异性直肠系膜切除。本案例中患者诊断明确，术前 TNM 分期为Ⅰa 期，暂未发现远处转移，故选择腹腔镜下直肠癌根治术。中医治疗上，患者年老体虚，故术前以香术七味神阙贴敷贴神阙、中脘、足三里以健脾益气，方中黄芪可健脾补气升阳、木香合白芍可行气缓急止痛，隔山撬可补益肝肾，强筋壮骨。并配合耳穴压豆取脾、胃、大肠、十二指肠、交感、三焦等耳穴，可辅助改善睡眠、缓解术前焦虑情绪。术后患者腹胀腹痛明显，恶心呕吐，肛门无排气、排便，舌质红，边有齿痕，苔黄腻，脉沉细数，故采取急则治其标的原则，以通里攻下、活血行气为法，予大承气汤加桃仁、红花，方中用大黄、芒硝泻热通便，枳实、厚朴行气通腑，白芍缓急止痛，桃仁、红花活血化瘀。患者术后正气虚弱，故仅予 1 剂，中病即止，以免进一步损耗正气。术后配合针刺治疗可通调腑气，缩短结直肠癌患者术后首次排气时间、首次排便时间，促进结直肠癌患者术后肠鸣音恢复，改善术后腹胀等，如曲池为足阳明大肠经的合穴，针刺曲池能加强肠胃蠕动；天枢穴、中脘穴分别为大肠、胃的募穴，针刺能有调理中焦气机、通达六腑、促进消化功能。综上，中医治疗可加快结直肠癌患者术后康复，有望进一步改善患者预后。

参考文献：

[1] 王飞，徐湘江，王振强，等．参苓胃消胶囊联合奥沙利铂＋卡培他滨化学治疗方案治疗脾气亏虚型大肠癌疗效观察 [J]．新乡医学院学报，2024，41(6): 554-559．

[2] 徐淞，钱晓兰，朱坚．健脾消癌方联合化疗治疗大肠癌的临床疗效观察 [J]．当代医药论丛，2024，22(10): 77-80．

[3] 邓超文，陈梦，税林辉，等．参芪扶正注射液对老年气虚患者行腹腔镜下结直肠癌根治术的麻醉复苏效果评价 [J]．中医临床研究，2022，14(18): 124-126．

[4] 赵兰美，张蕾，陈嘉璐，等．中医药治疗晚期大肠癌的临床效果研究 [J]．中国医药，2024，19(6): 914-918．

[5]Sung H，Ferlay J，Siegel R L，et al.Global cancer statistics 2020：GLOBOCAN estimates of incidence and mortality worldwide for 36 cancers in 185 countries[J]. CA Cancer J Clin.2021，71(3): 209-249．

[6] 何锋，何葵．结肠癌治疗方法概述 [J]．中医药导报，2015，21(16): 103-105．

[7] 张树森, 高飞．结肠癌致肠梗阻CT诊断的效果分析[J].影像研究与医学应用,2021,5(7): 171-172．

[8]GREENE F L，STEWART A K，NORTON H J. A new TNM staging strategy for node-positive (stage Ⅲ) colon cancer: An analysis of 50，042 patients[J].Ann Surg，2002，236(4): 416-421，discussion 421．

[9]O'CONNELL J B，MAGGARD M A，KO C Y. Colon cancer survival rates with the new American Joint Committee on Cancer sixth edition staging[J].J Natl Cancer Inst，2004，96(19): 1420-1425．

[10] 单珍珠，周留勇．中药保留灌肠配合护理治疗癌性血便 90 例 [J]．国际护理学杂志，2006，5(25): 379．

[11] 金伟飞，王仲迪．复方大承气汤灌胃促进腹部手术后胃肠功能恢复的疗效观察 [J]．现代中西医结合杂志，2004，13(10): 1301．

[12] 左明焕，李泉旺，孙韬，等．中药灌肠治疗癌性肠梗阻 76 例临床观察 [J]．中华中医药杂志 2007.22(9): 655

[13] 杨国旺．大肠癌中医证治 [M]．北京：中国中医药出版社，2014．

[14] 瞿媛媛.中药外敷治疗结肠癌术后肠梗阻30例 [J]. 吉林中医药，2006，26(2): 31-32.

[15] 程凤芹，陈琼芳.针灸促进泌尿系结石术后病人胃肠功能恢复的疗效观察 [J].护理研究，2004(8): 695-696.

[16] 郑军营.以吴茱萸热熨为主的中医外治法对结直肠癌术后胃肠功能恢复的影响 [D].广州: 广州中医药大学，2011.

[17] 金哲秀.针灸两步法治疗大肠癌27例临床分析 [J].上海中医药杂志，2003，37(5): 48-49.

[18] 马云龙，张红英，李永清，等.清热止痛汤坐浴治疗低位直肠癌术后吻合口炎30例临床观察 [J]. 江苏中医药杂志，2007，39(7): 37.

[19] 雷华娟，曹德权.CRP与心脏手术女性患者术后认知功能的关系 [J].中国医师杂志，2015，17(12): 1839-1841.

┃ 第二节　肝癌 ┃

一、肝癌的概述

（一）流行病学

原发性肝癌 (primary liver cancer, PLC) 指起源于肝细胞或肝内胆管上皮细胞的恶性肿瘤，包括肝细胞癌 (hepatocellular carcinoma, HCC)、肝内胆管癌 (intrahepatic cholangiocarcinoma, ICC) 和 HCC-ICC 混合型三种不同的病理类型，其中 HCC 约占 90%。肝癌是我国常见恶性肿瘤之一，每年新发病例占全球的 42% ～ 50%。原发性肝癌是常见的消化系统恶性肿瘤之一。2020 年，全球肝癌新发的病例数为 90.6 万例，死亡病例数为 83 万例，而我国患者人数占全球肝癌患者人数的一半以上，是肝癌负担较重的国家之一。肝癌是我国第四位的常见恶性肿瘤及第二位的肿瘤致死原因，严重威胁着人民的生命和健康。肝癌起病隐匿，症状体征不典型，早期诊断率低，80% ～ 85% 的患者在被确诊时病情已处于中晚期，大多数已失去手术的机会。目前我国肝癌患者 5 年总体生存率不足 15%，手术后 3 年和 5 年的复发率可高达 50% 和 70%。

（二）西医病因与发病机制

肝癌病因和发病机制可能与下列因素有关。

1. 病毒性肝炎

HBV 感染是我国肝癌患者的主要病因，西方国家以 HCV 感染常见。HBV 的 DNA 序列和宿主细胞的基因序列同时遭到破坏或发生重新整合，使癌基因激活和抑癌基因失活，从而发生细胞癌变。丙型肝炎致癌机制与 HCV 序列变异相关，HCV 通过序列变异逃避免疫识别而持续感染肝细胞，引起肝脏长期炎症，肝细胞坏死和再生反复发生，从而积累基因突变，破坏细胞增殖的动态平衡，导致细胞癌变。

2. 黄曲霉毒素

流行病学研究发现，粮食受到黄曲霉毒素污染严重的地区，人群肝癌发病率高，而黄曲霉毒素的代谢产物之一黄曲霉毒素 B_1 能通过影响 *ras*、*P53* 等基因的表达而引起肝癌的发生。

3. 肝纤维化

病毒性肝炎、酒精性肝病及非酒精性脂肪肝后肝纤维化、肝硬化是肝癌发生的重要危险因素。

4．其他因素

肥胖、糖尿病、非酒精性脂肪性肝病等代谢性疾病，以及某些遗传因素、化学物质暴露等也可能与肝癌的发生有关。

上述各种病因使肝细胞在损伤后的再生修复过程中，其生物学特征逐渐变化，基因突变、增殖与凋亡失衡；各种致癌因素也可促使癌基因表达及抑癌基因受抑；慢性炎症及纤维化过程中的活跃血管增殖，为肝癌的发生发展创造了重要条件。

（三）中医病因病机

肝癌一病，早在《黄帝内经》就有类似记载；历代有"肥气""痞气""积气"之称。脏腑气血虚亏，加之七情内伤，情志抑郁；脾虚湿聚，痰湿凝结；六淫邪毒入侵，邪凝毒结等可使气、血、湿、热、瘀、毒互结而成肝癌。

1．正气亏虚

先天不足，禀赋薄弱，或后天失养，正气亏虚，不能抵御外邪侵袭。或他病日久，耗伤正气，致阴阳失调，气血逆乱，脏腑功能紊乱，瘀血留滞不去，而成积聚。

2．外感邪毒

本病因正气虚弱，时邪外感，侵犯机体，或寒或热，入里转化，致脏腑失和，气血运行不畅，变生积块；或外受毒邪，邪郁日久，化毒成瘀，毒瘀内聚，终成症积。

3．酒食不节

饥饱失常，或嗜酒过度，或恣食肥甘厚味，或饮食不洁，皆能损伤脾胃，脾失健运，不能输布水谷之精微，湿浊凝聚成痰，痰阻气机，血行不畅，脉络壅塞，痰浊与气血搏结，致生痞块，久而不消，病成瘀积；或进食霉变食品，邪郁日久，化毒成瘀，毒瘀内聚，终成症积。

4．情志郁怒

肝主疏泄，调畅气机，故一身之气机畅达与否主要关系于肝。情志久郁，疏泄不及，气机不利，气滞血瘀，是肝癌形成的主要因素之一。

肝癌的发生是在肝郁脾虚、痰瘀互结等病变基础上，机体受到一种或多种因素的影响，改变了机体内在环境，使原有的痰、湿、瘀等病理产物发生质变，凝聚为癌毒，留滞于肝，形成恶肉（即癌肿）。肝癌的发病涉及肝、脾、肾三脏。其病性常虚实夹杂，虚以脾气虚、肝肾阴虚及脾肾阳虚为主；实以湿热瘀毒、气滞血瘀为患。本病早期临床表现不明显，一旦发病，病情复杂，发展迅速，病机转化急剧，预后极差。

二、肝癌的诊断

对于肝癌的诊断，应当结合患者的临床表现、影像学检查、穿刺活检、组织病理学等多方面内容确立肝癌的诊断，从而为后续制定个体化治疗方案提供科学依据。

三、肝癌的西医治疗

（一）治疗原则

多学科参与、多种治疗方法共存。常见治疗方法包括肝切除术、肝移植术、消融治疗、血管内介入治疗、放射治疗、系统性抗肿瘤治疗、中医药治疗等多种手段。肝癌诊疗须重视多学科诊疗团队 (multidisciplinary team, MDT) 的沟通与合作，以确保为患者选择最适合的治疗方案。

（二）手术治疗

肝癌的手术治疗是肝癌患者获得长期生存的重要手段，主要包括肝切除术和肝移植。

（三）消融治疗

目前消融治疗已经被认为是手术切除之外治疗小肝癌（直径 <3cm 的肝癌）的根治性治疗方式，消融治疗具有对肝功能影响少、创伤小、疗效确切的特点，在一些早期肝癌患者中可以获得与手术切除相类似的疗效。

（四）经动脉介入治疗

根据动脉插管化疗、栓塞操作的不同，经动脉介入治疗通常分为：动脉灌注化疗、经动脉置管性栓塞（transcatheter arterial embolization, TAE）、经动脉放射性栓塞 (transarterial radioembolization, TARE)。经动脉介入治疗创伤小，对患者身体条件要求相对较低。其次，可直接将药物送达肿瘤部位，提高局部药物浓度，增强抗肿瘤效果，同时减少对全身其他器官的毒副作用。再者，能阻塞肿瘤的供血动脉，使肿瘤缺血坏死。还可重复进行，便于观察治疗效果和调整治疗方案。对于不能手术切除的肝癌患者，介入治疗能有效控制肿瘤进展，延长患者生存期，提高生活质量，为肝癌综合治疗提供了重要手段。

（五）放射治疗

放射治疗分为外放射治疗和内放射治疗。外放射治疗是利用放疗设备产生的射线（光子或粒子）从体外进入体内对肿瘤照射。内放射治疗是利用放射性核素，经机体管道或通过针道植入肿瘤内。因为肝癌对放射敏感，中等剂量的放疗，就可以获得较好的肿瘤缓解率。

（六）系统治疗

系统治疗又称为全身性治疗，主要指抗肿瘤治疗，包括化学治疗、分子靶向药物治疗、免疫治疗、中医药治疗等，还包括针对肝癌的基础疾病治疗，比如抗病毒治疗、保肝利胆和对症支持治疗等。在不可手术切除的中晚期肝癌中的适应证主要为：CNLC Ⅲ a、Ⅲ b 期肝癌患者，不适合手术切除或 TACE 治疗的 CNLC Ⅱ b 期肝癌患者，TACE 治疗抵抗或 TACE 治疗失败的肝癌患者。

四、肝癌的中医治疗

肝癌以肝郁气滞、痰瘀互结、湿毒凝聚多见，治疗以疏肝理气、化痰祛瘀为主；至疾病中期，肝脾失调，运化失常，湿热内蕴，辨证以肝脾不和或湿热蕴结为主，治疗以健脾化湿、清热解毒为要；随着疾病的发展，气血耗伤，正气亏虚，以致气血两虚、肝肾阴虚，治疗上注重益气养血、滋补肝肾。在邪实方面，"痰""瘀""毒"阻滞是肝癌的重要病理特点，因肝、脾、肾三脏功能失调，气血失于运行，湿热蕴结，以致痰瘀毒积。故中医治疗在扶正的同时，亦需兼顾祛邪，治疗当灵活运用清热化湿、活血祛瘀、解毒散结等治法。

五、中西医结合治疗在肝癌围术期的应用

（一）术前

癌性疼痛

癌性疼痛又称癌痛，一般指由恶性肿瘤直接引起的疼痛，也包括放化疗及手术等引起的疼痛。临床上主要采用三阶梯镇痛法，近年来，随着中西医结合治疗的广泛推行，其疗效获得肯定。

1. 西医治疗

肝癌患者癌性疼痛的西医治疗主要以缓解患者疼痛、提高生活质量为核心，采用阶梯式药物治疗方案，即首先使用非甾体抗炎药作为基础治疗，若疼痛控制不佳，则按阶梯至弱阿片类药物，直至强阿片类药物，如吗啡等。同时，辅以物理治疗、心理治疗等非药物手段，以全方位、个体化地管理患者的疼痛症状。

2. 中医治疗

目前对于癌痛辨证分型并不统一，各医家都有自己的认识和见解，周维顺教授将癌痛辨证分为气滞血瘀、痰凝经脉、癌毒泛滥、气血亏虚、肾阴亏虚、肾阳亏虚 6 个证型。付善灵等总结常见证型为瘀血阻络、热毒内蕴、痰湿凝聚、气血亏虚、阳虚寒凝和肝郁

气滞。朱琳等将癌痛分为气滞痰凝、痰瘀互结、痰湿凝聚、气滞血瘀、正虚瘀结 5 型。尤建良教授认为癌痛应从气血亏虚、脾肾两虚、气血瘀滞、痰瘀毒瘤 4 型论治。

（1）冰硼散外治法：冰片 1 g，延胡索 10 g，白芥子 6 g，玄明粉 10 g，生草乌 3 g。加入食醋 5 mL，调成糊状放置于敷料之上，敷贴于疼痛部位，每次 2 ～ 6 h，两天 1 次。

（2）穴位注射：取双侧背俞穴肝俞，注射 2 mL 复方苦参为注射液，两天 1 次，14 d 为一个治疗周期。

（3）中药外敷：药物可以直接敷于体表，使药效作用于脏腑，而达到治病的目的。

1）运用加味金黄膏贴敷在上腹部或右上腹部疼痛处治疗肝癌中度疼痛，对比用奇曼丁片口服治疗，癌痛的缓解虽无明显差异，但起效更快，且无明显的不良反应。

2）使用石膏止痛软膏外敷治疗中晚期癌痛。

3）使用生麻黄、熟地黄、制乳香、冰片等中药，打粉之后用蜂蜜及纯净水调糊敷贴于疼痛区，可提高患者痛阈、有效缓解疼痛。

4）运用白马散外敷疼痛部位及穴位贴敷治疗骨转移后癌痛，效果好，不良反应少。

5）癌痛消外用贴（包含蟾酥、生川乌、生草乌、制马钱子、延胡索、丁香、乳香、没药、细辛、生半夏、雄黄等药物）联合三阶梯止痛法治疗肝癌患者癌痛情况，发现疼痛情况改善明显，并且肝癌疼痛患者生活质量提高。

6）运用吗啡缓释片口服配合消癌止痛贴（敷贴于肝区最痛处治疗肝癌疼痛，发现 14 d 后，使用消癌止痛贴能有效缓解肝癌患者癌痛情况，并且可以减少吗啡用量、减少患者发生痛次数，改善患者生存质量。

（4）按摩。

1）元胡止痛散外敷联合足三里、内关、合谷和三阴交等穴位按压可有效地缓解晚期肿瘤癌痛。

2）中药外敷联合穴位按摩：川芎、白芷、姜黄、乳香、没药、肿节风、山慈菇、重楼、麻黄、白芥子、王不留行各 30 g。11 味中药精细加工成粉，并与凡士林调和成膏状。将中药调制成药膏后贴于疼痛部位（敷贴范围超过疼痛边缘 1 ～ 2 cm，厚度为 0.5 cm 左右），每 24 h 更换 1 次，以观察药物吸收和药效情况，固定每天 10：00 更换外敷药，每天 20：00 对患者进行癌痛强度评估并记录。再取内关、合谷、足三里、三阴交、太冲穴，每日 9：00、16：00 为患者进行穴位按摩，每个穴位按摩 5 min，用大拇指指腹找准穴位进行按揉，力度由浅入深，因人而异，患者感觉到酸胀为得气。观察周期为 2 个疗程，每个疗程 7 d。

（5）中药热敷法：中药热奄包又称中药热敷法，可分为干热敷与湿热敷。直接作用于患处，起到活血化瘀、疏通经络等作用。干热敷即通过加热方式将中药进行热敷。

1）使用热奄包（热奄包组成：蟾酥、乳香、没药、冰片、麝香、芒硝、血竭，研磨成粉，白酒加醋浸没一周，与姜黄、葱白以及蜂蜜适量调成糊状，敷于期门穴或疼痛明显处）治疗肝癌癌痛患者，2 周后对比疗效可见治疗组疼痛缓解率高于对照组，认为热奄包能促进神经系统的调节作用，发挥镇静、镇痛作用，改善癌痛患者疼痛情况。

2）湿热敷即将中药直接作用于患处：使用双柏散（组成：大黄、薄荷、黄柏、泽兰、侧柏），取 200 g 并加入等量的开水与 20 g 蜂蜜调至糊状，在微波炉上加热，冷却至 45℃，敷在肝区的局部疼痛位置，持续外敷 6 h，结果表明双柏散外敷治疗组疼痛缓解率明显高于西药对照组，并且其恶心呕吐、腹胀等不良反应发生率均低于西药组。

（6）针刺疗法。

1）灵龟八法结合止痛药治疗肝癌疼痛不但起效时间早，并且镇痛时间长，还可以减少止痛药的应用，从而减少止痛药治疗肝癌癌痛引起的如便秘、头晕头痛等不良反应，能够提高肝癌患者生活质量，是一种值得临床推广应用的方法。

2）针刺取主穴百会及双侧胃区、内关及三阴交，配穴肝俞及肾俞、命门及阿是穴，联合中药予以小柴胡汤、四逆散联合柴胡疏肝散加味治疗，可明显减少腹痛症状。

3）采用火针围绕疼痛区域外缘 5 cm 左右快速绕圈点刺的方法配合盐酸曲马多缓释片对肝癌疼痛的治疗，结果显示应用火针治疗可缓解肝癌患者疼痛，减轻患者的痛苦，并且因为无成瘾性、毒副作用等优点，使其生存质量得到改善，再加上价格低廉，更易于被患者接受。

（7）隔物灸法：使用敷和备化方口服及雷火灸（成分：沉香、木香、乳香、茵陈、羌活、干姜、穿山甲各 9 g，麝香少许、纯净艾绒。操作方法：期门穴至日月穴，距离皮肤 2 cm，每来回灸计 10 次，用手揉按计 1 次，回旋灸后雀啄灸，每穴各点灸 5 min）配合西医治疗肝癌患者 14 d，能改善肝癌患者胁痛等症状及肝功能情况，同时还能降低甲胎蛋白及抑制肿瘤新生血管形成，从而达到降低肝癌复发率和转移率的作用。

（8）耳穴压豆：具有较好的镇静止痛、调节神经、疏经通络等功能。

1）口服硫酸吗啡缓释片结合耳针疗法治疗（取双侧神门、交感、皮质下、肝、胆、大肠、小肠等耳穴，直刺 2～3 min，留针 30 min 后出针，并予王不留行籽按压），15 d 后比较两组疗效，药物对照组为 80.0%，针药结合组为 87.5%，证明针药结合镇痛效果较好。

2）子午流注耳穴压豆法能够有效减少肝癌患者疼痛程度。

癌因性疲乏

癌因性疲乏（cancer-related fatigue, CRF）也称癌症相关性疲乏，为一种持续的、主观的使人痛苦的乏力感或疲惫感，与癌症本身或癌症治疗相关，并经常伴有功能障碍。

1. 西医治疗

肝癌患者癌因性疲乏的治疗主要侧重于缓解患者的疲劳症状，提高生活质量。治疗原则包括评估患者疲劳程度，制订个体化康复计划，并考虑使用药物治疗（如镇痛药、抗抑郁药等，但需谨慎评估利弊）以减轻疼痛、改善情绪。同时，鼓励患者参与适度运动，优化营养摄入，以及通过心理干预减轻心理压力，从而综合改善癌因性疲乏状态。

2. 中医治疗

（1）情志疗法：因对癌症的恐惧、对治疗后可能出现的不良反应的忧虑，如对预后的担心、自我形象定位、社会角色的认知甚至部分功能的丧失等，绝大多数患者出现一系列精神心理不良反应，如恐惧、抑郁、悲伤、沮丧等，加重疲乏程度。因此，心理调节在癌症患者诊疗过程中尤其重要，医护人员需加强对患者健康宣教、心理疏导及发放疲乏相关的资料等，让患者重拾生活信心，增强自我心理平衡能力，从而减轻 CRF。

（2）艾灸：给予督灸疗法治疗，取穴以督脉的穴位为主，具体操作如下：评估患者背部皮肤情况，观察是否有皮损等相关不适宜灸法的症状，向患者交代督灸的具体操作，取得患者同意后，将大椎至腰俞部位常规消毒，范围以督脉为中线，左右 $3 \sim 5$ cm，铺两层纱布，将 $4 \sim 5$ cm 的姜泥平铺于纱布上，将艾绒均匀平铺于姜泥之上，艾绒宽 $4 \sim 5$ cm，厚 $2 \sim 3$ cm，分别点燃上下两端，待其自然燃烧。艾灸过程中密切观察患者情况，待艾绒燃烧完后，移去纱布，清洁背部皮肤，每次 $25 \sim 35$ min，隔日 1 次，3 次 / 周，治疗 1 周。

（3）针灸：灵龟八法针刺治疗。基于患者就医时间，推算出八脉交会穴与九宫八卦表在刻下所开穴位，此穴即为主穴，按主客配穴原则，即公孙配内关，外关配足临泣，后溪配申脉，列缺配照海，皆双侧取穴。针刺操作方法：列缺穴，向肘部平刺，深度为0.5 寸 (1 寸 =33.3 mm)，其余各穴皆为直刺，深度为 0.5 寸，手法为平补平泻，1 次 /d，共治疗 14 d。

（4）激光灸：10.6 μm 激光灸疗仪（SX10-C1）由上海中医药大学和上海万奇光电技术有限公司联合研制。CO_2 激光波长为 10.6 μm，输出功率 $160 \sim 180$ mV，穴位处照射直径 2 cm，每次治疗的能量密度范围为 $61.2 \sim 68.8$ J/cm^2。环境温度控制在 25℃左右，患者取仰卧位，暴露双膝关节，将探头对准双侧足三里穴，探头距离皮肤 2 cm 左右，每次照射 20 min。照射完足三里后，暴露患者腹部，以同样方法照射气海与关元，同样照射 20 min。假激光灸疗组采用相同的仪器，外观上与真激光灸疗仪一致，相同方式对准以上穴位各 20 min，但无激光输出。隔日 1 次，每周 3 次，共治疗 4 周，即 12 次。同时在治疗期间仍进行常规抗肿瘤治疗。

缓解术前焦虑情绪

面对外科手术等应激源，患者可出现睡眠障碍以及紧张、焦虑、担忧等负性情绪，其中焦虑是最常见的心理反应之一，其发生率可高达 80%。术前焦虑的发生可造成患者的血流动力学变化，比如血压和心率升高，若处理不当，会严重影响手术及麻醉的顺利实施和患者的术后康复。目前，关于缓解患者术前焦虑的干预方法主要包括药物干预和非药物干预，其中药物干预有巴比妥类、安定类等药物，镇静抗焦虑药物的应用在取得效果的同时也可带来负性反应，比如引起血流动力学紊乱和呼吸抑制等，甚至可增加老年患者跌倒风险，并造成身体和功能的依赖。

1. 西医治疗

缓解肝癌患者术前焦虑情绪的治疗强调个体化评估与综合干预的重要性，通过药物治疗调节情绪、心理治疗改变思维与行为模式，以及物理疗法调节生理反应，共同减轻患者焦虑情绪，促进手术顺利进行及术后恢复。

2. 中医治疗

（1）音乐治疗。

1）在常规护理基础上给予个体化音乐干预，对照组仅给予常规护理，其他治疗均等。结果表明，个体化音乐干预可显著缓解肝癌患者术前的焦虑状况，同时还有助于改善患者睡眠状况以及提高患者对医院的综合满意度。

2）术前音乐疗法有助于减轻 TACE 患者焦虑程度：在 TACE 治疗前 1～2 h 给予个体化音乐干预（聆听音乐）30 min，可缓解患者焦虑情绪，并稳定血压。

（2）视觉型干预：术前视觉型干预主要是借助相关资料，例如教育手册、画册、图表、卡片、模型等，了解手术及麻醉相关知识，学习疾病发病原因，知晓术前检查内容及目的，协助完善术前准备工作。宣传手册的有效性也得到了临床医护人员的肯定，提示术前采用有效的干预方式可以缓解患者的术前焦虑。

（3）薰香疗法：植物的芳香具有天然的功效，能够改善个体身心状态，使人心情舒畅，缓解不良情绪。薰衣草精油安全、耐受性良好，局部使用或稀释后口服皆可，薰衣草植物本身含具有麻醉和镇静作用的亚麻醇和醋酸亚麻碱，能够改善患者身心状态。薰衣草芳香疗法是一种有效、操作简单、成本较低、安全性和耐受性良好的干预措施。但在实施芳香疗法过程中需注意排除对化妆品等过敏或者有接触性皮炎的患者，芳香疗法的特殊性使其无法对患者和研究者实施双盲，需注意研究过程中对芳香疗法传递方式和剂量的控制。

（4）支持疗法：根据支持疗法的来源不同，可分为两个方面，即自我支持和其他支持。患者的自我支持主要是帮助患者树立正确的认知理念和养成良好的行为习惯。科学合理的认知可以带来行为方式的改变，良好有益的行为又可促进思想理念的转变。认知疗法是通过改变思维或信念的方法来改变不良认知，调整错误、歪曲的思维方式，摆脱消极观念，接受新的、正确的理念和思想，来消除不适应行为和不良情绪反应的短程心理治疗方法。使用思维导图使术前访视工作更加规范，避免个体差异对访视效果造成影响，使访视者条理清晰，表达全面，同时提高了被访者的积极性，容易理解并吸收相关知识。支持疗法的来源广、种类多，可以帮助患者平复情绪与缓解特定状态下的焦虑状态，但应根据患者情况进行个性化选择。

（5）虚拟现实式宣教：多媒体视频的应用使得内容繁多、复杂的术前宣教内容更加直观形象，同时可以反复观看，调动患者的听觉、视觉等，加深了患者的记忆和理解。视频宣教能够缓解老年患者术前焦虑，提高患者满意度。随着现代科技的进步与多媒体的发展，2D 技术进一步发展为 3D 技术，VR 技术基于 3D 效果的基础上能够进行手术室环境仿真，模拟手术、麻醉及复苏等过程，患者感官效应明显，体验感增强，如身临其境，能够帮助患者进行心理建设，作好术前准备，减轻患者术前心理焦虑情绪和应激反应。利用 VR 技术拍摄健康教育场景视频，内容包括术前核查内容、麻醉诱导实施和手术结束后患者苏醒场景，于术前访谈时让患者观看视频，提前体验手术相关流程，缓解患者术前焦虑状态。多媒体技术将患者置于特定环境中，一定程度上弥补了现实生活中相关经验的不足。

（二）术中

术中辅助麻醉

针刺麻醉是在中医针灸学基础上，将外科手术与针刺技术相结合的一种新型的麻醉手段。近年来麻醉方法由针刺扩展到电针、耳针、腧穴注射、经皮腧穴电刺激等，病种范围也在不断扩大，使用针刺完全替代药物的麻醉手法存在 3 个突出问题：镇痛不全、肌肉紧张和牵拉反应，也就是所谓的"针麻三关"，说明针刺并不能完全替代麻醉药物的作用。而在术中使用针刺来取代部分麻醉药物，达到同样的麻醉效果，从而减少麻醉剂使用量成为新的研究方向。

1. 西医治疗

肝癌术中辅助麻醉的西医治疗原则是以确保手术顺利进行、维持患者生命体征平稳为核心，通过精确控制麻醉药物的剂量和类型，实现镇痛、镇静、肌松和遗忘，同时密切监测患者的生理指标，及时调整麻醉方案，以最小化患者对手术的应激反应和并发症风险。方法上，通常采用全身麻醉结合局部麻醉或神经阻滞技术，通过静脉或吸入途径给予麻醉药物，如阿片类镇痛药、吸入性麻醉剂及肌松药等，以达到理想的麻醉状态。

2. 中医治疗

针刺麻醉：腹部的手术取穴多以合谷、内关、足三里等为主，从经脉走行来看，临床上多取足阳明胃经的腧穴，如足三里、上巨虚等。在胃镜、结肠镜检查中，取合谷、内关用以镇痛，抑制胃肠痉挛与控制应激反应发生。取阳陵泉、足三里，因其特定穴属性与其在治疗腹部痛症上的疗效。在腹腔镜手术中，根据循经选穴的原则进行配伍，取足三里、上巨虚与内关，和胃降逆，通调大肠气机。通过经络主治病症规律取合谷、足三里，手阳明大肠经主治肠胃病症和皮肤病变，足阳明胃经主治以胃肠病为主。

术中稳定患者生命体征、减轻术后焦虑和疼痛

术中不良应激的发生来源于患者精神紧张、麻醉药物对生理的干扰，以及手术创伤等因素，这些因素极大地影响了呼吸循环等一系列生命体征的稳定。

1. 西医治疗

在肝癌手术中，稳定患者生命体征至关重要，这通常通过精细的麻醉管理，实时监测心率、血压及血氧饱和度，并适时调整输液与药物来实现。术后，为减轻患者焦虑与疼痛，采用多模式镇痛方案结合心理疏导，确保患者身心舒适，促进快速康复。

2. 中医治疗

（1）音乐疗法：进入介入室至手术结束给予患者聆听音乐，研究发现，聆听音乐患者术中心率、血压较稳定，而未听音乐患者术中心率、血压波动幅度大，表现为心率加快，血压升高趋势。对两组患者术后状态进行焦虑问卷（S-AI）评分发现，干预组评分较术前明显降低。

（2）针刺：针药复合麻醉可通过针刺保持机体各系统的相对稳定，以对抗不良应激反应，改善手术引起的免疫损伤。研究显示，针刺对应激反应、免疫功能的影响机制可能为电针通过穴位下的神经传导冲动，到达延髓头端腹外侧区的心血管反射中枢，并对该部位产生调整性影响；针刺信号传入中枢，通过抑制交感神经兴奋性减少应激反应；通过抑制肾素 - 血管紧张素 - 醛固酮系统，从而维持血压、心率的稳定。临床研究结果显示，针药复合麻醉组患者术中血流动力学波动小，呼吸稳定，生理干扰少，术中血浆皮质醇和肾上腺素含量与常规麻醉组比较无明显变化，说明针药复合麻醉在一定程度上可控制术中应激反应。

（三）术后

肝化疗栓塞术后综合征

TACE 术后易出现发热、腹水、黄疸、肝损伤、腹胀、消化道症状等一系列病

变，统称为肝化疗栓塞术后综合征（hepatic carcinoma post chemoembolization syndrome，HCPCS），影响肝癌患者手术获益。现代医学通过对症治疗、控制原发病等方式获得一定的效果。TACE 所使用的栓塞剂属于中医学"药毒"范围，肝癌患者在机体气血亏虚、气机不畅、运化乏力、癌毒瘀积的基础上又遇外邪，肝脏的疏泄功能进一步损伤，使其与癌毒互结瘀积于中焦，引发 HCPCS。因此，正虚为本，湿热瘀毒郁结于肝脾为 HCPCS 的基本病机。

1. 西医治疗

肝化疗栓塞术后综合征 HCPCS 的西医治疗原则和方法主要是采取对症治疗、预防性治疗及个体化治疗策略，针对发热、疼痛、恶心呕吐等症状进行药物控制和营养支持，同时根据并发症情况选用抗生素或手术等手段，以确保患者安全并促进康复。

2. 中医治疗

足三里为足阳明胃经之合穴、胃腑之下合穴，可调治腹胀、呕恶等一切胃肠诸症，与胃之募穴中脘相配降逆宽中；与手厥阴心包经之络穴、八脉交会穴内关相配可清泄包络之邪，和胃兼能宁心。穴位配伍是针灸、耳穴、穴位敷贴等中医外治法的理论基础，HCPCS 病位在肝，肝失疏泄，肝郁脾虚，脾升胃降功能失常，导致部分患者出现恶心、呕吐等胃肠道反应，而不能耐受由口饮入的中医内治法。故推荐适时使用外治法，为后续治疗打下基础。

（1）针刺：穴位配伍对太冲、合谷、足三里、中脘、膻中、公孙、内关等。或对双侧合谷、足三里、内关针刺结合穴位注射可有效改善肝 TACE 术后顽固性呃逆。

（2）耳穴压豆：取胃、贲门、食道、交感、皮质下、神门压豆联合生姜敷脐可有效改善术后恶心呕吐症状。

（3）穴位敷贴。

1）术后予止吐贴（甲氧氯普胺、氯丙嗪注射液、醋酸地塞米松片剂、305 乳化剂等）敷贴于足三里、内关、中脘可有效改善术后恶心呕吐诸症。

2）取大黄、木香、冰片敷贴于足三里、神阙可有效减轻术后腹胀、便秘症状。

3）温胃散寒疏肝理气方（高良姜、丁香、附片、大腹皮、枳壳、厚朴、花椒）穴位贴敷治疗，将外用中药颗粒剂用温水调成半固体状置于叠放好的纱布中央，纱布依次叠放盖住中药，用擀药器将中药制成直径 5 cm 的圆形膏药，将纱布固定的膏药反向贴于无纺辅料上备用。膏药制作好后置于微波炉中加热 5 s。将制备好的中药膏药穴位贴敷于中脘、神阙、膻中、足三里、太冲。每次贴敷 4 h，每日 1 次，治疗自 TACE 开始之日起连续 3 d。

（4）热疗：研究显示，热疗与艾迪针联合不仅能使 85.2% 晚期肝癌患者食欲增加、癌痛减轻，而且还能使 88.9% 的患者黄疸减轻，51 例患者的肝肾功能、AFP、腹胀、下肢浮肿不同程度好转。复方苦参注射液的基础上增加体外高频热疗治疗晚期肝癌腹腔积液，效果明显，患者生命质量评分显著提高，且不增加治疗不良反应发生风险。雷公藤内酯醇联合热疗能够明显抑制肝癌 HepG2 细胞增殖，促进其凋亡。可能与其上调 p62 蛋白表达抑制细胞自噬有关。

（5）音乐疗法：观察组在常规护理基础上采用音乐疗法，对照组仅予常规护理。结果表明，音乐疗法可显著降低 TACE 术后患者腹痛、恶心、呕吐等症状，明显优于未实施音乐疗法组患者。按术后疼痛评分（VAS 评分）和每天恶心呕吐次数分组，以观察音乐放松想象训练对术后栓塞综合征的影响。结果提示音乐放松想象训练可减轻肝癌患者 TACE 治疗后局部疼痛、恶心、呕吐等栓塞综合征。

术后癌痛

1. 西医治疗

肝癌术后缓解癌痛的西医治疗原则强调个体化、多模式镇痛和循序渐进，采用非阿片类至强阿片类镇痛药物梯度治疗，辅以心理治疗、物理治疗等非药物手段，为患者提供全面、有效且安全的疼痛管理。

2. 中医治疗

（1）针灸联合其他外治法。

1）给予艾灸结合耳穴压豆埋籽治疗，可充分有效地与止痛药物发挥协同作用，有效缓解疼痛并间接减少再次使用止痛药物的可能。采用循经电针原穴、络穴和郄穴合胸段督脉和夹脊经线雷火灸治疗癌性疼痛，既可发挥电针的镇痛作用，引起脑内释放内啡肽、5- 羟色胺和吗啡样物质，脊髓中释放出大量脑啡肽，还可通过雷火灸在人体的面、位、点形成高浓药区并渗透到组织深部，容易激发经气循经感传现象，发挥通络止痛的作用。

2）耳针加穴位注射配合芬太尼透皮贴剂治疗癌性疼痛患者，观察组中头昏、嗜睡、便秘、恶心等不良反应均小于对照组，可以明显增强芬太尼贴剂的镇痛效果，减少不良反应，提高患者的生活质量。

3）温阳灸法结合针刺治疗中重度癌性疼痛，取中脘、关元、神阙施以温和灸，针刺取合谷、内关、太冲、三阴交，并配合辨证取穴，总有效率高，患者治疗前后视觉模拟疼痛评分明显降低。

4）穴位按摩联合耳穴压豆法治疗：患者癌性疼痛感、癌性疲乏感及焦虑、抑郁情绪较对照组明显减轻，表明穴位按摩联合耳穴压豆法能有效减轻患者癌性疼痛，改善患者癌因性疲乏及不良情绪，且两种方法操作简单、易于施行，不会对患者产生较明显的不良反应。

（2）中药外敷联合其他治疗方法。

1）在盐酸羟考酮缓释片口服治疗的基础上采用温针灸联合龙星止痛膏外敷治疗癌症疼痛，能够显著减轻疼痛，减少爆发痛次数，保证睡眠时间。

2）瑶药止痛贴外敷联合雷火灸治疗骨转移癌痛较单用唑来膦酸效果明显较好，起效时间明显缩短，并且外敷瑶药止痛贴联合雷火灸更能改善体力状况，从而提高患者生活质量。

3）耳穴压豆联合五味双柏散外敷缓解中度癌痛，能有效地缓解癌性疼痛，减轻持续疼痛导致的精神压力，同时可以减轻西药止痛剂的使用量，增强镇痛的疗效，减少西药带来的不良作用，提高患者及家属的满意度。

4）穴位埋线联合双柏散外敷治疗癌痛患者，在重度疼痛患者中可以减少奥施康定使用量，也可以减少爆发痛的次数，提高患者的生存质量，且治疗成本低，可作为临床上有效控制癌性疼痛的方法。以痛为腧，针刺联合中药敷贴治疗患者每天平均疼痛次数、疼痛程度较对照组均有明显改善，可以减少阿片类药物的用量，减轻药物的不良反应，优于单纯的"三阶梯药物止痛法"。

术后复健

1. 西医治疗

主要聚焦于促进患者身体康复、提高生活质量并预防复发。包括通过合理的营养支持、适度的体育锻炼和必要的药物治疗来增强患者体质，密切监测肝功能和肿瘤标志物，以便及时发现并处理可能的复发情况。在医生指导下，进行个性化的康复计划，确保患者能够平稳度过术后恢复期。

2. 中医治疗

（1）中药敷贴：使用中药敷脐疗法、通阴三阳灸治疗顽固性腹水，督灸改善免疫功能低下等外治方法，在临床应用中取得一定疗效。

（2）音乐疗法。

1）术后常规护理基础上采用接受式音乐干预治疗，相对于仅给予术后常规护理，其他治疗均等，观察音乐干预对术后患者心率、收缩压及 HHI 得分（采用 Herth 希望量表）的变化情况，发现音乐干预有助于促进肝癌患者术后心率和血压稳定，并提高其希望水平。

2）音乐疗法可有效缓解患者术后疼痛，减少患者卧床、留置胃管及导尿管的时间。

（3）艾灸：中医辨证为气血亏虚的恶性肿瘤患者，以正气不足，虚实相间为主要病机，当以虚为主时，艾灸足三里、三阴交穴能升高免疫球蛋白，从而提高机体免疫力。

（4）气功疗法：主要包括五禽戏、八段锦、太极等，主要是通过四肢训练来增强筋骨的柔和度，以及调整呼吸节奏，使得脏腑功能平衡，提升机体的生理、心理机能，达到身心协调的目的，从而提高机体免疫功能，达到防病和保健的效果。体育运动也被认为是调节神经保护作用的信号通路，可改善癌症治疗后的认知功能。

临床经典案例

李某，男，68岁。因"右上腹不适6个月，发现肝内占位性病变3天"于2023年8月就诊。

【现病史】患者于2023年2月无明显诱因自觉右上腹不适，食入即胀，半月来出现形体消瘦，2023年8月15日在体检时行腹部彩超提示"肝内占位性病变"，为进一步治疗遂至门诊就诊，门诊以"肝占位性病变"收住肝胆外科。现症见：右上腹部食入即胀，活动后易疲乏，无恶心呕吐、腹痛腹泻、头晕头痛、胸闷心慌等不适，纳食减少，夜寐安，近15天体重减轻5 kg，大便质稀色黄，3～4次/d，小便正常。

【既往史】慢性乙型病毒性肝炎病史10余年，未用药。

【个人史】吸烟40余年，平均20支/d，未戒烟。饮酒30余年，以饮用白酒为主，平均200 mL/d，未戒酒。

【体格检查】体温36.2℃，脉搏61次/min，呼吸20次/min，血压130/91 mmHg。腹壁平坦，无腹壁静脉曲张，腹部柔软，无压痛、反跳痛，腹部无包块。肝脏肋下未触及，脾脏肋下未触及，Murphy氏征阴性，肝区无叩击痛，肾区无叩击痛，无移动性浊音。肠鸣音4次/min，未闻及异常，舌暗红，苔薄黄，脉弦。

【实验室检查】

（1）尿液分析：隐血（++）。

（2）肝功能：白球比1.36，谷草转氨酶56.90 IU/L。

（3）肾功能：尿酸434.00 μmol/L。

（4）凝血常规+D-二聚体检测：血浆D-二聚体测定1.40 mg/L，凝血酶原时间17.20 s，国际标准化比值1.40，凝血酶原活动度55.24，凝血酶原比率1.38。

（5）电解质：钠132.80 mmol/L，钙2.14 mmol/L。

（6）心肌酶：乳酸脱氢酶230.00 IU/L。

（7）输血前常规检查：乙型肝炎病毒表面抗原31.730(R)(IU/mL)。乙肝两对半：HBsAg阳性，HBeAb阳性，HBcAb阳性。HBV-DNA 6.90E+04 IU/mL。

（8）消化系统肿瘤标志物：甲胎蛋白17544 ng/mL。

（9）血常规+网织红细胞、粪便常规、糖化血红蛋白、超敏C反应蛋白、血脂未发现明显异常。

【影像学检查】

（1）腹部彩超：

① 右肝内稍高回声包块，肝内占位性病变，性质待定：不排除肝癌；

② 右肝稍高回声包块周边低回声结节：肝内转移灶？

（2）上腹部 + 胸部 + 颅脑 CT 三维成像（平扫 + 增强）（图 5-2-1 ～ 图 5-2-3）：

① 头颅 CT 平扫 + 增强示颅内未见明显异常；左侧顶后部头皮脂肪瘤。

② 双肺肺气肿伴右肺上叶肺大疱形成；左肺斜裂胸膜下实性结节，LU-RADS 2 类，建议年度复查；

③ 肝左、右叶交界区稍低密度肿块影（70 mm×50 mm×80 mm），考虑恶性肿瘤（原发性肝癌？），请结合临床及 AFP 检查，必要时行 MRI 增强 +DWI 检查；肝右叶囊肿；右肾囊肿。

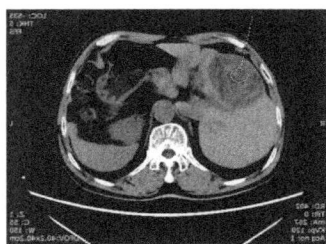

图 5-2-1 上腹部 CT 平扫　　　　图 5-2-2 腹部 CT 动脉期　　　　图 5-2-3 上腹部 CT 静脉期

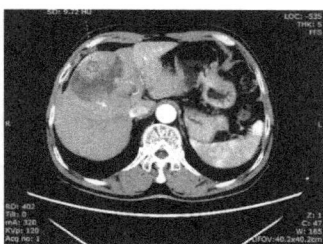

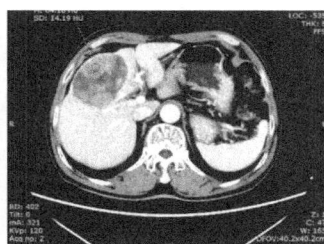

（3）上腹部 + 颅脑 + 头部 MRI：肝左、右叶交界区稍低密度肿块影，多考虑恶性肿瘤（原发性肝癌），请结合临床及 AFP 检查；肝右叶囊肿；右肾囊肿。头颅 MRI 未见明显异常；MRA：右侧椎动脉纤细，双侧大脑前动脉共干，开口于左侧颈内动脉，右侧胚胎型大脑后动脉，考虑先天发育可能；颅内动脉硬化。甲状腺功能未见明显异常。

【诊断】

中医诊断：肝岩，肝盛脾虚证。

西医诊断：

① 肝占位性病变，肝恶性肿瘤可能；

② 慢性乙型病毒性肝炎；

③ 乙型肝炎后肝硬化。

【治疗】

1. 术前

（1）术前口服中药，逍遥散合四君子汤加减。柴胡 10 g，白芍 15 g，党参 30 g，白术 10 g，茯苓 20 g，当归 10 g，大腹皮 20 g，预知子 15 g，桃仁 10 g，甘草 6 g。水煎服，每次服用 200 mL，每日 1 剂。

（2）穴位贴敷：以温通中药（丁香、肉桂、吴茱萸）磨粉制成的散剂，贴敷在辨证选穴上，取穴：肾俞、心俞、肺俞、膻中、内关、足三里、三阴交。每日治疗 1 次，贴敷时间不少于 6 h。

（3）耳穴压豆：用"王不留行籽"压丸贴对耳穴（交感、肾上腺、神门为主穴）进行贴压，并耐心宣教使患者能够自行进行穴位按压，频率为每日早、中、晚各 1 次，每次每穴按压不少于 1 min。

2. 术中

患者于 2023 年 8 月 6 日行腹腔镜探查中转开腹肝部分切除术 + 胆囊切除术，取脐下、常规"五孔法"置入 Trocar，进镜探查；腹腔、盆腔、脏器表面无异常结节灶，肝表面质地尚可，肝肿块突出表面，余肝无明显转移灶；首先采用"顺逆结合法"切除胆囊，胆囊床间隙疏松，超声刀离断肝圆韧带、镰状韧带、分离第二肝门，可见肝右静脉根部，进一步分离右冠状韧带，游离右肝侧腹膜；患者肿块较大，暴露困难；遂转开腹手术。取右上腹 J 型切口，上至剑突下，下至脐上 1 cm，右至右腋前线，切口长约 30 cm，逐层切开腹壁各层进腹。套通 winslow 孔，预置 pringle 阻断带。进一步分离右侧腹膜、肝裸区；电刀沿肿瘤边界 1 cm 划定预切线，沿预切线切开右肝包膜，弯钳及双极电凝自肝脏边缘开始切肝，切面的大血管予以 Hemolock 结扎切断。切面自右侧沿头侧至左侧方向行进，显露门静脉右前支并予以保护，显露肝中静脉远端，近端缝扎远端离断，左侧显露 S3 段肝蒂并予以离断，保护 S2 段肝蒂，完整切除肝肿瘤，清洁肝断面，确认没有胆漏和出血，松开阻断带，余肝血运可。止血纱及止血粉覆盖肝断面，冲洗腹腔，确切止血，放置肝断面引流管一根，文氏孔放置 1 根，清点器械纱布无误后常规关闭腹腔。台下解剖标本见肿块主要位于左肝内叶、S5 段、部分 S8 及 S3 段，组织呈鱼肉样（图 5-2-4 ～ 图 5-2-7）。

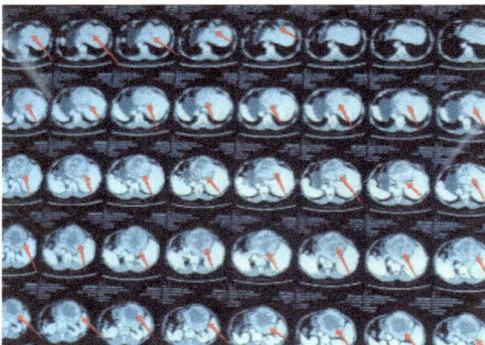

巨大软组织影（红色箭头），示肝脏巨大肿瘤。
图 5-2-4 CT 扫描

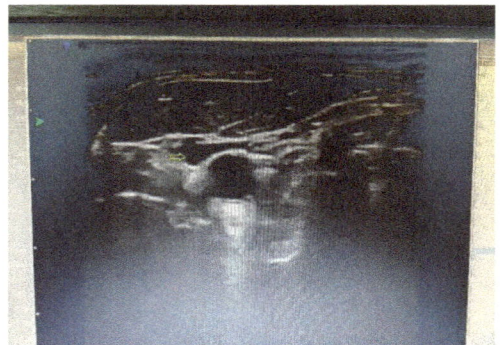

图 5-2-5 中心静脉置管 （肝癌）

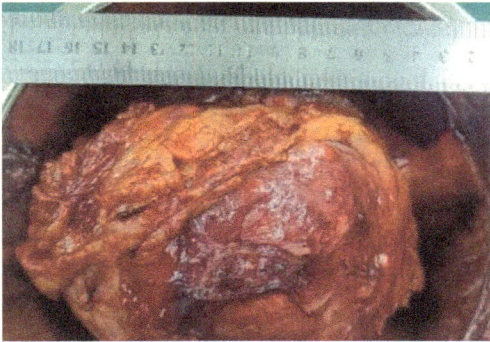

图 5-2-6 手术巨大肝脏肿块

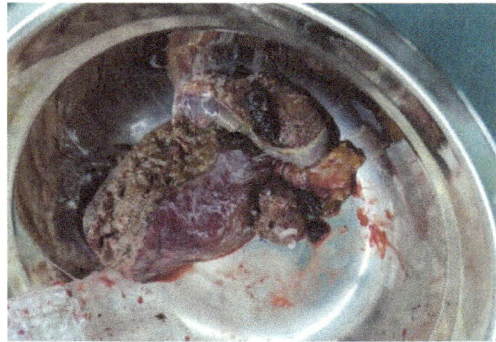

图 5-2-7 切开肝脏的肿块

术中肿块肉眼观：肝脏暗红色，表面凹凸不平，右侧肝叶少见正常肝组织，见异常增大的肿块占满整个肝右叶，测量大小约 100 mm×50 mm×60 mm。

病理诊断（图 5-2-8）：

（肝肿物切除标本）肝上皮性肿瘤，结合免疫组化结果，符合中分化肝细胞性肝癌，肿瘤体积： 9.5 cm×7.5 cm×6.5 cm，肿瘤伴大片凝固性坏死，肝组织切缘及肝血管切缘均未见肿瘤残留。非肿瘤区肝组织：结节性肝硬化，汇管区慢性炎。

（胆囊切除标本）慢性胆囊炎伴多发性胆固醇性息肉，胆囊颈切缘未见异型细胞。胆囊颈旁淋巴结（0/1）淋巴组织反应性增生。

免疫组化结果：CK8/18(+)、GS(+)、Hepatocyte(+)、Glypican-3(灶 +)、AFP(灶性， 弱 +)、HSP70(+)、CD34(+，癌组织血管网增多)、P53(野生型)、CK19(-)、Ki-67 热点区域 (20%+)。

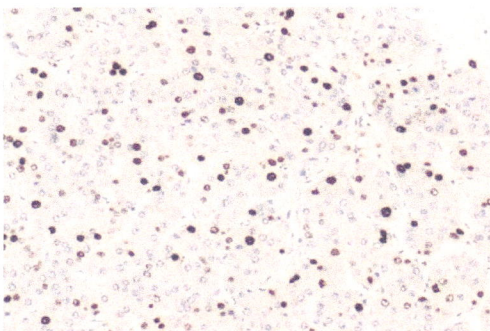

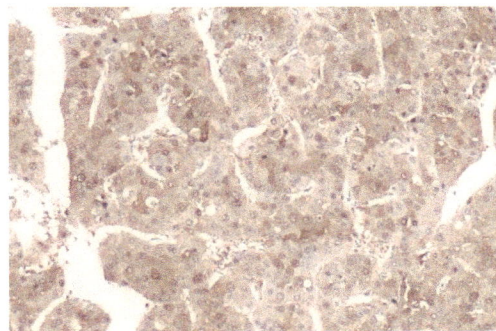

图 5-2-8 肝肿瘤病理学检查

3．术后

（1）术后诊断：肝恶性肿瘤（肝细胞性肝癌 T3M0N0）。

（2）西医治疗：头孢他啶抗感染，奥美拉唑护胃，谷胱甘肽、异甘草酸镁护肝，氟比洛芬酯止痛，6-氨基己酸止血，甲氧氯普胺止呕，氨溴索雾化吸入化痰，复方氨基酸（14AA-5F）、复合磷酸氢钾、多种微量元素营养支持，中／长链脂肪乳补充营养，纠正电解质紊乱等对症治疗。

（3）中医治疗：术后患者神疲乏力，食欲不振，伤口疼痛，时有腹胀、便秘，舌淡红，苔薄白，脉沉细。

1）针刺治疗。治法：通腑止痛，润肠通便。体针取穴如下（肢体穴位取双侧）：天枢、大横、水道、气海、关元、支沟、曲池、合谷、地机、足三里、上巨虚、手三里、中脘、足临泣、公孙、太溪、外关、百会、神门。

2）穴位贴敷治疗（中脘、双侧天枢、三阴交、足三里、涌泉）以舒筋活络、通调脏腑。

3）中药热奄包治疗以温通经络、消胀止痛。

4）中药汤剂：患者辨证为气血亏虚证，治以益气健脾，补血养血。八珍汤加味：当归10 g，川芎10 g，白芍10 g，熟地黄10 g，党参30 g，茯苓20 g，白术12 g，延胡索15 g，砂仁10 g，木香6 g，炒麦芽10 g，炒稻芽10 g，炒神曲10 g，甘草5 g。

5）药膳胡萝卜双菇炒鸡肝：原料胡萝卜100 g，鸡肝50 g，香菇20 g，蘑菇20 g，葱、姜末适量，油、盐、料酒、味精、水淀粉适量。功效：补脾养肝，宽中下气。

【总结】肝癌患者，初诊时结合临床表现和影像学检查，首选外科根治手术治疗。术前患者腹胀纳少、疲乏消瘦，肝区肿块，大便溏薄，结合舌暗红，苔薄黄，脉弦，辨证为肝盛脾虚证，方以逍遥散合四君子汤加减，配合穴位贴敷、耳穴压豆等中医治疗，可缓解患者的术前紧张。术后患者气血耗伤，正虚邪盛格局已成。脾胃功能受损，脾虚水湿运化失调，湿邪内生，气血耗伤运行不畅，临证治疗辨证选用八珍汤加减。胃纳欠佳，加焦三仙、砂仁等醒脾和胃消食，针灸治以通腑止痛，润肠通便，宜着眼整体，扶正邪自退，养正积自消，结合患者胃纳不适、四肢乏力、便秘等不适，在中医辨证选方，扶助正气的同时，给予药膳以补脾养肝，使整体疗效得到提高。

参考文献：

[1] 中华人民共和国国家卫生健康委员会医政医管局 . 原发性肝癌诊疗规范（2019 年版）[J]. 传染病信息，2020，33(6)：481-500.

[2] 杜昌利 .50 例原发性肝癌综合治疗状况及生存预后分析 [D]. 合肥：安徽中医药大学，2017.

[3]Zeng H，Chen W，Zheng R，et al. Changing cancer survival in China during 2003-15：A pooled analysis of 17 population-based cancer registries[J]. The Lancet Global health，2018，6(5)：e555-e567.

[4] 程亚茹：102 例原发性肝癌患者的 TACE 治疗及预后影响因素分析 [D]. 济南：山东大学，2016.

[5] 许迎景，师林，曾健球 . 中药冰硼散外治法加穴位注射对原发性肝癌患者癌痛的治疗价值研究 [J]. 医学食疗与健康，2021，19(18)：26-27，34.

[6] 刘玲兰，李江波，熊共鹏 . 中医药治疗肝癌患者癌痛的临床研究进展 [J]. 中医临床研究，2019，11(31)：142-145.

[7] 刘喜梅，付莲英，李芬 . 中药外敷配合穴位按摩干预癌性疼痛的效果研究 [J]. 中国中医药现代远程教育，2021，19(10)：48-50.

[8] 关海燕，张洪亮 . 恶性肿瘤患者化疗引起癌因性疲乏的中西医研究进展 [J]. 新疆中医药，2018，36(5)：119-121.

[9] 张永强，侯玲，丰纪明 . 督灸治疗癌症晚期脾肾气虚型患者化疗后癌性疲劳的临床研究 [J]. 现代中西医结合杂志，2023，32(02)：232-235.

[10] 谢晶军，孙琦，李金霞 . 灵龟八法治疗癌性疲劳伴睡眠障碍患者临床观察 [J]. 北京中医药，2021，40(12)：1385-1388.

[11] 赵玲，毛慧娟，魏建子，等 . 癌性疲劳患者命门温度及与激光灸疗效的相关分析 [J]. 长春中医药大学学报，2020，36(3)：495-499.

[12] 朱彦齐，张睿 . 国内音乐疗法对肝癌患者临床症状干预效果的研究现状及展望 [J]. 名医，2020(9)：118-119.

[13] 李宗艳，施雁，尹晓静 . 老年患者术前焦虑非药物干预的研究进展 [J]. 现代临床护理，2023，22(3)：78-84.

[14] 牟秋润，王琦，张学成，等 . 近 10 年针刺麻醉研究进展 [J]. 世界中医药，2023，18(15)：2237-2242.

[15] 吴歆颀，陈彤宇，王珂，等 . 现代针刺麻醉在胸外科手术围术期应用的研究进展 [J]. 针刺研究，2023，48(8)：825-832.

[16] 桑天庆，郑玉玲 . 肝癌经动脉化疗栓塞术后栓塞综合征的中西医治疗进展 [J]. 世界中西

医结合杂志, 2022, 17(12): 2529-2534.

[17] 王军, 罗保平, 厉晶萍. 温胃散寒疏肝理气方穴位贴敷治疗肝癌 TACE 后恶心呕吐的临床研究 [J]. 中西医结合肝病杂志, 2021, 31(4): 345-348.

[18] 赵文霞. 原发性肝癌中西医结合治疗进展与思考 [J]. 中西医结合肝病杂志, 2019, 29(2): 114-117.

[19] 周启, 雷华娟, 赵振宇. 右美托咪啶对老年肝内胆管结石患者围术期脑功能保护作用研究 [J]. 实用肝脏病杂志, 2019, 22(5): 748-751.

[20] 周启, 雷华娟, 赵振宇, 等. 针刺辅助麻醉对老年腹腔镜胆囊切除术患者血流动力学指标的影响 [J]. 云南中医学院学报, 2018, 41(5): 72-74.

| 第三节　胃癌 |

一、胃癌的概述

（一）流行病学

胃癌是全球第五大常见恶性肿瘤，也是癌症相关死亡的第三大原因。因其早期发现率相对较低，且具有高度异质性，预后相对较差。根据国家癌症中心的统计数据，我国胃癌的发病率和死亡率在所有恶性肿瘤中排名第二，晚期胃癌患者的五年生存率仅有20% 左右，对人民生命健康构成了极大威胁。遗传因素、年龄、胃癌家族史、幽门螺杆菌感染史、高盐饮食、过度饮酒及其他不良生活方式均为我国居民胃癌发生的公认危险因素。中国是世界上人口最多的国家，也是胃癌发病和死亡最严峻的国家。近年来，由于胃癌带来的疾病负担已经成为中国国民健康损失的重要构成。据 GLOBOCAN 2020 估计，中国胃癌新发病例数和死亡例数在所有癌症中均排第 3 位（发病 45.69 万例，死亡 37.38 万例），其中男性均排第 2 位（发病 24.76 万例，死亡 25.65 万例），女性均排第 5 位（发病 20.93 万例，死亡 11.73 万例）。最新的全国癌症统计数据显示，近十几年来，中国恶性肿瘤的发病率和死亡率均呈明显上升态势。虽然胃癌标化率略有下降，但由于人口基数大且老龄化严重，中国胃癌发病和死亡的绝对人数仍在快速增加。

（二）西医病因分类

1. 遗传因素

从遗传角度来说，胃癌的癌变涉及癌基因、抑癌基因、凋亡相关基因与转移相关基因等的改变，而基因改变的形式也是多种多样的。胃癌患者有明显的家族聚集性。少数胃癌属于"遗传性胃癌综合征"或"遗传性弥漫性胃癌"。

2. 环境和生活方式因素

长期食用熏烤、盐腌、霉变食品的人群中胃远端癌发病率高，盐分和亚硝酸盐可能对胃黏膜产生直接刺激和损伤，引发癌变。吸烟可增加胃癌风险，吸烟者的胃癌发病危险较不吸烟者高 50%。长期吸烟，可能通过直接损伤胃黏膜，增加癌前病变的机会。酒精也可能通过同样的机制增加胃癌的风险。

3. 感染因素

胃癌的发生与幽门螺杆菌（HP）有着密不可分的关系，我国胃癌高发区成人 HP 感染率在 60% 以上，HP 感染后触发炎症级联反应可引发慢性萎缩性胃炎、肠化等导致胃黏膜主细胞丢失，影响分泌功能，最终促进胃癌的发生。Hp 也可通过促进细胞增殖而引起靶点癌基因如 *ARID1A* 的突变，促使胃癌的产生。

在 Hp 感染、不良环境与不健康饮食等多种因素作用下，胃黏膜可由慢性炎症逐渐演变为萎缩性胃炎进而发展为萎缩性胃炎伴肠上皮化生最终导致异型增生并向胃癌演变。在此过程中，胃黏膜细胞增殖和凋亡之间的正常动态平衡被打破。与胃癌发生相关的分子事件包括微卫星不稳定、抑癌基因缺失失活或因高甲基化而失活、某些癌基因扩增等。

（三）中医病因病机

胃癌是常见的癌肿之一，在中医学中属于"噎膈""反胃""症瘕""积聚""伏梁""心腹痞""胃脘痛"的范畴。胃癌是由于正气内虚，加之饮食不节、情志失调等原因引起的，以气滞、痰湿、瘀血蕴结于胃，胃失和降为基本病机，以脘部饱胀或疼痛、纳呆、消瘦、黑便、脘部积块为主要临床表现的一种恶性疾病。

1. 外感六淫

六淫外邪，从皮毛及脏腑，稽留不去，脏腑受损，阻滞气机，痰湿内生，瘀血留滞，脾胃升降失常，当升不升，当降不降，则成朝食暮吐，或暮食朝吐。

2. 内伤七情

忧思伤脾，脾伤则气结；恼怒伤肝，肝火横逆犯胃；脾胃升降失和，受纳运化水谷失常，而引起进食噎塞难下，或食入良久反吐。

3. 饮食失当

饮食不节如烟酒过度或恣食辛香燥热、熏制、腌制、油煎之品，或霉变、不洁之食物等，使脾失健运，不能运化水谷精微，气滞津停，酿湿生痰；或过食生冷，伤败脾胃之阳气，不能温化水饮，则水湿内生，而成本病。

4. 正气不足

素体虚弱，脾胃虚寒；或劳倦过度；久病脾胃受伤，均致中焦受纳运化无权，水谷留滞；或久治未愈，正气亏虚，痰瘀互结而致本病

胃癌的病变在脾胃，与肝肾两脏密切相关。胃主受纳，脾主运化，若因六淫外侵，七情受困，或饮食所伤，或素体不足，均致脾胃运化失常。肝主疏泄，肝郁气滞，影响脾胃气机的升降；疾病日久，脾肾阳虚，无法腐熟水谷，均致饮食停留。而气滞血瘀，痰湿内阻，是本病的主要病理特点。

二、胃癌的诊断

对于胃癌的诊断，应当结合患者的临床表现、内镜及组织病理学、影像学检查等多方面进行。

三、胃癌的西医治疗

（一）治疗原则

应当采取综合治疗的原则，即根据肿瘤病理学类型及临床分期，结合患者一般状况和器官功能状态，采取多学科综合治疗模式，根据具体情况采用手术、化疗、放疗、靶向治疗及免疫治疗等综合手段。手术尽可能切除肿瘤及周围受侵组织，清扫区域淋巴结。化疗可在术前缩小肿瘤以利于手术，术后清除残留癌细胞，降低复发风险。放疗用于局部控制，尤其是对手术难以完全切除的部位。达到根治或最大幅度地控制肿瘤，延长患者生存期，提高生活质量的目的。同时，注重个体化治疗，根据患者的年龄、身体状况、病理类型及分子特征等选择合适的治疗方法。并在治疗过程中密切观察患者反应，及时调整方案，以提高治疗效果和患者生活质量。

（二）手术治疗

手术切除是胃癌的主要治疗手段，也是目前治愈胃癌的唯一方法。分为根治性手术与非根治性手术。根治性手术应当完整切除原发病灶，并且彻底清扫区域淋巴结，主要包括标准手术、改良手术和扩大手术；非根治性手术主要包括姑息手术和减瘤手术。

（三）内镜治疗

早期胃癌的治疗方法除了外科手术以外还包括内镜治疗。与传统外科手术相比，内镜下切除具有创伤小、并发症少、恢复快、费用低等优点，且疗效相当，5 年生存率均可超过 90%。因此，国际多项指南和共识均推荐内镜下切除为早期胃癌的首选治疗方式。早期胃癌内镜下切除术主要包括内镜黏膜切除术（endoscopic mucosal resection，EMR）和内镜黏膜下剥离术（endoscopic submucosal dissection，ESD）。

（四）化学治疗

分为姑息化疗、辅助化疗和新辅助化疗和转化治疗，应当严格掌握临床适应证，排除禁忌证，并在肿瘤内科医生的指导下施行。化疗应当充分考虑患者的疾病分期、年龄、体力状况、治疗风险、生活质量及患者意愿等，避免治疗过度或治疗不足。及时评估化疗疗效，密切监测及防治不良反应，并酌情调整药物和剂量。

四、胃癌的中医治疗

本病多由气、痰、湿、瘀互结所致，故理气、化痰、燥湿、活血化瘀是本病主要治标之法；后期出现胃热伤阴、脾胃虚寒、气血两虚者，则应标本兼顾，扶正与祛邪并进。本病病位在胃，多有脾胃气机阻滞，气化不利，运化无权，在治疗中应始终重视顾护脾胃，勿损正气，也是应遵从的治疗原则，这一点对中晚期患者和放化疗患者更为重要。只有胃气得充，脾气得健，才能使气血生化有源，也才能助药以祛邪。但补虚时，用药也不可过于滋腻，以免呆滞脾胃。

五、中西医结合治疗在胃癌围术期的应用

在胃癌围术期治疗中，中西医结合疗法展现出独特的优势。通过将西医的精准手术、放疗和化疗等手段与中医药的整体调理和免疫增强相结合，能够在有效控制肿瘤的同时，减轻患者的术后并发症和不良反应，促进术后康复，提升生活质量。具体应用包括术前术后使用中药调理身体状态，改善脾胃功能，减少消化道反应，以及通过穴位贴敷等中医特色疗法辅助减轻化疗不良反应。综合运用中西医优势，实现对胃癌的多维度、多层次治疗，为患者提供更全面、个性化的治疗方案。

（一）术前

1. 消化道反应

肿瘤化疗所致的恶心呕吐是常见的不良反应之一，严重者导致患者营养缺乏、脱水及电解质失衡，使患者进一步虚脱、乏力、疲劳，降低患者对治疗的依从性。

（1）西医治疗：胃癌引起的消化道反应的西医治疗基本原则是缓解症状、维持营养状态和防止并发症。具体方法包括使用抗恶心药物如 5-HT3 受体拮抗剂（如昂丹司琼）和 NK-1 受体拮抗剂（如阿瑞匹坦）来控制恶心和呕吐，应用质子泵抑制剂（如奥美拉唑）减少胃酸分泌，保护胃黏膜，必要时进行静脉营养支持以确保患者摄入足够的营养，另外还可以使用促胃动力药物（如多潘立酮）来促进胃肠蠕动，改善消化道症状。

（2）中医治疗。

1）隔物灸法：刁氏钟罩灸。穴位：上脘、中脘、下脘。操作要点：患者平躺，取灸条点燃后放在钟形罩内，调节好温度后放在穴位上，用橡皮带固定，温灸 30 min，每日 1 次，7 d 为一疗程。

2）穴位贴敷：香术七味神阙贴，穴位：神阙、中脘、足三里。药物：黄芪、木香、白芍、隔山撬、姜等磨成细粉，做成药饼。操作要点：常规消毒，将药饼敷贴在穴位上，敷贴 4 h，7 d 为一疗程。

3）温针灸：足三里、中脘。操作要点：穴位常规消毒后，针刺得气后，将小灸条

点燃后放在针柄上，每穴灸 3 壮，每天 1 次，7 d 为一疗程。

4）芳香疗法（中药香包）：苏梗 3 g，藿香 3 g，佩兰 3 g，草果 3 g，白豆蔻 3 g，石菖蒲 3 g，川芎 3 g，将上述药物研碎做成香包，随手鼻闻。

2. 癌因性疲乏

癌因性疲乏（cancer-related fatigue，CRF）的常见诱因包括疼痛、情绪低落、睡眠障碍、贫血、营养缺乏、活动水平、药物不良反应等。

（1）西医治疗：胃癌癌因性疲乏的西医治疗基本原则包括多学科综合管理，旨在缓解症状、提高生活质量和增强患者的体能。主要方法包括药物治疗如使用刺激剂、抗抑郁药和抗炎药物，结合物理治疗和康复训练。此外，还强调营养支持，通过补充维生素和微量元素，调整饮食结构，改善患者的营养状况。心理支持和行为干预也是重要环节，通过心理咨询和认知行为疗法帮助患者应对疲乏带来的情绪困扰和心理压力。

（2）中医治疗。

1）穴位贴敷。

① 安心养神膏处方。柴胡 13 g，玫瑰花 32 g，郁金 15 g，红花 20 g，路路通 25 g，丹参 30 g，仙茅 10 g，菟丝子 30 g，黄精 35 g，鳖甲 30 g，川贝 15 g，炮甲珠 12 g，生牡蛎 30 g，预知子 25 g，淫羊藿 20 g，玄参 25 g，香附 12 g，陈皮 18 g，石菖蒲 15 g，炒枳壳 20 g，龟甲胶 25 g，阿胶 12 g，冰糖 25 g。将上述药材研磨成粉，混合均匀后调制成膏。每次取适量敷贴于神阙穴以及涌泉穴，每日 1 次，每次 4 h，连续 7 d。

② 肠胃舒缓膏处方。茯苓 15 g，连翘 12 g，陈皮 10 g，半夏 10 g，焦神曲 12 g，焦山楂 10 g，莱菔子 10 g，竹茹 12 g，代赭石 6 g。将上述药材研磨成粉，混合均匀后调制成膏。每次取适量敷贴于下脘穴以及足三里，每日 1 次，每次 4 h，连续 7 d。

2）针灸：选取合适毫针，于人中、足三里、涌泉，以及海泉、百会、三阴交穴进行针刺，留针 30 min，每日 1 次，连续 1 个月。

3. 腹泻

化疗相关腹泻的发病机制目前尚不明确，可能与肠黏膜损害、水分吸收障碍或肠蠕动亢进有关。

（1）西医治疗：胃癌引起的腹泻在西医治疗中的基本原则是控制症状、纠正电解质失衡和预防并发症。主要方法包括使用止泻药物如洛哌丁胺或蒙脱石散，补充电解质和液体以防止脱水，必要时进行抗生素治疗以控制可能的感染，调整饮食以减少肠道刺激，同时密切监测患者的病情变化，及时调整治疗方案以确保治疗的有效性和安全性。

（2）中医治疗。

1）穴位敷贴：穴位常规消毒后，将自配的止泻药膏（诃子 10 g，肉豆蔻 15 g，炒艾叶 10 g，肉桂、吴茱萸各 6 g，丁香 10 g，共研细末，过 100 目筛，制成膏状）贴敷于神阙穴；自配的健脾药膏（药物同前）贴敷于中脘穴，每穴敷贴 4 h，每日 1 次，7 d 为一疗程。

2) 灸法。

① 刁氏钟罩灸。穴位：上脘、中脘、下脘、天枢、水分。操作要点：穴位常规消毒后，将刁氏钟罩灸置于上脘、中脘、下脘、天枢、水分等穴位，7 d 为一疗程。

② 隔姜灸。穴位：神阙、关元。操作要点：将新鲜老姜切成厚度 2 mm 的薄片，在表面扎数个小孔，放置于穴位上，然后将艾绒制成圆锥形艾塔，放于姜片上点燃，每个穴位灸 3～5 壮，以皮肤发红、发热不烫伤为度，7 d 为一疗程。

3) 烫熨治疗：药物取小茴香 100 g，吴茱萸 30 g，蚕沙 30 g，荜澄茄 30 g，丁香 30 g，生姜 100 g，大葱 100 g，白酒 100 mL。操作要点：将以上诸药加热至 80～90℃，加热的方法包括锅内翻炒或微波炉内加热法（注：微波炉内不加白酒，防燃烧），将药物用纱布包裹或放置于布袋中制成药包，待药包温度适宜，放置于腹部烫熨，每次 3 min，每日 1 次～2 次，7 d 为一疗程。

（二）术中

术中主要基于调和气血、保护脾胃、疏肝解郁等原则，以达到减轻手术创伤、促进恢复的目的。术中，中医可以通过针灸等方式辅助麻醉和疼痛管理，减少麻醉药物的用量，有效控制术中疼痛并促进术后恢复。这种中西医结合的手术支持方式，可显著提高手术的安全性，提升患者的康复效率。

1. 穴位针刺

穴位选择：合谷、内关、足三里等，能够调节体内气血，减轻疼痛和促进身体的自我调节能力。

操作方法：在患者进入手术室后，经过常规消毒，精确刺入针灸针，深度和角度根据穴位的具体位置而定，针刺至患者有针感为止，保持针位直至手术结束。

2. 微创艾灸

穴位选择：根据手术情况和患者体质，选择内关、足三里等穴位进行艾灸。

操作方法：使用微烟艾条，通过艾灸仪器对穴位进行间接加热，时间控制在手术过程中，通常是 5～10 min，以减少手术过程中的疼痛感，促进气血通畅。

3. 中药吸入

药物选择：使用如白芷、薄荷、柑橘皮等具有清新气味的中药。

操作方法：将药物放在室温水中浸泡后，使用喷雾器喷洒在手术室内，或让患者直接吸入这些中药的气味，有助于安定患者情绪，减少术中焦虑。

（三）术后

脾胃功能紊乱直接影响日后的运化水谷功能，阻碍身体的恢复。胃作为六腑之一，其主要以通为用，升清降浊，脾胃功能不利是胃癌术后恢复障碍的主要原因。

<u>腹胀</u>

通常被视为脾胃功能失调、气机不畅的表现。尤其情绪波动、手术应激等易加重症状。

1. 西医治疗

胃癌术后腹胀主要遵循减轻症状、恢复肠胃功能和预防并发症的基本原则。具体方法包括使用促胃肠动力药物如多潘立酮或莫沙必利，以促进胃肠蠕动；通过补液和电解质平衡来维持患者的体液和电解质稳定；在必要时进行胃肠减压以缓解腹胀；并且密切监测患者的饮食和排便情况，调整饮食结构，鼓励适当活动以促进肠道功能恢复。

2. 中医治疗

（1）穴位贴敷。

1）神阙：通便膏。中脘：行气膏。操作要点：穴位常规消毒后，将自配的通便膏（大黄、厚朴、枳实各 2 份，火麻仁 3 份，芒硝、番泻叶各 1 份共研末过筛，制成膏状）敷于神阙穴，自配的行气膏贴敷于中脘穴，每穴敷贴 4 h，每日 1 次，7 d 为一疗程。

2）将小茴香、乌药、枳实、玄明粉、冰片、生大黄、槟榔研磨成粉后用 15 mL 蜂蜜调匀，贴敷于神阙、足三里。

（2）针刺。

1）穴位：中脘、天枢、足三里。操作要点：穴位常规消毒后针刺，均匀捻转，平补平泻为宜，留针 20 分钟，每日 1 次，10 d 为一疗程。

2）电针：取双侧足三里、上巨虚，选择疏密波模式干预，连续治疗 5 天。

（3）耳穴压豆。

耳部穴位：肝、胆、脾、胃、肾、肺、大肠。操作要点同前，7 d 为一疗程。

（4）腹部推拿。

1）操作要点：沿顺时针方向摩动，力度从轻到重，速度适中，可点揉中脘、气海、天枢穴各 1 min，每日 1 次，5～7 d 为一疗程。

2）按摩手部穴位胃肠、脾、大肠痛点治疗。

（5）中药灌肠。

1）药物：大黄、芒硝、厚朴、枳实等。操作要点：熬汁 200 mL，每次取 100 mL，药液温度以 40℃为宜，灌入后嘱患者保留 1 h 以上，每日 1 次。

2）方药：火麻仁 15 g，郁李仁 15 g，桃仁 10 g，当归 15 g，黄芪 30 g、半枝莲 15 g，白花蛇舌草 15 g。上药水煎，制成等渗、等温溶液。先用 pH 试纸试验，防止过酸。将过滤药液放入输注瓶内，接导尿管，插入肛门约 25 cm，胶布固定，调整滴数以无便意为度。用治晚期贲门癌完全梗阻，汤水不入，伴大便秘结者。

（6）其他。

1）熨烫足三里腧穴 3 d 后，术后肠鸣音恢复及首次排气排便时间缩短，相关指标 IL-2、$CD4^+/CD8^+$ 水平均高于治疗前，IL-6 水平低于治疗前，在临床上可用于开腹术后胃肠护理。

2）足底反射区熨烫疗法：在术后 6 h 开始用自制熨烫器熨烫足底弓约 10 min，每天 2 次。结果表明，术后肛门排气时间更短，对恢复肠道蠕动有较好的效果。

癌性疼痛

胃癌的发生与正气不足、脾胃虚弱有关，抗癌治疗可进一步导致脾胃功能受损及瘀血和痰饮等，进而出现不同程度的疼痛，在中医辨证论治中定为本虚标实之证。

1．西医治疗

胃癌术后癌性疼痛的西医治疗基本原则包括疼痛评估、药物治疗和多学科协作。主要方法是根据患者的疼痛程度和类型，合理应用镇痛药物，包括非甾体抗炎药、弱阿片类药物和强阿片类药物，必要时联合使用辅助药物如抗抑郁药和抗癫痫药。此外，物理治疗、神经阻滞、放射治疗和心理支持也是缓解癌性疼痛的重要手段。通过个体化的综合治疗方案，旨在最大限度地减轻疼痛，提高患者的生活质量。

2．中医治疗

（1）针刺：可选取合谷、足三里、三阴交、太冲、内关、阿是穴等，此外有医家采取火针、电针、头针等手段治疗癌痛。如卢晓婷将针刺组在非针刺组应用三阶梯止痛法的基础上联合针刺治疗，发现针刺组在降低患者疼痛评分、缩短起效时间、减少止痛药量、降低副作用方面有优势。江彬对 54 例中晚期癌痛患者在对照组基础上应用三阶梯止痛的基础上联合针刺四关穴治疗，治疗后治疗组的疼痛评分改善情况优于对照组。

（2）艾灸：付嘉诚通过研究艾灸足三里、气海、关元穴、阿是穴联合三阶梯止痛法治疗轻中度癌痛，与单纯使用三阶梯止痛治疗比较，艾灸组的疼痛缓解率高于西药组，证实了艾灸在止痛、减毒、提高生存质量等方面的效果。

（3）中药外敷：王群通过数据挖掘检索后发现，中药外治方药治疗癌痛中活血化瘀类用药占比最高，涉及冰片、乳香、没药、延胡索。胡作为等研制"癌痛贴"系列制剂，选用温经散寒通络、解毒活血化瘀之药进行配伍，针对癌痛"不通则痛"的整体病机干预癌痛。

（4）拔罐：胸痛取胸痛点相对应的后背正中线上 2 或 3 指处拔罐；背痛取痛点及痛点上 2 或 3 指正中为穴。每次拔 2 ～ 6 个罐，留罐时间 10 ～ 15 min。用以治疗胃癌疼痛。

情绪障碍

胃癌术后患者可能因病痛、长期治疗及未来的不确定性等因素，容易产生忧郁、焦虑等情绪，若长期积压未能释放不良情绪，可导致肝气郁结，进而影响气机流畅，进一步恶化病情。

1. 西医治疗

胃癌术后情绪障碍的西医治疗基本原则主要是早期识别、综合干预和个体化治疗。方法包括心理评估和诊断，使用抗抑郁药物或抗焦虑药物，如选择性 5- 羟色胺再摄取抑制剂和苯二氮䓬类药物，根据患者的具体症状和需求进行心理治疗，如认知行为疗法和支持性心理治疗。此外，强调多学科团队协作，结合心理咨询、社会支持和教育，提高患者的情绪管理能力和生活质量。

2. 中医治疗

（1）耳穴。

主穴取神门、皮质下、心、交感、枕。

配穴取肝、胆、脾、肾、垂前、内分泌、多梦区、神经衰弱点，每次取 6 ～ 8 个穴。用 75% 乙醇棉签消毒耳郭皮肤后，先用探棒进行耳穴探查，在耳郭相应区域探寻耳穴中的敏感点，然后用镊子将 0.5 cm×0.5 cm 王不留行籽耳穴贴贴敷于相应耳穴中，并用手指压紧。嘱患者每日自行用拇、食指对压耳穴 3 ～ 5 次，每次 1 ～ 2 min，使局部产生酸、麻、胀、痛或灼热感，以患者能耐受为度，避免沾水脱落。每次选用单侧耳穴，4 d 后更换另一侧。

（2）艾灸。

主穴：处方一（百会、印堂、神庭、本神、神门、内关、三阴交、太冲、照海、申脉）和处方二（五输穴加膈俞）。

配穴：心悸、胸闷、气短加膻中、巨阙、郄门；腹胀、便秘加中脘、天枢；夜尿频多、气短乏力加气海、中极；烦躁、胸胁气窜加期门、阳陵泉；耳鸣、脑鸣加听宫、听会、四神聪。

两个主穴处方交替使用，每次对应患者 1 ～ 2 组症状，结合不同的体位，配合不同的配穴。

操作方法：选用 30 mm×40 mm 或 30 mm×25 mm 一次性无菌针灸针，常规消毒穴位皮肤后进针，针刺深度 10 ～ 25 mm。针刺处方一时，百会、神庭、本神处针尖向后平刺，印堂处针尖向下平刺，其余各穴直刺；于百会、神庭、印堂、神门、照海、申脉采用直刺进针，其余各穴采用提插捻转得气；得气后在申脉施以泻法，在照海施以补法，其余穴位施平补平泻法。针刺处方二时，直刺各穴，得气后采用提插捻转手法平补平泻。配穴中，平刺膻中、期门，直刺余穴，于气海、中极施以泻法，于其余穴施以平补平泻法。电针时，于百会和印堂或双侧心俞分别连接 KWD-808 电针仪，连续波，基波输出频率 2 Hz，调制频率 2 Hz，刺激强度以患者可耐受为度，留针 30 min 后出针。前 5 日，每日治疗 1 次，其后隔日 1 次。

（3）走罐：选取膀胱经第 1、2 侧线和督脉循行部位。

操作方法：患者取俯卧位，充分暴露背部，先在后背所拔部位的皮肤或罐口上，涂上一层液状石蜡，选 4 号玻璃罐，用闪罐法将罐吸拔于皮肤上，以手握住罐底，罐口保持一定的倾斜度。沿着后背经络循行上下方向往返推移，推罐时动作缓慢，用力均匀，至背部皮肤出现潮红、充血或瘀斑，将罐取下。每次走罐 5～10 min，每周 1 次。

（4）放血疗法：患者取坐位，先用拇、食指将耳郭轻轻推、擦、揉、捻，使其发热充血，再将耳郭由后向前对折，取耳尖穴。常规消毒患者耳尖、耳轮部，医者用左手固定其耳轮及耳尖放血部位，右手持一次性注射针头在耳尖处快速点刺 1～2 次，点刺深度约为 2 mm，疾进疾出。然后用两手手指轻轻挤压针孔周围耳郭，从远端向近端挤压使其出血，用 75% 乙醇棉球擦拭点刺处，吸取血滴，每次放血 6～10 滴，每滴如黄豆大小，最后用消毒干棉球按压针孔止血。

首次治疗选择双侧耳尖放血，以见血色由暗紫色变为鲜红色为度，以后两耳交替进行，每周 2 次。

（5）八段锦：由 8 组不同的动作组成，包括双手托天理三焦、左右开弓似射雕、调理脾胃须单举、五劳七伤往后瞧、摇头摆尾去心火、双手攀足固肾腰、攒拳怒目增气力、背后七颠百病消。

练习要领：柔和缓慢，圆活连贯；松紧结合，动静相兼；神与形合，气寓其中。患者前两周跟随医护人员集中练习，学习动作要领，掌握呼吸的节奏，放松身心，其余时间在家练习。每日患者在舒缓的八段锦口令背景音乐中锻炼，嘱其注意呼吸与意念，每次 20 min，每日 2 次。

癌性腹水

1. 西医治疗

腹膜是胃癌常见的转移部位，研究表明，8.0%～13.5% 新诊断胃癌患者伴发癌性腹水，而晚期胃癌患者腹膜转移发生率高达 39.0%～43.0%。病情进展到晚期的胃癌患者，尤其腹膜转移致恶性腹水形成者，预后更差。胃癌伴腹膜转移的患者中位生存期仅 4～6 个月，同时恶性腹水可导致肠梗阻、感染、营养不良、肾功能不全等并发症，严重影响患者的生活质量。一般治疗原则包括限制钠盐摄入，适当使用利尿剂以促进腹水排出，但需注意避免电解质紊乱。对于大量腹水引起呼吸困难等严重症状的患者，可进行腹腔穿刺放液，减轻压迫症状，但放液不宜过快过多，以防出现低血压等并发症。目前全身化疗仍是国内外指南中治疗胃癌伴腹膜转移的推荐方案，其他方法有手术、腹腔灌注化疗、靶向治疗等，尚缺乏疗效显著的标准治疗方案。若患者身体状况允许，可考虑腹腔内灌注化疗药物，直接作用于腹腔内肿瘤细胞，提高局部药物浓度，增强抗肿瘤效果。此外，营养支持治疗也很重要，可改善患者的营养状况，增强免疫力，提高对治疗的耐受性。针对这一特殊类型胃癌的治疗规范及其治疗策略的优化是当前亟待解决的问题。

2. 中医治疗

癌性腹水可归属于中医"鼓胀"范畴。现代医家认为，鼓胀多由于气滞、血瘀、水湿内结于腹，病位在肝、脾、肾，病性多属虚实夹杂，预后较差。而癌性腹水患者多为恶性肿瘤晚期，经多程治疗后病情迁延难愈，故病性以虚象为主。脾气亏虚，脾失健运，水谷、水湿不化是鼓胀的主要病机。

（1）中药外敷法：中药外敷是将具有活血化瘀、散结消肿作用的药物直接应用于患者的腹部皮肤。常用的药物包括川芎、丹参、红花等。这些药物不仅可以促进局部血液循环，还有助于改善淋巴排泄，从而减少腹水的积聚。例如，将药物煎煮后敷于腹部，或者用药物熏洗腹部，都可以达到散结消肿、促进水液代谢的效果。

（2）针灸疗法：针灸是通过刺激特定穴位来调节患者的气血运行，从而影响腹部的水液代谢。常用的穴位包括中脘、足三里、膈俞等。针灸可以改善腹部的循环系统功能，促进淋巴的排泄和腹水的吸收，有助于减轻腹部的压力和不适感。

（3）拔罐疗法：拔罐利用负压原理，通过在腹部特定位置施加罐具，促进局部的血液循环和淋巴排泄。这种方法不仅能够改善腹部组织的供血情况，还可以加速淋巴液的流动，从而帮助减少腹水的积聚。

（4）艾灸疗法：艾灸是利用艾条或艾绒进行温热疗法，常用于腹部的热敷或灸疗。通过艾灸可以增强腹部的局部血液循环，促进组织的新陈代谢，有助于改善腹水的吸收和代谢过程。

临床经典案例

患者，女，58岁，因"反复上腹部胀满不适半年，加重1周"于2023年8月就诊。

【现病史】患者自述2023年2月起无明显诱因出现上腹部胀满不适，呈阵发性，每次15～20 min，进食后及上半夜加重，嗳气后或下半夜可稍缓解，伴上腹部隐痛，尚可耐受，偶有反酸烧心，无恶心呕吐，前往当地医院就诊，自述诊断为"慢性胃炎"（未见检查单），予以药物治疗（具体不详）后可缓解。后上症反复发作，自服药物（具体不详）后可缓解，大便干稀不调，或每日 3～4 次，或 2～3 d 1 次，起病以来精神状态一般，纳寐欠佳，口干，无口苦，来诊当日解大便 1 次，量少色黄，质偏稀，小便黄，无尿频尿急尿痛，近半年体重下降 7 kg。1 周前自感腹胀加重，遂来门诊就诊，行胃镜提示"胃潴留"，为求系统治疗住院。

【既往史】健康状况一般。无高血压、冠心病、糖尿病等慢性病史，无肝炎、结核等传染病病史。无吸烟史。无饮酒史。

【生育史】患者育有一儿。

【月经史】患者既往月经规律，4 d/26 d。月经周期规律，月经量中等，颜色红，有血块，无痛经。

【绝经史】患者 49 岁时末次月经。

【体格检查】体温 36.4℃，脉搏 73 次/min，呼吸 20 次/min，血压 112/79 mmHg。腹壁平坦，无腹壁静脉曲张，腹部柔软，剑突下有压痛，无反跳痛，上腹部可扪及一约 3 cm×3 cm 大小的包块，表面光滑，质韧，无活动度。肝脏肋下未触及，脾脏肋下未触及，Murphy 氏征阴性，肝区无叩击痛，肾区无叩击痛，无移动性浊音。肠鸣音存在，4 次/min。舌淡红，边有齿痕，苔薄黄腻，脉弦细。

【实验室检查】

（1）血常规：白细胞 2.97×10^9/L，嗜中性粒细胞总数 1.64×10^9/L，淋巴细胞总数 1.04×10^9/L，红细胞 2.35×10^{12}/L，血红蛋白 65.00 g/L，红细胞比容 19.80%。

（2）电解质：钾 3.42 mmol/L，氯 108.20 mmol/L，钙 1.94 mmol/L。

（3）肝功能：总蛋白 55.40 g/L，白蛋白 34.80 g/L。

（4）尿液分析：尿白细胞酯酶 (+)，酮体 (++)。

（5）凝血常规：活化部分凝血活酶时间 26.30 s。

（6）抗幽门螺杆菌抗体：弱阳性。

（7）血型：B 型，RhD 血型阳性，血型单特异性抗体鉴定阴性。

（8）营养性贫血检测全套：血清铁蛋白 6.18 μg/L，血清铁 13.70 μmol/L，转铁蛋白 3.80 g/L，维生素 B_{12} 554.70 pg/mL，红细胞内叶酸（全血）780.84 ng/mL，叶酸 >30.84 ng/mL。

（9）外周血细胞形态及寄生虫检查：中性杆状核粒细胞 26%；成熟红细胞大小不一，部分成熟红细胞中心淡染区扩大。

（10）超敏 C 反应蛋白、肾功能、血脂常规、空腹血糖、二氧化碳结合力测定、心肌酶谱常规检查、血清脂肪酶测定、血清淀粉酶测定、葡萄糖磷酸氢酶、溶血性贫血相关检查、肿瘤标志物筛查、粪便常规＋隐血试验未见明显异常。

【影像学检查】

(1) 胃镜：胃潴留。待胃排空后复查胃镜，镜下所见：胃底黏液浑浊，未见出血及溃疡。胃体见食物残渣及胃管，可见多发条状充血糜烂，胃体上部后壁见脊状突起，表面见一约 0.5 cm 糜烂灶，表面粗糙，欠光滑，活检 2 块。胃窦前壁见一巨大溃疡凹陷，占窦腔的 1/2，延及幽门，表面覆污苔，周边黏膜堤样隆起，活检 7 块，质硬脆，易出血，去氨加压素冰盐水局部冲洗，无活动性出血。幽门变形，狭窄。食管、贲门、胃角、十二指肠未见异常。镜下诊断：胃窦溃疡性质待定：癌？慢性非萎缩性胃炎（胃体糜烂）。

(2) 胃镜病理结果：（胃窦）中 - 低分化腺癌。（胃体）慢性浅表性胃炎，炎症 (++)，活动性 (+)，肠化 (-)，萎缩 (-)，HP(-)。

(3) 全腹部 + 胸部 CT 三维成像（平扫 + 增强）：

① 双肺上叶轻度肺气肿；双肺散在小结节，随诊复查；双肺散在慢性炎症；双侧胸膜局部稍厚；

② 胃角、胃窦处管壁增厚、管腔狭窄、胃潴留、周围间隙模糊、多发稍大淋巴结，多考虑恶性病变，胃癌并突破浆膜层、周围淋巴结转移？淋巴瘤？请结合病理检查；肝内小圆形低密度灶，小囊肿可能，囊性转移不完全除外，必要时上腹部 MRI+ 增强 + DWI；肝右叶少许钙化灶，脾脏内小钙化；部分腹膜稍厚，腹盆腔少量积液，腹膜转移待排。

【诊断】

中医诊断：胃癌，脾虚气弱证。

西医诊断：

① 胃癌（中 - 低分化腺癌）；

② 胃潴留；

③ 中度贫血；

④ 腹腔淋巴结增大 转移？

⑤ 肺气肿；

⑥ 肺部慢性炎症；

⑦ 腹腔积液。

【治疗】

1. 术前

(1) 中医治以健脾利湿、行气除胀，予以香砂六君子汤合温胆汤加减。方药：木香 6 g，砂仁 6 g，法半夏 10 g，陈皮 6 g，太子参 20 g，白术 10 g，茯苓 15 g，炙甘草 3 g，竹茹 10 g，枳实 10 g，厚朴 10 g，瓦楞子 30 g，炒稻芽 10 g，鸡内金 10 g，炒麦芽 10 g，莱菔子 10 g。3 剂，水煎服，日一剂，早晚温服。

（2）体针治疗：取穴如下（肢体穴位取双侧）：

治法：健脾利湿、行气除胀

天枢 |	大 横 |	水 道 |	气 海 |
关元 |	足三里 |	上巨虚 |	阴陵泉 |
支沟 |	照 海 |	中 脘 |	四 白 |
曲池 |	手三里 |	四 渎 |	太 冲 |
合谷 |	足临泣 |	公 孙 |	太 溪 |
地机 |	外 关 |	百 会 |	神 门 |

以上穴位中等强度刺激，留针 30 min，体针 5 组每日 1 次。

腕踝针：上 5|、下 2|。腕踝针沿皮下进针，留针 30 min，每日 1 次。

（3）穴位贴敷治疗：涌泉、足三里、三阴交。

2. 术中

肝脏、胆囊、脾脏、小肠、结肠、盆腔、腹壁未见明显转移及种植灶，部分网膜与腹壁粘连，腹腔内可见少量清亮腹水，肿块位于胃窦部近胃大弯处，大小约 12 cm×10 cm，侵犯浆膜层，胃周系膜及网膜见多个肿大的淋巴结，决定行远端胃癌根治术。于左侧腋前线肋缘下 2 cm 处切开皮肤 1.2 cm，插入 1.2 cm Trocar，作为主操作孔，分别于右侧腋前线肋缘下 2 cm 处、左右锁骨中线平脐各切开皮肤 0.5 cm，置入 0.5 cm Trocar，作为副操作孔，分别于各操作孔置入相应器械，分解与腹壁粘连的大网膜后，再沿横结肠上缘分离、离断胃结肠韧带及横结肠系膜前叶，向右分离达脾门附近，游离切断、结扎切断胃网膜左静脉，继续向胃底方向游离，保留一支胃短血管，沿胃大弯向右侧切断大网膜，清除 4sa/4sb 组淋巴结，沿横结肠向右离断胃结肠韧带，沿横结肠系膜及胃系膜间隙分离，清除 14a/v 淋巴结，向上与胰腺上缘分别显露胃网膜右静脉、胃网膜右动脉，分别予以结扎离断，清除 6 组淋巴结，瘤体较大，部分侵犯胰腺表面组织，瘤体周围可见明显肿大淋巴结，胃窦与十二指肠间隙不清，腹腔镜下操作困难，予以中转开腹手术，逐层切开入腹，置入切口保护套；将胰腺侵犯组织切除，急请肝胆外科会诊，予以 4-0 普地灵间断缝合胰腺创面组织，继续于胃窦下缘，沿胃网膜右动脉找到 GDA 及肝总动脉及肝固有动脉，将动脉周围脂肪淋巴结整块分离，找到胃右动静脉后予以裸化血管后剥离、结扎血管；于门静脉外侧可见一肿大淋巴结，质硬，部分位于门静脉后侧，予以仔细剥离完整切除，顺势清除第 8、9、12a/p 组淋巴结，游离十二指肠。以线型切割闭合器于幽门下 2 cm 处切断、闭合十二指肠，沿脾动脉向左分离，可见胃左动、静脉，分别予以结扎离断，沿膈肌角继续向上分离达贲门，于左肝下缘切断胃小网膜，沿胃小弯切断胃小网膜，顺势清除第 1、3、7 组淋巴结，于肿瘤上缘 5 cm 处，切开胃前壁长约 1 cm 切口，经此切口置入 29 cm 圆形闭合器，距屈氏韧带下约 10 cm 空肠做一 0.5 cm 切口，置入蘑菇头，输入端对胃小弯，行胃大弯与空肠毕Ⅱ式吻合，在于预定切除线处以 75 直线切割闭合器切断胃体，切除标本；用 3-0 倒刺线对胃及胃空肠吻合口荷包包埋。十二指肠闭合处用 3-0 抗菌微翘线加固缝合，仔细检查见吻合口通畅，无张力，血运好。仔细止血，用温生理盐水冲洗腹腔，吸尽后，于吻合口处放一引流管，于胰腺上缘放置一引流管，清点纱布、器械无误后，逐层关闭腹腔；手术过程顺利，术中出血约 300 mL，标本及淋巴结送病理检查，患者安返病房。标本肉眼所见：肿块位于胃窦，质硬，凸出浆膜层。

术中情况（图 5-3-1 ～ 图 5-3-6）：

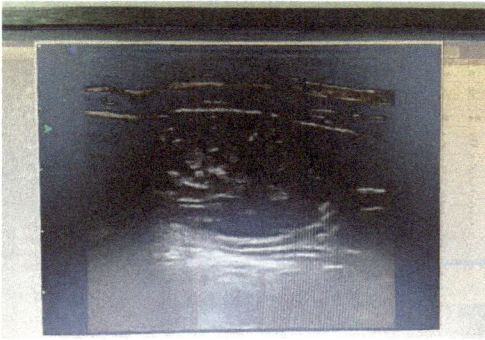

图 5-3-1 腹直肌平面阻滞 （胃癌）

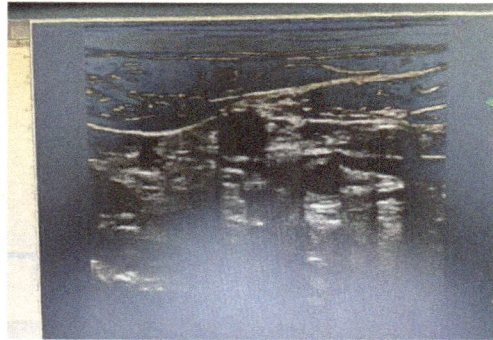

图 5-3-2 腹直肌平面阻滞减少术中
阿片受体用量 （胃癌）

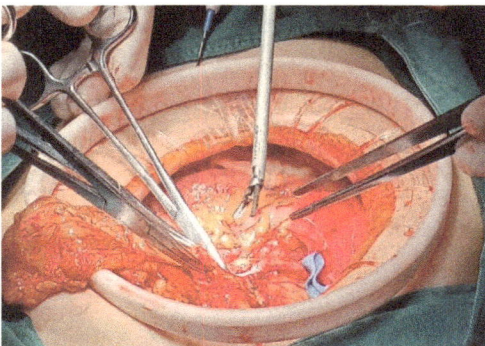

图 5-3-3 暴露胃血管

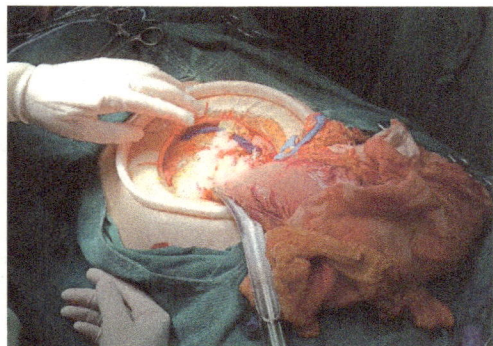

图 5-3-4 分离胃

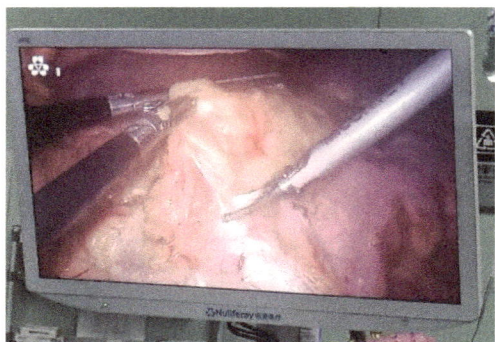

图 5-3-5 腹腔镜探查

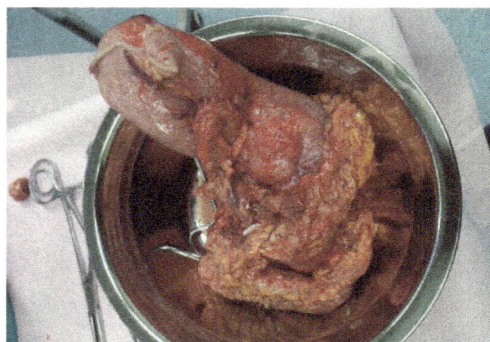

图 5-3-6 切除病变胃

病检结果（图 5-3-7）：

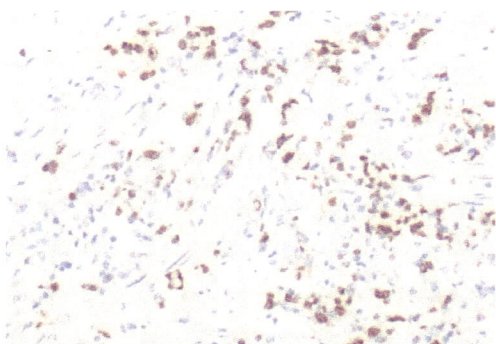

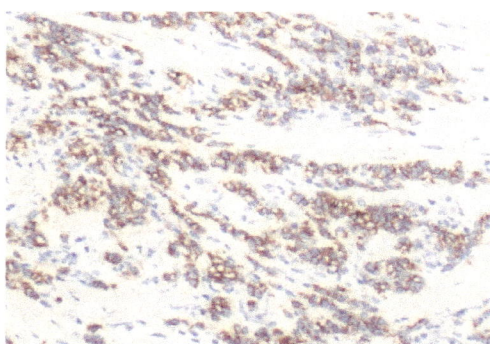

图 5-3-7 胃肿块病理检查结果

（胃窦手术标本）符合混合性腺癌，低黏附性腺癌（印戒细胞癌）和低分化腺癌混合，Lauren 分型：混合型。

免疫组化结果：CK7(+)、CK20(+)、HER2(-)、P53(野生型)、E-Cadherin(+，局部表达缺失)、MSH1(+)、MSH2(+)、MSH6(+)、PMS2(+)、Ki67(阳性率达 70%+)。

3．术后

（1）穴位贴敷：对术后腹胀患者，将小茴香、乌药、枳实、玄明粉、冰片、生大黄、槟榔研磨成粉，用 15 mL 蜂蜜调匀，取神阙、足三里进行贴敷，每日 1 次。

（2）耳穴压豆：取心、枕、神门、内分泌和皮质下耳穴为主穴，配以肝、胆、脾三穴。

（3）术后 20 d，患者夜间发热，咳嗽，咳痰，偶有胸闷气促，腹胀缓解，神志清，精神状态一般，纳寐可，肛门有排便，次数多，小便可。舌淡红，苔薄黄腻，脉细弱。辨病辨证为阴虚邪恋证，方用青蒿鳖甲汤加减：青蒿 6 g，醋鳖甲 15 g，生地黄 12 g，茯苓 10 g，盐知母 6 g，白术 10 g，当归 10 g，牡丹皮 9 g，薏苡仁 15 g，陈皮 6 g，浙贝母 15 g，麸炒枳实 10 g，炙甘草 5 g。3 剂，日 1 剂，水煎服，分 2 次温服。

术后 30 d，患者无腹痛、发热不适，一般情况良好，予以出院。

【总结】胃癌大多以普通胃病症状为主要表现，容易漏诊、误诊。胃镜检查、肿瘤标志物对胃癌早期筛查有很大帮助，目前仍以手术切除为首选，根据病变的范围情况和肿瘤在机体内侵犯的深度情况进行术式选择。对胃癌术后患者，协同中医药治疗能有效降低复发转移率、无病生存期，提高免疫功能，提高生活质量。本案中患者术前症见上腹部胀满不适，伴上腹部隐痛，大便不成形，脾胃虚弱、气机不畅是其基本病机，病位在胃，与肝、胆、脾、大肠脏腑功能失调密切相关。故可针刺百会穴，百会穴位于头顶，为诸阳之会，且与厥阴经于头顶相交，有调神疏肝、理气健脾升清之功。气海为人体元气生发之处，主一身之气；腑会中脘，对气机升降起着重要的疏调作用。气海、中脘同用，补泻兼施，使脾升胃降，气机得以调达。患者术后发热属于中医学"内伤发热"的范畴，以脏腑机能亏虚、气血阴阳失调为基本病机，《素问·调经论》记载："有所劳倦，形气衰少，谷气不盛，上焦不行，下脘不通，胃气热，热气熏胸中，故内热。"辨证为阴虚邪恋证，故在健脾益气的基础上用青蒿鳖甲汤以养阴透热。总之，胃癌的治疗难点在于术后复发转移、放化疗的不良反应、晚期胃癌的并发症等问题，临床上应发挥中西医诊疗的互补作用，提高胃癌患者的生活质量，减轻家庭和社会、医疗和经济的负担。

参考文献：

[1] 中华医学会肿瘤学分会，中华医学会杂志社 . 中华医学会胃癌临床诊疗指南 (2021 版)[J]. 中华医学杂志，2022，102(16): 1169-1189.

[2] 郑荣寿，顾秀瑛，李雪婷，等 .2000—2014 年中国肿瘤登记地区癌症发病趋势及年龄变化分析 [J]. 中华预防医学杂志，2018，52(6): 593-600.

[3] 康德英 . 浅议真实世界研究 [J]. 中国癌症防治杂志，2017，9(2): 100-103.

[4]LUO G，ZHANG Y，GUO P，et al. Global patterns and trends in stomach cancer incidence: Age，period and birth cohort analysis [J]. Int J Cancer，2017，141(7): 1333-1344.

[5]SHAH D，BENTREM D. Environmental and genetic risk factors for gastric cancer[J]. J Surg Oncol，2022，125(7): 1096-1103.

[6]Gaikwad S，Agrawal M Y，Kaushik I，et al.Immune checkpoint proteins: Signaling mechanisms and molecular interactions in cancer immunotherapy[J]. Semin Cancer Biol，2022，86(Pt 3): 137-150.

[7] 逄兴超 . 香术七味神阙贴治疗脾虚型肺癌化疗后消化道副反应的临床疗效观察及对胃泌素水平的影响 [D]. 哈尔滨：黑龙江中医药大学，2023.

[8][钱门龙，卢宁 . 癌性疲劳相关影响因素及其干预的研究进展 [J]. 医学综述，2016，22(10): 1914-1916，1923.

[9] 尹丽丽，陈静，亓媛媛，等 . 针灸联合穴位敷贴对晚期食管癌患者吞咽功能和癌因性疲乏的效果 [J]. 食管疾病，2021，3(3): 218-221.

[10] 周沙沙 . 中医外治在胃癌术后恢复的临床研究概述 [J]. 大众科技，2023，25(6): 88-90，75.

[11] 郑玉玲 . 食管癌的中医外治法 [J]. 实用中医内科杂志，1994(4): 44.

[12] 班妮娅·巴合提 . 针刺督脉组穴治疗胃癌癌性疼痛的临床疗效研究 [D]. 乌鲁木齐：新疆医科大学，2023.

[13] 钟润芬 . 中医外治法联合八段锦治疗失眠伴焦虑医案 [J]. 中国民间疗法，2023，31(10): 99-101.

[14] 宾业鸿，胡晓桦 . 胃癌腹膜转移发病机制及治疗的研究进展 [J]. 广西医学，2016，38(10): 1422-1426.

[15] 贺忠宁，程孟祺，石伯伦，等 . 基于"诸湿肿满，皆属于脾"辨治癌性腹水 [J]. 辽宁中医杂志，2024，51(4): 22-25.

[16] 杨牧，欧畅，钟欢 . 中医外治法治疗癌性腹水研究进展及展望 [J]. 内蒙古中医药，2023，42(5): 157-159.

| 第四节　食管癌 |

一、食管癌的概述

（一）流行病学

食管癌（esophageal carcinoma，EC）是常见的消化道肿瘤，据 2020 年全球癌症统计，食管癌的新发患者数达 60.4 万，死亡人数达 54.4 万。中国是食管癌高发地区，虽然中国食管癌的发病率及死亡率均呈下降趋势，但依旧是威胁我国居民健康的主要恶性肿瘤。根据 2015 年中国恶性肿瘤流行情况估计，我国食管癌新发病例 24.6 万，食管癌粗发病率 17.8/10 万，城市粗发病率为 12.6/10 万，农村粗发病率为 24.6/10 万；食管癌死亡病例 18.8 万，食管癌粗死亡率为 13.7/10 万，城市粗死亡率 10.0/10 万，农村粗死亡率 18.4/10 万，发病率及死亡率分别列全部恶性肿瘤的第 6 位和第 4 位。食管癌的发病有明显的地域差异，高发区主要集中在太行山脉附近区域，以及安徽、江苏苏北、四川南充、四川盐亭、广东汕头、福建闽南等地区，男性发病率高于女性，农村人口发病率高于城市人口。近年发病率有下降趋势，尤其女性明显。

通过提倡健康生活方式，改变不良饮食习惯，有助于预防食管癌发生；针对高危人群开展早期筛查，有助于提高早期食管癌检出率。各级医疗机构贯彻食管癌早诊早治策略，有助于改善患者长期生存及生活质量；通过规范化诊疗及多学科综合治疗模式进一步提升局部进展期与晚期食管癌患者预后。只有上述多层面医疗措施充分得到执行，才能从根本上减轻我国民众食管癌疾病负担，因此，制定并执行食管癌诊疗指南是必要的，需要各专业医务工作者予以高度重视。

（二）西医病因分类

食管癌是一种严重的消化系统肿瘤，其发病机制涉及多种因素。食管癌的主要病因和危险因素包括吸烟、饮酒、胃食管反流病、不健康的饮食习惯、职业暴露、肥胖、慢性炎症、遗传易感性等。这些因素可以增加患上食管癌的风险，特别是鳞状细胞分型的食管癌，这是我国最常见的食管癌类型。

1．个人生活习惯

吸烟是食管癌的重要风险因素，烟草中的有害物质直接损害食管黏膜；过量饮酒则易引发食管黏膜炎症，长期作用增加癌变风险。频繁食用过烫食物、饮用高温饮品可损伤食管黏膜，促进鳞状细胞癌的发生。此外，食品霉变及采用炭烤、烟熏等烹饪方式可能产生致癌物，进一步加剧风险。

123

2. 环境暴露与饮食因素

某些地区的饮用水和土壤中可能含有与食管癌风险相关的物质，如硒、亚硝胺等，其含量或形态变化可能影响人体健康。特定职业环境中可能存在的化学物质或粉尘，长期接触可能对食管造成慢性刺激，增加癌变可能。

3. 生物学与遗传因素

持续的食管慢性炎症及肥胖状态，可能通过影响体内激素水平和代谢途径，间接促进食管癌的发展。个体遗传背景在食管癌的发病中扮演重要角色，某些基因变异可能增加对致癌因素的敏感性。

食管癌的发病机制非常复杂，可能涉及多种因素的相互作用。不同地区和族群的食管癌病因可能存在差异。因此，预防和控制食管癌需要综合考虑这些潜在的危险因素。及早地筛查、早期诊断和健康的生活方式都可以有助于降低食管癌的风险。

（三）中医病因病机

在中医理论中，食管癌被称为"噎膈"或"反胃"，中医学认为平素饮食不节制、七情过极、年老久病的患者体内气、痰、瘀邪易胶结，日久阻隔于食管、胃脘，致食管干涩或食管狭窄，形成噎膈。噎即噎塞，指吞咽时哽噎不顺；膈为格拒，指饮食不下。临床上噎膈以患者吞咽食物哽咽不顺，饮食难下，或纳而复出为主症。食管癌的发病涉及内外多种因素，如七情内伤、酒食不节、久病年老等。气、痰、瘀胶结，阻隔于食管，耗伤精气，胃失通降，食物梗阻难下而发为本病。

1. 七情内伤

七情内伤，因忧思抑郁，或恼怒伤肝而成。忧思则伤脾，脾伤则气结，水湿失运，滋生痰湿，痰气相搏，阻于食管；或恼怒伤肝，肝郁气滞，气滞血瘀，气血不通，气、痰、瘀胶结，阻于食管，致食管不通，哽噎不下。

2. 酒食所伤

嗜酒无度，过食肥甘，恣食辛辣，或喜烫食，灼伤食管，损伤脾胃，又或助湿生热，酿成痰浊，阻塞食管，抑或津伤血燥，失于濡润，食管干涩，均可引起咽下噎塞而成噎膈。

3. 肾虚不足

患者年迈肾虚，或素体肾亏，或纵欲太过，致真阴亏损，阴液不足，无以上承濡润咽嗌，食管干涩，咽下噎塞而成噎膈。

噎膈之病因，主要与情志失调、饮食所伤、肾虚不足有关。其病理特点主要为气结、痰阻、血瘀。病位在食管，为胃所主，在脏腑关系上，除与胃有关外，还与肝脾肾密切相关。临证时，须明辨虚实，实者，由气结、痰阻、血瘀或瘀结成毒阻于食管，使食管狭窄；虚者，由脾肾亏虚、津亏热结血燥致食管干涩。病程迁延日久，往往由实转虚，致虚实夹杂，或阴损及阳，命门火衰，终致阴阳两虚。

二、食管癌的诊断

对于食管癌的诊断，应当结合患者的临床表现、内镜学及组织病理学、影像学检查等多方面进行。

三、食管癌的西医治疗

（一）治疗原则

食管癌的西医治疗原则主要包括手术切除、放射治疗和化学治疗。手术切除是早期食管癌的首选治疗方法，通过切除癌变组织以达到根治目的；放射治疗则利用高能射线杀灭癌细胞，适用于手术后辅助治疗或无法手术的患者；化学治疗通过使用抗癌药物抑制或杀灭癌细胞，常与手术和放疗联合应用以提高疗效。此外，靶向治疗和免疫治疗等新兴治疗方法也在逐步应用，以提高患者的生存率和生活质量。

（二）手术治疗

手术治疗是食管癌的主要根治性手段之一。在 2000 年以前我国食管癌外科治疗的入路以左胸入路为主，由于左胸主动脉弓遮挡和弓上三角狭小导致上纵隔淋巴结清扫不完全，因此，食管癌左胸入路治疗后下颈和上纵隔淋巴结复发率高达 30% ~ 40%，严重影响长期生存。随着近年我国食管癌规范化治疗的进步和食管癌胸、腹腔镜微创手术的推广应用，右胸入路逐渐增多。右胸入路由于没有主动脉弓的遮挡，淋巴结清扫较为彻底。大部分医院颈部淋巴结清扫为选择性。相比左胸入路，经右胸入路行完全胸、腹二野或颈、胸、腹三野淋巴结清扫能降低术后颈部和胸部淋巴结转移复发率，可明显提高 5 年生存率。此外，局部进展期食管癌的单纯外科治疗模式已经被以手术为主的多学科综合治疗模式替代，后者包括术前新辅助与术后辅助治疗，涉及化疗、放化疗与免疫治疗等。

（三）放射治疗

放射治疗是食管癌综合治疗的重要组成部分，涉及术前新辅助、术后辅助、根治性及姑息性治疗多个方面。根治性放疗适用于不能手术或拒绝手术的患者。术前放疗可缩小肿瘤体积，提高手术切除率。术后放疗用于有残留病灶或淋巴结转移风险高的患者。

姑息放疗用于缓解晚期患者的症状，如吞咽困难等。在放疗过程中，要精确确定肿瘤范围和照射剂量，保护周围正常组织，尽量减少副作用，同时根据患者具体情况调整治疗方案。

（四）系统治疗

早期食管癌的临床症状不明显，大多数食管癌患者在确诊时已为局部晚期或存在远处转移。因此，以控制播散为目的的系统性药物治疗在食管癌的治疗中占有重要的地位。近年来，随着分子靶向治疗、免疫治疗新药的出现和发展，药物治疗在食管癌综合治疗中的作用前景广阔。

目前，药物治疗在食管癌中的主要应用领域包括针对局部晚期患者的新辅助治疗和辅助治疗，以及针对晚期患者的化疗、分子靶向治疗和免疫治疗。

（五）姑息治疗

姑息治疗，也称最佳对症支持治疗，是指以改善症状与生活质量为导向的多维度综合管理，尤其需要多学科协作共同制定治疗方案。

四、食管癌的中医治疗

食管癌的中医治疗原则主要遵循"扶正祛邪、标本兼治"的指导思想。在食管癌的早期阶段，中医治疗以邪实为主，注重行气活血、化瘀软坚、化痰散结；而在晚期阶段，则以正虚为主，注重扶正祛邪，采用养阴清热、温阳开结等法为主。总之，中医治疗食管癌旨在通过调节机体内环境，增强机体自身免疫力，从而达到控制病情、缓解症状、提高生活质量的目的。

五、中西医结合治疗在食管癌围术期的应用

（一）术前

改善吞咽困难及癌因性疲乏

在食管癌的治疗中，辅以中医外治法，如针灸、按摩、耳穴压豆以及穴位贴敷、艾灸、保留灌肠等，可以明显降低患者不良反应，如吞咽困难、癌因性疲乏、恶心等，助力手术的开展。

1. 西医治疗

通过营养支持如肠内、肠外营养补充，以流质或半流质饮食为主，减少食物对食管的刺激；针对吞咽困难，可考虑食管扩张术或置入食管支架以扩大管腔；同时，采用药

物对症治疗癌因性疲乏，如止痛药和镇静剂，以提高患者的生活质量，为手术创造良好条件。这些措施旨在缓解患者症状，提高手术耐受性和术后恢复效果。

2. 中医治疗

采取针灸联合穴位敷贴护理研究证实针灸联合穴位敷贴能够改善晚期食管癌患者吞咽功能和癌因性疲乏。具体方法如下。

（1）针灸：选取合适毫针，于咽三针、廉泉、人中、足三里、涌泉穴，以及海泉、百会、三阴交穴进行针刺，留针 30 min，每日 1 次，连续 1 个月。

（2）穴位敷贴：膏剂分为两种，一种以养心安神、解毒化浊为主；一种以肠胃舒缓为主。

1）安心养神膏处方：柴胡 13 g，玫瑰花 32 g，郁金 15 g，红花 20 g，路路通 25 g，丹参 30 g，仙茅 10 g，菟丝子 30 g，黄精 35 g，鳖甲 30 g，川贝母 15 g，炮甲珠 12 g，生牡蛎 30 g，预知子 25 g，淫羊藿 20 g，玄参 25 g，香附 12 g，陈皮 18 g，石菖蒲 15 g，炒枳壳 20 g，龟甲胶 25 g，阿胶 12 g，冰糖 25g。将上述药材研磨成粉，混合均匀后调制成膏。每次取适量敷贴于神阙穴以及涌泉穴，每日 1 次，每次 4 h，连续 7 d。

2）肠胃舒缓膏处方：茯苓 15 g，连翘 12 g，陈皮 10 g，半夏 10 g，焦神曲 12 g，焦山楂 10 g，莱菔子 10 g，竹茹 12 g，代赭石 6 g。将上述药材研磨成粉，混合均匀后调制成膏。每次取适量敷贴于下脘穴以及足三里，每日 1 次，每次 4 h，连续 7 d。

降低术后并发症

食管癌患者表现为吞咽困难、进食梗阻，导致其摄入食物的不足，加之本病是一种慢性消耗性的恶性肿瘤，故大多数患者在术前已存在营养不良的情况。同时食管癌的抗癌治疗更进一步加重恶病质，因此部分患者由于病情严重、体质虚弱，术后难以坚持持续的放化疗。为减少术后并发症发生率，提高食管癌患者生存率，术前对患者进行营养支持必不可少。建议患者全程需要营养科就诊。中医治疗以改善食欲、缓解消化道症状为主，可酌情使用穴位贴敷、穴位按摩、耳穴压豆等。

（二）术后

术后口渴、口腔溃疡

食管癌切除术后，为防止食管吻合口瘘、溃疡等并发症的出现，患者需禁食禁水，这一过程需要 7～32 d。在此基础上，患者需留置 3～5 d 胃管，若留置时间更长，需用十二指肠营养管。长时间禁食禁水加之留置管影响，患者唾液分泌量减少，口腔自洁功能减弱，口腔菌群失调，从而出现口渴、口唇干裂、口腔异味、口腔溃烂等情况，严重时引发感染，影响患者生存质量。

1. 西医治疗

食管癌术后口渴与口腔溃疡的西医治疗主要为缓解患者症状、促进口腔黏膜恢复及预防并发症。对于口渴，西医通常建议患者保持充足的水分摄入，通过口服或静脉输液等方式补充体内水分，以缓解口渴感。同时，注意调整饮食，避免刺激性食物，减少对口腔黏膜的刺激。对于口腔溃疡，西医会采取消炎、止痛、促进伤口愈合等综合治疗措施，如使用消炎药物漱口、局部涂抹药膏等，以减轻疼痛、促进溃疡面愈合，并预防感染等并发症的发生。这些治疗措施旨在提高患者的生活质量，促进术后恢复。

2. 中医治疗

蒲晓盼等通过研究改良口腔护理方法结合中医穴位按压在食管癌术后长期禁饮禁食患者中的应用，发现改良口腔护理方法结合水泉穴按压可显著增加患者唾液分泌，促进患者血液循环，减少术后口渴、感染及溃疡的发生，加快患者术后恢复。具体方法为：中医穴位按压。选择水泉穴进行按压，按压按摩力度由轻到重，使患者感到局部或下肢有酸、麻、胀、热、微痛等感觉。根据患者性别、年龄、敏感度的不同调节力度，每次按摩 5～10 min，每日按压 2 次。

术后吻合口并发症

1. 西医治疗

通过禁食、胸腔闭式引流、抗生素控制感染以及营养支持等措施进行保守治疗，必要时采用手术修补或支架置入等方法进行治疗，旨在减少吻合口瘘、狭窄等并发症的发生，促进患者康复。同时，要注意饮食调整，以流质或半流质饮食为主，避免进食过硬、粗糙的食物。若保守治疗无效或瘘口较大，可能需要再次手术进行修补。这些措施的具体实施需根据患者的病情和身体状况进行调整，以确保治疗的安全性和有效性。

2. 中医治疗

（1）针刺治疗可以缓解食管癌患者术后胃食管反流症状，提高抑酸效果。在对照组治疗基础上联合针刺治疗。主穴：天突、足三里、内关、胃俞、中脘。配穴：肝气犯胃配太冲，胃阴不足配三阴交、脾俞，痰饮停滞配公孙、丰隆。选用一次性无菌针灸针以平补平泻法针刺穴位，留针 30 min，每 10 min 行针 1 次，每日 1 次，每周治疗 5 d。连续治疗 2 个月。

（2）针灸治疗食管癌术后胃食管反流，古代文献腧穴选用频次最高的经脉是足少阳胆经。穴位使用频次最高的前 5 位是日月、少冲、辄筋、公孙、天突。现代应用任脉腧穴的使用频次最高。针刺治疗最常用的腧穴前 5 位分别是中脘、足三里、内关、太冲、公孙。

术后胃肠功能紊乱

1.西医治疗

食管癌术后胃肠功能紊乱主要包括通过药物治疗（如使用止泻药物、调节胃肠蠕动的药物）来改善胃肠症状，同时结合饮食调整（如低脂肪、高糖、高蛋白饮食，避免刺激性食物）来减轻胃肠负担，促进胃肠功能恢复。在必要时，还会采取补液措施以防止患者脱水，并应用抗生素控制可能存在的感染。这些治疗方法的综合应用，旨在快速缓解患者的不适症状，促进术后恢复。

2.中医治疗

（1）常玲通过探讨围术期耳穴贴压法治疗对 100 例食管癌根治术患者术后胃肠道功能恢复的影响，发现与对照组相比，治疗组术后开始进食、排气、排便时间明显缩短；术后 3 d 胃肠道并发症发生率明显降低。具体方法为：将王不留行籽粘于适当大小的胶布中，取胃穴、食管穴、贲门穴以及皮质下穴，将胶布贴于耳穴上，在术前第三天至术后 7 d 给予患者按压，每天按压 4 ～ 5 次，每次按压直至患者出现酸麻感或微痛感或发热，持续 5 min 左右，两耳交替按压，每只耳隔日按压一次。

（2）熊亚琴通过观察穴位按摩加香腹膏（木香、大腹皮、砂仁、姜汁、吴茱萸粉）敷贴对食管癌术后胃肠道功能的影响，发现穴位按摩后在穴位处贴敷自制香腹膏，可缩短肠鸣音恢复时间、肛门排气排便时间、胃肠减压时间，有效提高生存质量。具体方法为：实验组在对照组的基础上为本组患者应用穴位按摩、香腹膏敷贴治疗。穴位按摩：由专业操作者顺时针按摩神阙穴、中脘穴，按摩力度以患者主诉酸、麻、胀为宜，按摩 30 s，间歇 30 s，控制总按摩时间 15 ～ 20 min；香腹膏敷贴：于肚脐部贴香腹膏，借助无纺胶布固定，每次敷贴 6 h，2 次 /d，坚持敷贴 7 d。

（3）强丽等通过探讨运用不同足浴疗法促进食管癌术后患者胃肠功能恢复的效果，发现中药足浴（生白术 40 g、槟榔 20 g、玄参 20 g、决明子 40 g）与中药汤剂加穴位按摩（双侧涌泉穴）能有效缩短术后首次肛门排气时间，有效减少术后胃管引流量，且加按双侧涌泉穴效果更明显。

（4）刘文健等运用合穴配伍募穴（足三里、上巨虚、下巨虚、中脘、天枢）针刺，可明显促进食管癌术后胃肠功能的恢复。具体方法为：术后在与对照组相同治疗的基础上，予以中脘、天枢（双侧）、足三里（双侧）、上巨虚（双侧）、下巨虚（双侧）合募配穴针刺治疗。于术后 1 d 开始针刺治疗。穴区用医用酒精常规消毒，采用一次性医用毫针以单手进针法进针 1 ～ 1.5 寸（同身寸：患者的中指中节屈曲时手指内侧两端横纹头之间的距离），平补平泻，至针刺得气，留针 30 min，15 min 醒针 1 次，每日 1 次，至肠功能恢复（肛门排气）。

（5）吴淑华根据子午流注理论，在 7:00 和 21:00，艾灸足三里、天枢穴，发现可促进食管癌术后患者胃肠功能恢复。具体方法为：治疗组择时艾灸双侧足三里、天枢，艾条距穴位约 3 cm，每次艾灸 15 ～ 20 min，以灸至局部稍有红晕为度。

（6）徐明利用保留灌肠法治疗食管癌术后患者，通过观察患者术后腹胀发生率、胃肠功能恢复情况，发现应用灌肠有助于胃肠功能恢复，减少并发症，疗效显著。治疗组在此基础上加用行气通腑汤保留灌肠，方药组成：大黄 10 g(后下)，枳实 15 g，厚朴 20 g，陈皮 15 g，木香 10 g，乌药 10 g，桃仁 10 g，肉苁蓉 20 g。水煎取汁 200 mL。具体操作方法如下：患者取侧卧位，臀部垫高 10 cm，用保留灌肠管缓慢插入肛门 20 cm 左右，控制药液温度 38.0℃，灌入行气通腑汤 200 mL，尽量保留药液在肠道内吸收。术后 1 d 开始，1 次 /d，首次排便后停止灌肠。

缓解放化疗的不良反应

1. 西医治疗

食管癌术后缓解放化疗不良反应的西医治疗原则和方法主要包括针对具体症状进行治疗，如使用消炎、止痛药物缓解放射性食管炎引起的疼痛和不适；通过止吐药物和饮食调整减轻恶心呕吐症状；采用抗生素和雾化治疗处理呼吸道感染和放射性肺炎；此外，对于全身症状如乏力、食欲缺乏等，可给予输液、支持治疗及增加食欲的药物。整体而言，西医治疗旨在减轻患者痛苦，促进身体康复，提高生活质量。

2. 中医治疗

（1）邝慧芳在研究中发现，艾灸可以明显提高食管癌患者体内白介素 -2(IL-2) 的水平，减轻放疗的骨髓抑制，改善对血细胞的损伤，从而提高患者的免疫功能。具体方法为：治疗组加用清艾条温和灸神阙、足三里双侧、中脘，隔日治疗 1 次；对照组不灸。观察时间为 6 周。观察治疗组与对照组之间、两组自身前后的白细胞介素 -2、红细胞及放疗不良反应的变化。

（2）丁勤能等对食管癌放疗患者采用温和悬灸法，亦发现灸法能有效减轻放疗毒副作用及对造血系统的损害，提高患者免疫功能，有利于抗肿瘤治疗。具体方法为：在常规放疗的同时用艾灸温和灸，充分暴露腧穴部位，点燃艾条的一端，对准穴位施治，距皮肤 1.5 ～ 2 cm，采用温和悬灸法，以患者感到局部温热、舒适而不灼痛、局部皮肤呈红晕为度，每日灸 1 次，每穴每次灸 10 ～ 15 min，治疗 40 ～ 45 d。

（3）周民涛等经观察发现，电针提前刺激补充具体内麻点位置、内关穴在食管癌根治术患者的治疗中发挥了有效的镇痛作用。其机制可能为电针刺激能引起内源性 βEP 的产生，从而发挥中枢性和外周性镇痛作用；并减少 5-HT 和 PGE2 的释放，提高神经元的痛阈值，从而增强镇痛效果。

（4）刘旭辉等在临床观察中发现，雷火灸可以降低食管癌患者放射性肺炎的发生率，与降低细胞因子TGF-β1的水平，调节外周血T淋巴细胞亚群比例有关。其选穴以膀胱经最为常见，多为肺俞与膏肓。

改善生活质量

1. 西医治疗

术后康复锻炼以增强体能，营养支持以优化营养摄入，疼痛管理以缓解术后疼痛，以及心理干预以缓解焦虑抑郁情绪尤为重要。通过药物治疗（如抑酸药、胃肠动力药等）缓解术后反流等消化道症状，同时指导患者采取少食多餐、餐后步行、避免睡前进食等生活方式调整，以减少并发症的发生。此外，定期复查和随访也是确保术后恢复效果、及时发现并处理潜在问题的重要措施。这些治疗原则和方法旨在促进患者身体和心理的全面康复，从而提高术后生活质量。

2. 中医治疗

（1）许梦娜研究发现雷火灸能改善食管癌患者临床症状，改善疼痛程度、疲劳程度，增强患者食欲、睡眠质量等生存质量，且无明显毒副作用，安全有效，值得推广。具体方法如下。

① 取双侧足三里、膏肓。足三里定位方法：在小腿前外侧，当犊鼻下3寸，距胫骨前缘一横指（中指）；膏肓定位方法：在背部，当第4胸椎棘突下，旁开3寸。

② 点燃灸条，嘱患者坐于病床上，手持固定夹钳紧灸条，灸足三里、膏肓，悬灸与雀啄灸交替进行，灸至皮肤发红、深部组织发热为度。

③ 操作完毕，熄灭灸条，嘱患者适当休息再下床活动。雷火灸治疗，每日1次，每周5次，从患者放疗开始当日至放疗一疗程结束当日为一疗程。在6个月内，雷火灸疗程与放疗疗程同步，直至6个月观察期结束。

（2）殷向怡发现金铠甲膏药（当归、阿胶、白术、人参、川芎、丹参各400 g，鸡内金、瓜蒌、鳖甲、皂角刺各500 g，水蛭、全蝎、细辛各600 g，透骨草300 g，冰片、明矾各100 g，麝香10 g）穴位贴敷能缓解食管癌患者痛苦，延长生命。

（3）胡玉娜等认为在食管癌的中医临床治疗中，可以运用五行针灸调整患者的负面情绪，从而提高食管癌的治疗效果和患者的生活质量。

临床经典案例

鲁某，男，76岁，因"进行性吞咽困难2周"于2021年3月就诊。

【现病史】患者于2021年2月中下旬感吞咽困难，无声音嘶哑、咽喉疼痛、恶心呕吐、骨痛。至当地医院行电子胃镜示"食管中段病变"，病理诊断提示"食管鳞癌伴肉瘤样癌分化"。2021年3月为进一步手术治疗，门诊以"食管癌"收入院。入院症见：吞咽受阻，偶有嗳气、反酸，无声音嘶哑、咽喉疼痛、恶心呕吐、骨痛，无明显咳嗽咳痰、胸闷气促，饮食一般，大、小便未见明显异常。

【既往史】2型糖尿病病史，青霉素过敏史，无外伤、手术史。

【体格检查】体温36.2℃，脉搏93次/min，呼吸20次/min，血压146/97 mmHg。胸廓对称，无畸形，未见胸壁静脉曲张。呼吸运动自如，双肺叩诊清音，呼吸音正常。心前区无异常隆起，心尖搏动位于左侧第五肋间锁骨中线内0.5 cm，触之无震颤，叩诊心界不大，心率93次/min，节律整齐，心音强，各瓣膜听诊区未闻及病理性杂音，无心包摩擦音。舌淡红，苔薄白，脉弦滑。

【实验室检查】未见明显异常。

【影像学检查】见图5-4-1～图5-4-6。

（1）冠脉CTA，胸部+上腹部+中腹部+下腹部CT：

① 右冠优势型冠状动脉；冠脉1、2、6、9段局限性钙化混合斑块，局部管腔轻度狭窄；冠脉7段见局限性非钙化斑块，局部管腔轻度狭窄；

② 食管中下段管壁增厚，符合食管癌，请结合临床；双肺散在少许炎症；

③ 肝内散在小囊肿；胆囊壁增厚，慢性胆囊炎？请结合临床；前列腺增生并钙化。

（2）上消化道钡餐：食管中下段改变，符合食管癌表现。

（3）胃镜：

① 食管中段病变，癌可能性大；

② 慢性浅表性胃炎（胃体、胃窦）。

（4）病理学检查：（食管中段）恶性肿瘤，结合免疫组化，倾向于鳞癌伴肉瘤样癌分化。AB/PAS(-)。免疫组化：EMA(+)、CK(+)、VIM(+)、Ki-67(+，约50%)。

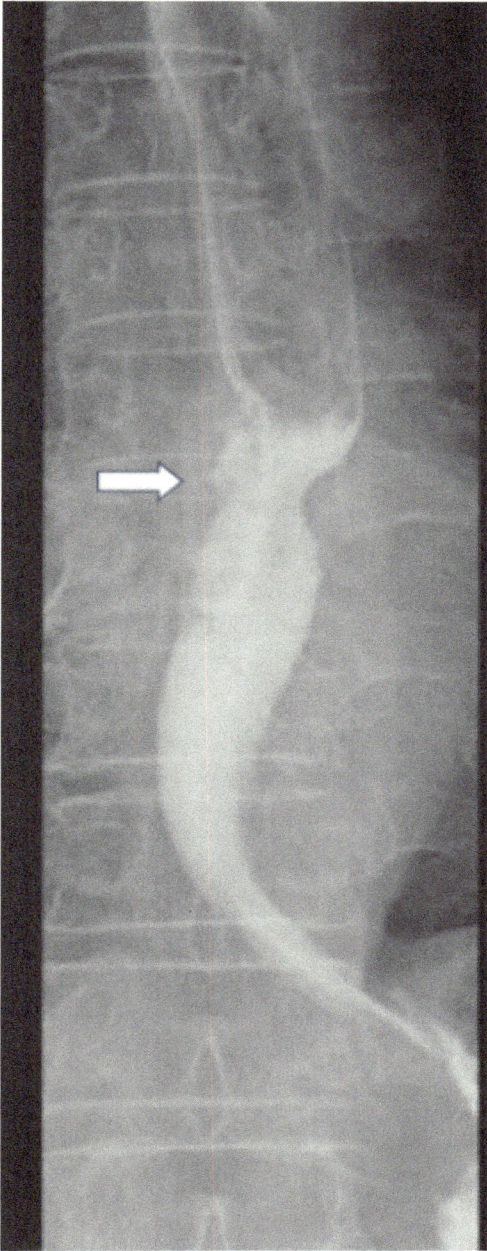

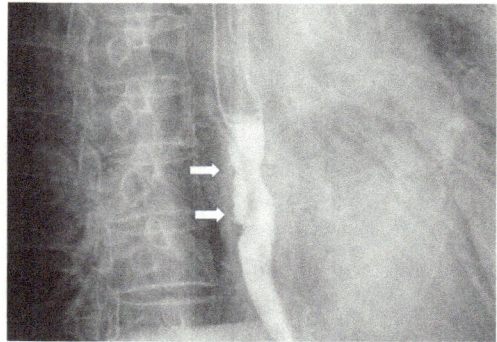

食管管腔狭窄（白色箭头），管壁僵硬。

图 5-4-2　左前斜位片

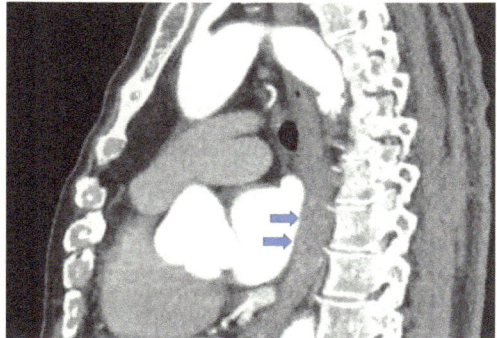

食管中下段管壁增厚（蓝色箭头）。

图 5-4-3　CT 增强三维重建矢状位图

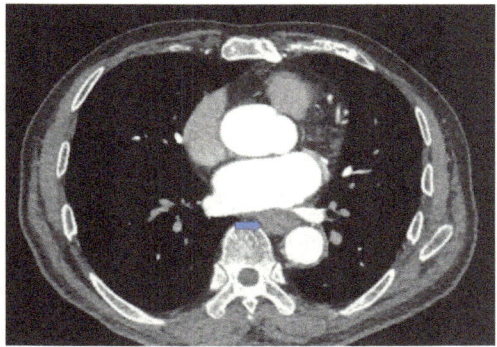

食管轮廓规整，中段充盈缺损（白色箭头）。

图 5-4-1 食管造影检查正位片

食管管壁增厚（蓝色箭头）。

图 5-4-4　增强横断面

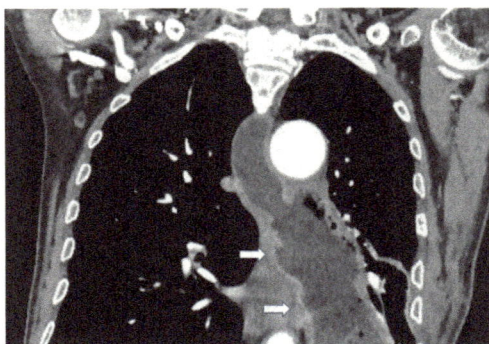

胸腔胃（白色箭头）。

图 5-4-5 食管癌术后 CT 增强三维重建冠状位图

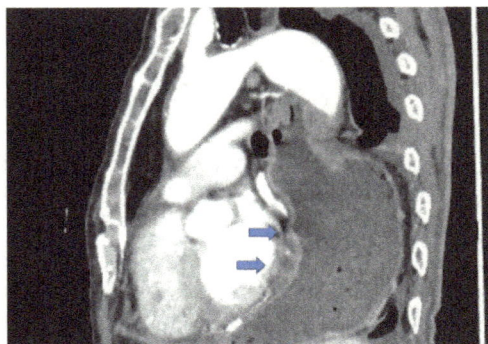

术后胸腔胃位于心脏后方（蓝色箭头所指处）。

图 5-4-6 CT 增强三维重建矢状位图

【诊断】

中医诊断：噎膈，痰气交阻证。

西医诊断：

① 食管癌（鳞癌伴肉瘤样癌分化）；

② 慢性浅表性胃炎；

③ 2 型糖尿病。

【治疗】

1. 术前

（1）患者吞咽受阻，偶有嗳气、反酸，舌淡红，苔薄白，脉弦滑。治以润燥解郁，化痰降逆，方药用加味启膈散加减：丹参 10 g，沙参 10 g，郁金 15 g，砂仁（后下）10 g，茯苓 30 g、贝母 10 g，玄参 10 g，生地黄 20 g，麦冬 10 g，荷叶 10 g，浮小麦 30 g，旋覆花 10 g。3 剂，日一剂，水煎服，分早晚温服。

（2）耳穴压豆：用"王不留行籽"压丸贴对耳穴（交感、肾上腺、神门为主穴）进行贴压，并耐心宣教使患者能够自行进行穴位按压，频率为每日早、中、晚各 1 次，每次每穴按压不少于 1 min。

（3）丹田呼吸训练法：入院当天开始进行训练。

（4）体针治疗：治以益气健脾，燥湿化痰。取穴如下（肢体穴位取双侧）。

天枢	大 横	水 道	气 海
关元	足三里	上巨虚	阴陵泉
支沟	照 海	中 脘	四 白
曲池	手三里	四 渎	太 冲
合谷	足临泣	公 孙	太 溪
地机	外 关	百 会	神 门

以上穴位中等强度刺激，留针 30 min，体针 5 组，每日 1 次。

头皮针平刺进针、中等强度刺激，留针 30 min，每日 1 次。

腕踝针：上 5|、下 2|。腕踝针沿皮下进针，留针 30 min，每日 1 次。

2. 术中

患者于 2021 年 3 月 12 日行食管癌根治术，取左胸后外侧切口，长约 25 cm，依次切开皮肤、皮下组织，电烙止血。无菌巾保护切口，切开肌层，经左侧第 6 肋间进胸。探查见左下肺静脉水平食管中下段肿瘤，质地硬，与周围组织少许粘连，约 3 cm×3 cm×2 cm 大小，肿瘤未见明显外侵。未扪及明显肿大淋巴结。切断左下肺韧带、于食管下三角部游离食管，套纱带牵引。切开纵隔胸膜，游离中下段食管，于肝脾间切开膈肌，打开食管裂孔。逐次分离胃脾韧带，胃结肠韧带至幽门，分离结扎胃左动脉。距肿瘤上下端各约 5 cm 切除肿瘤，上提胃入胸腔，予以一次性切割缝合器将胃制成管状胃，经贲门部置入一次性食管吻合器，于弓下行食管－管状胃端侧吻合。吻合口予以大网膜包埋。贲门部断口予以一次性直线缝合器缝合。止血，清点敷料器械对数，关闭膈肌切口。用生理盐水冲洗胸腔 2 次，于左胸第 8 肋间腋后线置胸腔引流管 1 根。再次清点器械、敷料对数，逐层关闭胸腔。

术中情况（图 5-4-7 ～ 图 5-4-11）：

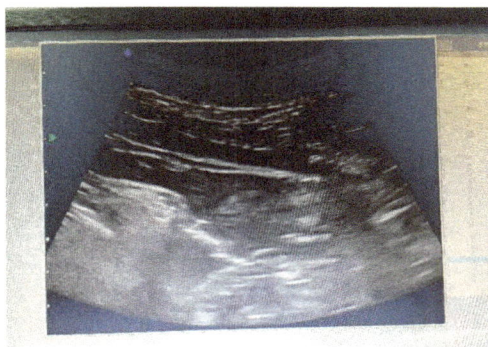

图 5-4-7 中心静脉置管 （食管癌）

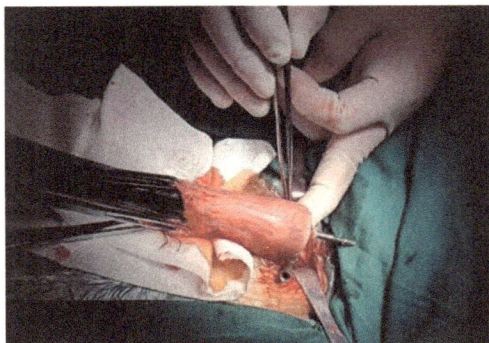

图 5-4-8 手术切下病变食管

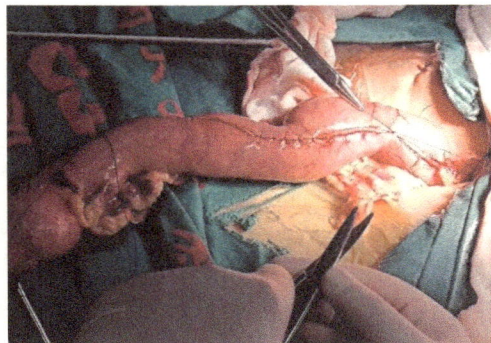

图 5-4-9 胃食管吻合术

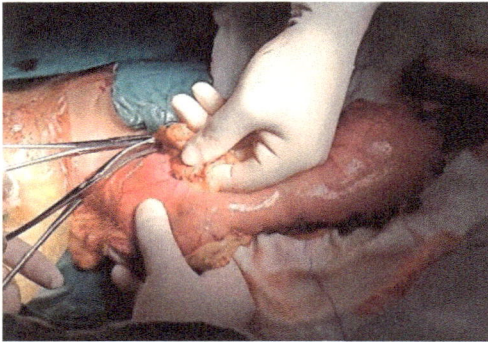

图 5-4-10 分离胃血管

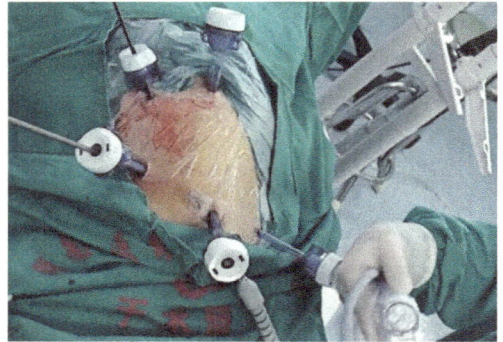

图 5-4-11 腹腔镜探查

病理诊断（图 5-4-12）：

①（食管肿瘤）浸润型高 - 中分化鳞癌（瘤体 2.5 cm×1.8 cm×0.6 cm），浸润食管壁全层，累犯神经，未见脉管癌栓。

②（食管肿物两端切缘）一端未见癌累犯，另一端癌组织紧靠烧灼缘（＜0.5 cm）；（另送食管残端）未见癌。

③（食管周围及胃左动脉旁）淋巴结见癌转移（1/1）；（左肺下静脉旁）淋巴结未见癌（0/1）。免疫组化结果：P40(+)、EGFR(+)、P53(1%+)、ki-67(40%+)、S-100(+)、P16(-)。

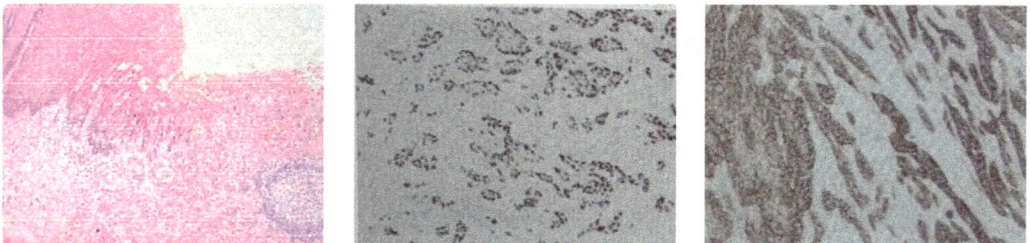

图 5-4-12 食管肿物病理检查结果

3. 术后

患者术后呃逆，腹胀，声音嘶哑，神疲乏力，气虚懒言，食欲减退，夜寐一般，便秘。舌淡红，苔薄白，脉细弱。

（1）中药灌肠：鸡内金、生山楂各 20 g，人参、白术、茯苓各 10 g，广木香 12 g，砂仁 9 g，甘草 6 g，减少术后并发症，改善胃肠功能紊乱，并予以中医特色治疗促进术后恢复。

（2）隔物灸法（中脘、双侧天枢、三阴交、足三里、涌泉）+ 穴位贴敷治疗（中脘、双侧天枢、三阴交、足三里、涌泉）以舒筋活络、通调脏腑。

（3）微针针刺（双侧合谷、内关、足三里）行气止痛、和胃止呃。

（4）耳穴压豆（腹外、十二指肠、交感、胃）+ 手指点穴以行气消胀。

（5）中药汤剂治以益气健脾，燥湿化痰，予以六君子汤加味。药物组成：党参 15 g，白术 15 g，茯苓 15 g，甘草 10 g，陈皮 20 g，清半夏 12 g，鸡内金 10 g，神曲 10 g，木蝴蝶 6 g，蝉蜕 6 g，合欢皮 10 g，酸枣仁 20 g。7 剂，日一剂，水煎服，分早晚温服。

术后 30 d，患者精神明显好转，一般情况良好，无腹胀、便秘，予以出院。

【总结】目前食管癌的治疗模式仍是以外科为主的综合治疗。本案例中患者为早期食管癌，应首选手术治疗。对于完全性切除的 T1 ～ 2N1M0 患者，术后行辅助放疗可以降低局部复发率并可能提高 5 年生存率。本病属于中医"噎膈"范畴，多认为与情志失调、饮食、年老久病及阴血亏虚等有关。根据该患者舌脉症辨证为痰气交阻证，故治以润燥解郁，化痰降逆之启膈散，此方关键之处为妙用沙参清热养阴润燥，养胃阴而复津液；郁金行气解郁，破瘀凉血，两者共为君药，可滋润干槁之胃脘，调畅阻滞之气机。针刺亦在改善患者症状方面发挥作用，针刺天突功能宣肺化痰、降逆止呕、利咽开音，可促进食管蠕动，扩展食管内径，促进食物下咽及痰液排出，为治疗晚期食管癌经典穴位。针刺巨阙理气安神、消痛止痛、宽胸利膈。内关穴作为八脉交会穴之一，善治"胃心胸"疾病，刺之可理气宽胸，和胃降逆，治疗胸部和脾胃疾病。术后患者正气亏虚，故以健脾和胃之六君子汤善后，使正气得复。综上，针对不同患者的临床症状，辨证、个体化选择中医治疗，可以更好地将中医药治疗与食管癌的手术治疗等手段相结合，提高患者对治疗的依从性，从而改善患者的生活质量，延长生存期。

参考文献：

[1] 崔凤琴，谷宁，李志刚，等 . 食管癌的中医药研究进展 [J]. 中医临床研究，2023，15(6)：68-72.

[2] 尹丽丽，陈静，亓媛媛，等 . 针灸联合穴位敷贴对晚期食管癌患者吞咽功能和癌因性疲乏的效果 [J]. 食管疾病，2021，3(3)：218-221.

[3] 王寒笑，李文娟，刘磊 . 浅析食管癌围术期的中医药治疗 [J]. 中医药临床杂志，2023，35(4)：813-817.

[4] 蒲晓盼，冯华，赵晓霞 . 改良口腔护理方法结合中医穴位按压在食管癌术后长期禁饮禁食患者中的应用 [J]. 临床医学工程，2022，29(4)：565-566.

[5] 柳国文，周晓红 . 针刺治疗食管癌术后反流的临床观察 [J]. 中国民间疗法，2021，29(22)：28-30.

[6] 沈莉，董国华 . 针灸治疗食管癌术后胃食管反流临床研究 [J]. 内蒙古中医药，2023，42(7)：153-154.

[7] 常玲 . 围术期耳穴贴压法对食管癌根治术患者胃肠道功能恢复的影响 [J]. 中医药临床杂志，2019，31(9)：1737-1739.

[8] 谢强丽, 王珏, 冯霞飞, 等. 不同中医疗法促进食管癌术后患者胃肠功能恢复的比较 [J]. 温州医科大学学报, 2014, 44(10): 772-774.

[9] 刘文健, 王浩, 梁涛. 合募配穴促进食管癌术后胃肠功能恢复 [J]. 中国肿瘤外科杂志, 2016, 8(5): 330-332.

[10] 朱伟坚, 徐妍, 周静珠, 等. 电针耳迷走神经点防治恶性肿瘤患者化疗后恶心、呕吐的临床观察 [J]. 中国中医急症, 2015, 24(2): 291-293.

[11] 程丽. 艾灸足三里辅助治疗癌症相关性腹泻的效果观察 [J]. 护理学杂志, 2009, 24(21): 43-44.

[12] 许云云, 李坤. 不同制剂调和大黄贴敷神阙穴对食管癌术后胃肠功能恢复的效果 [J]. 中外女性健康研究, 2019(22): 111-112.

[13] 冯罡. 扬刺法配合点刺放血治疗食管癌放疗后皮肤纤维化 31 例 [J]. 中国针灸, 2012, 32(10): 901-902.

[14] 刘旭辉. 雷火灸对食管癌患者放射性肺炎发生率及程度的影响 [D]. 南京: 南京中医药大学, 2018.

[15] 邵惠敏, 孙晓丽, 孙惠芳. 健脾止吐散穴位贴敷配合艾灸防治化疗致胃肠道反应 64 例 [J]. 中国民间疗法, 2016, 24(2): 40.

[16] 许梦娜, 陈理, 马扬扬. 雷火灸对食管癌放疗后生活质量影响的临床观察 [J]. 时珍国医国药, 2018, 29(1): 129-130.

[17] 胡玉娜, 王若凡, 郝彦钧, 等. 对五行针灸调整食管癌负性情绪的探索 [J]. 中医肿瘤学杂志, 2020, 2(3): 75-79.

第六章 泌尿及男性生殖系统肿瘤

| 第一节 肾癌 |

一、肾癌的概述

(一)流行病学

肾细胞癌（renal cell carcinoma，RCC）简称肾癌，是起源于肾实质泌尿小管上皮系统的恶性肿瘤。它是最致命的泌尿生殖系肿瘤，死亡率为 30%～40%，其次是膀胱癌和前列腺癌。肾癌发病率有明显的国际差异，欧美国家明显高于亚洲国家，日本印度等国的发病率较低。城市发病率高于农村。此外，男性发病率高于女性（比例为1.5:1），男性的死亡率也高于女性。肾癌早期症状不明显，从临床上看，肾癌偶发于30～40岁年轻人，常发于50～70岁中老年人。因此，建议40岁以上人群应坚持每年进行体检，尤其是以下高危人群：有肾癌家族史、高血压、糖尿病、吸烟、肥胖、高危职业（长期接触苯、报纸印刷工人、焦炭工人、干洗从业人员、石油化工产品从业人员）、滥用解热镇痛药等患者。慢性肾病长期透析治疗的患者也是肾癌高发人群。

(二)西医病因分类

肾细胞癌的病因尚不明确，其发病与遗传、吸烟、肥胖等有关。

1.遗传性因素

大部分肾细胞癌是散发性的，遗传性肾细胞癌占肾细胞癌总数的 2%～4%，多以常染色体显性遗传方式在家族中遗传，由不同的基因变异造成，这些基因既包括抑癌基因又包括癌基因。已明确的遗传性肾细胞癌包括希佩尔 - 林道（Von Hippel-Lindau，VHL）病、*MET* 基因相关的遗传性乳头状肾细胞癌、延胡索酸水化酶基因异常引起的遗传性平滑肌瘤病和肾细胞癌等。

2.吸烟

吸烟可以增加患肾细胞癌的危险，一项前瞻性研究认为吸烟是中等危险因素。既往有吸烟史的人患肾细胞癌的相对危险度为 1.3，而正在吸烟的人患肾细胞癌的相对危险度为 1.6。

3.肥胖

肥胖程度一般用体重指数（body mass index，BMI）来表示，体重指数增加，则患肾细胞癌的危险性增加。肥胖增加肾细胞癌风险的具体机制未明，可能和肥胖增加雄激素及雌激素释放，或者与脂肪细胞释放的一些细胞因子相关。

4．与终末期肾病长期透析相关的获得性肾囊肿

与普通人相比，有终末期肾病患者的肾细胞癌发病率更高。长期透析的患者容易患获得性肾囊肿。在这些肾细胞癌患者中，肿瘤通常是双侧、多发的，组织学上呈现乳头状结构。

5．其他

有证据表明，饮酒、职业暴露于三氯乙烯、高雌激素的女性等都有可能增加患肾细胞癌的风险。尚需要进一步研究遗传因素与环境暴露之间相互作用对肾细胞癌的潜在影响。

（三）中医病因病机

在中医古代文献中并未记载有"肾癌"，但根据其临床表现，可归属于中医"尿血""腰痛""症积"之范畴。其病因病机可归纳为肾气衰弱、气血亏虚、外感湿毒等几个方面。

1．湿热蕴结

外感湿热之邪入里，或脾失健运，湿浊内生，湿毒火热，下注膀胱，阻滞经脉，络脉受损，湿热蕴结成块，久结成瘤，侵及腰部而发病。

2．瘀血内阻

外伤跌仆损伤经脉气血，或因久病，气血运行不畅，导致经络气血阻滞不通，气滞血瘀，凝聚互结成块。

3．肾虚毒蕴

素体肾虚，或年老肾精亏虚、阴虚火炎，导致气化不利，水湿不化，瘀结成毒，滞留腰部而成块。

4．气血亏虚

多因久病不愈，或脾虚则水谷精微化生不足，气血化生之源枯竭致气血亏虚所致肾气不足，不能摄血，尿血日久导致气血双亏，脏腑功能失调。

二、肾癌的西医治疗

对于局限性和局部进展性肾细胞癌患者，外科手术仍然是首选的可能使患者获得治

愈的治疗方式。

（一）根治性肾切除术

作为局限性肾细胞癌外科治疗的金标准，经典的根治性肾切除术（radical nephrectomy，RN）切除范围包括患肾、肾周筋膜、肾周脂肪、同侧肾上腺、从膈肌脚到腹主动脉分叉处淋巴结以及髂血管分叉以上输尿管。当前观念已发生变化，不推荐术中常规行肾上腺切除和区域淋巴结清扫。

（二）保留肾单位手术

对于局限性肾细胞癌患者，如技术上可行，临床分期为 T1a 的肾细胞癌患者，推荐行保留肾单位手术（nephron sparing surgery，NSS）。对于 T1b、T2 期甚至部分 T3 期肿瘤，也可考虑行 NSS。术中需要保证最终手术标本切缘阴性。尽管肾部分切除术后会增加肿瘤局部复发的风险，但患者肿瘤特异性死亡率与 RN 相似。

三、肾癌的中医治疗

肾癌多因肾气不足，水湿不化，湿毒内生；或外受湿热邪毒，入里蓄结，内外合邪结于水道；年老肾衰，肾气亏虚，加之邪毒侵袭，湿热毒蕴，气滞血瘀，日久形成肿物包块。本病临床可见湿热蕴肾、瘀毒内结、瘀血内阻、肾亏湿毒、肝肾阴虚、气血两虚等证型。治疗标实以清热除湿、活血化瘀解毒为主，但应各有侧重，祛邪不忘扶正；治疗本虚尤重气血，需调理脾肾。

四、中西医结合治疗在肾癌围术期的应用

目前肾癌的手术治疗主要适用于局限性和局部进展期患者，以及晚期能够施行减瘤性肾切除术、孤立性转移灶切除术的患者。中药的运用原则主要以提高患者对手术的耐受性为目的，为手术的成功进行提供了保障。在中医辨证施治的前提下，以"扶正"为原则，改善患者营养状态及体力评分，增强应激能力，可提高患者对手术、麻醉等操作的耐受性。

（一）术前

1. 西医治疗

在早期，以调护和功能训练为主；在晚期，医生可根据个体情况和肿瘤的大小、性质等综合因素，进行化学治疗、放射治疗、靶向治疗、免疫治疗等，以达到减瘤的目的，缩小肿瘤并判断是否有手术时机。肾癌术前的西医治疗以调护和功能训练为主，具体可分为以下几点。

（1）应在术前做好患者的各项风险评估和营养风险筛查，稳定内科疾病，对于合并高血压、糖尿病、冠心病、心肌梗死、脑梗死等病的患者，要及时前往相关内科进行治疗，必要时可进行多学科团队的讨论。

（2）精神心理调护：心理干预的目的在于疾病应对中的支持和提高生活质量。通过多与患者交谈，赞扬和鼓励患者，增强患者战胜疾病的信心，及时满足患者的正当需求，针对显露的心理负担进行细致的解释和安慰工作。

（3）饮食调护：应在术前逐渐增加患者高蛋白、高维生素食物的摄入，为身体储备营养。避免油腻、辛辣、刺激性食物，以免引发胃肠道不适。保持充足的水分摄入有助于身体排毒和保持肠道通畅。可食用高蛋白食物：如瘦肉、鱼、禽类、豆类及豆制品；富含维生素的食物：新鲜水果、蔬菜等；富含纤维的食物：全谷类、蔬菜、水果等，可以帮助维持肠道健康。

（4）放松训练：指导患者对全身肌肉进行先收缩后放松的练习；加强呼吸功能训练。

2．中医治疗

（1）血尿：予以穴位注射治疗。穴位注射又称水针，是选用中西药物注入有关穴位治疗疾病的一种方法，可选用丹参注射液，取足三里或肾俞穴，两侧交替穴位注射，有补肾健脾、养血活血的作用。临床中对血尿反复迁延的患者配合此疗法能有效增强疗效。

（2）腰部酸痛：予以穴位贴敷治疗。将健脾益肾、活血通络、行气止痛类药物研成细末，用水、醋、凡士林等调成糊状，制成饼剂，直接贴敷于脾俞、肾俞、足三里、三阴交、血海等穴位，可有效缓解患者术前的腰部酸痛等症状。

（二）术中

1．西医治疗

肾癌的手术方法有保留肾单位手术、根治性肾切除术和转移灶切除。

（1）保留肾单位手术：手术适应证为解剖性或功能性孤立肾肾癌和双肾肾癌；相对适应证为一侧肾癌，对侧肾功能正常或基本正常，但患有潜在威胁肾功能的疾病，如肾结石、慢性肾盂肾炎、输尿管反流、肾动脉狭窄、高血压、糖尿病等，尽可能保留正常肾组织，避免将来出现或推迟出现慢性肾功能不全。NSS 术式有肾部分切除术（包括肾上极切除、肾下极切除、半肾切除和楔形切除）、肿瘤剜出术和体外肿瘤切除并自体肾移植。应遵循肿瘤根治性原则，始终贯彻无瘤技术，即在肾肿瘤假包膜外分离，将部分正常肾组织与肾肿瘤连同其表面的脂肪组织一起做整块切除，术中肿瘤破裂或破碎将严重影响控瘤效果。

（2）根治性肾切除术：早期肾癌主要采用手术治疗，尽可能进行根治性肾切除术，切除范围包括 Gerota's 筋膜、肾周脂肪囊、肾和同侧肾上腺以及区域淋巴结。部分患者可根据情况选择保留肾单位手术，以保护肾功能。根治性肾切除术可经腰部腹膜外途径或经腹腔途径进行。腹腔镜微创技术和达·芬奇机器人均可用于根治肾切除术，手术原则与传统开放手术一样，控瘤效果也一样，但创伤小，康复快。

2. 中医治疗

术中的中医治疗可以通过针刺止痛的方式辅助麻醉，减少化学麻醉药物的用量，有效控制术中疼痛并促进术后恢复。

（三）术后

1. 西医治疗

（1）术后辅助治疗：具有高危复发进展风险的非转移性肾癌术后 5 年内复发及转移的概率为 30%～40%，且一旦复发、转移，绝大部分患者最终都将发生肿瘤相关死亡。非转移性肾癌术后需要辅助治疗的目标人群包括：临床分期为 III～IV 期、有复发进展风险的局限性肾癌（高分级 III 和 IV 级、肿瘤体积大、伴肿瘤坏死、肉瘤样分化、淋巴血管侵犯等）。对于未发生转移的肾癌患者，考虑采用以抗血管生成为主要作用机制的酪氨酸激酶抑制剂（TKIs，如舒尼替尼、培唑帕尼、阿昔替尼等）进行靶向治疗时，必须在充分评估潜在获益（如无进展生存期延长）与治疗风险（如高血压、手足综合征等不良反应）的基础上，谨慎制订个体化治疗方案。辅助靶向治疗应尽量维持足量（全剂量）、充分（减少剂量中断）和长时间（至少 1 年）的用药，以获得减少及延缓肿瘤复发和转移的治疗效果。目前 FDA 批准适应证的靶向治疗药物为舒尼替尼。

（2）术后并发症处理：对于术后出现的出血、疼痛、发热、肾功能衰竭、术口感染、腹腔积液等并发症可参考外科学中相对应的处理方式。术后应监测肾功能，注意尿量、颜色、性质。

（3）术后饮食调理：饮食方面，逐步从流食过渡到正常饮食，保证营养摄入以促进恢复。术后患者适当吃一些新鲜的水果蔬菜以及高蛋白的食物，比如苹果、西红柿、鸡蛋、牛奶等，能够补充身体所需的营养物质，也可以促进病情恢复。

（4）运动锻炼：术后应根据患者自身情况做一些体育锻炼，如慢跑、打太极拳等，能够增强体质，提高免疫力，鼓励患者早期活动，预防下肢深静脉血栓等并发症，在一定程度上也能够减少疾病的发生概率。

（5）定期复查：患者术后需要遵医嘱按时到医院复查，一般情况下是每三个月左右检查一次，了解身体的恢复状况和是否有复发的情况。

2. 中医治疗

（1）术后发热。

1）针刺：针刺高频穴位主要有足三里、曲池、合谷、关元、肾俞、三阴交，对于虚性发热选择复溜、三阴交、涌泉等穴位；对于实证发热，可选择少商、大椎穴放血治疗。

2）中药熏蒸：中药熏蒸可使患者体内的邪气发散，郁而发之，同时可以退热。常用作熏蒸的药物有半枝莲、夏枯草、青蒿、当归、金银花、柴胡、郁金、佛手等。

（2）术后疼痛：患者术后疼痛可通过外敷当归、川芎、红花、乳香等活血通络祛痛的中药，也可通过针灸或电针刺激合谷、太冲、阿是穴、足三里、三阴交、阳陵泉等穴位缓解患者术后疼痛；也可取穴曲池、合谷、肾俞、三阴交等，采用擦、拿、抹、拍、击等手法，理气活血化瘀，缓解患者术后疼痛。

（3）术后肾功能衰竭：中药灌肠通过肠壁半透膜的渗透性使药物快速吸收而发挥疗效，大量研究表明中药灌肠可以改善患者肾功能，减轻患者术后肾功能的下降。

（4）术后功法训练：针对肾癌术后患者的功能康复，可考虑选用元极功等传统养生功法辅助治疗。临床观察显示，规范练习有助于增强体质，可能对延缓病情进展产生积极影响。对于活动受限患者，建议采用卧式或坐式放松训练，配合良性意念引导及自然呼吸调节。此外，太极拳、十段锦（床式／站式）等也可根据患者个体状况酌情选用。需特别注意：功法练习应遵循医嘱，避免过度疲劳，训练强度须与患者体能及病情相匹配。

临床经典案例

彭某，女，78 岁。因"肉眼血尿伴双侧腰背部疼痛 1 年，加重 1 天"于 2023 年 11 月就诊。

【现病史】患者于 2022 年 11 月无明显诱因发现肉眼血尿，全程血尿，有血块，无尿频尿急尿不尽，伴双侧腰背部疼痛，于当地医院予以消炎止痛药物，疗效欠佳，彩超结果提示"右肾占位性病变及血尿查因"。今为进一步治疗来我院住院治疗。自发病以来，患者精神状态一般，体力情况一般，食欲食量一般，睡眠情况一般，体重无明显变化，大便正常，小便血尿。舌质暗淡，苔白，脉弦涩。

【既往史】左侧输尿管结石、左肾积水、右肾铸型结石、肾积水 5 年余，2017 年 1 月 6 日行"右侧经皮肾穿刺肾镜下碎石取石术"，留置肾造瘘管及 DJ 管，导尿管及头孢类抗生素联合莫西沙星抗感染对症支持治疗。2017 年 3 月 13 日行"右侧经皮肾穿刺肾镜下碎石取石术"，留置 DJ 管及对症支持治疗。2017 年 5 月 22 日拔除 DJ 管。有慢性乙型病毒性肝炎病史，未服药。否认高血压、冠心病、糖尿病等慢性疾病病史。

【生育史】患者育有两儿一女。

【月经史】既往月经规律，5 d/25 d，月经量中等，颜色红，无血块，无痛经。

【绝经史】患者 48 岁时末次月经。

【体格检查】体温 36.4℃，脉搏 89 次 /min，呼吸 20 次 /min，血压 121/77 mmHg。双肾区无局限性隆起，双肾区无肿块，无双肾区叩痛，无血管杂音。沿输尿管行程区无压痛，膀胱耻骨上区无局限性隆起。膀胱区无充盈，无压痛，外生殖器正常。

【实验室检查】

（1）血常规 + C 反应蛋白：白细胞 5.35×10^9/L，红细胞 3.29×10^{12}/L，血红蛋白 84.00 g/L，血小板 322.00×10^9/L，C 反应蛋白 111.94 mg/L。

（2）尿沉渣镜检 + 尿沉渣定量 + 尿液分析：隐血 (+++)，尿白细胞酯酶 (+++)，尿蛋白 (++)，亚硝酸盐 (+)，红细胞总数 7729.00 个 /μL，白细胞总数 232.98 个 /μL。

（3）B 型钠尿肽前体：296.70 pg/mL。

（4）凝血常规检查 (4 项)+ 血浆 D- 二聚体：凝血酶原时间 14.60 s，凝血酶原活动度 67.84，凝血酶原比率 1.17，纤维蛋白原 6.00 g/L。

（5）血糖：6.26 mmol/L。心肌酶谱常规：乳酸脱氢酶 117.00 IU/L。肝功能：球蛋白 39.70 g/L，白球比 0.92。血型鉴定：O 型，RhD 阳性。

（6）血清碳酸氢盐、电解质常规、血脂常规、肾功能、多肿瘤标志物 12 项联合检测（女）未见明显异常。

【影像学检查】

（1）双侧颈椎动脉系彩超：双侧颈动脉内中膜局部稍厚、毛糙，右侧锁骨下动脉起始部斑块形成（低回声），双侧椎动脉局部走行稍扭曲。双侧下肢深静脉彩超：双侧下肢深静脉内可见云雾状回声，暂未见明显栓塞声像。

（2）泌尿系 + 胸部 CT 平扫 + 增强：

① 右肾盂、肾盏、肾实质软组织团块，考虑恶性可能，肾盂癌累及肾实质可能，继发肾盂、肾盏积水并扩张，结合临床病检；腹膜后右侧多发稍大淋巴结，建议复查除外转移可能；双肾小结石；左肾多发囊肿；脾脏类圆形低密度灶，多考虑良性，建议复查；双侧肾上腺稍增粗。

② 右肺上叶尖段磨玻璃结节，性质待定，建议抗炎治疗后复查，余双肺散在小结节，LU-RADS 2 类，建议年度复查；双肺散在少许慢性炎症；肺气肿并肺大疱形成；双肺上叶少许陈旧性病变，邻近胸膜稍增厚；双肺上叶弥漫性小结节，多考虑小气道炎症，建议复查；附见：甲状腺右侧叶增大伴双侧叶低密度结节并部分钙化灶，结合专科检查。

③ 泌尿系彩超：右肾集合系统内多发团状稍高回声结节，考虑：占位性病变，左肾多发小结节。

【诊断】

中医诊断：血尿，瘀血内阻证。

西医诊断：

① 肾占位性病变（右）；

② 血尿；

③ 泌尿道感染；

④ 贫血（中度）；

⑤ 肾结石（双侧）；

⑥ 单纯性肾囊肿（左）。

【治疗】

1. 术前治疗

（1）中药外敷（癌痛散）：山楂、乳香、没药、姜黄、栀子、白芷、黄芩各 20 g，小茴香、丁香、赤芍、木香、黄柏各 15 g，蓖麻仁 20 粒。上药共为细末，用鸡蛋清调匀外敷肾穴位，6～8 h 更换一次。

（2）针灸疗法：取患者足三里、三阴交、肾俞，配穴取内关、昆仑。耳穴取肾、输尿管、膀胱、肾上腺、内分泌、皮下等穴，补泻兼施，每日 1 次。

（3）本例患者辨为瘀血内阻证，中药内服以理气活血、化瘀散结为法，方选身痛逐瘀汤加减。

2. 术中治疗

患者于 2023 年 11 月 21 日行腹右侧输尿管镜检查＋右肾癌根治术（腔镜下），全麻成功后，先截石位，输尿管镜入镜至膀胱，检查各壁未见异常赘生物，导丝引导下入右侧输尿管，术中见右侧输尿管通畅，逆行至肾盂后，未见明显菜花样肿物。中止检查，退镜后留置导尿管。改取健侧卧位，腰部及腋下垫高。常规消毒铺巾，腋后线 12 肋下约 1 cm 横行切开皮肤 1.5 cm，中弯钳分离皮下、肌层等，进入腹膜后间隙，置入自制气囊，注入气体约 800 mL 扩张分离腹膜后间隙。髂前上棘上约 2 cm 横行切开皮肤 1 cm，示指从第一切口引导下，置入 Trocar（Fr10），置入腹腔镜。直视下腋前线肋弓下 2 cm，横行切开皮肤 0.5 cm，置入 Trocar（Fr5）。7 号丝线缝合第一切口腰部肌肉，置入 Trocar（Fr5）。连接气腹机，注入二氧化碳，压力 1.5 kPa；超声刀沿肾周筋膜外游离右肾背侧至肾蒂，解剖出右肾动脉、静脉；Hem-O-LoK 分别阻断动静脉，剪断；游离肾蒂周围淋巴结，标本袋取出；依次在肾周筋膜外游离右肾下极、腹侧、上极，于髂血管附近离断并夹闭输尿管；完整切除右肾、肾周筋膜、脂肪囊、中上段输尿管；退镜；腰部切口约 4 cm，取出标本。蒸馏水浸泡创面，查无活动性出血，创面留置止血纱，肾窝留置引流管，侧腹壁引出，清点器械，可吸收缝线逐层缝合各切口，无菌敷料覆盖。术毕，麻醉满意后，安全返回病房。

术中情况（图 6-1-1～图 6-1-6）：

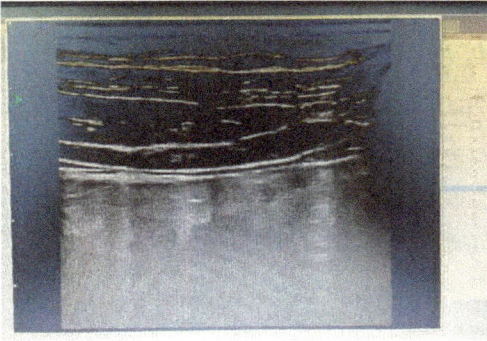

图 6-1-1 TAP+ 腰丛神经阻滞（肾癌）

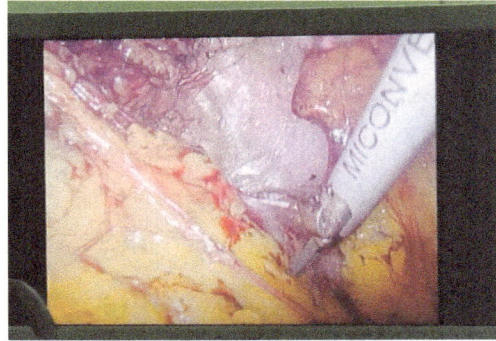

图 6-1-2 腹腔镜下暴露肾脏

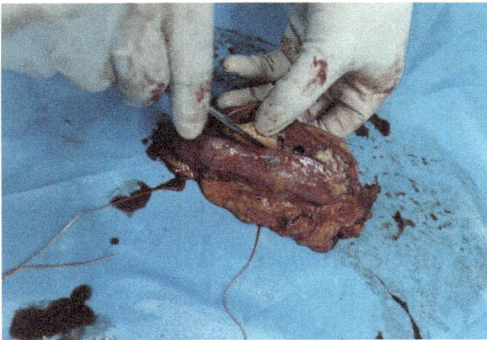

图 6-1-3 解剖肾蒂

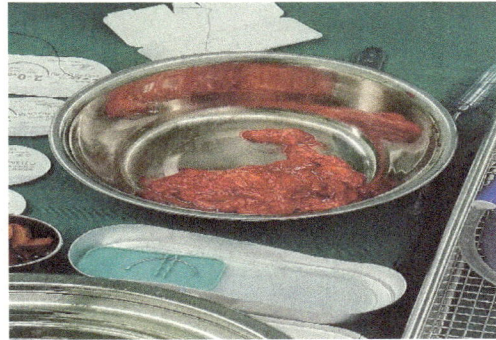

图 6-1-4 切除肾脏周围的淋巴结

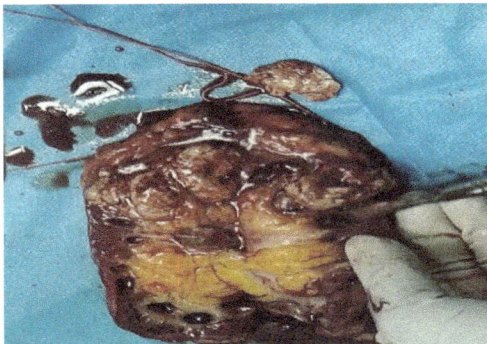

图 6-1-5 切开病变肾脏

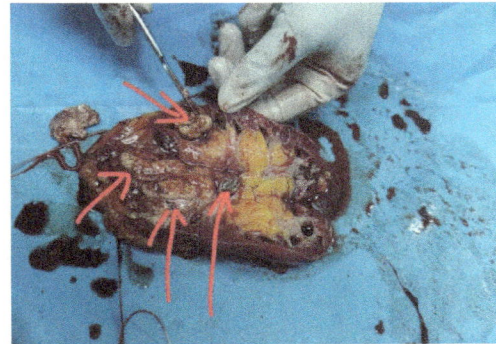

图 6-1-6 肾脏肿瘤如菜花状，灰白色、质脆
（红色箭头）

病理诊断（图 6-1-7）：

① 大体所见。右肾：送检右肾组织 1 个，大小 11 cm×6 cm×4 cm，多处切开，肾盏可见扩张，最大处直径 5.5 cm，肾皮髓质变薄，最薄处直径 0.2 cm，肾下极一扩张处内可见灰白灰黄物，大小 6 cm×5 cm×2 cm，切面灰黄灰白，质软，肾门处上附输尿管 1 段，长 10 cm，最大处直径 0.5 cm。肾门淋巴结：灰红灰黄组织 1 块，大小 3 cm×1 cm×0.7 cm，其内触及疑似淋巴结 3 枚，直径 0.6～1.2 cm。右肾（输尿管

断端切缘、肾门处血管断端切缘、肾皮髓质变薄处、肾下极肾盏扩张处、肾盂灰白灰黄物）、肾门淋巴结（疑似淋巴结、灰红灰黄组织）。

② 镜下所见。肿瘤境界清楚，呈实性片巢状结构，伴有片状坏死，部分似呈乳头状结构，可见泡沫细胞及胆固醇结晶，细胞胞质丰富、嗜酸性、细胞核大深染，核浆比增大。（右肾）切除标本：肾细胞癌，癌细胞胞质丰富，嗜酸性或透亮，排列成腺管状、腺泡状或实性片状，结合免疫组化结果，符合透明细胞性肾细胞癌，WHO/ISUP G2。

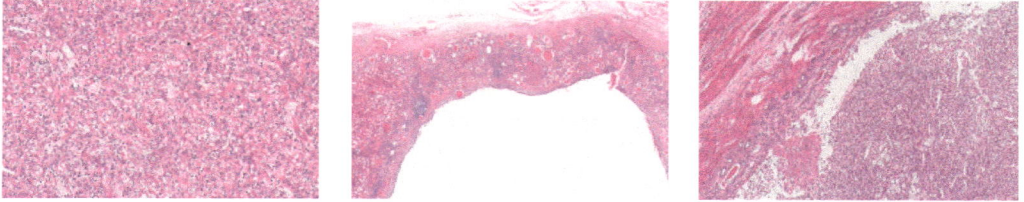

图 6-1-7 肾脏肿瘤病理检查结果

免疫组化结果：CK7(+)，EMA(+)，PAX-8(+)，E-cadherin(+)，P504s(+)，CAIX(+)，Vimentin(+)，RCC(部分弱+)，FH(+，未缺失)，SDHB(+，未缺失)，CD117(-)，CD10(-)，TFE3(-)，HMB45(-)，Ki-67(约2%+)。

3. 术后治疗

（1）术后诊断。

中医诊断：血尿，瘀血内阻证。

西医诊断：右肾透明细胞性肾细胞癌（pT2N0M0 II期）。

（2）针刺治疗：患者术后体虚，予以针刺足三里、三阴交、肾俞，配穴取内关、昆仑；耳穴取肾、输尿管、膀胱、肾上腺、内分泌、皮下等穴，补泻兼施，每日1次。

（3）中成药：西黄胶囊口服清热解毒，消肿止痛；健脾生血片健脾补血。

（4）药膳：患者年迈，机体气血不充，术后气血亏虚，予药膳人参黄芪炖生鱼。

【总结】手术治疗是肾癌最有效和最重要的方法，是早期肾癌、局晚期肾癌、晚期转移性肾癌的最基本治疗，早期肾癌经手术治疗后90%以上可治愈。该例患者因CT发现肾占位性病变，考虑肾癌，具有手术治疗指征。患者就诊时症见血尿，尿中肉眼可见血块，伴双侧腰背部疼痛，舌质暗淡，苔白，脉弦涩。四诊合参，本病归属于血尿范畴，因患者肾气亏虚，外受邪毒，入里阻络，气滞血瘀而成，故辨为瘀血内阻证。中药治疗以理气活血、化瘀散结为法，方选身痛逐瘀汤加减，以当归、川芎、桃仁、红花共行活血祛瘀之力，没药、五灵脂活血止痛，香附、延胡索行气以助活血，山慈菇、土鳖虫、白花蛇舌草化瘀消肿散结。患者术前双侧腰背部疼痛，以乳香、没药、木香、姜黄类行气通络止痛药物外敷肾穴位，针刺取患者足三里、三阴交、肾俞，配内关、昆仑，补泻兼施，每日1次，以缓解患者疼痛。患者行根治性切除术，术后病理为透明细胞性肾细胞癌，术后患者体虚，针刺足三里、三阴交、肾俞补元气、调脾胃，结合辨病治疗予以西黄胶囊化瘀解毒，消肿止痛，辅以食用人参黄芪炖生鱼，补气养血，促进术后恢复，使整体疗效得到提高。

参考文献：

[1] 余晖. 真武汤治疗肾癌术后癃闭 1 例 [J]. 世界中医药，2011，6(5): 447.

[2] 尹丽丽，刘莎，王业，等. 中医综合护理对肾癌根治术患者心理应激的影响 [J]. 肿瘤基础与临床，2024，37(2): 232-234.

[3] 黄雅芝. 中医综合性护理对肾癌术后患者的影响分析 [J]. 医学理论与实践，2022，35(18): 3200-3202.

[4] 高宇，王晞星. 肾癌中医病因病机探析 [J]. 吉林中医药，2013，33(10): 978-979.

[5] 司富春，闫恒. 肾癌中医证型与方药分析 [C]. // 中华中医药学会第六届中医方证基础研究与临床应用学术交流会论文集，2013: 265-270.

[6] 彭亚辉. 肾癌中医体质特征分析及辨证中药干预的疗效观察 [D]. 北京：中国中医科学院，2018.

[7] 王栋，高宇，张佳，等. 肾癌术后患者 145 例的中医证候类型及体质分布规律 [J]. 中华中医药杂志，2021，36(5): 2960-2963.

[8] 刘睿，邓跃毅. 肾癌术后的中医药治疗体会 [J]. 中国中西医结合肾病杂志，2009，10(7): 629.

[9] 薛琪，樊平. "阴阳转变"与肾癌的中医药治疗 [J]. 中医药导报，2020，26(16): 124-126.

[10] 李峥嵘，张道平，姚昆鹏，等. ceRNA 调控肝癌、肾癌的机制及其潜在中药用药规律探析：基于"肝肾同源"理论 [J]. 亚太传统医药，2023，19(3): 126-132.

[11] 徐瑞华，李进，马军，等. 中国临床肿瘤学会（CSCO）常见恶性肿瘤诊疗指南 2023 版 [M]. 北京：人民卫生出版社，2022.

| 第二节　膀胱癌 |

一、膀胱癌的概述

（一）流行病学

膀胱癌（bladder cancer，BC）是泌尿系统中发病率较高的肿瘤，仅次于前列腺癌。最新研究显示：2022 年，全球膀胱癌以 573278 例年新发病例位列全球新发癌症第 12 位；以 212536 例年死亡病例位列全球癌症死亡第 13 位。膀胱癌居中国恶性肿瘤发病谱第 13 位，居男性恶性肿瘤第 7 位，粗发病率为 5.80/10 万，为女性的 3.8 倍，男性死亡率为女性的 4.0 倍。膀胱癌的发病率随着年龄的增长而增加，国人 40 岁以后膀胱癌发病率出现明显升高，60 岁以后跃升至泌尿系恶性肿瘤发病率第一位。近年来随着人口老龄化加剧、环境污染的加重，膀胱癌发病率呈现出逐年上升趋势。

（二）西医病因分类

1. 吸烟

吸烟是目前最为确定的膀胱癌致病危险因素，吸烟可使膀胱癌的危险率增加 2～3 倍，约 50% 的膀胱癌由吸烟引起，其危险程度与吸烟强度和时间成正比。但即使是戒烟超过 20 年的人群，膀胱癌的发生风险仍然增加 50%。

2. 化工产品暴露

长期接触工业化学产品如芳香胺、多环芳烃和氯化碳氢化合物等是膀胱癌重要的致病危险因素。流行病学研究发现，商业人士和行政人员、男性电工和电子业工人膀胱癌发病率较高，农民、园林工人、教师等职业的膀胱癌发病率较低。

3. 人种

非西班牙裔白种人的发病率最高，约为非洲裔美国人的 2 倍，但仅非肌层浸润性肿瘤存在差异，肌层浸润性肿瘤的发病率相似。非洲裔美国人的疾病特异性生存更差，不良病理的发生率更高。

4. 基因组变异

正常膀胱细胞的恶变开始于细胞 DNA 突变，与膀胱癌相关的癌基因包括 *HER-2*、*HRAS*、*Bcl-2*、*FGFR3*、*MSH2*、*APEI*、*GTSE1* 等。马兜铃酸相关突变在我国膀胱癌患者中很常见。

5．其他

其他可能的致病因素还包括慢性感染、糖尿病药物吡格列酮、盆腔放疗史、长期饮用砷含量高的水或砷污染、染发等。另外，膀胱癌还可能和遗传因素有关，有家族史者发病危险性增加 1 倍。大量摄入脂肪、胆固醇、油煎食物、红肉和抗氧化剂补充剂可能增加膀胱癌的发病风险。慢性尿路感染、血吸虫病相关慢性膀胱炎、残余尿及长期异物刺激（留置导尿管、结石）与肌层浸润性膀胱癌的关系密切，主要见于鳞状细胞癌和腺癌。

（三）中医病因病机

在中医古代文献中并未记载有"膀胱癌"，但根据其临床表现如血尿、尿频、尿急、尿痛及排尿异常等，可将其归属于中医学"溺血""尿血""血淋""癃闭"等范畴。其病因病机可以归纳为外感毒邪、饮食所伤、情志失调等几个方面。

1．外感毒邪

长期受毒邪侵袭，导致脾肾两亏，运化失司，气化不利，水湿内停，湿邪内停日久而生热，湿热、毒邪下注蕴积于膀胱而成此证。

2．饮食所伤

饮食不节，恣食膏粱厚味、肥甘辛辣，酿生痰湿；或嗜烟喜酒，损伤脾胃，脾失健运，津停不行，滞而成湿。湿郁化热，下注膀胱，阻滞气机，壅塞脉络，乃成本病。

3．情志失调

情志不遂，忧思郁怒，以致肝郁气滞，心火内炽，下行移热于小肠、膀胱，使水泉干涸，气机闭塞，瘀热阻于脉络而发本病。

4．脾肾亏虚

先天禀赋不足，或年老久病体弱，或劳累过度、房事不节等均可导致脾肾亏虚。脾虚，水湿不运，日久生热，湿热郁结，气机不畅，气滞血瘀；肾虚，气化不利，水湿不化，湿浊不排，淤积成毒；湿热瘀毒下注或蕴结于膀胱而成癌。

膀胱癌是本虚标实之证，本虚为脾肾亏虚，标实为邪气盘踞日久而成毒，湿、热、毒为主要的致病因素，治疗多以补益脾肾、祛除邪气为主。

二、膀胱癌的西医治疗

应当采取综合治疗的原则，即根据膀胱癌病理学类型及临床分期，结合患者一般状况和器官功能状态，采取多学科综合治疗模式，有计划、合理地应用手术、化疗、放疗和生物靶向等治疗手段，达到根治或最大限度地控制肿瘤，延长患者生存期，提高生活质量的目的。

三、膀胱癌的中医治疗

膀胱癌主要是由于外感湿热邪毒，久郁下焦，热毒郁结膀胱；或肾气亏虚，气化不利，水湿不化，郁积成毒，湿毒化热，蕴结膀胱；脾肾两虚，膀胱气化不利。临证时首先要判别其虚实，虚证当辨脾、肾亏虚之不同；实证当辨湿热、郁热、瘀毒之区别。其次应该辨别病情之轻重缓急，早期以标实为主，当清热除湿、祛瘀解毒；疾病发展至晚期、中后期则调补脏腑阴阳。

四、中西医结合治疗在膀胱癌围术期的应用

NMIBC 的标准治疗手段首选 TURBT。根治性膀胱全切 + 盆腔淋巴结清扫术仍是 T2 ～ 4aN0 ～ 2 期肌层浸润性膀胱癌的标准治疗方式。MIBC、鳞状细胞癌、腺癌、脐尿管癌等采用以外科手术为主的综合治疗，首选根治性全膀胱切除术，部分患者可选择膀胱部分切除术。其治疗目的是最大程度完整切除肿瘤病灶，减轻肿瘤负荷，减少患者肿瘤复发转移机会。手术切除虽是膀胱癌治疗的关键一步，但围术期治疗选择对于患者能否实现长生存，同样起到了至关重要的作用。中西医结合的治疗模式在膀胱癌患者围术期应用具有重大意义，在术前、术中和术后三个阶段采用中西医结合的治疗方式，可起到减少复发转移、减毒增效、改善症状、促进康复、提高生存质量等作用。

（一）术前

1. 西医治疗

（1）新辅助治疗：已有前瞻性随机对照研究证实，以顺铂为基础的新辅助化疗能使肌层浸润性膀胱癌患者生存获益。推荐的新辅助化疗方案如下。

1）GC（吉西他滨和顺铂）方案：吉西他滨 1000 mg/m^2，第 1、8 天静脉滴注，顺铂 70 mg/m^2，第 2 d 静脉滴注，每 3 周（21 d 方案）为 1 个周期，共 4 个周期。GC 化疗方案除了 21 d 方案外，也有 28 天方案（吉西他滨 1000 mg/m^2，第 1、8、15 天静脉滴注，顺铂 70 mg/m^2，第 2 d 静脉滴注，每 28 天为 1 个周期，共 4 个周期），但 21 d 疗程可减少给药时间，从而获得更好的剂量依从性，临床上更为常用。

2）dd-MVAC 方案（剂量密集型 MVAC）：甲氨蝶呤 30 mg/m^2，第 1 天静脉滴注，长春新碱 3 mg/m^2、多柔比星（ADM）30 mg/m^2、顺铂 70 mg/m^2，第 2 天静脉滴注，第 3 ～ 9 天预防性应用粒细胞集落刺激因子，每 2 周为 1 个周期，共 4 ～ 6 个周期。

（2）术前调护与功能训练。

1）应在术前做好患者的各项风险评估和营养风险筛查，必要时可进行多学科团队的讨论。

2）稳定内科疾病。对于合并高血压、糖尿病、冠心病、心肌梗死、脑梗死等病的患者，要及时前往相关内科进行治疗，稳定病情。

3）精神心理调护。多与患者交谈，赞扬和鼓励患者，增强战胜疾病的信心，及时满足患者的正当需求，针对显露的心理负担进行细致的解释和安慰工作，取得家属的支持和配合。

4）认知疗法。利用床边宣教、视频宣教、画册宣教等多种方法将疾病病因、手术必要性、术后疼痛原因、可能出现的并发症及各注意事项等进行详细讲解，以减轻患者对癌症的恐惧感，增强护患间的信任感，增强患者术后康复期的依从性与配合度。

5）对于焦虑程度较重，特别是容易接受暗示者，可应用行为治疗。

① 放松训练：患者随意放松全身肌肉，指导患者从手部开始，按照上肢、肩、头部、颈、胸腹、臀部及下肢直到双脚的顺序对各组肌肉进行先收缩后放松的练习，最后达到全身放松。

② 催眠疗法：选择安静的环境、舒适的体位，指导患者调整呼吸，放松全身肌肉，凝视眼前的物体或听钟摆声刺激，用重复单调的言语诱导患者进入睡眠状态。

③ 意象疗法：引导患者想象自己与癌症病灶作斗争的情景及康复后的健康状况，3 次 /d，每次 10 ～ 15 min，可以增强患者对良好预后的信念。

2．中医治疗

多数患者容易在术前发生焦躁、抑郁等不良情绪，再兼之癌症本身就容易使患者产生抑郁、焦虑等负性情绪。中医学认为，肝有疏泄的功能，情绪的波动直接影响肝的功能。心主神明、主血脉，脾主运化，长期的情绪压抑和肝气郁结会影响心脾的功能，导致心血不足，心神失养。表现为失眠、多梦、记忆力减退等症状。此外，脾为后天之本，脾虚会导致气血生化功能减弱，影响身体恢复。

1）耳穴压豆。

主穴取神门、皮质下、心、交感、枕。

配穴取耳穴的肝、胆、脾、肾区，以及垂前、内分泌、多梦区、神经衰弱点。

操作：每次取 6 ～ 8 个穴位。用 75% 乙醇棉签消毒耳郭皮肤后，先用探棒进行耳穴探查，在耳郭相应区域探寻耳穴中的敏感点，然后用镊子将 0.5 cm×0.5 cm 王不留行籽耳穴贴贴敷于相应耳穴中，并用手指压紧。嘱患者每日自行用拇、食指对压耳穴 3 ～ 5 次，每次 1 ～ 2 min，使局部产生酸、麻、胀、痛或灼热感，以患者能耐受为度，避免沾水脱落。每次选用单侧耳穴，4 d 后更换另一侧。

2）呼吸八段锦：是在传统八段锦功法的基础上改编而来，具体招式如下。

① 攥拳叹气松筋骨：患者双腿盘坐于床上，双手置于膝盖，用鼻子缓慢深吸气，双拳握紧，闭气 5 s 左右，再缓慢叹气松拳，反复 5 次。

② 双手托天气纳海：患者双手同步上举，似托物上举的样子，然后气沉丹田，腹部缓慢鼓起，闭气 5 s 保持，再缓慢吐气，并放下双手，反复 10 次。

③ 左右开弓气自如：患者双手置于腹前，分别转向两侧，再分别做左右拉弓状，并配合呼吸，反复 10 次。

④ 凝韵静神吐故息：患者双手置于腹前，缓慢做抬掌上提和翻掌下压的动作，并配合呼吸，反复 5 次。

⑤ 单足上抬缓吐纳：患者站立，单足慢慢抬起，闭气 5 s 保持，噘嘴缓缓吹气，下肢归位，反复 10 次。

⑥ 平举下蹲气归：患者呈站立位，双腿稍稍下蹲，闭气 5 s 保持，噘嘴缓缓吹气，下肢归位，反复 10 次。

⑦ 穴位拍打咳喘停：患者站立位，双手后伸，轻轻拍打按摩腰背部，并用拇指按压膀胱俞（第二椎棘突下，旁开 1.5 寸），反复 10 次。

⑧ 背后七颠百病消：站立位，足尖用力，足跟悬空，同时身体上顶手下按，闭气保持 5 s，身体颠簸，反复 10 次。练习时尽量做到"身""神""息"有机统一。

在口令音乐的背景下进行训练，每日早晚练习 2 次，每次练习 10 min 左右。此运动不仅能有效舒缓紧张、焦躁的负性心理情绪，还可以通过呼吸吐纳以调节气机，通过中医理论中补清气以滋宗气，养宗气以培元气来达到补虚的目的。

（二）术中

1. 西医治疗

（1）手术原则：完整地切除膀胱内肿瘤组织，是保证手术根治性、分期准确性、加强局部控制和提高长期生存率的关键。

（2）手术方式。

1）TURBT：在全麻下进行，没有切口，医生将电切镜从尿道外口经尿道进入膀胱，看到肿瘤后，用电切环对肿瘤进行切除，达到治疗目的。具体操作：进镜方式大多采用直视下进入，如合并尿道狭窄、重度前列腺增生时应仔细操作，切忌盲目进镜造成尿道出血，影响手术的正常进行。设置电切功率 100 W，电凝功率 60 W，用甘露醇溶液或蒸馏水作为膀胱冲洗液，电切镜置入膀胱后应首先放出膀胱内尿液及冲洗液，重新冲入灌洗液。首先应全面仔细地进行膀胱镜检查，了解膀胱内肿瘤的大小、部位、数目、生长方式及其与膀胱颈和输尿管口的关系，进而初步评估手术的难度、风险及可能应对措施，在进行膀胱肿瘤电切时，一般应进行缓慢、持续的膀胱灌洗，整个过程中膀胱应保持在相对低压的状态下，灌洗液的体积为 150～200 mL，特别是对于膀胱顶部等位置特殊的肿瘤，若膀胱过度充盈，可能造成操作困难，另外，若膀胱内压力过大，使膀胱壁厚度过薄，可能造成膀胱穿孔。

2）根治性膀胱切除术：分为开放手术和腹腔镜手术两种。腹腔镜手术包括常规腹腔镜手术和机器人辅助腹腔镜手术。具体操作：先在骨盆缘识别输尿管，然后向下游离，最后刚好在输尿管膀胱连接部以上处分离。可将输尿管末端活检组织送冰冻切片分析，以排除原位癌。然后逐步从周围组织游离出膀胱，从后方开始，再到外侧，然后到前方，包括横断尿道。尿道切除边缘顶端有侵袭性癌变的男性患者和不打算接受新膀胱重建的女性患者应接受尿道切除术，以降低手术切缘阳性或肿瘤复发的可能性。

2.中医治疗

膀胱癌手术期间的介入主要基于调和气血、保护脾胃、解除肝郁等原则，以达到减轻手术创伤、促进恢复的目的。术中，中医可以通过针灸等方式辅助麻醉，减少麻醉药物的用量，同时可通过针灸特定穴位止痛，有效控制术中疼痛并促进术后恢复。这种中、西医结合的治疗方式，可以显著提高手术的安全性和患者的康复效率。

（三）术后

1.西医治疗

（1）术后辅助治疗。

1）术后膀胱灌注化疗：TURBT术后膀胱灌注化疗能显著降低NMIBC患者的复发率，其原理是术后灌注化疗能够杀灭术中播散的肿瘤细胞和创面残留的肿瘤细胞。为了预防肿瘤细胞种植，应在术后24 h内尽早完成膀胱灌注化疗，若术后24 h内未行灌注化疗，术后48 h内再行灌注化疗也有一定预防复发的效果。而仅通过单次即刻灌注无法降低中、高危NMIBC的复发风险，而维持灌注化疗可以显著降低中危NMIBC患者的复发风险。建议灌注方案应包括：早期灌注（诱导灌注），术后4～8周，每周1次膀胱灌注；之后维持灌注，每月1次，维持6～12个月。常用灌注化疗药物包括吡柔比星（常用剂量为每次30～50 mg）、表柔比星（常用剂量为每次50～80 mg）、多柔比星（常用剂量为每次30～50 mg）、羟喜树碱（常用剂量为每次10～20 mg）、丝裂霉素（常用剂量为每次20～60 mg）、吉西他滨（常用剂量为每次1000 mg）。

2）膀胱灌注免疫治疗：NMIBC行肿瘤局部切除后，需要通过膀胱内灌注免疫制剂，诱导机体局部免疫反应，以达到预防膀胱肿瘤复发、控制肿瘤进展的目的。辅助灌注免疫治疗主要使用的药物是卡介苗（BCG），BCG可激活免疫系统，诱导产生细胞免疫反应，使膀胱黏膜内的免疫细胞识别并攻击膀胱内残留的肿瘤细胞，同时产生局部炎症反应，增强抗肿瘤效果，能有效降低膀胱癌的复发率，尤其是对于中高危非肌层浸润性膀胱癌。局部用药不良反应相对全身化疗较小，对全身器官影响小。可重复进行治疗，方便医生根据患者情况调整治疗方案。国内也有铜绿假单胞菌、A 群链球菌、红色诺卡菌细胞壁骨架等生物制剂作为免疫治疗药物进行膀胱灌注。

3）辅助放疗：局部进展期膀胱癌患者在接受了根治性膀胱切除术后仍有高达 30% 的局部区域复发风险，通常在 RC 术后 9 ～ 18 个月内发生，且常伴有远处转移，严重影响患者预后，故针对局部复发高风险病例给予辅助放疗或放化疗就显得尤为重要。术后单纯放疗的研究报道较少，而采用术后放化疗综合治疗的趋势越来越明显。术后放疗一般采用调强放疗或图像引导放射治疗技术，因复发部位主要位于盆侧壁的淋巴引流区，且 R1 切除的患者更容易出现骶前和膀胱术区瘤床部位的复发，故术后照射范围应包括瘤床、盆腔淋巴引流区（髂总、髂内外、闭孔及部分骶前淋巴结引流区），给予 45 ～ 50.4 Gy/25 ～ 28 次照射；对于 R1 切除的患者，膀胱瘤床处应予以 56 ～ 60 Gy；对于淋巴结残留部位，建议留银夹标记，局部加量至 56 ～ 60 Gy；对于术后有肉眼肿瘤残存病灶的患者，应局部推量至根治剂量 60 ～ 66 Gy，并勾画尿流改道的相应结构，尽量保护周围正常组织。

（2）并发症治疗。通常雄激素剥夺治疗（androgen-depri-vation therapy, ADT）在外放射治疗（external beam radiation therapy, EBRT）前 2 ～ 3 个月开始，并持续至放疗结束后 6 ～ 36 个月。

1）出血：通过在切除肿瘤后对切除床进行细致的凝血可以防止出血。在术后出血的情况下，第一步是使用冲洗注射器提取膀胱的潜在凝块，这可以防止形成更大的凝块。在切除膀胱颈区域导致术后出血的情况下，可以在球囊导管上施加牵引力以减少出血。如果保守措施失败并且患者出现长时间肉眼血尿，出现明显凝块形成或显示血红蛋白显著降低，则患者应接受重新 TURBT 和凝血治疗。

2）术后肾积水：首先，明确肾积水的原因，可能是肿瘤复发压迫输尿管、手术损伤输尿管或局部粘连等。如果切除位于输尿管口附近的肿瘤后出现无症状或轻度症状性肾积水，可以使用消炎药（如双氯芬酸）进行保守治疗。对于严重肾积水影响肾功能时，可能需要进行外科干预，如输尿管支架置入术、肾造瘘术等，以引流尿液，保护肾功能。在治疗过程中，要综合考虑患者的身体状况、肿瘤情况等因素，制定个性化治疗方案，同时定期复查，评估治疗效果。如上所述，输尿管支架的置入已在 TURBT 的围术期进行了重要讨论。

3）化学性膀胱炎：膀胱灌注化疗的副作用主要是化学性膀胱炎，主要表现为膀胱刺激症状和血尿，症状严重程度与灌注剂量和频率相关，若在灌注期间出现灌注药物引起的严重膀胱刺激症状，应延迟或停止灌注以避免继发性膀胱挛缩，多数副作用在停止灌注后可自行改善。常规西医治疗主要以抗炎、止痛、解痉为主。常用的抗菌药物有喹诺酮类、头孢类等。

（3）康复训练。

1）术后咀嚼口香糖：其主要机制是利用其类似于假饲法刺激胃肠蠕动，促进胃肠道功能恢复，能刺激唾液分泌，有效缓解口干、恶心、呕吐等症状，促进患者康复。

2）鼓励患者早期下床活动：即患者术后 1 d 取半坐卧位并活动四肢，术后 2 d 开始离床活动并每日逐渐增加离床活动时间。术后早期下床活动不仅能有效减少肌肉流失、增加心肺功能、预防下肢深静脉血栓形成，并且能促进胃肠道功能恢复。

3）盆底肌训练：拔除尿管后进行盆底肌训练，具体如下：患者取坐位、卧位、站立姿势，放松下肢、腹部、臀部肌肉的情况下自主收缩会阴及肛门括约肌，维持 5 ～ 10 s，然后放松 10 s，以上动作为一次，50 次为一组，每日 3 组，长期坚持。

在盆底肌训练基础上进行盆底电刺激联合生物反馈治疗，即在肛门或者阴道置入感应电极探头，腹部贴上感应电极片，引导患者反复进行盆底肌收缩及放松，频率为收缩 5 s，松弛 10 s，如此反复，每次 10 min。2 ～ 3 次 / 周，10 次为一疗程，连续 2 ～ 3 个疗程，总时长 2 ～ 3 个月。

（4）饮食调护：患者术后的膳食应该以补充足够的营养为主要目的，饮食总的原则以清淡、细软、容易消化吸收为主，以便改善患者的体质，增强抵抗力，有效防止肿瘤复发和转移。手术后，饮食也不必过多限制，以免造成营养不良。

在食物选择与进补时，不要急于求成，可从流质饮食开始，无明显不适反应时，再过渡到半流食、普食，选择饮食时，还应注意各种营养平衡，以利于术后身体的康复。食物要多样化，以植物性食物为主，多食蛋白、蔬菜、水果。注意饮食卫生，避免高脂肪、低维生素及低纤维膳食。常见的饮食宜忌如下。

1）多食用富含维生素、纤维素的水果、蔬菜，如橙子、苹果、芹菜、生菜等，此类食物中含有丰富的维生素，以及一定量的水分，能够补充体内的维生素，可促进机体的新陈代谢；有利于患者身体恢复，减少便秘、肠梗阻等并发症。

2）适量地补充瘦肉、鸭肉、鱼肉、蛋、奶等高蛋白食物，有利于患者营养支持。

3）多饮水，饮水量每日 3000 mL 以上。忌吸烟、饮酒，不吃或少吃刺激性食品，包括油炸食品，避免进食虾、螃蟹等容易引起过敏的食物。

2．西医治疗

术后灌注引起的化学性膀胱炎

术后膀胱灌注化疗可以有效降低肿瘤复发率，然而该方法同时伴随化学性膀胱炎发病率增高，其主要表现为尿频、尿急、血尿、膀胱区痉挛疼痛等症状。一方面造成患者身心痛苦，降低生活质量，影响术后恢复；另一方面由于无法耐受，失去坚持灌注化疗的信心而放弃治疗，进而破坏肿瘤治疗方案完整性，增加了术后复发的风险。对于化学性膀胱炎出现的症状，中医辨证为"热淋""血淋"。《诸病源候论》记载："热淋者，其状小便赤涩。"《景岳全书》记载："淋之初痛，则无不由热剧。"故对于淋证可辨证为湿热蕴结，治以清热利湿法。

（1）针灸疗法：针灸治疗遵循"盛则泄之，虚则补之"的原则，实证血尿者，无涩痛，或伴烦热不寐，脉数有力，可选小肠俞、太冲、中极、膀胱俞等穴，用泻法，得气后强力捻转，不留针；虚证血尿者，可伴腰膝酸软，神疲，脉数而无力，宜选肾俞、三阴交、气海、大钟等穴，用补法，得气后留针。

（2）蜂针疗法：此为应用活蜂针刺治疗疾病的中医传统疗法，将蜂毒的药理作用与针灸学原理相结合，具备针、药、灸三重功效，具有温通阳气、疏散癌肿阴毒、化瘀止痛、祛风通络等作用，可以改善膀胱癌术后尿频、尿急、尿痛等症状。取穴如下。

1）膀胱癌。

① 主穴：气海、关元、中极、曲骨、水道。

② 湿热下注，配阳陵泉、太冲、中髎。

③ 脾肾两虚，配命门、肾俞、足三里。

④ 瘀毒蕴结，配膈俞、大杼。

2）膀胱癌电切术后。

① 尿频、尿急、尿痛，辨证选取气海、关元、中极、曲骨等穴进行蜂针治疗。

② 排尿困难、少腹坠胀疼痛，选取太冲、右侧中髎等穴位。

③ 腰膝酸软，选后溪、委中、足临泣等穴。

（3）皮内针治疗和穴位贴敷疗法。

取穴：阴陵泉、三阴交、阿是穴。

皮内针治疗和穴位贴敷疗法可兴奋膀胱平滑肌、逼尿肌，增加膀胱张力，促进排尿，清利湿热，通调气血，消除瘀滞。同时对于尿道括约肌具有良性调节，协同膀胱的作用，有利于小便排出，有助于患者术后恢复。

肠梗阻

肠梗阻是膀胱癌根治性切除术后患者较常见的并发症之一，表现为术后肠道功能恢复时间超过 7 d 或在短暂恢复肠道功能后又出现恶心、呕吐、腹胀等肠梗阻症状，严重影响患者术后切口愈合和机体功能恢复。中医学认为，患者术后失血伤津，脾胃受损，运化不足，气血运行受阻，瘀血阻滞肠腑，肠失传化。因此，治疗时采用舒筋活络、活血行气、泻热通便、调节脏腑的方法。

（1）吴茱萸炒粗盐热敷。

具体操作：术后 2 d，取吴茱萸和粗盐各 250 g，均匀混合后倒入微波炉专用加热仪器中，中火加热 3 min，观察到吴茱萸外壳略张开，颜色呈深棕色并散发芳香药气时取出药物，稍微放凉至 80 ~ 90℃后装入专用棉布布袋中，以患者手腕内侧测试温度，不烫手时外敷于腹部，外敷时进行局部保温，并密切注意患者病情变化。每次外敷

30 min，2 次 /d，第二次使用时，吴茱萸和粗盐混合物中火加热 2 min。

（2）针刺。

选穴：以手阳明大肠经、足阳明胃经、足厥阴肝经在四肢肘膝关节以下的穴位为主：合谷、曲池、足三里、上巨墟、太冲。

操作：以提插捻转为主要运针手法，留针 30 min，1 次 /d，7 d 为一疗程，连续治疗 2 个疗程。

（3）穴位贴敷治疗。

"肠通方"贴主要由生大黄、大腹皮、延胡索、丹参、制附片、肉苁蓉、莱菔子、生甘草、赤芍、白芍、蜈蚣、肉桂、厚朴、生白术、桃仁、红花、枳实、当归等构成，具有活血化瘀、理气通腑的功效。

操作：将"肠通方"贴贴敷在中脘、神阙、天枢、大横等脐腹部穴位。如果贴敷部位因手术切口影响，就应从切口处外移 3 ～ 5 cm。

疗程：每次贴敷 4 h，1 次 /d，7 d 为一疗程。

（4）耳穴压豆。

选穴：选取大肠、小肠、胃和三焦等耳穴。

操作：以乙醇棉球轻擦耳郭消毒，左手手指托持耳郭，右手用镊子夹取割好的方块胶布，中心粘上准备好的药豆，对准穴位紧贴其上，并轻轻按揉 1 ～ 2 min。每日按压 3 ～ 5 次，隔 2 天换胶布 1 次。

（5）"通腑方"灌肠治疗。

方药组成如下：大黄 9 g，芒硝、鸡内金、醋延胡索、白术、黄芩、赤芍各 10 g，厚朴、枳实、神曲、黄芪各 15 g，甘草 6 g。

操作：上药煎煮至 200 mL，药液温度降至 39 ～ 40 ℃时，倒入输液瓶并将其挂在输液架上，使液面距肛门 30 ～ 40 cm；连接肛管，用液状石蜡润滑肛管前端，左手将臀部分开，暴露肛门，右手将肛管前端轻轻插入肛门 10 ～ 15 cm：调节流量，缓慢滴入药液 (60 ～ 80 滴 /min)，注入时间宜为 15 ～ 20 min，使药液在肠内停留 40 min。每日灌肠 2 次，每次 100 mL。1 周为一疗程，治疗两个疗程。

（6）穴位按摩。

选穴：内关、足三里、中脘。

《针灸大成》中提到："腹内疼痛，内关、足三里、中脘"。其中，内关穴具有泻热作用，按压可理气止痛、泻热止痛。足三里穴是治疗胃肠疾病的主要腧穴，可治疗胃痛、呕吐、腹胀、腹泻和便秘等胃肠病证及虚劳诸证。因气血经脉多汇聚于此，按压可调节气血、振奋脾胃阳气和调节脏腑气机，从而改善脏腑和胃肠功能。中脘穴为任脉要穴，乃气血输注之枢纽。该穴位具有活血行气、温中散寒、调理脾胃之功效，按压此穴可有效改善胃肠功能。

临床经典案例

患者，男，75岁。因"反复尿频、尿急、尿痛1月余，确诊膀胱癌2天"于2023年8月15日就诊。

【现病史】患者自述于1月余前无明显诱因感尿频、尿急、尿痛，伴排尿不畅，时有尿滴沥、尿线细、排尿不尽感，遂于娄底市中心医院就诊，完善彩超示膀胱三角区非均质低回声区：性质待定；膀胱壁小房小梁形成。入院后全腹部CT（平扫＋增强）考虑膀胱癌，建议结合病理组织学检查，于2023年8月10日在全身麻醉下行尿道膀胱镜检查＋尿道扩张＋膀胱肿瘤活检术，病理检查示考虑非浸润性低级别内翻性尿路上皮癌，今为进一步治疗以"膀胱恶性肿瘤"收住我院泌尿外科。现症见：尿频、尿急，肉眼可见血尿，尿道稍有灼热，腰背酸痛，少腹胀痛。口干口苦，心烦口渴，夜寐不安，舌质红，苔黄腻，脉滑数。

【既往史】前列腺增生、尿潴留、尿道狭窄、高血压史，否认冠心病、糖尿病等慢性疾病病史。

【体格检查】体温36.1℃，脉搏96次/min，呼吸20次/min，血压141/80 mmHg。腹平坦，无肌紧张，腹部无压痛，无反跳痛，双下肢无浮肿。膀胱区未见局限性隆起，无压痛。导尿管引流通畅，色淡黄，无血块。

【实验室检查】各项检查未见明显异常。

【影像学检查】

（1）全腹部CT（平扫＋增强）（图6-2-1）：膀胱左侧壁见不规则菜花状软组织密度影，约10 mm×27 mm×16 mm，肿块与膀胱壁分界不清，向膀胱腔内突出，左侧膀胱壁增厚，外缘脂肪模糊。增强后各期扫描膀胱呈较均匀明显强化，左侧肿块邻近膀胱壁明显强化；延迟扫描膀胱内肿瘤形成充盈缺损。双侧输尿管未见积水扩张，延迟扫描见其内造影剂充盈良好。结论考虑膀胱癌，建议结合病理组织学检查。左肾囊肿，双肾结石。

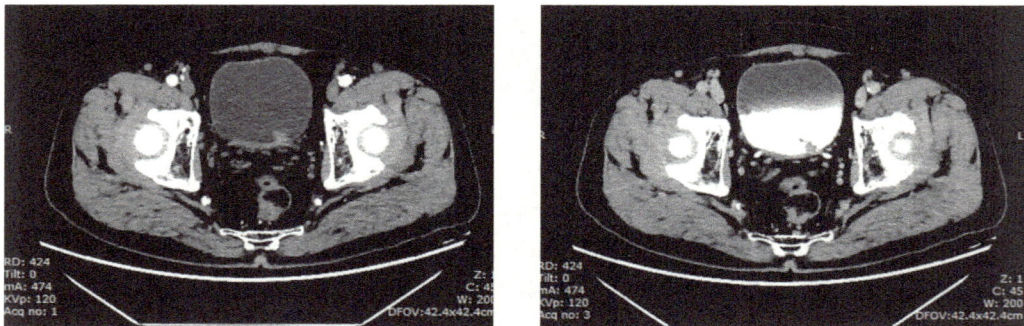

图 6-2-1 全腹 CT（平扫＋增强）

（2）双侧肾脏及膀胱彩超：膀胱充盈可，膀胱壁增厚，可见多个小强回声突起，间以小液暗区，呈网格状改变，三角区可见一约 2.0 cm×2.1 cm 低回声区，随体位改变不移动，与前列腺分界不清，可见条索状血流信号，结论提示膀胱三角区非均质低回声区：性质待定，建议进一步检查。膀胱壁小房小梁形成左肾囊肿，右肾结石，前列腺钙化灶。

（3）膀胱镜检查：镜检。经尿道进镜观察，前尿道可见狭窄扩张后创面，前列腺三叶增生，膀胱三角区可见广基肿瘤，双侧输尿管开口清晰，喷尿清亮。余膀胱壁未见明显异常。诊断意见：膀胱肿瘤前尿道狭窄。

【诊断】

中医诊断：膀胱癌，湿热下注证。

西医诊断：

① 膀胱恶性肿瘤（高级别浸润性尿路上皮癌，局部伴鳞状分化）；

② 前列腺增生；

③ 尿道狭窄；

④ 高血压 1 级高危。

【治疗】

1. 术前

患者术前表现为尿频、尿急，肉眼可见血尿，尿道稍有灼热，腰背酸痛，少腹胀痛，口干口苦，心烦口渴，夜寐不安，稍有情绪紧张。舌质红，苔黄腻，脉滑数。予以西医常规治疗，并做好术前调护与功能训练。中医治疗如下。

（1）耳穴压豆：主穴取皮质下、心、交感、神门、耳尖、脑干；配穴为肝、胆、肺、胃等。嘱患者取平卧位，应用探针以轻、慢而均匀的压力在双耳找到上述穴位的敏感点，用 75% 乙醇对耳部进行消毒，待干后取下带有王不留行籽贴的胶布，对准穴位贴敷。嘱患者用食指和拇指垂直按压耳穴上的王不留行籽，以感到酸胀和刺痛为度，每次每穴按压 2～3 min，可在下午和晚上就寝前增加按压次数。

（2）呼吸八段锦：每日早、晚各练习 1 次，每次练习 10 min 左右。

（3）中药口服：经辨证，患者为湿热下注证，中药汤剂以八正散为基本方，随症加减，每日一剂，每剂水煎取汁 200 mL，分两份用真空密闭 100 mL 包装，早晚温服。

2. 术中

顺利诱导插管行机械通气后，取截石位，常规消毒铺巾，直视下置入 F26 剜除镜，尿道黏膜光滑，精阜平面前列腺呈剜除术后改变，置镜入膀胱后，仔细观察膀胱各壁，见膀胱三角区正常，双侧输尿管开口清晰，喷尿清，左侧输尿管开口周围血管纹理增粗，膀胱左侧壁距右输尿管开口约 1 cm 可见泛发菜花样肿物，最大约 3 cm×2.5 cm，广基，表面有黄色坏死样钙化物附着，整个膀胱侧壁黏膜血管纹理明显增粗，余膀胱各壁未见明显肿物。将所见之肿物予彻底激光剜除，深至肌层，肿物电切后创面及血管纹理明显增粗处予充分汽化。将电切的肿物碎屑带出膀胱，确认肿物创面无活动性渗血及无肿物残留后，退出剜除镜，留置 F20 号 Foley 三腔导尿管，气囊注水 10 mL 固定，手术顺利，麻醉满意，术后安返病房，术后常规将电切之肿物送病检。

术后病理学检查结果（图 6-2-2）：（膀胱肿瘤）低分化癌，结合免疫组化结果及形态学，符合高级别浸润性尿路上皮癌，局部伴鳞状分化，浸润至黏膜下，送检组织中未见平滑肌组织。病理分期：pT1N0M0 I 期。免疫组化结果：Bcl-2(-)，CerbB-2(2+)，CK20(+)，CK5/6(部分 +)，CK7(+)，Desmin(血管 +)，GATA3(+)，Ki-67(60% +)，P40(+)，P53(+，表达上调)。

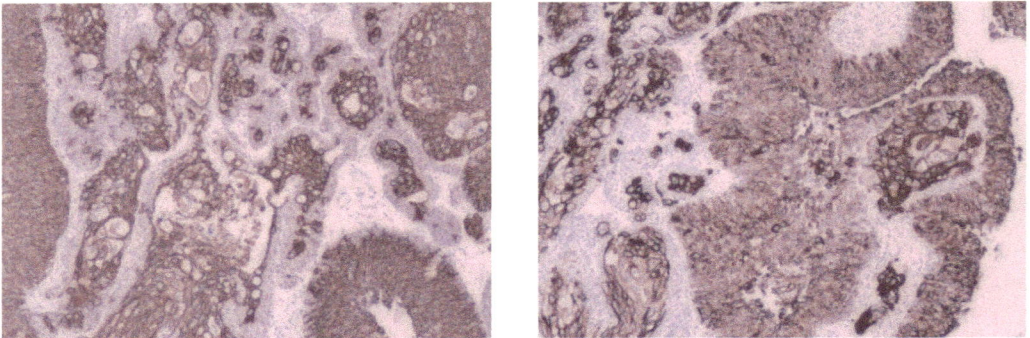

图 6-2-2 膀胱肿瘤病理检查结果

3. 术后

西医予以术后常规治疗，应鼓励患者早期下床，行盆底肌训练，清淡饮食，注意饮食禁忌，调畅情志，并进行卡介苗膀胱灌注治疗。患者表现为少量尿血，排尿困难，腹痛，乏力，潮热，口稍干，腰痛，耳鸣，大便难解，舌质红，少苔，脉细数。

（1）针灸疗法：体针取穴如下（肢体穴位取双侧）。

天枢 |	大 横 |	水 道 |	气 海 |
关元 |	足三里 |	上巨虚 |	阴陵泉 |
支沟 |	照 海 |	中 脘 |	四 白 |
曲池 |	手三里 |	四 渎 |	太 冲 |
合谷 |	足临泣 |	公 孙 |	太 溪 |
地机 |	外 关 |	百 会 |	神 门 |

以上穴位中等强度刺激，留针 30 min，体针 5 组 每日 1 次；

头皮针平刺进针、中等强度刺激，留针 30 min，每日 1 次。

腕踝针：上 5|、下 2|。腕踝针沿皮下进针，留针 30 min，每日 1 次。

（2）穴位贴敷：患者大便不通，中医治以通调腑气止痛，润肠通便。以神阙穴位贴敷、耳穴压豆及中药热奄包（四子散）热敷促进胃肠道恢复及对症治疗。

（3）穴位按摩：选取内关、足三里、中脘穴，以改善胃肠功能。

（4）中药口服：经辨证，患者术后为阴虚火旺证，予知柏地黄汤加减治疗，1 剂 /d，水煎，分 2 次早晚服，连用 2 周。

【总结】手术治疗是膀胱癌最有效和最重要的方法，该患者为早期非肌层浸润性膀胱癌，经尿道膀胱肿瘤切除术是诊断和治疗该病的基石。在本病例中，患者初诊表现因湿热下注膀胱所致：湿热下注蕴于膀胱，水道不利，故尿频尿急、溺时涩痛、淋漓不畅，甚则癃闭不通；湿热蕴蒸，故尿道灼热；湿热郁遏，气机不畅，则少腹胀满；津液不布，则口燥咽干；湿热灼伤脉络则见血尿，上扰心神则睡眠差，舌质红，苔黄腻，脉滑数亦为佐证。治疗当以清热利湿、凉血止血、通淋止痛为原则。可选用八正散加减，方中滑石滑利窍道、清热渗湿、利水通淋，木通上清心火、下利湿热，使湿热之邪从小便而去。萹蓄、瞿麦、车前子清热利水通淋，佐以山栀子仁清泄三焦、通利水道，大黄荡涤邪热，并能使湿热从大便而去，甘草调和诸药，兼能清热、缓急止痛，煎加灯心草以增利水通淋之力。诸药合用，共奏清热利湿、解毒止血、通淋止痛之功效。术后诊断为非肌层浸润性膀胱癌（pT1N0M0 Ⅰ期）。术后患者伤口处疼痛明显，《针灸大成》中提到"腹内疼痛，内关、足三里、中脘"，故对这 3 个穴位按压以调节脏腑气机、振奋脾胃阳气，同时食用桃胶没药冰糖饮或瞿麦血竭儿茶蜜饮药膳以活血止痛。术后行膀胱灌注治疗出现化学性膀胱炎，辨证以实证为主，故予以针灸泻法；术后患者大便不通，在嘱其早日下床活动的同时予以穴位贴敷以促进胃肠蠕动。中药方面，四诊合参，辨证为阴虚火旺证，予以知柏地黄汤加减滋阴降火。术后患者恢复较好，嘱定期复查，避免复发。

参考文献：

[1] Kamat A M, Hahn N M, Efstathiou J A, et al. Bladder cancer[J]. The Lancet, 2016, 388(10061): 2796-2810.

[2] Saginala K, Barsouk A, Aluru J S, et al. Epidemiology of bladder cancer[J]. Med Sci（Basel）, 2020, 8(1): 15.

[3] Babjuk M, Burger M, Compérat E M, et al. European association of urology guidelines on non-muscle-invasive bladder cancer（tat1 and Carcinoma in Situ）- 2019 update[J]. European Urology, 2019, 76(5): 639-657.

[4] Hyuna S, Jacques F, L.S R, et al. Global cancer statistics 2020: Globocan estimates of incidence and mortality worldwide for 36 cancers in 185 countries[J].

Ca: a Cancer Journal for Clinicians, 2021, 71(3): 1-41.

[5] 李辉章, 郑荣寿, 杜灵彬, 等 . 中国膀胱癌流行现状与趋势分析 [J]. 中华肿瘤杂志, 2021, 43(3): 293-298.

[6] 叶晶琳, 周琴, 左明焕 . 膀胱癌血尿的中西医治疗进展 [J]. 现代中医临床, 2016, 23(2): 47-49, 52.

[7] 杨莹, 任广卓, 李亚亚 . 吴茱萸炒粗盐外敷配合穴位按摩护理对膀胱癌患者术后的康复效果 [J]. 中国肿瘤临床与康复, 2019, 26(7): 893-896.

[8] 郑进福, 梁芸菊, 杨申花, 等 . 自血疗法联合解毒通淋汤治疗膀胱癌术后的临床观察 [J]. 北方药学, 2022, 19(3): 112-114.

[9] 窦丽, 胡冬雪, 聂玉琴 . 热敏灸联合聚焦解决模式预防膀胱癌患者吡柔比星膀胱灌注化疗后膀胱刺激症疗效及对治疗依从性和生活质量的影响 [J]. 现代中西医结合杂志, 2019, 28(36): 4077-4081.

[10] 吕立国, 古炽明, 李思逸, 等 . 蜂针疗法在泌尿系统肿瘤应用典型病案解析 [J]. 中国中西医结合外科杂志, 2022, 28(04): 554-556.

[11] 杨浩森, 双卫兵 . 复方苦参注射液治疗膀胱癌的相关研究进展 [J]. 泌尿外科杂志（电子版）, 2018, 10(2): 44-47.

[12] 刘德培 . 中华医学百科全书·中医药学: 中医内科学 [M]. 北京: 中国协和医科大学出版社, 2019.

[13] 刘鹏, 徐联洋, 彭昭文, 等 . 针刺联合穴位贴敷治疗恶性肠梗阻的临床疗效及安全性评价 [J]. 现代中医临床, 2022, 29(2): 13-18.

[14] 马潞林 . 泌尿外科微创手术学 [M]. 第 2 版 . 北京: 人民卫生出版社, 2013.

[15] 潘妮 . 整体护理对膀胱癌术后患者生活质量及心理状态的影响 [J]. 名医, 2023(14): 105-107.

| 第三节　前列腺癌 |

一、前列腺癌的概述

（一）流行病学

前列腺癌（prostatic cancer，PCa）是全球男性生殖系统常见的恶性肿瘤之一。美国癌症协会 2021 年研究数据表明，2020 年全球新发前列腺癌 141，4259 例，占全身恶性肿瘤的 7.3%，发病率仅次于乳腺癌和肺癌，位于第 3 位；前列腺癌死亡病例 375304 例，占全身恶性肿瘤的 3.8%，死亡率位居第 8 位。近年来，随着我国居民饮食习惯的改变、人均寿命的延长及医疗卫生水平的提高，前列腺癌发病率在国内占据男性泌尿生殖恶性肿瘤首位，高发于中老年男性。我国肿瘤登记年报结果显示，60 岁以下前列腺癌的发病率为 6.55/10 万，而 60 岁以上人群发病率高达 819.05/10 万，且城市地区或经济发达地区的前列腺癌发病率明显高于农村地区或经济欠发达地区。本病起病较为隐匿，早期临床表现不典型，50% ～ 80% 患者发现时大多已是局部晚期或已有转移，错过了手术根治的时机，可利用的治疗手段很少，预后较差。

（二）西医病因分类

1. 年龄

前列腺癌的发病与年龄呈正相关。2020 年世界卫生组织国际癌症研究署数据显示，我国 40 岁以下、40 ～ 49 岁、50 ～ 59 岁、60 ～ 69 岁和 70 岁及以上前列腺癌 CMR 分别为 0.02/10 万 0.78/10 万、6.3/10 万、51.8/10 万和 152.2/10 万。发病率随着年龄的增加而增加，50 岁以上呈指数增加，80 岁及以上达到高峰。

2. 家族史

患有前列腺癌的一级亲属（父亲或兄弟）的男性 65 岁前列腺癌患病风险是一般人群两倍以上，并且如有两名一级亲属患病的男性 65 岁前列腺癌患病风险比正常人群高出 4 倍以上。相对于无女性乳腺癌家族史者，一级亲属中有女性乳腺癌者患 PCa 相对风险为 1.18 倍。

3. 基因突变

目前已知与 PCa 相关的基因突变包括 DNA 损伤修复相关基因、PI3KAKT 信号转导通路、WNT 信号转导通路、细胞周期通路、丝裂原活化蛋白激酶信号转导通路以及染色体重塑等。*BRCA* 基因突变是 PCa 的危险因素之一。携带 *BRCA* 基因突变者发生

PCa 的风险是未携带者的 1.90 倍，仅携带 *BRCA1* 基因突变者发生 PCa 的风险是未携带者的 1.35 倍，仅携带 *BRCA2* 基因突变者发生 PCa 的风险是未携带者的 2.64 倍。

4．前列腺疾病

与不患前列腺炎或 BPH 的人群比较，仅患前列腺炎的患者发生 PCa 的比值比为 10.5，仅患 BPH 的患者发生 PCa 的比值比为 26.2，同时患前列腺炎与 BPH 的患者发生 PCa 的比值比为 49.2。

5．其他因素

其他因素包括肥胖、吸烟、饮食等。体重指数 (BMI) 每增加 $5~kg/m^2$，患 PCa 的风险增加 15%。PSA 检测之前，吸烟与 PCa 的发生风险呈正相关。高奶制品摄入者发生 PCa 的风险是低摄入者的 1.09 倍。高钙摄入量可被视为 PCa 的危险因素。而摄入绿茶、番茄红素类食品可能降低 PCa 发生风险。长期倒班轮岗工作也可能增加患 PCa 风险，其机制可能与昼夜节律紊乱相关。

（三）中医病因病机

中医学根据前列腺癌的临床症状和具体表现，将其归属于"癥积""癃闭""淋证""血尿"等范畴。前列腺癌病位在精室，脏腑病变主要责之于肾与膀胱，与脾、肝等脏腑功能失调有关。其病因有五：第一，年老体弱或房劳过度，肾元亏虚，气化失司，开阖不利；第二，七情内伤，肝郁气滞，疏泄不及，以致三焦水液运化失常；第三，起居失常，过度劳累，饮食不节，以致脾虚而清气不升，浊阴难降；第四，嗜酒、辛辣，湿热蕴积，下注膀胱，致使气化不利；第五，败精停留不去，瘀血阻塞水道，日久湿热邪气与瘀血交阻，凝滞成积块，压迫尿道而出现排尿困难等癃闭之症。综上，前列腺癌的根本病因病机为本虚标实，虚实夹杂且以虚为主，中医总体治则为扶正解毒、祛瘀利湿。

二、前列腺癌的西医治疗

应当采取综合治疗的原则，即根据肿瘤病理学类型及临床分期，结合患者一般状况和器官功能状态，采取多学科综合治疗模式，有计划、合理地应用手术、内分泌治疗、化疗、放疗和生物靶向治疗等手段，达到根治或最大幅度地控制肿瘤，延长患者生存期，提高生活质量的目的。

PCa 根治性手段可以清除病灶，并辅助 ADT、外放射治疗；或选择主动监测来动态观察肿瘤状态；根治性治疗后复发时，完善 PSA 倍增时间、骨扫描、MRI、前列腺瘤床穿刺活检等相关检查，根据检查结果选择挽救性放疗，挽救性放疗联合 ADT。挽救性前列腺切除，观察随访等；转移性激素敏感性阶段时，应提前完善骨扫描、CT 等检查以评估肿瘤分期及转移情况，根据评估结果选择相应的治疗方案；去势抵抗阶段，应首先确定肿瘤是否发生转移，如为非转移性，根据 PSA 倍增时间进行分层治疗；转移性则根据患者既往是否行 ADT 及化疗等情况进行分层治疗或在系统治疗基础上考虑支持治疗。

三、前列腺癌的中医治疗

前列腺癌的中医病因病机复杂，正虚是其内因，湿、痰、瘀、毒是其外因，病机以本虚标实为主，本虚以肾虚为主，标实以湿热、气滞、瘀血、痰毒多见，而癌症发生后，癌毒本身也成为主要的致病因素，加速了疾病的发展。临证中应注意清热利湿，活血化瘀，散结解毒；又本多为虚，故勿忘扶正，不宜一味攻伐，后期尤重肝脾肾三脏之调补，故应大补气血以扶正抗邪。

四、中西医结合治疗在前列腺癌围术期的应用

局限性前列腺癌临床分期为 T1 ～ T2 的患者适合进行根治性前列腺癌切除术。对于临床 T3 期的前列腺癌患者是否能够进行手术，目前存在争议。手术治疗目的是最大程度完整切除肿瘤病灶，减轻肿瘤负荷，减少患者肿瘤复发转移机会。如果患者本身患有严重出血倾向或血液凝固性疾病、心血管疾病、肺功能不良等会增加手术危险性的疾病，或者术前通过影像学或淋巴活检诊断已有淋巴结转移或骨转移的患者，不建议进行手术治疗，保守治疗（如药物治疗、放化疗等）会更加适合。中西医结合的治疗模式在前列腺癌患者围术期应用具有重大意义，在术前、术中和术后三个阶段采用中西医结合的治疗方式，可起到减少复发转移、减毒增效、改善症状、促进康复、提高生存质量等作用。

（一）术前

1. 西医治疗

（1）新辅助治疗：主要包括新辅助内分泌治疗、新辅助化疗等。新辅助内分泌治疗能够降低术后切缘阳性率、术后病理分期及淋巴结的阳性率，并达到缩小前列腺体积的目的。新辅助内分泌治疗时间一般为 3 ～ 6 个月甚至更长。主要包括新辅助内分泌治疗（neoadjuvant hormonal therapy，NHT）及新辅助内分泌治疗联合化疗（neoadjuvant chemohormonal therapy，NCHT）等。新辅助治疗能够显著降低肿瘤临床分期，并减少手术切缘阳性风险。尽管现有循证医学证据尚未证实其可改善患者总生存期，但通过提高局部控制率和缩小肿瘤体积，新辅助治疗能为根治性手术

创造更有利条件。NHT 主要包括传统 ADT 和新型内分泌药物治疗。黄体生成激素释放激素类似物（luteinizing hormone releasing hormone analogues，LHRH-a）是目前临床应用最广泛的内分泌治疗药物，单用 LHRH-a 或 LHRH-a 联用雄激素受体抑制剂均可降低肿瘤分期并改善不良病理结局。近年来，新型内分泌治疗药物（如阿比特龙、恩杂鲁胺等）联合 LHRH-a 治疗为改善局部晚期前列腺癌患者的预后提供了可能。NCHT 主要以多西他赛联合 ADT 作为主要治疗方案。多西他赛化疗起初主要应用于转移性激素抵抗性前列腺癌，随后不断拓展应用于前列腺癌治疗的各个阶段。目前认为以多西他赛为基础的 NCHT 方案对改善肿瘤预后具有重要的潜在价值。

（2）术前调护与功能训练：详见本书第六章第二节膀胱癌。

2. 中医治疗

情绪紧张

多数患者容易在术前发生焦躁、抑郁等不良情绪，再兼之癌症本身就容易使患者产生抑郁、焦虑等负性情绪。中医学认为，肝有疏泄的功能，情绪的波动直接影响肝的功能。心主神明、主血脉，脾主运化，长期的情绪压抑和肝气郁结会影响心脾的功能，导致心血不足，心神失养。表现为失眠、多梦、记忆力减退等症状。此外，脾为后天之本，脾虚会导致气血生化功能减弱，影响身体恢复。

（1）耳穴压豆。

主穴取神门、皮质下、心、交感、枕。

配穴取肝、胆、脾、肾、垂前、内分泌、多梦区、神经衰弱点。

操作：每次取 6～8 个穴。用 75% 乙醇棉签消毒耳郭皮肤后，先用探棒进行耳穴探查，在耳郭相应区域探寻耳穴中的敏感点，然后用镊子将 0.5 cm×0.5 cm 王不留行籽耳穴贴贴敷于相应耳穴中，并用手指压紧。嘱患者每日自行用拇、食指对压耳穴 3～5 次，每次 1～2 min，使局部产生酸、麻、胀、痛或灼热感，以患者能耐受为度，避免沾水脱落。每次选用单侧耳穴，4 d 后更换另一侧。

（2）呼吸八段锦：是在传统八段锦功法的基础上改编而来，具体招式详见本书第六章第二节膀胱癌。

失眠

（1）吴茱萸穴位敷贴：将研磨后的吴茱萸粉加入 10 g 白醋中混合调成糊状，并制成 1 cm 厚的药饼，将制好的药饼贴于患者两侧涌泉穴，每次不少于 8 h，1 次 /d，每周 5 d。

（2）耳穴压豆。

选穴：肝穴、神门、皮质下和交感耳穴。

操作：先用探棒将耳穴中疼痛阳性反应点找出并按压片刻形成压痕，对患者耳郭常规消毒，将粘贴有王不留行籽的耳贴对准压痕粘贴好，以按压使患者感到酸麻或胀痛感为宜，按压 3～5 min/ 次，4～6 次 /d，两耳交替治疗。

（3）传统音乐疗法：可根据宫、商、角、徵、羽等音调与脏腑、情志对应关系对前列腺癌患者进行情绪管理。

（二）术中

1. 西医治疗

（1）手术原则：完整地切除前列腺肿瘤组织，是保证手术根治性、分期准确性、加强局部控制和提高长期生存率的关键。

（2）手术方式。

1）根治性前列腺切除术：腹腔镜根治性前列腺切除术 (laparoscopic radical prostatectomy，LRP) 及机器人辅助腹腔镜根治性前列腺切除术 (robot-assisted laparoscopic radicalprostatectomy，RALP) 为国内外目前最常用的手术方式，该术式对患者创伤较小，学习曲线短。手术步骤：平卧略取折刀位、头低脚高位倾斜 15°，双腿略分开，双膝下垫起。置入套管：脐下 1 cm 作下腹部正中切口，长约 3 cm，逐层切开进入腹腔。手指指引下于直视下在两侧腹直肌外侧缘略偏下方放置第 2 及第 3 枚套管。经脐下切口置入 10 mm 套管，丝线缝合切口。直视下在右侧髂前上棘内侧 3～4 cm 放置第 4 枚套管。打开 Retzius 间隙，直至前列腺表面。打开盆筋膜，离断耻骨前列腺韧带，缝扎背深静脉复合体。游离前列腺和膀胱颈之间的间隙，离断膀胱颈。离断膀胱颈后壁，切开膀胱前列腺肌，离断输精管，游离精囊，切断精囊动脉。处理狄氏筋膜和双侧前列腺侧韧带。处理前列腺尖部，尽量保留远端尿道。吻合膀胱颈和尿道，置入尿管。留置引流管，缝合各套管切口。

2）手术去势：指通过双侧睾丸切除的方法将患者血清睾酮迅速降低达到并维持于去势水平。可在最短的时间内（3～12 h）将血清中睾酮浓度下降到 < 50 ng/mL（也就是去势水平）。因此，对于骨转移病灶导致的脊髓压迫症状或者因肿瘤本身导致难以忍受的疼痛的患者，可以选择手术去势，但是该方式是不可逆的，造成患者性功能永久丧失，对患者生理、心理影响较大。因此，手术去势的方式渐渐被药物去势所替代。

2. 中医治疗

前列腺癌手术期间的介入主要基于调和气血、保护脾胃等原则，以达到减轻手术创伤、促进恢复的目的。术中，中医可以通过针灸等方式辅助麻醉，减少化学麻醉药物的用量，同时可通过针灸特定穴位进行疼痛管理，有效控制术中疼痛并促进术后恢复。这种中医与西医结合的手术支持方式，可以显著提高手术的安全性和患者的康复效率。

（三）术后

1. 西医治疗

（1）辅助治疗：指前列腺癌根治性切除术后辅以内分泌治疗或放疗，目的是消灭术后瘤床的残余病灶、残余阳性淋巴结及其他部位的微小转移灶，以提高长期生存率。目前临床常用前列腺癌辅助治疗包括：EBRT、ADT 以及 ADT 联合 ERBT 等。对于中低危患者，根治术后没有淋巴结转移，但病理有不良预后特征（如切缘阳性，肿瘤侵犯精囊或包膜外，术后 PSA 下降到不可检测水平）的患者，可以选择 EBRT 或 ADT 治疗方案。对于存在淋巴结转移的高危患者，前列腺癌根治术及盆腔淋巴结清扫术后，推荐进行 ADT ＋ EBRT 治疗方案。

（2）并发症治疗。

通常 ADT 在 EBRT 前 2 ～ 3 个月开始，并持续至放疗结束后 6 ～ 36 个月。

1）尿失禁：术后 2 ～ 3 周拔除尿管后，患者表现为无法自控的尿液外溢。尿道外括约肌受损是造成术后尿失禁的主要原因，术后膀胱逼尿肌功能不稳定也是原因之一。首先，减轻患者心理压力，树立信心和耐心，大部分患者能恢复到不影响生活质量的程度，恢复的时间需要 3 ～ 6 个月。其次，正确指导患者进行盆底肌锻炼，可有效降低术后尿失禁的发生率。

2）勃起功能障碍：术后勃起功能障碍由多种因素引起，包括肿瘤侵犯的程度及范围、术中是否保留影响勃起功能的神经等。首先要给患者做心理辅导，术后勃起功能的恢复也需要时间，70% ～ 80% 的患者术后 1 年内均能恢复。其次，口服药物 PDE5 抑制剂（phosphodiesterase type 5 inhibitor，5 型磷酸二酯酶抑制剂）有助于术后勃起功能的恢复，常用药物如万艾可。

3）感染：在前列腺癌的治疗过程中，患者往往因为免疫系统功能的降低而容易受到多种炎症的困扰，包括但不限于直肠炎、膀胱炎和尿道炎等。这些炎症作为并发症，不仅显著增加了患者的不适感，还有可能延缓恢复过程，从而对整体治疗成效产生不利影响。首先推荐采用抗生素疗法，嘱咐患者注意个人卫生，掌握正确的会阴部清洁方法，防止交叉感染。

（3）康复训练。

1）术后咀嚼口香糖：其主要机制是利用其类似于假饲法刺激胃肠蠕动，促进胃肠道功能恢复，能刺激唾液分泌，有效缓解口干、恶心、呕吐等症状，促进患者康复。

2）鼓励患者早期下床活动：即患者术后第 1 天取半坐卧位并活动四肢，术后第 2 天开始离床活动并每日逐渐增加离床活动时间。术后早期下床活动不仅能有效减少肌肉流失，增加心肺功能，预防下肢深静脉血栓形成，并且能促进胃肠道功能恢复。

3）盆底肌训练：拔除尿管后进行盆底肌训练，具体如下：患者取坐位、卧位、站立姿势，放松下肢、腹部、臀部肌肉的情况下自主收缩会阴及肛门括约肌，维持 5～10 s，然后放松 10 s，以上动作为一组次，50 组次为一组，每日 3 组，长期坚持。

在盆底肌训练基础上进行盆底电刺激联合生物反馈治疗，即在肛门或者阴道置入感应电极探头，腹部贴上感应电极片，引导患者反复进行盆底肌收缩及放松，频率为收缩 5 s、松弛 10 s，如此反复，每次 10 min。2～3 次 / 周，10 次为一疗程，连续 2～3 个疗程，总时长 2～3 个月。能有效改善术后尿失禁。

（4）饮食调护：患者术后的膳食应该以补充足够的营养为主要目的，饮食总的原则以清淡、细软、容易消化吸收为主，以便改善病者的体质，增强抵抗力，有效防止肿瘤复发和转移。手术后，饮食也不必过多限制，以免造成营养不良。

适宜饮食：

① 补充热量及优质蛋白。手术后身体需要大量热量及优质蛋白帮助恢复，应补充易消化、吸收的食物，如鱼、虾、蛋、奶等。

② 补充膳食补剂。主要是富含植物雌激素、维生素 E、硒元素、绿茶多酚以及番茄红素的食物，如豆类、绿茶、石榴汁、葛根、亚麻籽等。

③ 补充蔬菜和水果。如白萝卜、包心菜、苹果、香蕉等，可以补充丰富的维生素，使大便通畅，不会影响伤口愈合。

禁忌饮食：

① 烟、酒。术后可能存在一定时间的尿路刺激症状，饮酒可能会导致会阴、尿道、直肠等部位不适；烟中的尼古丁等成分也不利于术后恢复。

② 高脂类食物。如肥肉、油炸食物、动物内脏等，可能会增加前列腺癌复发的风险。

③ 壮阳类食物。如羊肉、动物肾脏等，温热燥性会导致患者烦躁不安、便秘，不利于术后恢复。

④ 腌制、霉变食物。如豆腐乳、咸菜等，多含有亚硝酸盐、黄曲霉毒素，会在体内生成亚胺类的致癌物质，不仅不利于术后恢复，还可能导致其他癌症。

⑤ 刺激性食物。如辣椒、花椒、胡椒、香葱等，容易刺激伤口，影响伤口恢复。

接受内分泌治疗的患者，由于雄激素水平显著降低，可能引发一系列相应并发症，包括加速患者骨质丢失，骨吸收增加，引起骨密度下降、骨质疏松及骨质疏松相关骨折风险增加等。因此，除前列腺癌患者日常饮食注意事项外，还要注意钙质以及维生素 D 的补充，并定期监测骨质变化，以防骨质疏松。

2. 中医治疗

下尿路症状

前列腺癌手术以后有可能会导致尿道狭窄，可能会出现排尿困难，排尿时会有明显的疼痛感，且术后可能会导致尿道括约肌损伤、括约肌功能紊乱，易引起尿失禁或者漏尿。

（1）针刺。

主要取穴：肾俞、关元俞、气海俞、次髎、会阳、秩边、气海、关元、外归来、曲骨、足三里、阴陵泉、三阴交、太冲。

膀胱经具有调节膀胱气化的功能，改善机体水液代谢，故取穴常以足太阳膀胱经为主培肾固本、补益元气。任脉可推动气血运行，促进和提高机体修复功能，脾胃经能够补益脾胃之气，以固先天元气。

亦可采用电针治疗。

（2）灸法。

取穴：神阙、关元、气海、肾俞（双）。

操作：患者先仰卧位，暴露局部皮肤，待灸完后再调整至俯卧位。艾条点燃后，对准穴位处，距离皮肤 2 ～ 3 cm 进行温和灸，以局部温热无灼痛感为宜，每穴灸 5 ～ 10 min，以皮肤红晕为度；重复上述步骤，依次灸完所有穴位。

隔日施灸 1 次，共治疗 8 周。温针灸亦可。

（3）火龙灸。

取穴：上脘、中脘、建里、下脘、水分、神阙、阴交、气海、石门、关元、中极。

材料：采用泌尿外科火龙灸的外用经验方癃闭温通方，组成包括生半夏、生川乌、生南星、细辛、冰片、川芎、蒲黄、乳香、没药等。将上述药材放入透明玻璃罐中，然后加入 55°食用白酒浸泡，常温下浸泡 1 个月备用。

操作步骤：将两条大小为 70 cm×150 cm 的专用防火大毛巾卷起，分别固定于患者两侧腰部，用小方巾盖住患者头发处，保护头发，保暖下肢。患者暴露上脘至中极穴的位置，用治疗碗倒入适量癃闭温通方，加热至 37 ～ 38℃，放入两块纱块，大小为 7 cm×8 cm，纱块浸湿后拧干不滴水，将纱块打开，两层叠放平铺于患者任脉处（上脘至中极穴处）。在纱块上放置双层大毛巾，覆盖患者整个腹部，准备 3 条大小为 35 cm ×75 cm 的专用防火中毛巾，放置在 37 ～ 38℃的热水中，拧干不滴水备用，1 条湿毛巾平行放在患者大毛巾上的上脘至中极穴处，另外 2 条湿毛巾用来灭火。在患者任脉上脘至中极穴处放置一排艾绒、任脉两旁旁开约 1.5 寸各放置一排艾绒，中间用艾绒桥接，似一个长形"田"字，在艾绒上均匀洒上 100 ～ 120 mL 95% 乙醇，长柄打火机点燃艾绒，看到燃烧的乙醇形成了 1 条"火龙"。待下腹部有灼热感时，立刻用 2 条湿毛巾扑火，待患者灼热感减退，轻提艾绒散热，按压腹部，促进药液的吸收。轻轻挑松艾绒，同前加酒精点火，反复操作 3 ～ 5 次。第 1 次和第 4 次洒 100 ～ 120 mL 乙醇，第 2、3 次和第 5 次洒 50 ～ 60 mL 乙醇。操作结束后，将所有毛巾从患者腹部取下，取下纱块，擦干皮肤，涂上我院院内制剂氧化锌油以预防烫伤。

疗程：每 7 d 治疗 1 次，每次治疗 40 ～ 60 min，治疗 4 次为一疗程，治疗一疗程后观察疗效。

（4）穴位贴敷。

取穴：神阙、气海、关元、中极。

操作：将黄柏、肉桂、丁香以 1:1:1 磨粉并以白凡士林调和，制成 1 cm×1 cm×1 cm 的正方体状，外层以透气胶布固定于神阙、气海、关元、中极，2 h 后撕去。

肠梗阻

肠梗阻是开腹前列腺癌根治性切除术后患者较常见的并发症之一，表现为术后肠道功能恢复时间超过 7 d 或在短暂恢复肠道功能后又出现恶心、呕吐、腹胀等肠梗阻症状，严重影响患者术后切口愈合和机体功能恢复。中医学认为患者术后失血伤津，脾胃受损，运化不足，气血运行受阻，瘀血阻滞肠腑，肠失传化。因此，治疗时采用舒筋活络、活血行气、泻热通便、调节脏腑的方法。内镜下行前列腺根治术后罕见肠梗阻。

骨痛

前列腺癌骨转移癌痛以其持续性、加重性疼痛让患者痛不欲生，通过针刺、电针、耳穴压豆等治疗方式亦能缓解患者骨相关性疼痛，尤其是对于轻中度疼痛，是临床上非常实用的补充疗法。

（1）穴位刺激：选穴原则为循经选穴及刺激局部阿是穴，具体如下。

1）头颅疼痛选取百会、曲池、手三里、三间穴。

2）颈部疼痛选取阴谷、大椎穴、肩井穴。

3）上肢疼痛选取合谷、内关、偏历穴。

4）腰椎疼痛选取后溪、腰眼、水沟、足三里及阿是穴。

5）髋部、耻骨疼痛选取委中、委阳、环跳、中渚穴。

6）下肢疼痛选取足三里、太溪、委中、昆仑穴。

操作：患者取平卧位，75% 乙醇消毒穴位，选用适宜长度的华佗牌针灸针施针，进针方法为提插补法，持续留针 20 min，每天针刺 2 次；同时予隔姜灸神阙 20 min，使用艾绒制作山包型艾炷，取 2 cm×2 cm 的生姜片，于其上刺数个小孔，穿刺后放置于患者的神阙穴上，将艾炷置于生姜片上后点燃，灸 3 壮，每天 1 次，当患者感觉到烫时移走生姜片。

（2）穴位贴敷：根据患者癌症脏器及疼痛部位选择穴位。

主穴：双侧合谷、丘墟穴。

1）胸痛加内关、膻中、阿是穴。

2）腰腿痛加环跳、肾俞、阳陵泉、昆仑穴。

3）肩背痛加天宗、肩髃、阿是穴。

4）内脏痛加相应脏腑的输、募、原穴。

5）刺痛、舌下络脉淤曲等血瘀明显加血海、膈俞穴。

6）咳嗽痰多等痰凝证加丰隆穴。

7）两胁胀痛、善叹息等气滞证加行间或太冲穴、膻中穴。

材料：用蟾乌凝胶膏（组成：蟾酥、生川乌、两面针、重楼、生关白附、芙蓉叶、三棱、莪术、红花、丁香、细辛、肉桂、六轴子、荜茇、甘松、山奈、乳香、没药、薄荷脑、冰片、樟脑、水杨酸甲酯）穴位敷贴。

疗程：每日 1 次，每次贴敷时间为 8 h，5 次为一疗程。

（3）针刺疗法。

1）痛点局部取穴（即阿是穴）结合循经取穴，头部骨痛配合百会、合谷穴；胸部骨痛配合肺俞、膻中穴；腹部疼痛配合足三里、期门穴；肩部骨痛配合肩井或肩髃穴；脊柱腰部骨痛配合肾俞、委中穴。

2）秦氏八头针：即取百会、印堂、双侧风池、双侧率谷、双侧头临泣穴。

3）腕踝针疗法：取穴原则为左右同取、上下同取、三五针排刺及前后对症。

疗程：1～2 次/d，留针 30 min，依据病情对留针时间延长，但最长留针时间应控制在 24 h 以上。疗程为 7～10 d，每个疗程间隔时间控制在 2～3 d。

（4）艾灸治疗：以局部阿是穴为灸点，采用回旋灸、雀啄灸、循经往返灸、温和灸等。

（5）穴位按摩：采用痛点局部取穴结合循序取穴，即头颈痛配合合谷或风池穴；胸痛配合肺俞或膻中穴；腹痛配合足三里或期门、阳陵泉穴；臂丛神经痛配合肩井或肩髃穴；脊柱及四肢骨痛配合三阴交或肾俞、委中等穴交替进行按摩。

雄激素缺乏导致的潮热

应用 ADT 患者由于雄激素水平的骤减会出现潮热汗出、皮肤潮红的症状，影响患者的生存质量。

（1）针刺。

取穴：胆囊穴、三阴交、太溪、足三里、膀胱俞、肾俞、太阳、神门、内关、曲池。

疗程：每周 2 次，持续 4 周。

（2）耳针。

选穴：肝、心、脾、肾、神门、内分泌、皮质下 7 个穴位。

方法：患者端坐，用 75% 乙醇棉球消毒耳部，用止血钳钳住已置有王不留行籽的胶布一角，将其压贴至所选耳穴上，贴紧后，稍加压力，使患者感到酸痛、麻胀、发热感为度。嘱患者每日自行按压耳穴 3～5 次，每穴每次按压时间应不少于 20 s。

疗程：左右耳交替，每隔 3 日一换，每周 2 次，中间间隔休息 1 天，2 周为一疗程，连续治疗 6 个疗程。

赵某，男，62 岁。因"排尿困难 10 年余，加重 1 天"于 2023 年 8 月就诊。

【现病史】患者于 10 余年前无明显诱因感排尿困难，尿频、尿不尽感，无发热，无肉眼血尿，当时未予治疗。10 年来，上述症状时有发生。昨日上述症状明显加重，伴排尿梗阻感，排尿费力，遂至当地医院就诊，查 TPSA 18.03 ng/mL，FPSA 1.33 ng/mL，行前列腺增强 MR：前列腺体底部移行带 7～12 点水平异常信号，建议穿刺活检除外前列腺癌，前列腺炎。今为进一步治疗来我院门诊就诊，以"PSA 升高"收入泌尿外科。现症见：小便不畅，尿线变细，小便滴沥不通，偶有血尿，口苦口干，会阴部偶有胀痛。发病以来体重无明显改变。舌质红，苔黄腻，脉滑数。

【既往史】健康状况一般，否认高血压、冠心病、糖尿病等慢性疾病病史。

【体格检查】体温 37.0℃，脉搏 87 次 /min，呼吸 20 次 /min，血压 106/74 mmHg。双肾区无局限性隆起、双肾区无肿块，无叩痛，无血管杂音。沿输尿管行程区无压痛，膀胱耻骨上区无局限性隆起，膀胱区无充盈，无压痛。外生殖器正常。肛查：肛周无外痔、有皮疹，肛门进指顺利，扪前列腺呈Ⅱ～Ⅲ度肿大，可扪及边界，表面尚光滑，中央沟消失，质中，无压痛。

【实验室检查】甘油三酯 2.93 mmol/L，高密度脂蛋白胆固醇 0.81 mmol/L。尿沉渣定量 + 尿液分析 + 尿沉渣镜检：尿白细胞酯酶 ++，尿蛋白弱阳性，红细胞总数 7.00 个 /μL，白细胞总数 269.94 个 /μL，精子阳性，黏液丝阳性，TPSA 18.03 ng/mL，FPSA 1.33 ng/mL，尿细菌培养及菌落计数三种细菌生长，建议重留标本送检。

【影像学检查】见图 6-3-1～图 6-3-4。

（1）双肾、输尿管、膀胱、经直肠前列腺（包括肾血管）彩超：前列腺增生伴中叶显著肥大；前列腺钙化；前列腺囊肿；膀胱壁增厚毛糙，残余尿约 36 mL。

（2）CT 泌尿系平扫 + 增强成像：膀胱内占位性病变，膀胱癌可能性大，请结合临床，建议活检；慢性膀胱炎；前列腺增生伴钙化。左肾多发囊肿。

（3）前列腺磁共振平扫增强 +DWI：前列腺增生；前列腺外周带 7～8 点方位结节综合评分 3～4 分，患癌可能；前列腺移行带弥漫多发异常信号，综合评分 4 分，患癌可能性高，建议结合 PSA 检测及穿刺活检；膀胱壁增厚，请结合临床。

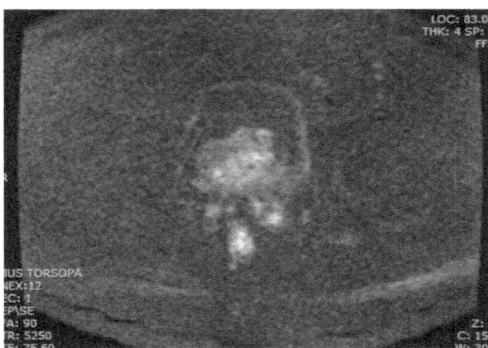

图 6-3-1 前列腺 DWI 序列成像

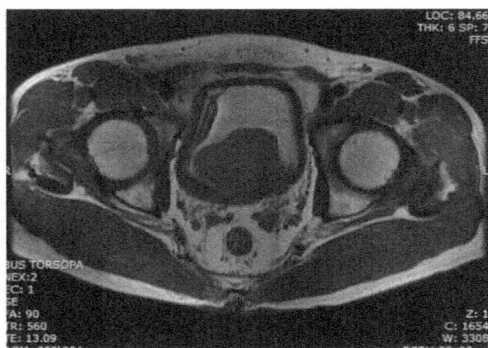

图 6-3-2 盆腔磁共振 T2 序列成像

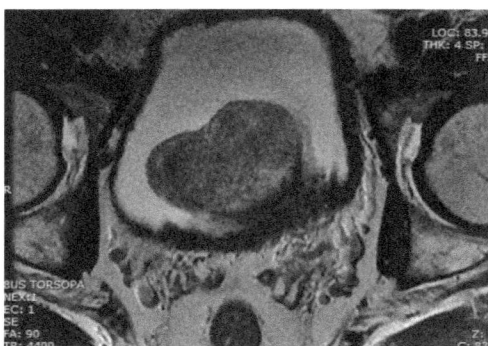

图 6-3-3 前列腺磁共振 T2 序列成像

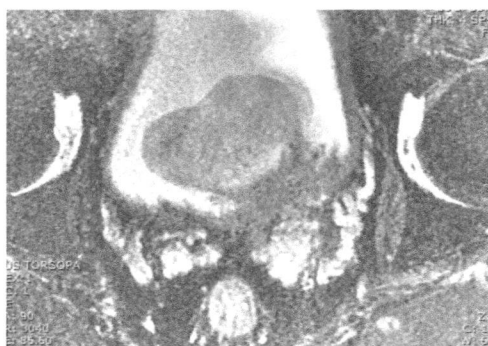

图 6-3-4 前列腺磁共振增强成像

【诊断】

中医诊断：癃闭，湿热下注证。

西医诊断：

① PSA 升高：前列腺癌？

② 膀胱占位性病变？前列腺增生；

③ 慢性膀胱炎。

【治疗】

1. 术前

患者表现为小便不畅，尿线变细，小便滴沥不通，偶有血尿，口苦口干，会阴部偶有胀痛。发病以来体重无明显改变。舌质红，苔黄腻，脉滑数。

（1）穴位贴敷联合腕踝针治疗：缓解尿频、尿急、尿痛。用物：薄胶纸、治疗盘、姜汁、吴茱萸、压舌板、胶布、无菌棉垫或纱布。取穴原则：关元穴、神阙穴。疗程：1 ～ 2 次 /d，每次 6 ～ 8 h。

（2）针灸治疗：取穴根据诊疗常规采用痛点局部取穴（即阿是穴）结合循经取穴，头部骨痛配合百会、合谷穴；胸部骨痛配合肺俞、膻中穴；腹部疼痛配合足三里、期门穴；肩部骨痛配合肩井或肩髃穴；脊柱腰部骨痛配合肾俞、委中穴；骨盆处骨痛配合环跳、髀关穴；下肢部骨痛配合阳陵泉、三阴交等穴，每天1次，每次留针15 min，配合神阙穴隔姜灸每天一壮。

（3）中药口服：结合舌苔脉象，辨证为湿热下注，中医予八正散加减以清热通淋；方药：黄芪30 g，生地黄15 g，当归15 g，川芎10 g，赤芍10 g，薏苡仁30 g，车前草15 g，白茅根15 g，蒲公英15 g，凤尾草15 g，桃仁6 g，甘草6 g，茯苓10 g，盐泽泻10 g。3剂，水煎服，日一剂，分两次温服。

2. 术中

患者于2023年8月全身麻醉下行经尿道前列腺激光切除术（TULIP手术）。手术经过如下：取截石位，常规消毒铺巾，液状石蜡润滑尿道及激光剜除镜外鞘，26 F激光剜除镜置入膀胱，外用生理盐水持续冲洗，见前列腺三叶增生，以中叶为主，膀胱内小梁增生，膀胱憩室形成，未见异常赘生物，后尿道延长呈裂隙状，精阜下移。功率80 W，依次剜除前列腺中叶、左右侧叶及尖部，范围外至包膜、下至精阜，见前列腺两侧叶数个结节，将其完整剜除。最后用组织粉碎器粉碎剜除组织并抽吸干净，检查无活动性出血，尿道外括约肌完好，退出膀胱镜，手压膀胱区，排尿通畅，留置22 F三腔尿管，气囊注水30 mL，持续冲洗，麻醉满意后，安返病房，标本送病检。术中出血30 mL，手术切除标本已送病理检查（图6-3-5～图6-3-8）。

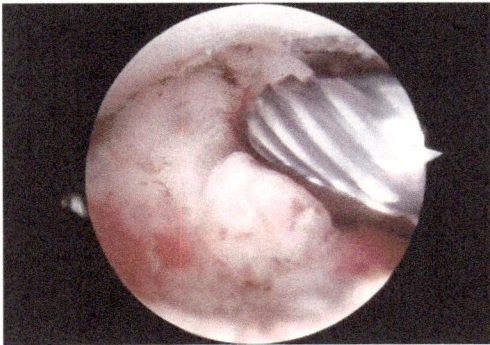

图6-3-5　膀胱镜下见前列腺肿瘤

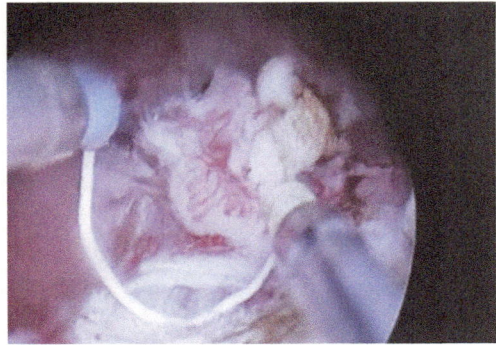

图6-3-6　电刀电切前列腺肿瘤

术中：

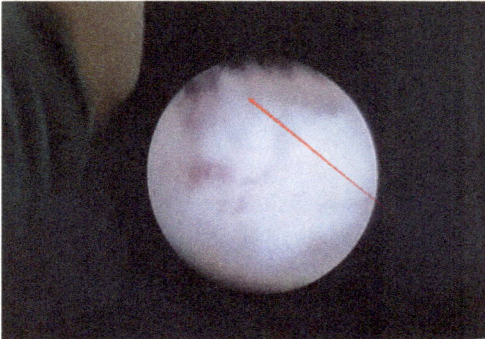

图 6-3-7 膀胱镜见增大的前列腺组织

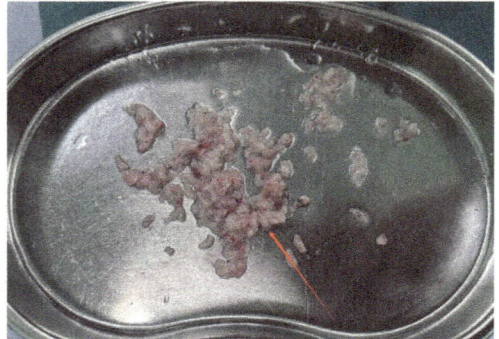

图 6-3-8 电切的前列腺病变组织

3．术后

术后患者表现为排尿功能有所改善，但伴手术部位疼痛、行动不便、排便不畅、烦躁不安。舌质暗有瘀点，脉细数。

病理诊断（图 6-3-9）：（前列腺电切标本）前列腺腺泡腺癌，Gleason 评分 7 分（预后分级分组 3/5 组），癌组织主要位于前列腺右尖、右中叶及右底，约占前列腺总体积的 40%；侵犯神经，未侵犯前列腺外纤维结缔组织及双侧前列腺外精囊腺；前列腺右尖及右底局灶外科切缘见癌组织，其余前列腺外科切缘、尿道切缘、膀胱颈切缘及双侧输精管断端均未见癌；送检（右盆腔）淋巴结未见转移癌（0/6）。病理分期：pT2N0M0 Ⅱ B 期。

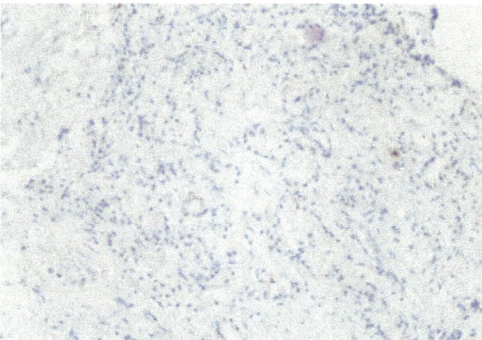

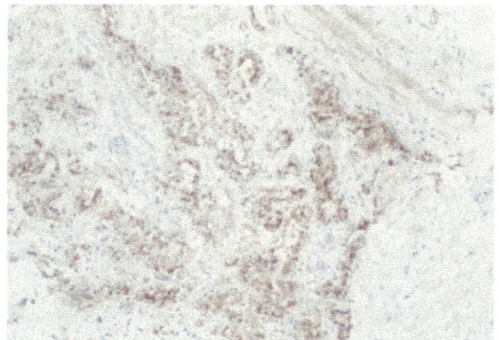

图 6-3-9 前列腺病理检查

【治疗】

（1）西医治疗：应鼓励患者早期下床，行盆底肌训练，清淡饮食，注意饮食禁忌，调畅情志。

（2）中医治疗。

1）针刺治疗。

治法：通调腑气止痛，润肠通便。

体针取穴如下（肢体穴位取双侧）。

天 枢 |	大 横 |	水 道 |	气 海 |
关 元 |	足三里 |	上巨虚 |	阴陵泉 |
支 沟 |	照 海 |	中 脘 |	四 白 |
曲 池 |	手三里 |	四 渎 |	太 冲 |
合 谷 |	足临泣 |	公 孙 |	太 溪 |
地 机 |	外 关 |	百 会 |	神 门 |

以上穴位中等强度刺激，留针 30 min，体针 5 组，每日 1 次。

头皮针平刺进针、中等强度刺激，留针 30 min，每日 1 次。

腕踝针沿皮下进针，留针 10 min，每日 1 次。予以中药热奄包调理脏腑。

2）灸法：改善患者术后下尿路症状。取穴：神阙、关元、气海、肾俞（双）。操作：患者先仰卧位，暴露局部皮肤，待灸完后再调整至俯卧位。艾条点燃后，对准穴位处，距离皮肤 2～3 cm 进行温和灸，以局部温热无灼痛感为宜，每穴灸 5～10 min，以皮肤红晕为度；重复上述步骤，依次灸完所有穴位。隔日施灸 1 次，共治疗 8 周。温针灸亦可。

3）中药汤剂：经辨证患者术后为气滞血瘀证，予桃仁红花煎加减治疗，1 剂 /d，水煎，分 2 次早晚服，连用 2 周。

4）药膳：车前子玉米须番茄汤。材料：番茄 150 g，车前子 20 g，玉米须 40 g，生甘草 10 g。做法：番茄洗净切块，车前子洗净用布包好与玉米须、生甘草一同入药罐，煮沸，小火续煮后取药汁，将药汁与番茄块一起煮汤食用，可加盐适当调味。

【总结】目前，西医对于前列腺癌主要采用外科手术、内分泌治疗、放疗、化疗、免疫治疗等综合治疗手段。该患者为早期前列腺癌，经尿道前列腺激光切除术（TULIP）是治疗该病的基石。在本病例中，患者初诊表现为湿热蕴结下焦所致。膀胱包裹前列腺，湿热内阻包络必然会影响膀胱气化，导致水道不利，故见排尿不畅等症。灼伤血络，则见血尿；上扰清窍，故见口苦口干；下注会阴，气血瘀滞，不通则痛。该患者中年发病，正气尚能抗邪，选用八正散加减，方中瞿麦、车前子、滑石等药，性味寒凉，能清热利尿、通淋排浊。该患者行手术治疗后，诊断为前列腺腺泡腺癌（pT2N0M0 Ⅱ B 期），术后伤口处疼痛明显，《针灸大成》中提到"腹内疼痛，内关、足三里、中脘"，故对这 3 个穴位按压以调节脏腑气机、振奋脾胃阳气。术后大便不通，在嘱患者早日下床活动的同时，予以穴位贴敷以促进胃肠蠕动。中医辨证为气滞血瘀证，予以桃仁红花煎加减活血化瘀、祛痛散结，同时辅以药膳车前子玉米须番茄汤。术后患者恢复较好，2 周后复查 TPSA 为 0.078 ng/mL，经综合评估尚未行辅助治疗。

参考文献:

[1]Schaeffer E M, Srinivas S, Adra N, et al. NCCN guidelines® insights: Prostate cancer, version 1.2023[J]. Journal of the National Comprehensive Cancer Network: JNCCN, 2022, 20(12): 1288–1298.

[2]Wasim S, Lee S-Y, Kim J. Complexities of prostate cancer[J]. International Journal of Molecular Sciences, 2022, 23(22): 14257.

[3]Zhiyuan Z, Bangmin H, Boyu Y. Complications and treatment strategies of androgen deprivation therapy for prostate cancer[J]. National Medical Journal of China, 2020, 100(34): 2641–2644.

[4] 李罡, 安瑞华. 转移性激素敏感性前列腺癌诊断和治疗的最新进展 [J]. 临床与病理杂志, 2021, 41(10): 2468–2475.

[5] 曾小福. 激素敏感性前列腺癌早期化疗的最新进展 [D]. 重庆: 重庆医科大学, 2018.

[6] 黄健, 张旭. 中国泌尿外科和男科疾病诊断治疗指南 [M]. 北京: 科学出版社, 2022.

[7] 李远鹏. 前列腺癌的中医辨证论治 [J]. 中国中医药现代远程教育, 2009, 7(12): 182-183.

[8] 杨雪圆, 陈其华, 蔡宛灵, 等. 中医药治疗前列腺癌的临床研究进展 [J]. 中医药信息, 2023, 40(10): 71-76, 81.

[9] 张晨光, 付信, 万玲君, 等. 中医耳穴压籽法对晚期前列腺癌患者癌性疼痛、睡眠障碍及细胞免疫功能的影响 [J]. 中国现代医生, 2022, 60(14): 136-138, 163.

[10] 贾英杰, 李小江, 杨佩颖, 等. 中医外治法治疗前列腺癌的研究进展 [J]. 中医肿瘤学杂志, 2021, 3(5): 83-87, 93.

[11] 杨友友, 陈娟, 周春姣, 等. 火龙灸联合雄激素剥夺疗法治疗阳虚质前列腺癌下尿路症状的临床观察 [J]. 广州中医药大学学报, 2020, 37(12): 2375-2381.

[12] 杜子媚, 蒋学文, 苏金英. 穴位贴敷联合腕踝针治疗前列腺癌轻中度疼痛的临床护理分析 [J]. 实用临床护理学电子杂志, 2020, 5(11): 38.

[13] 宋楠楠, 林恩德, 陆斌. 陆斌主任运用"益气固元针法"治疗前列腺癌根治术后尿失禁经验浅析 [J]. 针灸临床杂志, 2020, 36(2): 80-83.

[14] 李震东, 吕婷婷, 吕坚伟, 等. 电针神经刺激治疗前列腺癌术后尿失禁疗效分析 [J]. 上海医药, 2016, 37(14): 7-9, 14.

[15][陆琴琴, 王卫红. 温和灸联合盆底肌锻炼治疗前列腺癌根治术后尿失禁的临床研究 [J]. 上海针灸杂志, 2021, 40(6): 739-743.

[16] 程琼. 穴位贴敷联合艾灸在前列腺根治术后尿失禁患者中的效果观察 [J]. 临床医药文献电子杂志, 2019, 6(77): 17, 19.

[17] 刘德果，陈其华，李博 . 温阳补肾汤加减联合穴位刺激辅助治疗前列腺癌骨转移临床研究 [J]. 新中医，2021，53(4): 137-142.

[18] 陆莹，刘筱迪，牛潇菲，等 . 中医对减轻前列腺癌内分泌治疗相关潮热的研究进展 [J]. 空军军医大学学报，2022，43(3): 230-234.

[19] 李斌 . 阿是穴施灸联合西药治疗恶性肿瘤骨转移的疗效分析 [J]. 中国中医药科技，2013，20(3): 286-287.

[20] 华宇，钟宁，王海琴，等 . 蟾乌凝胶膏穴位贴敷配合五音疗法缓解癌性疼痛的临床研究 [J]. 上海针灸杂志，2015，34(11): 1053-1055.

[21] 方红薇，刘怀莉，李娟 . 穴位按摩缓解恶性肿瘤骨转移患者疼痛的疗效观察 [J]. 中国中医药科技，2012，19(2): 162-163.

[22] 周青，田雪飞，常德贵，等 . 前列腺癌中西医结合诊疗与健康管理中国专家共识 [J]. 中华男科学杂志，2022，28(10): 941-953.

[23] 吕立国，古炽明，李思逸，等 . 蜂针疗法在泌尿系统肿瘤应用典型病案解析 [J]. 中国中西医结合外科杂志，2022，28(4): 554-556.

| **第四节　阴茎癌** |

一、阴茎癌的概述

（一）流行病学

阴茎癌是一种少见的泌尿生殖系统恶性肿瘤，好发年龄为 50 ～ 70 岁，据估计世界范围内每年新发病例约 26000 例，占男性癌症新发病例的比例不足 1%，不同国家和民族间发病率存在巨大差异，与社会经济发展水平密切相关。总体上讲，发达国家的发病率要显著低于发展中国家。根据文献报道，欧美等西方发达国家发病率为（0.1 ～ 1.0）/10 万，而巴西的发病率则高达（2.8 ～ 6.8）/10 万。阴茎癌发病率同样会受到宗教信仰、民族传统及卫生习惯等的影响，以色列犹太人的阴茎癌发病率世界最低，与其新生儿行包皮环切的宗教传统有关。

阴茎癌曾是我国常见的泌尿系统恶性肿瘤，随着社会经济发展、人们卫生条件改善，我国阴茎癌发病率显著降低，接近欧美国家水平；根据国家癌症中心全国肿瘤防治研究办公室最新公布的粗发病率为每年 0.61/10 万。但鉴于我国地区经济发展的不平衡性，在一些欠发达地区该病并非罕见。随着人乳头状瘤病毒（human papilloma virus，HPV）疫苗的逐渐推广使用，阴茎癌发病率有望进一步降低。

（二）病因、临床表现及诊断

阴茎癌的确切病因尚不明确，但与其发病相关的一些危险因素已被确认，如 HPV 感染、包茎、吸烟等。阴茎癌患者中有非常高比例的患者感染 HPV-16、18、31、33 型，Bowen 病及 Queyrat 增殖性红斑等 HPV 感染所致癌前病变会导致侵袭性阴茎癌发病风险增高。总体来讲，30% ～ 50% 的侵袭性阴茎癌与 HPV 感染相关，尤其是 HPV-16 的感染。因此，在高危人群中推广 HPV 疫苗的使用非常必要，包茎也是阴茎癌重要的危险因素，新生儿包皮环切是预防侵袭性阴茎癌的一个强有力保护因素。硬化性苔藓等阴茎慢性炎症也是阴茎癌的常见危险因素，4% ～ 8% 的硬化性苔藓会发生恶变。生活方式与社会经济发展水平也与阴茎癌的发生存在相关性。吸烟可使阴茎癌发病风险增高 5 倍，肥胖、阴茎局部卫生条件不佳也与阴茎癌发病风险增高有关。其他危险因素还包括教育水平、性伴侣多、初次性生活时间等。

早期病变可表现为阴茎头或包皮上皮增厚，或脱屑、浅表糜烂，常不易发现。多数病例表现为龟头部丘疹、溃疡、疣状突起或菜花样肿块，继而糜烂，边缘硬而不整齐，自觉刺痛或烧灼样痛。随着病情进展阴茎前段常有脓性或血性分泌物流出，隔着包皮触摸，有肿块或结节感，局部有压痛。性交时可伴有出血、异物感或疼痛。

晚期病变肿物可从包皮口及皮肤穿出，呈菜花样。继而侵犯整个阴茎海绵体和尿道海绵体，阴茎可出现明显肿胀、变形，溃疡面增大、加深，常有恶臭分泌物。患者常伴有疼痛、排尿困难等症状。伴随症状晚期可伴有腹股沟淋巴结肿大，可出现淋巴结破溃、感染及出血。肿瘤远处转移可出现骨痛、肝功能损伤、食欲不振、全身消瘦、贫血等表现。

（三）检查

1. 影像学检查

原发病灶的影像学检查主要包括超声和 MRI，有助于更准确地评估病灶的浸润程度。特别是对于肥胖、隐匿型阴茎等难以进行体格检查的患者，MRI 可以作为替代手段。对于拟保留阴茎器官的患者，建议术前行人工（前列腺素 E）诱导勃起的 MRI 或超声检查。人工诱导勃起的 MRI 在排除阴茎海绵体侵袭方面具有一定优势，但是该检查可引起患者的痛苦和不适。据报道 MRI 预测阴茎海绵体、尿道受侵的敏感性和特异性分别为 82.1% 和 73.6%，以及 62.5% 和 82.1%。有研究发现超声在检测阴茎海绵体浸润方面具有比 MRI 更高的敏感性，特异性方面两者接近。

2. 病理活检

阴茎癌原发病灶位置表浅，即使包茎也较容易获取病变组织行病理学检查。在进行原发病灶局部治疗前，病理活检是必需的。具体方法可根据病灶的特点选择切除活检、组织穿刺活检、微针抽吸活检或刷试活检等。对于小的、表浅或位于包皮的病灶，完整切除和组织活检同时进行也是一种治疗方案。

二、阴茎癌的西医治疗

1. 化疗

阴茎癌对化疗药物通常不太敏感，化疗多用于辅助治疗和联合治疗，极少作为单一治疗方式。常用的化疗药物有平阳霉素、阿霉素、长春新碱、环磷酰胺、甲氨蝶呤、5-氟尿嘧啶等。目前，以顺铂为基础联合紫杉醇、环磷酰胺、甲氨蝶呤、5-氟尿嘧啶等是最活跃的一线化疗方案。顺铂通常耐受良好，有研究认为其是前瞻性研究中评估疗效最好的治疗药物，也是其他肿瘤化学治疗的一种常用药物，如前列腺癌、肺癌、卵巢癌等。且顺铂与 5-氟尿嘧啶联用也是一种合理的治疗方案，虽然 30% 的患者可观察到严重的中性粒细胞减少，但其带来的疗效确实显著且稳定。

2. 手术治疗

手术治疗分为原发病灶切除及淋巴结清扫。根据不同患者肿瘤的差异性及其期望值的不均一性，选择合适的治疗方式往往能获得较好的治疗效果，并能控制术后并发症，改善预后提高患者生存质量。其中，起源于阴茎体、包皮、龟头等部位的原发病灶切除以开放手术切除为主，其手术方式包括包皮环切术、阴茎局部/部分或全切术。目前，对于转移淋巴结清扫的标准存在较大争议，常见的有开放和利用腹腔镜两种方式进行清扫。

3. 放疗

阴茎癌放疗可选用外照射和近距离放疗，一般不推荐将其作为阴茎癌的首选治疗方案，可用于阴茎局部或全部切除的术前、术后辅助治疗，也可用于晚期肿瘤的保守治疗。放疗的急性并发症包括皮肤黏膜水肿、湿性脱皮、排尿困难，晚期并发症包括阴茎坏死、尿道狭窄、纤维质炎等。优质的护理可在一定程度上减少上述并发症的发生。

4. 随访

阴茎癌的随访非常重要，因为它可以尽早发现阴茎局部和区域淋巴结的转移或复发，绝大多数早期发现转移或复发的患者仍有治愈的可能，而且它也是评估患者预后和预测近远期并发症的唯一方法，对于探索提高患者术后生活质量的方法具有借鉴意义。局部或区域淋巴结复发通常发生在初次治疗后的2年内，5年后所有复发均为局部或新的原发病变。这项研究支持在前2年进行强化随访方案，之后进行低频率随访，总共至少5年。现在对于5年以上的随访时间与策略没有一个统一的标准，我们推荐对于5年以后的患者，依旧建议定期随访。

三、阴茎癌的中医治疗

中医学认为，阴茎属肾，故称阴茎癌为"肾岩翻花"。《医宗必读》言："积之成者，正气不足而后邪气踞之。"《疡科心得集·辨肾岩翻花绝证论》曰："夫肾岩翻花者，俗名翻花下疳。由其人肝肾素亏，或又郁虑忧思，相火内灼，水不涵木，肝经血燥，而络脉空虚，久之损者愈损，阴精消涸，火邪郁结，遂郁疾于肝肾部分。"《圣济总录》论瘤曰："瘤之为义，留滞而不去，气血流行，不失其常，则形体和平，无或余赘，乃郁结壅塞，则乘虚投隙，瘤所以生。"《灵枢·百病始生篇》曰："积之始生，得寒乃生。"

四、中西医结合治疗在阴茎癌围术期的应用

由于阴茎癌疾病的特殊性，患者的体质一般较差，而对于符合手术指征的阴茎癌患者，手术后部分患者可能出现一些院内感染，也可能因为化疗放疗出现各种严重不良反应及相关并发症而无法完成治疗计划。因此对阴茎癌患者围术期的各类护理极为

重要。围术期护理可以为手术创造更好条件，巩固、提高手术疗效，协同提高化疗放疗的效果，减少或减轻各种不良反应和并发症而在各类临床护理中，中医处理表现出了独到的疗效，通过中医药对"围术期"的处理，可极大地协助肿瘤患者更好地适应针对性手术治疗，也可帮助患者的术后恢复，临床工作者们可以在中西医互为补充中发挥中医药优势。

（一）术前

手术时间的早晚，对阴茎癌的预后具有重大影响。虽然我们提倡尽可能早地施行手术治疗，但具体应用过程中常常会受到患者当时身体状况的制约。据临床实践经验，许多学者提出此阶段中医药的运用应以调整患者的气血阴阳、脏腑功能为原则，使患者最大限度地恢复近"阴平阳秘"的状态，这是早日进行手术并顺利完成的关键。具体而言，由于阴茎癌患者的体质多以"虚"为主，中医药在此阶段的调理多以扶正培本为主，如补气养血、健脾益气、滋补肝肾等，常用方如四君子汤、四物汤、八珍汤、十全大补汤、保元汤、六味地黄汤等。现代药理亦证实，这些方药大都可以改善机体的免疫功能，从而提高患者术前的各种应激能力。也可配合针刺、灸法等非药物疗法，以及八段锦、太极拳、音乐疗法等。

（二）术中

化疗、放疗因为其对细胞的毒性，通常情况都会出现并发症，如果并发症十分严重，需要医生正确、及时地应对，减少损伤。最常见的有以下几种：恶心、呕吐、食欲不振、周身乏力、厌油腻等。中医辨证主要为脾胃不和，治疗以和胃降逆、消食导滞、健脾调中为主、可予橘皮竹茹汤合保和丸加味。化疗引起骨髓抑制可以表现为白细胞下降，机体抵抗力减低，容易引起感染性疾病；血小板低下出现出血性疾病或紫癜；或者引起红细胞、血红蛋白下降出现贫血，出现头晕、心悸心慌、面色㿠白、唇舌淡白、疲乏肢软等。中医辨证主要为脾虚，气血生化乏源，肾虚精不化血，或脾肾两虚，中医治疗主要以健脾生血、补肾养精，或脾肾双补为主，可选补中益气汤、归脾汤、左归丸、健脾益肾冲剂等加减。

（三）术后

该阶段治疗的目的是防止局部感染，特别是伤口导致的泌尿系统感染。促进伤口愈合及机体免疫功能恢复，消除残留的癌细胞，以巩固疗效，防止复发、转移。其治疗原则是在辨病的前提下，进行辨证论治，整体调理，主要是对一些术后并发症的处理，并且重视患者的心理健康，适应阴茎切除术后身体的改变，进行适当锻炼如八段锦、太极拳等有氧运动，并适当聆听五行音乐等增强抗癌信心，预防抑郁的发生。

临床经典案例

刘某，男，73 岁，因"发现阴茎肿块伴疼痛瘙痒 1 个月余。"于 2023 年 11 月就诊。

【现病史】患者家属代诉患者于 1 个月余前发现阴茎肿块，伴疼痛、瘙痒，遂于当地中心卫生院住院，于 2023 年 10 月 28 日在神经阻滞麻醉下行包皮环切术并予以左氧氟沙星抗感染等对症支持治疗，术后病检提示（阴茎包皮）疣状鳞癌，小灶鳞癌分化；今为进一步治疗来我院就诊，门诊以"阴茎癌"收入院。

【既往史】约 30 年前行右侧腹股沟疝气手术。否认结核等传染病病史。否认高血压、冠心病、糖尿病等慢性疾病病史，否认手术、外伤史，否认输血史。预防接种史不详。

【体格检查】体温 36.5℃，脉搏 88 次 /min，呼吸 20 次 /min，血压 141/86 mmHg。包皮环切术后，缝线固定在位，阴茎稍水肿，阴茎头部左侧可见一菜花样肿块，大小约 2 cm×1 cm，颜色淡红，无渗出，轻压痛；双侧睾丸、附睾形态大小基本正常。

【实验室检查】

（1）血常规：白细胞 $5.89×10^9$/L，嗜中性粒细胞百分比 71.20%，红细胞 $3.84×10^{12}$/L，血红蛋白 119.00 g/L，血小板 $241.00×10^9$/L。

（2）血型鉴定 (ABO+RHD)：B 型，RhD 阳性，血型单特异性抗体鉴定阴性。

（3）凝血常规：纤维蛋白原 4.15 g/L。

（4）肝功能：总蛋白 64.40 g/L，余项正常。

（5）肾功能：肾小球滤过率 59.00 mL/min，肌酐 107.00 μmol/L。

（6）电解质：钙 2.09 mmol/L。

（7）血糖：7.12 mmol/L。心肌酶谱：乳酸脱氢酶 227.00 IU/L。

（8）输血前四项、血脂均未见异常。

【影像学检查】

（1）心电图：正常心电图。

（2）双侧腹股沟淋巴结彩超：双侧腹股沟区多发低回声结节，考虑腹股沟淋巴结增大（左侧部分形态不规则）。请结合临床考虑，建议进一步检查、复查。

（3）包皮环切术后组织病理检查：（阴茎包皮）疣状鳞癌，小灶鳞癌分化，镜下底切缘净。

【诊断】

中医诊断：阴茎癌，气虚毒滞证。

西医诊断：

① 阴茎恶性肿瘤；

② 龟头包皮炎；

③ 轻度贫血。

【辨病辨证依据】患者 73 岁，以"发现阴茎肿块伴疼痛瘙痒 1 月余"为主症，症见阴茎龟头处可见肿块，伴瘙痒、轻微疼痛，无排尿困难、畏寒发热、恶心呕吐等不适，精神状态良好，饮食正常，夜寐安，体重无明显变化，大便正常，小便正常。舌淡，苔白腻，脉沉细。辨病属阴茎癌范畴，辨证为气虚毒滞证。本病病位在子系，病性属虚实夹杂，预后较差。

【治疗】

1. 术前

（1）耳穴压豆：术前对患者进行耳穴压豆以缓解患者术前紧张焦虑的情绪。首先对患者耳部进行望诊，找到脾、胃、大肠、小肠等耳穴的阳性反应点并做好标记，每次选择 3～5 个耳穴用以压豆；常规皮肤消毒后一手固定患者耳部，另一只手用镊子将王不留行籽耳豆贴固定在穴位上，并对埋豆的穴位进行按压，力度以患者感到酸、胀、热和微痛为宜，每日 3 次，每次每个穴位按压 1 min。

（2）穴位贴敷：吴茱萸、小茴香、高良姜、醋香附、细辛、干姜、冰片，以上中药材打成粉剂，以姜汁调成糊状，贴敷穴位取双侧足三里、内关、中脘等穴位，清洁皮肤后将贴敷的中药块用胶带固定。每日 1 次，每次 3～4 h。

2. 术中

先于左侧腹股沟处做一长约 3 cm 的斜行切口，依次切开皮肤及皮下组织，发现多个大小不等的淋巴结，选择一较大者完整切除（约 1.0 cm×1.0 cm），送病理检查。用无菌手套将菜花状腐烂癌肿的阴茎头予以套入 3-0 丝线结扎防止种植转移。阴茎根部扎止血带，遂距离癌肿边缘 2 cm 处予以环行切开阴茎皮肤，分离阴茎浅深筋膜直至白膜，锐性和钝性分离尿道海绵体，将其与阴茎海绵体分离，于两层海绵体之间界面分离，出血较少。仔细分离阴茎背浅静脉、背深静脉、阴茎背动脉及神经，分别将其结扎、切断。切断阴茎海绵体，但保留与尿道海绵体相邻的阴茎白膜，以防尿道坏死和外口狭窄。继之向远端分离尿道，在距阴茎海绵体断端 1.0～1.5 cm 处横断尿道，横切尿道末端形成左右两瓣。用 4-0 丝线间断缝合阴茎海绵体断端，缝线穿过两侧阴茎白膜及纵隔。松开止血带，仔细止血后，用 4-0 丝线纵向间断缝合阴茎筋膜，将皮肤创缘纵向间断缝合。将尿道末端左、右两瓣的黏膜外翻与皮缘缝合，形成向外凸出的尿道外口，最后留置导尿管（图 6-4-1～图 6-4-4）。

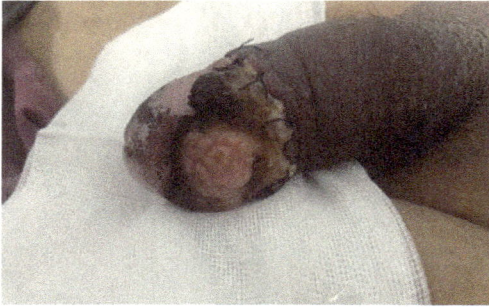

图 6-4-1 术前阴茎病变

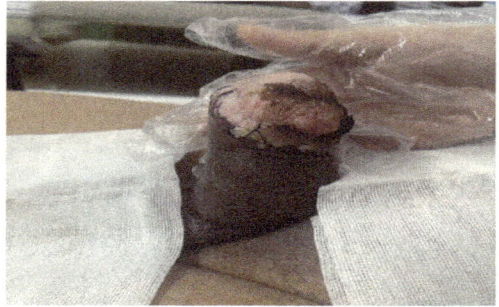

图 6-4-2 术前阴茎病变

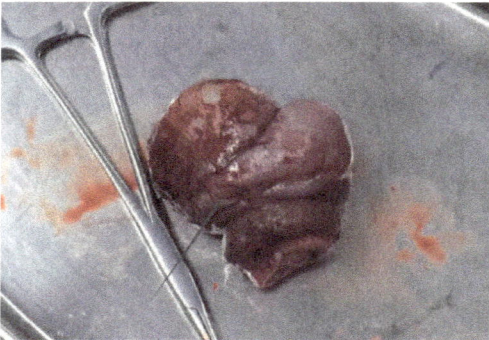

图 6-4-3 切下的病变阴茎组织

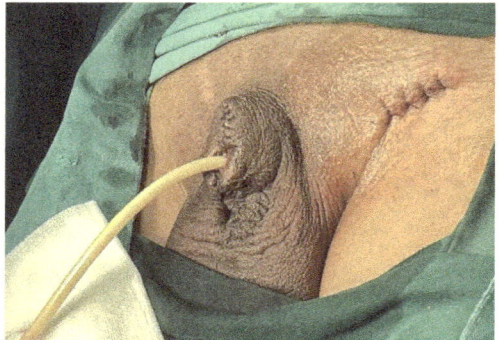

图 6-4-4 术后

病理结果：

①（阴茎肿物）阴茎龟头部及冠状沟疣状鳞癌，肿瘤体积约 3.5 cm×2.7 cm×0.9 cm，肿瘤基底部见部分经典型中分化鳞状细胞癌分化。癌浸润至皮下组织，白膜及海绵体未见癌累及，未见明确脉管、神经侵犯。阴茎海绵体切缘、皮肤切缘及尿道切缘均未见癌残留。

②（腹股沟）淋巴结（0/1）未见癌转移。病理分期：pT2N0M0 ⅡA 期。

3. 术后

西医予止血、止痛、抗感染等对症支持治疗。根据患者舌苔脉象：舌淡苔薄白，脉沉细，辨证属气虚毒滞证。

（1）灸法：双侧涌泉、足三里、三阴交、天枢、神阙、关元。

（2）穴位贴敷治疗：四子散外敷双侧涌泉、足三里、三阴交、天枢、神阙、关元。四子散外敷神阙，促进胃肠功能恢复。

（3）耳穴压豆：肝、肾、三焦、前列腺、膀胱。

（4）手指点穴：手三里、足三里、中脘、天枢、大横。

（5）中医定向透药（活血安痛酒，腰背部）行气通络。

（6）中药口服：辨证属气虚毒滞证。治以益气扶正之八珍汤加减治疗，具体中药如下：白术 15 g，党参 10 g，茯苓 15 g，山药 15 g，生地黄 15 g，当归 15 g，白芍 10 g，川芎 10 g，黄芪 15 g，盐车前子 10 g，大枣 15 g，炙甘草 6 g。7 剂，水煎，日一剂，分两次服。

【总结】原发性阴茎癌治疗目的是完全切除肿瘤，同时尽可能地保留器官功能。因大多数阴茎癌局限于阴茎头和包皮，故可以通过器官保留手术进行治疗。治疗应基于准确的术前分期、患者身体状况、外科医生等因素来实现个体化，如切缘阳性，应采用术中冰冻切片及再次手术，以达到切缘阴性。对于保留阴茎的患者，局部控制仍是有效的且局部复发对疾病特异性生存率的影响较小。患者应密切监测自身病情，包括自我检查和医生进行体格检查。早期发现局部复发至关重要，在扩散至淋巴结和远处前应采取及时治疗。保留阴茎十分重要，让患者保留排尿功能和性功能，以提高术后患者生活质量和精神健康。

参考文献：

[1] 李杰，周洁 . 中医药治疗阴茎癌验案举隅 [J]. 长春中医药大学学报，2013，29(5): 857.

[2] 龙彦，朱勇 . 中医药防治男性人乳头状瘤病毒感染 [J]. 云南中医药大学学报，2024，47(1): 85-89.

[3] 武迎梅 . 中医治疗阴茎癌验案 1 则 [J]. 北京中医，2007，26(6): 377-378.

[4] 戚广崇，潘明 . 男科手术后的中医调理 [C]// 中华中医药学会男科分会第十八次学术大会暨第六次河南省中西医结合男科高峰论坛论文集 . 2018: 873-877.

[5] 徐建春，刘德凯，贾昆龙 . 婴幼儿包茎及包皮过长治疗进展 [J]. 中华男科学杂志，2010，16(7): 579-583.

[6] 王晶，张秋鹂，杨敏，等 . 外阴硬化性苔藓伴发外阴恶性肿瘤的研究进展 [J]. 中国皮肤性病学杂志，2022，36(2): 222-224，229.

[7] 高艳娥，杨梅 . 人乳头状瘤病毒感染与宫颈癌的相关性及对策 [J]. 中华临床医师杂志（电子版），2013(4): 1415-1418.

[8] 贾光旭 . 80 例阴茎癌诊治体会 [J]. 内蒙古中医药，2014，33(10): 50-51.

[9]KAYES O，MINHAS S，ALLEN C，等 . 磁共振影像学在阴茎癌局部分期的作用 [J]. 临床泌尿外科杂志，2007，22(11): 879.

[10] 王凯臣，张慕淳，霍威，等 . 腹股沟淋巴结活检在老年阴茎癌手术中的作用 [J]. 中国老年学杂志，2012，32(9): 1962.

[11] 孟琳慧，郑丽媛，刁文雅，等 . 阴茎癌免疫治疗 1 例 [J]. 中日友好医院学报，2022，36(5): 313，315.

[12] 曲弘辰，穆中一，黄焱，等 . 晚期阴茎癌围术期化疗疗效的荟萃分析 [J]. 现代泌尿生殖

肿瘤杂志，2020，12(4): 221-227.

[13] 邹青，喻彬，须霆，等 . 阴茎癌综合治疗的探讨 [J]. 海南医学，2008，19(12): 31-32.

[14] 周学鲁 . 腹腔镜腹股沟淋巴结清扫术在阴茎癌治疗中的研究进展 [J]. 中国微创外科杂志，2012，12(11): 1048-1050.

[15] 周芳，车晓艳，吴靓，等 . 阴茎癌患者围术期伤口干预的临床护理 [J]. 中华男科学杂志，2018，24(5): 466-467.

[16] 田启维, 胡希恒, 李杨乐 . 阴茎癌患者阴茎部分切除术后性功能与社会心理状况的研究 [J]. 医学临床研究，2020，37(9): 1290-1293.

第七章　妇科肿瘤

| 第一节　宫颈肿瘤 |

一、宫颈癌的概述

（一）流行病学

宫颈癌是指发生在妇女子宫颈阴道部或移行带的鳞状上皮细胞及颈管内膜的柱状上皮细胞交界处的恶性肿瘤，是妇科较常见的恶性肿瘤之一，占妇科癌症的 50%，70% 的患者为中年妇女。大体观察有四种不同类型：菜花型（乳头状型）、溃疡型、弥漫浸润型和结节型。病理学以鳞状细胞癌占绝大多数 (95% ～ 98%)，腺癌与混合癌较少。

现代医学对本病病因尚未弄清，但认为与早婚早育、多产、宫颈糜烂、宫颈裂伤、性交过频、包皮垢及精神刺激等因素有关。最近研究发现似与单纯疱疹病毒Ⅰ型感染有关。

（二）西医病因与发病机制

现代研究发现，宫颈癌的发病主要是由高危型 HPV 持续感染引起的，几乎所有的宫颈癌标本中都可以找到 HPV。宫颈癌是目前人类所有癌症中唯一病因明确的癌症，宫颈癌也是目前唯一可以做到早期发现的妇科癌症。

（三）中医病因病机

中医学认为，子宫颈癌病位在胞宫，发病是情志失调、饮食不节、劳逸失当、禀赋差异等导致肝、脾、肾等脏腑功能失调，肝气失于疏泄，血行不畅日久成瘀；肾阳不足、脾气虚损，温煦、运化功能失司，水液停聚，而成痰湿。外因房事不当，导致湿毒侵袭、浸淫子门。气滞、血瘀、痰湿、毒邪等蕴结胞宫，日久酿为癌毒，冲任失调，带脉失约，内生癌肿，发为此病。

（四）诊断

临床前宫颈癌指的是缺乏典型的症状、没有肉眼所见的病灶，不能借助肉眼活检达到诊断的早期浸润癌。临床型宫颈癌的诊断在流程上简单很多，比较容易"定性"，但"定期"需要一定的专业能力，至少由两名高年资的妇科肿瘤医生来完成。

二、 宫颈癌的西医治疗

（一）手术治疗

子宫颈癌手术治疗方式包括保留生育功能手术、不保留生育功能手术、盆腔廓清术和腹主动脉 ± 盆腔淋巴结切除分期手术。保留生育功能手术包括子宫颈锥切术和经腹或经阴道根治性子宫颈切除术。不保留生育功能手术采用 Querleu-Morrow（QM）分型，包括筋膜外子宫切除术（A 型）、改良根治性子宫切除术（B 型）、根治性子宫切除术（C 型）和超根治性子宫切除术（D 型）。C 型手术又分为保留膀胱神经型（C1 型）和不保留膀胱神经型（C2 型）。根治性子宫切除手术方式推荐开放性手术。放疗后盆腔中心性复发或病灶持续存在可选择盆腔廓清术，包括前盆腔廓清术、后盆腔廓清术和全盆腔廓清术。关于盆腔淋巴结的处理，可选择双侧盆腔淋巴结切除或前哨淋巴结显影。

（二）放射治疗

子宫颈癌放疗包括远距离体外照射（体外照射）和近距离放疗，两者针对的靶区不同，外照射主要针对子宫颈癌原发灶和盆腔蔓延及淋巴转移区域，近距离放疗主要照射子宫颈癌的原发病灶区域。应有足够的剂量以保证疗效，与此同时也需要最大限度地保护邻近正常组织，提高患者生存质量。需要根据患者一般状况、肿瘤范围以及治疗单位放疗设备条件、患者意愿来选择放疗方式。

三、 宫颈癌的中医治疗

《素问·宝命全形论》曰："一日治神，二日知养身。"中医强调阴平阳秘、形神合一的健康观，宫颈癌虽病位在下焦，但与五脏关系密切。因此，将脏腑功能和精神情志相联系，在宫颈癌治疗中常能够兼顾疾病本身发生发展、患者体质特点以及情志变化，达到形神同调的目的。中医学认为，女子以肝血为本，又多忧思悲愤，易导致肝血失养、肝失疏泄，影响到心、脾等脏腑功能，加重情志不遂，而宫颈癌患者本具有气血不畅、毒蓄下焦的病机，则更容易出现肝郁气滞、心神失养，诱发多种情志异常之疾。目前已有研究证实中药、针法、灸法、耳穴、气功、五行音乐疗法等能够通过中枢神经系统、外周神经系统、内分泌系统等途径在调节宫颈癌患者情绪方面发挥积极作用。

四、中西医结合治疗在宫颈癌围术期的应用

（一）术前

1. 体质虚弱

（1）西医治疗：从营养、运动、心理等三方面对患者实施术前干预，改善患者的身

心状况。以营养为主线，联合运动和心理干预措施，改善患者术前的前白蛋白水平、预后营养指数、营养风险筛查得分以及术后疲乏程度、首次下床时间、排气时间，旨在提高术前营养状况，促进术后康复。

（2）中医治疗：卵巢癌治疗首选肿瘤减灭术联合化疗，属"祛邪"抗癌，易损伤人体正气，降低机体免疫力，而中药方剂在调节人体免疫力、维持阴阳平衡方面有其独特的优势。研究中发现，和单纯予贝伐珠单抗注射液治疗卵巢癌比较，益气养阴汤结合贝伐珠单抗注射液一起治疗，能增强患者的免疫力，从而明显降低炎症因子和癌症标志物水平，利于术后的恢复。

2. 术前不良情绪

（1）西医治疗：临床发现宫颈癌患者术前长期处于精神压力大的状态可能促进肿瘤相关细胞因子和蛋白的表达，导致神经内分泌系统功能紊乱，降低就诊依从性，从而影响生活质量，增加癌症转移和复发风险，因此应积极进行心理疏导、治疗。

（2）中医治疗：东汉华佗《青囊秘录》载："善医者，必先医其心，而后医其身"。在常规治疗方法基础上，利用中药、针灸、耳穴、中医功法、五行音乐疗法等方法，形神同调，可在一定程度上缓解宫颈癌患者不良情绪，改善焦虑、抑郁状态，提高自我认同感和生活质量，且笔者尚未见报道严重不良反应。

（二）术后

1. 腹腔积液

（1）西医治疗：临床通常行腹腔穿刺置管引流术引流腹腔积液，以缓解患者痛苦，提高生活质量，延长生存时间。利尿剂是治疗腹腔积液的主要药物之一，但常规利尿剂对恶性腹水的有效率仅为30%，且不良反应多，包括呕吐、高血压、电解质紊乱等。血管内生长因子（vascular endothelial growth factor, VEGF）抑制剂有望成为新一线药物。VEGF在腹腔积液形成及腹膜转移中起主要作用，且与肿瘤的侵袭和转移潜能有关，在卵巢癌腹腔积液中的含量高于肝硬化腹腔积液。

（2）中医治疗：癌性腹水则属中医的"臌胀"范畴，肿瘤晚期正气亏虚，邪毒残留，肝脾肾亏虚，脾虚湿困，不能有效运化水湿，气、血、水邪毒结聚，致水液滞留于腹中而成臌胀。中医治疗上以温阳益气、健脾利水为准则。对晚期卵巢癌继发腹腔积液的患者，用温阳益气方剂结合化疗处理时，不仅能够减轻临床症状，缓解紧张不适的状态，改善患者病情，使患者更好地进行下一步治疗，还能提高生命质量，能够有效抑制发病，增强疗效。

（3）针灸治疗。

主穴：京门、章门、气海、关元、中极、水道、归来、天枢、府舍、中脘、阴陵泉。

配穴：气滞湿热内阻配伍期门、云门、腹哀、腹结、大横、足三里；肾虚不化配伍太溪；阳虚湿停配伍命门。针刺顺序：先针刺腹部穴位，再针刺胸廓穴位，最后针刺四肢穴位。

（4）其他疗法：中药灌肠适用于腹水伴有不完全性肠梗阻的患者，耳穴压豆可利水消肿，腕踝针可缓解疼痛，拔罐可缓解局部胀痛，根据病情也可以酌情选用适当的中医诊疗设备以提高疗效。

2. 体质虚弱

（1）西医治疗：从营养、运动、心理等三方面对患者实施术前干预，改善患者的身心状况。以营养为主线，联合运动和心理干预措施，改善患者术前的前白蛋白水平、预后营养指数、营养风险筛查得分以及术后疲乏程度、首次下床时间、排气时间，旨在提高术前营养状况，促进术后康复。

（2）中医治疗：卵巢癌治疗首选肿瘤减灭术联合化疗，属"祛邪"抗癌，易损伤人体正气，降低机体免疫力，而中药方剂在调节人体免疫力、维持阴阳平衡方面有其独特的优势。研究中发现，和单纯予贝伐珠单抗注射液治疗卵巢癌比较，益气养阴汤结合贝伐珠单抗注射液一起治疗，能增强患者的免疫力，从而明显降低炎症因子和癌症标志物水平，利于术后的恢复。

3. 化疗后不良反应

（1）西医治疗：宫颈癌化疗后可能出现多种不良反应。常见的有胃肠道反应，如恶心、呕吐、食欲不振等。还可能出现骨髓抑制，表现为白细胞、血小板、红细胞减少，易引发感染、出血和贫血。脱发也是常见症状，影响患者外观和心理。此外，可能有肝肾功能损害，出现乏力、黄疸、小便异常等。部分患者还会出现疲劳、口腔炎、周围神经病变等。这些不良反应会给患者带来身体和心理上的不适，但医生会采取相应措施进行预防和处理。

（2）中医治疗：中医对于卵巢癌术后复发转移的患者，在治疗时，一方面应平衡阴阳、调理气血津液，以助清除痰瘀毒邪；另一方面应时时补益冲任之正气，遵守"衰其大半而止"的原则，防止攻邪太过而耗伤正气。在治疗时应在"损者益之"的原则上，根据辨证论治理论合理采用清补之法。

4. 防治术后复发

（1）西医治疗：若为局部复发，可考虑再次手术切除或放疗，放疗包括外照射和近距离放疗，以控制局部肿瘤进展。若有远处转移，可进行化疗，使用多种化疗药物联合治疗，抑制肿瘤生长。还可采用靶向治疗，针对特定的分子靶点精准治疗。对于某些患者，也可考虑免疫治疗，激活患者自身免疫系统攻击肿瘤细胞。同时，积极给予支持治疗，缓解症状，提高患者生活质量，延长生存期。

（2）中医治疗：中医常采用调理冲任、补益肝肾之法，常用四物汤、左归汤、右归汤、十全大补汤等，在临床中取得良好疗效。临床诊治卵巢癌术后复发转移患者，常聚焦于卵巢癌的发病部位及病因，以冲任为枢，使药到病所，同时兼顾肝肾，以助调补冲任。通过清补冲任、补清兼施、标本同治的方法，从邪正两方面共同防治卵巢癌术后复发转移。

5. 下肢淋巴水肿

（1）西医治疗：综合消肿治疗（complex decongestive therapy，CDT）是目前保守治疗中最常用的方法，主要方法为手动淋巴引流、穿戴弹力袜、非弹力绷带加压治疗，可以预防早期淋巴水肿的发生，缓解下肢淋巴水肿紧绷感，减轻下肢沉重感等临床症状，更重要的是防止淋巴水肿愈演愈重。

（2）中医治疗。

1）中药治疗：中药治疗可根据患者不同的临床表现，制定相应的治疗处方，改善经络不通、气血瘀积、肝脾肾虚等情况，使机体达到一个动态平衡，促进血液流动，利水消肿，促进淋巴水肿的消退。

2）针灸治疗：根据中医描述，子宫颈癌治疗后下肢淋巴水肿属于"脉痹""水肿"范畴，主要由于脾虚阳损、水湿停滞脉中使经脉阻塞，气滞湿郁，若气血通过经络达到全身，则可以疏通瘀阻。温针灸联合肌内效贴治疗子宫颈癌术后下肢淋巴水肿效果显著。

6. 排尿障碍

（1）西医治疗：NSRH 组行 QM-C1 型手术，即术中保留盆腔自主神经的 RH，RH（A）和 RH（B）组行 QM-C2 型手术，即 RH。术中完全游离双侧输尿管，自直肠水平切断宫骶韧带，切除距肿瘤或宫颈 15～20 mm 的阴道和宫旁组织。在 QM-C1 型手术中，分离腹下神经后切断宫骶韧带，盆丛神经的膀胱分支走行于膀胱外侧韧带，在膀胱宫颈韧带后叶内寻找并切断膀胱上静脉，暴露盆丛神经，切断盆丛子宫支，保留膀胱支。

（2）中医治疗。电针神经刺激治疗。髂腹下神经和髂腹股沟神经（腹四针）电针针刺位置：患者取仰卧位，根据髂腹下神经、髂腹股沟神经走向，选择下腹部 4 个针刺点。上两针刺点：脐下 3 寸（同身寸，用于确定穴位在体表的位置），旁开 2.5 寸（双侧）。于髂腹下神经走行位置，斜刺，深度为 1～2 寸，使针感放射至尿道或外阴部。下两针刺点：脐下 4 寸，旁开 1.5 寸（双侧）。于髂腹股沟神经走形位置斜刺，深度为 1～2 寸，使针感强烈并放射至尿道或外阴部。

7. 放射性肠炎

（1）西医治疗：经影像学、细胞学和病理学确诊为恶性肿瘤放疗后引起的急性放射性肠炎，服用左氧氟沙星、盐酸洛哌丁胺等药物，必要时给予肠外营养。

（2）中医治疗：采用肠癖方加减。组方药材：半枝莲、白花蛇舌草各 30 g，黄芪、白术、茯苓、乌梅、薏苡仁各 15 g，地榆炭、蒲黄炭、白芍各 12 g，太子参、神曲、葛根、黄芩、石榴皮、防风各 10 g，三七粉 6 g，甘草 5 g，女贞子 2 g。口干、腹泻频繁者，加天花粉、石斛；面色苍白、心悸乏力、失眠不寐者，加当归、熟地黄或首乌藤、酸枣仁；腹胀明显者，加木香、枳壳、厚朴、乌药；腹痛严重者，加红藤、赤芍；乏力、纳差甚者，加山药、山楂、鸡内金；体虚外感者，加荆芥、防风。

临床经典案例

刘某，女，57 岁，因"绝经后阴道流血 4 月余，发现宫颈病变 3 月"于 2023 年 5 月就诊。

【现病史】患者于 4 月余前无明显诱因出现阴道流血，量一般，无腹痛腹胀等不适，到旺旺医院就诊，行宫颈活检术，病理报告单（旺旺医院 2023-02-23）：（宫颈活检组织）送检见乳头状鳞状细胞癌，灶性可疑浸润。建议其住院治疗，患者拒绝，自行服用药物（具体不详）治疗，未见明显好转，遂于今日来我院门诊就诊，门诊以"宫颈癌"收住入院。现症见：阴道少量流血，无腹痛腹胀等不适，患者精神状态良好，无恶寒发热，食欲食量正常，睡眠情况良好，体重无明显变化，大便正常，小便正常。舌红，苔薄白，脉滑数。

【既往史】既往高血压史半年，最高达 200/103 mmHg，规律服用苯磺酸氨氯地平片 1 粒，日 1 次，血压控制情况尚可。健康状况一般，否认冠心病、糖尿病等慢性疾病病史，否认手术、外伤史，否认输血史。预防接种史不详。否认食物药物过敏。

【生命体征】体温 36.2℃，脉搏 61 次 /min，呼吸 20 次 /min。血压 130/91 mmHg。

【婚育史】19 岁结婚，生有 1 女，配偶及子女均体健。

【月经史】初潮 12 岁，7 d/28 ～ 30 d。月经周期规则，月经量多，颜色正常。有血块，无痛经。

【绝经史】患者 48 岁时末次月经。

【体格检查】外阴发育正常；阴道通畅，可见中等量暗红色血液；宫颈呈菜花状，扪及 3 cm×3 cm 大小的包块，后穹隆变浅；宫体为后位，大小正常；附件区未扪及明显异常。

【实验室检查】

（1）肝功能：球蛋白 40.80 g/L，白球比 1.07，谷丙转氨酶 41.80 IU/L，谷草转氨酶 36.90 IU/L。

（2）血脂：甘油三酯 2.89 mmol/L，高密度脂蛋白胆固醇 0.67 mmol/L。

（3）鳞状细胞癌相关抗原测定 (SCC)- 化学发光法：鳞状上皮细胞癌抗原 2.33 ng/mL。

（4）空腹血糖结果正常。

（5）尿液分析：pH 7，隐血 ++。

（6）大便常规阴性。

【影像学检查】

（1）病理报告单（2023 年 2 月 23 日，外院）：（宫颈活检组织）送检见乳头状鳞状细胞癌，灶性可疑浸润。

（2）心脏彩超：

① 左房增大，室间隔稍厚，左室壁运动欠协调；

② 二尖瓣、三尖瓣、主动脉瓣轻度反流；

③ 主动脉瓣退行性变；

④ 左室舒张功能减退，收缩功能正常。

（3）腹部彩超：脂肪肝；胆囊壁毛糙；右肾囊肿。

（4）双侧下肢深静脉彩超：双侧下肢深静脉血流通畅。

（5）胸部 + 全腹部 CT（图 7-1-1，图 7-1-2）：

① 双肺数个小结节，考虑 LU-RADS 2 类，建议年度复查；右肺中叶内侧段少许慢性炎症；附见：甲状腺左侧叶结节，结合超声检查；

② 宫颈增粗、饱满伴内密度强化不均，子宫体积稍大，请结合临床；双侧附件稍饱满，结合临床；脂肪肝；右肾多个小囊肿。

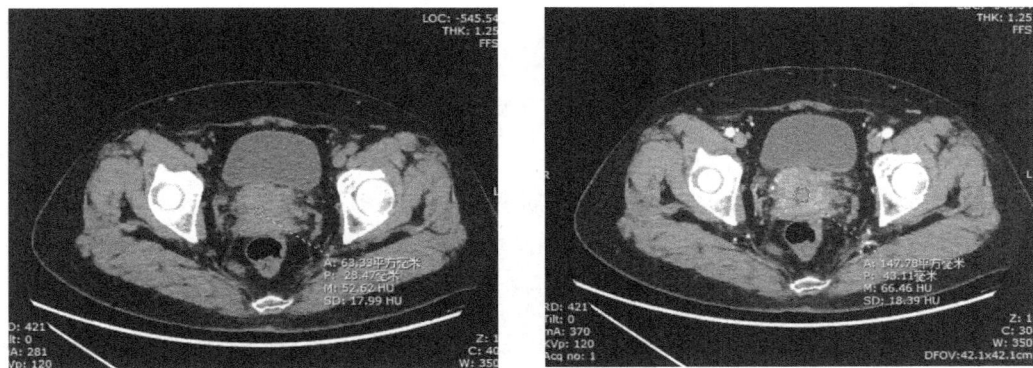

图 7-1-1　盆腔 CT 见宫颈增粗、饱满

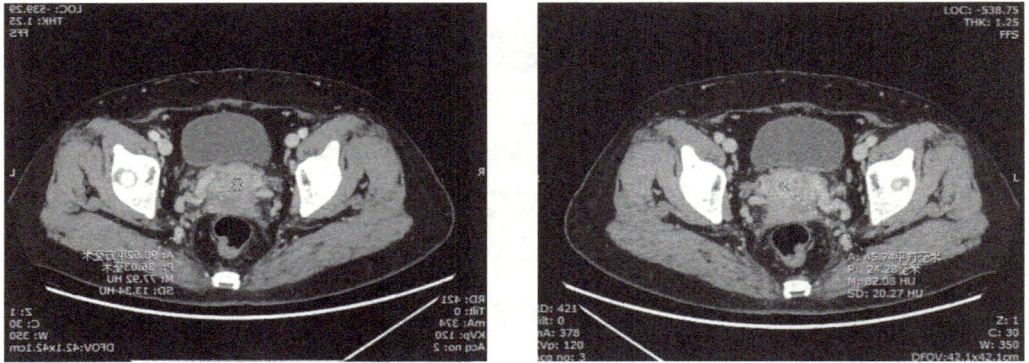

图 7-1-2 盆腔 CT 见双侧附件稍饱满

【诊断】

中医诊断：宫颈癌，湿毒蕴结证。

西医诊断：

① 宫颈癌 Ⅱ A1 期；

② 高血压（3 级，极高危）；

③ 降结肠息肉；

④ 直肠息肉；

⑤ 直肠炎；

⑥ 肾囊肿；

⑦ 甲状腺结节。

【辨病辨证依据】患者 57 岁，女，以阴道异常流血为主症，症见阴道流血，量一般，患者感染湿热之邪，日久酿毒，遂成宫颈癌。舌红，苔薄白，脉滑数，辨病属宫颈癌范畴，辨证为湿毒蕴结证。本病病位在胞宫，病性属实，远期预后差。

【治疗】

1．术前

（1）耳穴压籽：缓解焦虑，提高睡眠质量。主穴为肾门、内分泌和皮层下，辅穴如交感神经、肾上腺等，指导患者在留埋期间每天按压 3 ～ 5 次，每次 30 秒左右。

（2）穴位贴敷：小半夏合吴茱萸汤，外敷神阙穴，每日 1 次。

（3）艾灸：神阙、关元、气海穴，每日 1 次。

（4）中医五音疗法干预。

2．术中

患者于 2023 年 5 月在全身麻醉下行广泛性子宫切除 + 双侧附件切除术 + 盆腔淋巴

结清扫±腹主动脉旁淋巴结取样术+肠粘连松解术+输尿管松解术，手术经过：患者取仰卧位，取下腹正中绕脐至脐上4 cm切口长约20 cm，逐层切开皮肤及皮下组织，切、剪腹直肌前鞘，钝性分离腹直肌，提、剪腹膜长适度，洗手探查：盆腹腔脏器肝、胆、脾、胃、肠管、膀胱、横膈各组淋巴结区无结节肿块，质地正常。大网膜、盆腔淋巴结、腹主动脉旁淋巴结均增大。子宫后位，稍大，前壁见一4 cm大肌瘤，稍向外突出，质地中等。宫颈见直径3 cm肿块，形态不规则，呈菜花状，大乙状结肠包绕左侧卵巢，左侧卵巢萎缩，大小2 cm×1 cm×0.5 cm，色灰白，表面光滑。左侧输卵管长约6 cm，质软。右侧卵巢萎缩，大小2.5 cm×1.0 cm×0.5 cm，色灰白，表面光滑。右侧输卵管长约6 cm，质软。左侧子宫动脉可见脉管栓塞送病检，行淋巴结清扫：暴露右侧髂血管及输尿管，沿血管走行，自上而下，由外到内，整块清除髂总、髂外、腹股沟深、闭孔、髂内淋巴结及脂肪组织，结扎淋巴管及血管。淋巴结均可见肿大，清扫范围：上至髂总动脉分叉处上2～3 cm，下至旋髂深静脉，外侧至腰大肌外侧缘，内侧至膀胱上动脉，底部至闭孔神经，同法处理对侧。清扫腹主动脉旁淋巴结。反复冲洗盆腹腔，创面止血。放置盆腔引流管。间断关闭后腹膜及包埋各韧带残端，检查双侧输尿管蠕动及走向正常，取下自动拉钩，清点器械、纱布、纱条对数，盆腔放置负压引流管。逐层关腹，术毕。手术顺利，麻醉满意，术中失血200 mL，补液1700 mL，导尿300 mL，尿液清亮、淡黄。术中生命体征平稳，术毕安返病房。

术中情况（图7-1-3，图7-1-4）：

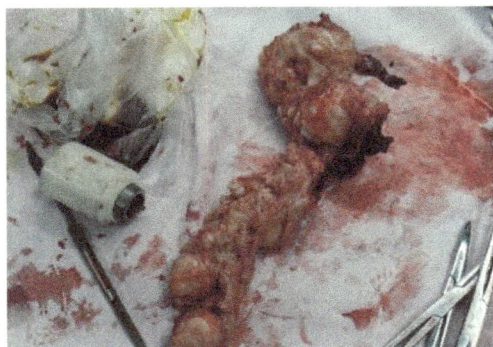

图7-1-3 切下的子宫、宫颈、双附件标本

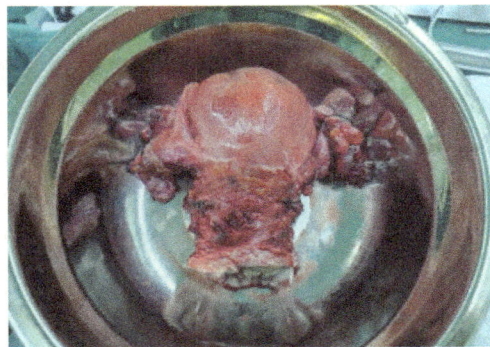

图7-1-4 分离宫颈标本

病理结果（图7-1-5）：（宫颈）结合形态及免疫组化结果，符合非角化性鳞状细胞癌，中-低分化。免疫组化结果：CK(+)，CK7(灶性，弱+)，CK5/6(局灶+)，P40(弥漫+)，P16(灶+)，P53(野生型)，ER(-)，PR(-)，CEA(+)，WT-1(-)，HNF1β(-)，Ki-67热点区域(90%+)。

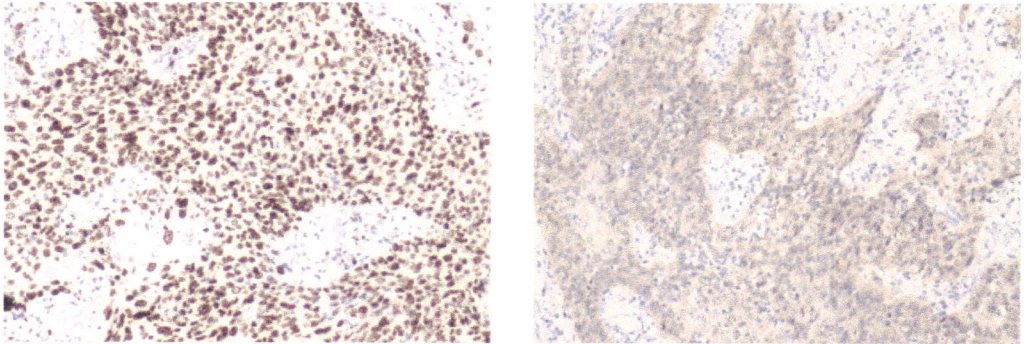

图 7-1-5 宫颈病理学检查

3. 术后

（1）术后 1 ～ 2 d：患者腹部伤口处隐痛，偶有咳嗽，喉中有痰，中医予以穴位敷贴（内关、足三里）：温中散寒、降逆止呕。予耳穴压豆（神门、胃部、大肠、三焦、盆腔）：益气补肾、理气止血。予手指点穴（内关、合谷、足三里）、微针针刺（合谷、三阴交）及气压治疗以和胃降逆。予以四磨汤口服液促进肠通气。

（2）术后 3 ～ 5 d：消炎止带外洗液，会阴部外洗，清热利湿、消炎止带。结合中医辨证论治，辨证气虚血瘀证，予中药汤剂益气内炎方加减以健脾益气，清热解毒，处方如下：党参 10 g，黄芪 15 g，紫花地丁 10 g，凤尾草 10 g，蒲公英 10 g，栀子 10 g，绞股蓝 10 g，升麻 10 g，板蓝根 10 g，夏枯草 10 g，白术 10 g，葛根 10 g，茯苓 10 g，红景天 10 g，甘草 5 g。3 剂，水煎服，日一剂。归脾丸口服益气健脾、养血安神。

（3）术后 6 ～ 10 d：归脾丸口服益气健脾、养血安神。辨证属湿毒蕴结证，治以清热利湿、解毒化瘀，方予参苓白术散加减，具体处方如下：白扁豆 10 g，白术 10 g，茯苓 10 g，甘草 6 g，桔梗 10 g，黄芪 15 g，莲子 10 g，黄柏 10 g，茵陈 6 g，车前草 6 g，红景天 10 g，白参 10 g，砂仁 6 g，山药 15 g，薏苡仁 10 g。5 剂，水煎服，日一剂，早晚分服。

（4）术后 11 ～ 23 d：辨证属湿毒蕴结证，治以清热利湿、解毒化瘀。方予参苓白术散加减，具体处方如下：白扁豆 10 g，白术 10 g，茯苓 10 g，甘草 6 g，桔梗 10 g，黄芪 15 g，莲子 10 g，黄柏 10 g，茵陈 6 g，车前草 6 g，红景天 10 g，白参 10 g，砂仁 6 g，山药 15 g，薏苡仁 10 g。13 剂，水煎服，日一剂，早晚分服。

（5）术后 24 ～ 33 d：方予参苓白术散加减。具体处方如下：白扁豆 10 g，白术 10 g，茯苓 10 g，甘草 6 g，桔梗 10 g，黄芪 15 g，莲子 10 g，黄柏 10 g，茵陈 6 g，车前草 6 g，红景天 10 g，白参 10 g，砂仁 6 g，山药 15 g，薏苡仁 10 g。10 剂，水煎服，日一剂，早晚分服。

【总结】宫颈癌是女性较常见的恶性肿瘤之一。早期宫颈癌治疗效果好，常见的治疗方法包括手术治疗、放射治疗、化疗、生物治疗等。本案例根据宫颈癌分期、附件及周边组织情况，以及患者无生育需求的情况下，综合考虑采取了 RH 手术方式。患者术前予艾灸及穴位敷贴益气扶正，提高手术的耐受力，配合五音疗法及耳穴压籽，缓解患者的术前紧张，改善患者睡眠质量；患者术后湿毒蕴结、气血亏虚，采取中医药方剂治疗，辨证选方及时调整患者身体状态，促进患者各方面机能恢复，预防转移及复发等情况。药食同源，结合药膳治疗，中西医结合治疗起到长期调护的作用。

参考文献：

[1] 热米拉·阿布力克木，布买热木·阿布拉.宫颈癌术后近距离中西医结合治疗的进展分析 [J]. 当代医学，2021，27(33): 193-194.

[2] 牟一凡，韩明轩，沈影，等.基于"护场"理论探讨中西医结合防治宫颈癌转移思路 [J]. 中医药学报，2024，52(3): 7-11.

[3] 中医抗癌协会中西整合宫颈癌专委会、中西医结合宫颈癌防治中国专家共识 [J]. 中国临床医学，2024，31(3): 517-527.

[4] 黄桂梅，王桂丽.中西医结合护理干预对宫颈癌患者围术期康复的临床效果 [J]. 中西医结合心血管病电子杂志，2020，8(15): 155.

[5] 曹志成.子宫颈癌的中西医诊疗概况和人类乳头状瘤病毒疫苗及分子靶向研究进展 [J]. 中西医结合学报，2008，(2): 203-208.

[6] 黄伟格，雷华娟.布托啡诺对宫腔镜手术患者的镇痛效果分析 [J]. 长春中医药大学学报，2022，38(10): 1148-1151.

[7] 于俊，张立德，王建波，等.中医防治宫颈癌术后和(或)放疗后下肢淋巴水肿研究进展 [J]. 实用中医内科杂志，2024，38(2): 6-10.

[8] 黄身榕.中医多途径综合护理对宫颈癌术后患者心理状况、自我护理能力和生活质量的影响 [J]. 中医外治杂志，2023，32(3): 81-83.

[9] 李皓月，孙沛泽，刘莹，等.中医对宫颈癌伴情志异常的认识及辨治 [J]. 中华中医药杂志，2024，39(4): 1900-1904.

[10] 夏杨，吴海根，苏钰芳，等.针灸联合厚朴排气合剂对子宫颈癌根治术患者胃肠功能、炎症因子及生活质量的影响 [J]. 中国医学创新，2022，19(34): 101-105.

[11] 刘小红，董婕，王咪，等.温针灸联合肌内效贴治疗宫颈癌术后下肢淋巴水肿的疗效观察 [J]. 中华物理医学与康复杂志，2020，42(10): 931-933.

[12] 李秀敏.中西医结合预防宫颈癌根治术后排尿功能障碍的临床观察 [J]. 肿瘤预防与治疗，2009，22(2): 195-197.

| 第二节　卵巢癌 |

一、卵巢癌的概述

（一）流行病学

卵巢癌是妇科常见的肿瘤，肿瘤的种类之多，居全身器官之首，可发生于任何年龄，但多发生于生育期，卵巢良性肿瘤的 2/3 发生于 20～44 岁，2/3 以上的恶性肿瘤则见于 40～65 岁，由于卵巢癌深藏于盆腔，无法直接窥视，而且早期无症状，又缺乏较好的早期诊断及鉴别的方法，以致确诊时 60%～70% 的卵巢癌患者已到晚期。故近 20 年来卵巢癌的 5 年生存率仍仅 25%～30%，死亡率超过宫颈癌与宫体癌之和，为妇科肿瘤中威胁最大的疾患。卵巢癌的病因仍在探讨之中，目前最受重视的是环境和内分泌在卵巢癌致病因素中的影响。据流行病学调查，一些西方国家的发病率较我国及日本的发病率要高 3～7 倍，因而提示：环境因素在卵巢癌的病因中作用较大。美国黑人卵巢癌的发病率低于白人卵巢癌的发病率，提示上层社会妇女的卵巢癌危险性比低层社会妇女要高，前者为后者的 1.7 倍。

（二）西医病因与发病机制

卵巢癌多发于未产未育妇女，这可能与妊娠或生育期的某些因素能预防卵巢癌有关，也可能与每月排卵导致卵巢表面反复损伤有关。在儿童和性腺发育不全的妇女中上皮性卵巢癌罕见，而在修女和独身妇女中，其发病率增加，这也证明反复排卵与人类卵巢癌的发生关系密切。卵巢癌在围绝经期和绝经后发病率增高，也证明内分泌功能与卵巢癌的发生有关。卵巢癌的病因有待查明，但有研究资料表明，卵巢癌多与营养不良、排卵异常、内因性刺激、促性腺激素刺激、遗传因素及免疫功能不全等有密切关系。

（三）中医病因病机

中医学认为，情志变化会导致人体生理发生变化而形成疾病。正常情况下，人体存在七志即喜、怒、忧、思、悲、恐、惊，是人体对客观外界事物不同的生理反应，属正常的精神活动范围，并不发病。若七情太过或不及，则能引起体内气血运行失常，脏腑功能失调，从而导致疾病的发生。如《素问·举痛论》云："怒则气上；喜则气缓；悲则气消；恐则气下；寒则气收；忧则气泄；惊则气乱；劳则气耗；思则气结。"所以精神情绪的过度兴奋和抑制，都会影响全身气血，脏腑功能，其中包括现代的神经系统，因而七情变化在肿瘤病因中有重要地位。明代医学家李梴在《医学入门》中提出："郁结伤脾、肌肉消薄，与外邪相搏，而成肉瘤。"症瘕与积聚同病异名症与积，有形可征，坚硬不移，痛有定处。瘕与聚，聚散无常，推之可移，痛无定处。大抵癥属血证，瘕属气病。本病的发生，主要是脏腑失调、气血不和，因新产、经行不慎、伤于风冷，或情志内伤所致。

（四）诊断

Ⅰ期卵巢癌患者 5 年生存率可超过 90%。但是卵巢位于盆腔，当卵巢病变处于早期时，常无特异临床症状。当因出现症状而就诊时，90% 的患者已处于晚期。因此卵巢癌的早期诊断具有重大意义。可遗憾的是，根据现有基于普通人群的资料，无论是 CA125、经阴道超声单独筛查还是两者联合，均不能达到满意的筛查效果。因此，目前还需要进一步探索针对普通人群的筛查方法。

二、卵巢癌的西医治疗

（一）手术治疗

卵巢癌的手术治疗主要包括以下几种方式：全面分期手术适用于早期卵巢恶性肿瘤患者。

手术目的是切除肿瘤、评价预后和制定化疗方案。手术过程中，医生会进行腹部纵形切口，探查腹盆腔内脏器，并切除病变部位。手术目标是切除所有肉眼可见的肿瘤组织，包括全子宫、双附件、大网膜、阑尾、淋巴结等盆腔器官转移灶。应尽可能达到术后肉眼看不到残留肿瘤组织的目标。

（二）放射治疗

卵巢上皮癌对放射治疗中度敏感，但由于卵巢癌的生物学特点，易出现盆腹腔广泛转移，且有有效的化疗药物可以选择，而盆腹腔放疗多有近期和远期并发症，所以放疗基本不再用于卵巢癌术后的辅助治疗。即使是对放疗敏感的无性细胞瘤，术后亦以化疗为主要辅助治疗手段。目前放疗仅用于局部复发卵巢癌的姑息治疗。

（三）化学治疗

化疗药物是卵巢癌治疗的基石，能够杀死体内的癌细胞，抑制癌细胞的生长和繁殖。常用的化疗药物有紫杉醇注射液、顺铂注射液、卡铂注射液等。顺铂主要是与肿瘤细胞DNA 结合，形成交叉联结，破坏 DNA 功能，阻止其复制，从而抑制肿瘤细胞生长。紫杉醇可促进微管蛋白聚合，抑制解聚，保持微管稳定，阻碍肿瘤细胞有丝分裂。这些药物通常通过静脉注射给药，并在医生的指导下使用。

（四）分子靶向治疗

靶向药物可以精准地作用于卵巢癌，起到杀死癌细胞的目的。常见的靶向药物包括注射用贝伐珠单抗等。这些药物通常与化疗药物联合使用，以提高治疗效果。免疫治疗药物是通过激发患者自身的免疫系统来攻击癌细胞。目前，免疫治疗在卵巢癌治疗中的应用仍处于研究阶段，但已有一些药物显示出潜在的疗效。

三、中西医结合治疗在卵巢癌围术期的应用

（一）术前

中药治疗，针刺、灸法等非药物疗法，八段锦、太极拳、音乐疗法。

（二）术中

穴位按摩、针刺、穴位注射、弹力袜防治术后并发症。

（三）术后

穴位按摩、针刺、穴位注射、弹力袜，可进食汤药（根据体质进行辨证论治开方）。

临床经典案例

患者，女，49 岁，因"下腹部胀痛 3 月，发现盆腔包块 1 月余"于 2023 年 2 月就诊。

【现病史】患者 46 岁行"诺舒手术"后绝经，既往月经规律，5～7 d/30 d，月经量偏多，无痛经。患者 3 个月前无明显诱因出现下腹部胀痛，呈偶发性，未特殊处理，患者 1 月 27 日查妇科彩超示：① 子宫多发肌瘤可能（19 mm×17 mm）；② 左侧附件区囊性包块（65 mm×45 mm×70 mm），今患者至我院妇科门诊就诊，复查妇科彩超示：绝经后子宫声像，子宫肌层低回声结节：子宫多发肌瘤（20 mm×14 mm×18 mm）；左附件区囊性包块（72 mm×52 mm×67 mm），肿瘤标志物示正常。今为进一步治疗，门诊以"盆腔包块性质待查：卵巢囊肿？其他？"收住入院。

【既往史】2020 年行"诺舒手术"，否认高血压、冠心病、糖尿病等慢性疾病病史。无外伤、手术史。

【生育史】患者育有一儿一女。

【月经史】既往月经规律，5～7 d/30 d，月经量偏多，无痛经。

【绝经史】患者 46 岁时末次月经。

【生命体征】体温 36.2℃，脉搏 93 次 /min，呼吸 20 次 /min，血压 146/97 mmHg。

【体格检查】外阴：发育正常。阴道：通畅，可见少量白色分泌物，无异味。宫颈：

光滑，无举摆痛。宫体：后位，大小萎缩，质地中等、活动度好、无压痛。附件区：左侧可扪及一大小约 7 cm×5 cm 包块、形状规则、边界清楚、活动度好、轻度压痛，右侧未扪及异常。

【实验室检查】实验室检查结果未见明显异常。

【影像学检查】

（1）妇科彩超：

① 绝经后子宫声像，子宫肌层低回声结节：子宫多发肌瘤（20 mm×14 mm × 18 mm）；

② 左附件区囊性包块（72 mm×52 mm×67 mm）。

甲状腺彩超：甲状腺左侧叶低回声结节，TI-RADS 3 类。

（2）胸部 CT：

① 双肺多个微小结节，LU-RADS 2 类；

② 右肺中叶及左肺下叶少许慢性炎症；

③ 肝内钙化灶。

【诊断】

中医诊断：症积，气滞血瘀证。

西医诊断：

① 卵巢恶性肿瘤；

② 子宫多发性平滑肌瘤；

③ 甲状腺结节 (TI-RADS 3 类)；

④ 肠粘连；

⑤ 女性盆腔粘连。

【治疗】

1. 术前

（1）术前予苦参凝胶阴道上药改善阴道环境；

（2）术前一晚予中药熏洗治疗（局部）以安神助眠。

2. 术中

患者于 2023 年 3 月行腹腔镜经腹子宫全切术＋双侧附件切除术＋肠粘连松解术，镜下探查：见肠管、大网膜与左侧附件膜性粘连，见左侧卵巢增大约 7 cm×8 cm 大小，表面光滑，呈囊性，右侧附件萎缩。子宫前位、萎缩，子宫后壁与肠管致密粘连，子宫表面膜性粘连，后穹隆封闭。超声刀分离左侧附件与周围组织的粘连，凝切左侧输卵管、卵巢固有韧带及骨盆漏斗韧带，切除左侧附件，同法处理右侧附件，标本置入无菌标本袋中，刺破囊肿见淡黄色囊液流出，送快速病检，结果提示左附件囊壁内肿瘤细胞排列呈腺管样结构，部分肿瘤细胞呈靴钉样，有乳头状结构形成，肿瘤细胞核大、深染，不排除恶性肿瘤可能。右附件未见明显肿瘤性病变，待常规石蜡切片及免疫组化进一步明确。将术中情况告知患者家属，建议行子宫切除术，必要时需再次手术，家属签字表示知晓术中情况，同意切除子宫。再次消毒、外阴、阴道后，置入举宫棒。超声刀钳夹、凝、切左侧子宫圆韧带，同法处理对侧。电钩分离膀胱子宫反折，下推膀胱，分离阔韧带前后叶及宫旁疏松组织，暴露子宫动静脉上行支，用双极电凝后切断，以超声刀离断两侧主韧带及宫骶韧带，在举宫杯缘指引下以电钩离断阴道穹窿，切下子宫自阴道取出。残端以倒刺线连续缝合，查各断端无出血，生理盐水冲洗腹腔，置医用生物止血流体膜2支、止血粉1支止血防粘连，置腹腔引流管。术毕，放尽CO_2，拔除套管，各切口外缝合1针。电刀切除外阴痔样赘生物送病检，手术结束。

术中情况（图 7-2-1 ～ 图 7-2-7）：

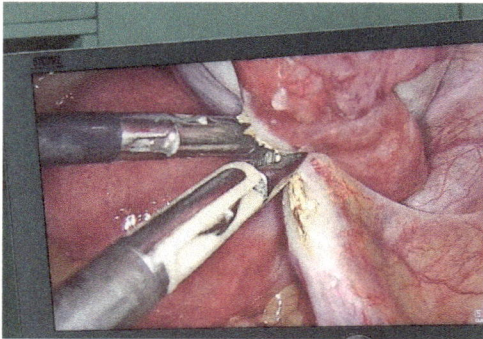

图 7-2-1 术中图片

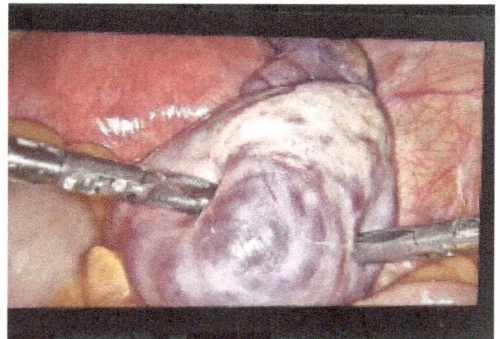

图 7-2-2 暴露卵巢癌

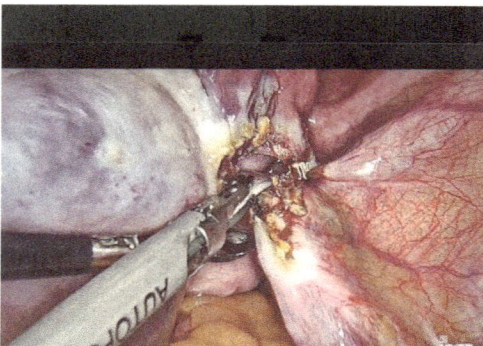

图 7-2-3 处理卵巢血管

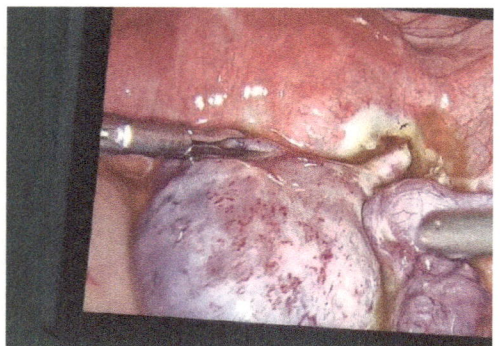

图 7-2-4 切断肿瘤

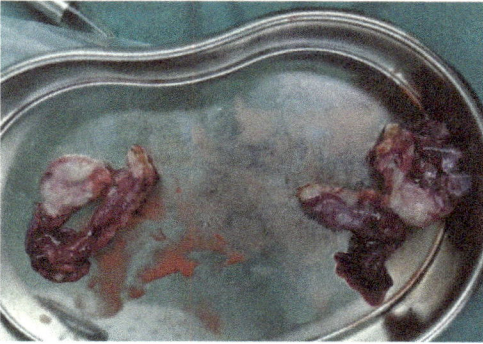

图 7-2-5　卵巢病理标本

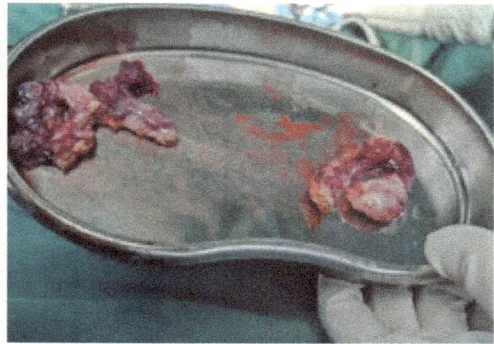

图 7-2-6　卵巢病理标本

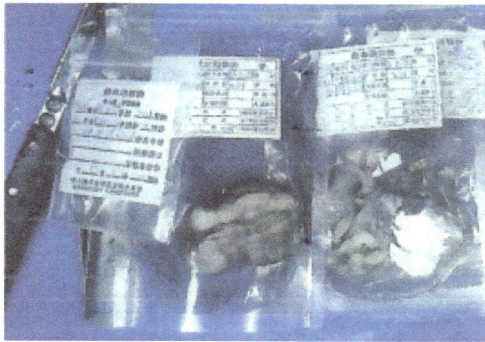

图 7-2-7　卵巢病理标本

病理结果（图7-2-8）：普通石蜡切片。

（左附件）送检见囊壁内肿瘤细胞排列呈管状囊性结构，部分内衬肿瘤细胞呈雪靴钉样，胞浆嗜酸，区域透亮，有乳头状结构形成。结合 HE 形态及免疫组化考虑透明细胞癌。

（右附件）未见癌。

免疫组化：左卵巢透明细胞癌。

5 号蜡块 CK-Pan(+)，CK7(+)，34βE12(部分 +)，PAX-8(+)，ER(少数 +)，CK20(-)，WT-1(-)，P53(部分 +)，Napsin-A(-)，P16(散在 +)，CD10(少数 +)，Ki-67(热点区 + 约 40%)。

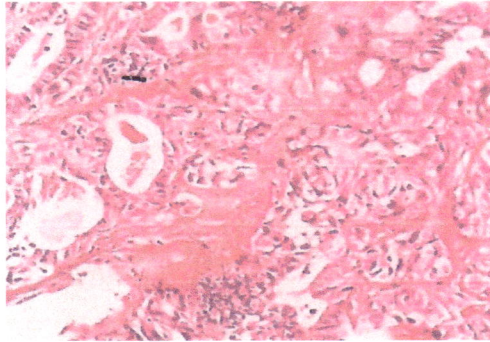

图 7-2-8 卵巢病理学检查

3．术后

术后予以耳穴压豆（神门、胃、大肠、三焦、盆腔）镇痛安神，理气通便；穴位贴敷（内关、足三里）温中祛寒、降逆止呕；予手指点穴（内关、合谷、足三里）以和胃降逆，微针针刺（合谷、手三里）以宽肠理气、促进肠蠕动。舌质红，苔薄黄，脉弦涩。予中药四子汤配合中药热奄包外敷宽肠理气，促进肠蠕动，预防肠粘连，具体方药如下：炒白芥子 20 g，炒紫苏子 20 g，炒莱菔子 20 g，制吴茱萸 20 g。1 剂，外敷。

术后 2 d，患者已排气，改半流饮食，减少补液。根据患者症状及舌脉象，今予以六味地黄汤加减以疏肝养血、益气滋阴。具体处方如下：当归 10 g，白芍 10 g，醋柴胡 10 g，茯苓 10 g，白术 10 g，甘草 5 g，酒山茱萸 10 g，盐泽泻 10 g，牡丹皮 10 g，生地黄 10 g，山药 10 g，浮小麦 30 g，大枣 10 g，佛手 10 g，百合 10 g，银柴胡 10 g。3 剂，日一剂，早晚温服。

【总结】卵巢癌是严重威胁女性生命和健康的妇科恶性肿瘤，在世界上常见的恶性肿瘤中居于第 6 位，其 5 年生存率低于 45%，病死率居妇科恶性肿瘤之首。卵巢癌起病隐匿，早期缺乏典型症状和有效的筛查手段，多数患者确诊时已处于中晚期。目前，卵巢癌的治疗方法以手术为主，辅以化疗、放疗、靶向治疗及免疫治疗，均有一定的疗效，中医药在预防肿瘤的发生、提高肿瘤患者生活质量及防治肿瘤复发转移等方面具有一定优势。中医药治疗体现了中医辨证施治个体化的优势，且具有安全有效、不良反应小等特点。采取口服中药汤剂及中医药联合化疗方案可明显提高患者近期疗效，增强免疫功能，减少化疗不良反应，改善卵巢癌术后患者生存质量，发挥了中医药在卵巢癌治疗中的增效减毒作用。

参考文献：

[1] 郑文钐，庄良武 . 卵巢癌的中西医结合治疗研究进展 [J]. 世界最新医学信息文摘，2022，22(077): 42-46.

[2] 卢雯平，候炜 . 卵巢癌中西医结合诊疗指南 [J]. 中国医药，2024，19(5): 641-648.

[3] 杨蕴，姚嘉良，张龙，等 . 中西医结合内外兼治晚期卵巢癌伴颈部巨大肿块验案 1 则 [J]. 光明中医，2023，38(22): 4450-4453.

[4] 曾芹，高国俊 . 中西医结合治疗难治性卵巢癌疗效观察 [J]. 苏州大学学报 (医学版)，2005，(1): 170-171，173.

[5] 刘琪，张磊荣，孙欣，等 . 中西医结合护理干预对卵巢癌患者疗效影响分析 [J]. 生命科学仪器，2022，20(S1): 437.

[6] 宋洪杰 . 观察针灸联合 TC 方案化疗对晚期卵巢癌的疗效 [J]. 实用妇科内分泌电子杂志，2021，8(16): 89-91.

[7] 李睿，罗梓桓 . 针灸联合中药治疗卵巢癌恶性腹腔积液临床观察 [J]. 上海针灸杂志，2020，39(8): 1017-1021.

[8] 陈家敏，王雅楠 . 中医药辅助治疗卵巢癌的临床研究近况 [J]. 广西中医药，2024，47(3): 71-74，78.

[9] 孙可心，左冬冬，韩凤娟 . 中医药治疗卵巢癌的机制研究进展 [J]. 中医药信息，2024，41(4): 75-80.

[10] 雷华娟，田丰铭，易健，等 . 养阴宁神方对去势小鼠海马神经元突触的可塑性调节 [J]. 湖南中医药大学学报，2024，44(1): 30-37.

[11] 雷华娟，刘柏炎 . 基于"肾 - 肝 - 脑"轴探讨围绝经期健忘的中医防治 [J]. 湖南中医药大学学报，2023，43(12): 2300-2304.

| 第三节　子宫内膜癌 |

一、子宫内膜癌的概述

（一）流行病学

子宫恶性肿瘤是女性生殖系统中较常见的恶性肿瘤之一，其发病率在全球范围内呈上升趋势。据流行病学统计，子宫恶性肿瘤多发生在中老年妇女中，但近年来有年轻化的趋势。该病的确切发病率和死亡率因地区、人种和统计数据的差异而有所不同。在一些发达国家，由于筛查和早期检测的普及，子宫恶性肿瘤的五年生存率有所提高，但仍然存在一定的死亡率。在发展中国家，由于医疗资源有限，患者往往在晚期才被诊断，预后较差。

（二）西医病因与发病机制

子宫恶性肿瘤的确切病因目前尚不完全清楚，但多项研究表明，其发病与多种因素有关。以下是一些主要的病因和危险因素。

1. 遗传因素

部分子宫恶性肿瘤患者存在基因突变，如 *PTEN*、*KRAS*、*PIK3CA* 等基因的突变。此外，有子宫恶性肿瘤家族史的女性，其发病风险也相对较高。

2. 生活方式和环境因素

肥胖、高血压、糖尿病等代谢性疾病，以及不良饮食习惯（如高脂饮食）、缺乏运动等不健康生活方式，都与子宫恶性肿瘤的发病有关。长期接触某些有毒有害物质（如某些化学物质、放射线等）也可能增加患病风险。

3. 激素因素

激素水平异常：长期雌激素暴露被认为是子宫内膜癌发生的一个重要因素。在无孕激素拮抗的雌激素长期作用下，可发生子宫内膜增生甚至癌变。此外，多囊卵巢综合征、分泌雌激素的卵巢癌（如颗粒细胞瘤、卵泡膜细胞瘤）等也会导致体内雌激素水平过高，从而增加子宫内膜癌的发病风险。

4. 其他因素

初潮早、绝经晚、不孕或少育、未生育等生殖因素，以及长期服用外源性雌激素、他莫昔芬等药物，都可能增加子宫恶性肿瘤的发病风险。

（三）中医病因病机

子宫内膜癌在中医文献中无专门病名，也属于"崩漏""五色带""断经后再经"和"症瘕"等范畴。其发生原因主要是由于肝肾阴虚，冲任二脉功能失调，或脾虚生湿，湿蕴化热，湿热注于胞宫，与瘀血郁结化为邪毒所致。主要病机是正气不足，或外邪内侵，或内有七情、房室、饮食所伤，脏腑功能失调，气机阻滞，形成瘀血、痰浊等病理产物，停聚于冲任胞宫，日积月累而成。

（四）诊断

子宫恶性肿瘤的诊断需要综合考虑患者的临床表现、体格检查、实验室及影像学检查等多方面的信息。以下是一些常用的诊断方法：医生会详细询问患者的症状、既往病史、家族史等，并进行全面的体格检查，特别注意检查盆腔区域。病理学检查：通过子宫内膜活检或刮宫术获取组织样本进行病理学检查，以明确肿瘤的类型和分级。这是确诊子宫恶性肿瘤的关键步骤。

二、子宫内膜癌的西医治疗

子宫内膜癌治疗以手术为主，放疗和化疗是常用的辅助治疗方式。制定治疗方案应结合患者的年龄、病理学类型和分子分型、临床（影像）分期、体能状态等综合考虑决策。肿瘤局限于子宫者（临床Ⅰ/Ⅱ期）应行全面分期手术，推荐术中取腹腔冲洗液送细胞病理学检查，并作记录。对临床Ⅰ/Ⅱ期的子宫内膜癌，前哨淋巴结定位切除是系统性淋巴结清扫的可选择替代方案。

（一）手术治疗

手术治疗是子宫恶性肿瘤的主要治疗方法之一，尤其对于早期患者，手术往往能够达到根治的目的。手术的方式会根据肿瘤的大小、位置、浸润深度以及患者的生育需求等因素进行选择。子宫全切术：这是最常见的手术方式，适用于无生育要求或肿瘤已侵犯肌层的患者。手术会切除整个子宫，包括宫颈和宫体，有时还会同时切除双侧附件（卵巢和输卵管）。次子宫全切术：适用于早期、肿瘤未侵犯宫颈且患者有保留宫颈需求的病例。手术会切除宫体，但保留宫颈。肿瘤细胞减灭术：对于晚期或复发性肿瘤，手术的目的可能不再是根治，而是通过切除尽可能多的肿瘤组织来减轻症状、延长生存期。这种情况下，可能需要进行更广泛的手术，包括切除受累的淋巴结和其他转移灶。

（二）放射治疗

放疗是利用高能射线来杀死或抑制癌细胞的生长，通常用于手术前缩小肿瘤、手术后预防复发或治疗已经转移的癌症。放疗局部治疗作用明显，能有效控制肿瘤在盆腔内的生长。与手术、化疗等联合使用可提高治疗效果。对一些不能耐受手术或化疗的患者，放疗是重要的治疗手段。同时，放疗的不良反应相对化疗较小，对全身器官影响较小，能较好地保护患者的整体身体功能。放疗可以分为外部放疗和内部放疗两种。外部放疗通常用于手术前或手术后，以缩小肿瘤或杀死可能残留的癌细胞。内部放疗通常用于治疗宫颈癌等子宫恶性肿瘤。患者在接受放疗期间需要密切关注身体状况，并及时向医生报告任何不适。

三、子宫内膜癌的中医治疗

子宫内膜癌在中医文献中无专门病名，也属于"崩漏""五色带""断经后再经"和"症瘕"等范畴。其发生原因主要是肝肾阴虚，冲任二脉功能失调，或脾虚生湿，湿蕴化热，湿热注于胞宫，与瘀血郁结化为邪毒。

根据本病气血失调的特点，临证时应辨清在气、在血，新病还是久病。病在气则以理气行滞为主，佐以理血；病在血则以活血破瘀散结为主，佐以理气。新病正气尚盛，可攻可破；久病正衰，宜攻补兼施，大凡攻伐，宜"衰其大半而止"，不可猛攻峻伐，以免损伤元气，而致病情加重。

四、中西医结合治疗在子宫内膜癌围术期的应用

（一）术前

慢性盆腔疼痛

子宫内膜癌病变增大突入盆腔引起宫腔挛缩，导致下腹疼痛；若病变在子宫下段或侵及颈管时，可能因引流不畅，形成宫腔积血或积脓，出现疼痛、感染的症状；若处于病变晚期，肿瘤压迫神经丛，会引起持续下腹、腰骶部或腿部疼痛；若累及子宫下段、宫颈内口，可引起宫腔积液或积脓，出现下腹疼痛。

1. 西医治疗

第一是药物治疗，一般根据 WHO 推荐的癌性疼痛"三阶梯疗法"控制疼痛。有时候还可以根据情况加用抗抑郁药及镇静药来增强镇痛效果，不足之处在于这种治疗对于无瘤的癌症患者虽然可缓解疼痛，但恶心、呕吐、便秘、排尿困难、头晕等不良反应较为突出；第二是手术与放化疗，通过手术切除和放化疗缩小肿瘤，减少肿瘤对盆腔脏器的侵犯与压迫，可缓解盆腔疼痛。

2. 中医治疗

《临证指南医案》云："女人以肝为先天"，女性情志不畅，肝气郁结，气滞则

血行不畅，气血郁结于胞宫，则发为盆腔疼痛。

（1）行气活血法：当治以行气活血。慢性盆腔疼痛患者症状表现为肝气郁结、脾肾亏虚等，需要疏肝解郁、行气活血，以当归芍药散合膈下逐瘀汤治疗。

（2）热敷疗法：自拟暖宫止痛散制成药饼，睡前趁热敷于患者腹部及骶部。

（3）针灸疗法：针灸联合盆底康复疗法治疗妇科慢性盆腔疼痛综合征（穴位为足三里、中极、关元、三阴交、气海、归来）。

（二）术后

下肢深静脉血栓

1. 西医治疗

术中及术后止血药物的应用使血液凝固性增高；术后卧床活动减少，比目鱼肌静脉窦血液回流少引发血流缓滞都会导致下肢深静脉血栓，因此缩短手术时间；当手术时长超过预期时，可遵医嘱使用低分子右旋糖酐进行静脉滴注，防止患者处于高凝状态而诱发深静脉血栓（deep vein thrombosis, DVT）。

2. 中医治疗

口服具有免疫炎症调节作用的中药复方剂量，如参苓白术散、桂枝茯苓胶囊、益气活血解毒方等，预防静脉血栓的形成；保持室温在 $24 \sim 26$℃，做好腿部的保暖，在脚底放置暖水袋促进双下肢血液循环，防止冷刺激引起血管痉挛，进而导致血液淤积；协助患者采取舒适体位，并适当抬高腿部高度，以 $25° \sim 30°$ 为宜。

腹胀

1. 西医治疗

一是胃肠减压，通过插入胃管引出胃肠道内的积气和积液，减轻腹胀。二是使用促进胃肠动力的药物，如多潘立酮、莫沙必利等，促进胃肠蠕动，缓解腹胀。三是适当补充电解质和营养物质，维持患者身体机能。四是若有腹水等情况，可根据具体情况进行穿刺引流。同时，患者应禁食或少量进食易消化食物。术后 6 h 协助患者翻身，指导并鼓励患者早期床上活动，逐步下床活动，促进肠蠕动。指导患者勿食产气食物。

2. 中医治疗

经络理论认为，胃的经络通过脚的第二趾和第三趾之间，胃经的原穴也在脚趾的关节部位，有意识地多活动脚趾，胃肠功能就会逐渐增强。因此穴位按摩结合温水足浴可缩短胃肠功能恢复时间。予当归芍药散加减。方中当归、白芍养血柔肝，郁金、姜黄行气活血，白术、白扁豆益气健脾，陈皮、半夏燥湿化痰，砂仁理气和胃，薏苡仁、猪苓、茯苓、泽泻利水渗湿，利小便以实大便，甘草调和诸药。

术后炎症

1. 西医治疗

（1）心理干预：术后患者麻醉苏醒后告知患者手术成功，并耐心解答患者的疑问，且告知根治性手术对心功能无不良影响，尽量消除患者的顾虑。

（2）疼痛护理：实施多模式镇痛，除了使用自控镇痛泵外，定时评估患者疼痛程度，通过按摩、热敷、转移注意力等非药物方法减轻其痛感，对于中重度疼痛者配合使用非甾体抗炎药，尽量减少阿片类镇痛药的应用，减少不良反应。

2. 中医治疗

桂枝茯苓汤方是中医经典名方，在治疗妇科疾病中具有较好的疗效。汉代名医张机在《金匮要略》中记录将其应用于治疗下焦瘀血证，研究表明桂枝茯苓胶囊可有效降低早期子宫内膜癌患者腹腔镜术后肿瘤标志物及炎症介质水平，促进术后恢复，提高临床缓解率。

临床经典案例

患者，女，47岁，因"月经紊乱3年余，阴道流血20余天"于2023年8月就诊。

【现病史】患者既往月经规律，5 d/25 d。月经周期规则，月经量中等，颜色红，有血块，有痛经。患者诉自2020年月经开始紊乱，经期7～20 d，周期不定，半月至两月，月经量时多时少，有血块，淋漓不尽。其间前往当地医院就医服用中药及中成药（具体药物不详）效果欠佳，今年再次因上述症状就诊，2023年7月16日患者月经来潮，淋漓不尽，持续20余天，量时多时少，色可，无明显腹胀腹痛。今为进一步治疗来我院就诊，门诊以"异常子宫出血"收入院。现症见：患者阴道流血，量时多时少，伴少许血块，颜色鲜红，无明显腹胀腹痛，口干，轻微头晕，易汗出，患者精神状态良好，无恶寒发热，饮食正常，夜寐安，体重无明显变化，尿频，大便正常。

【既往史】健康状况一般。既往有"胃十二指肠溃疡、慢性浅表性胃炎、外痔"病史。否认高血压、冠心病、糖尿病等慢性疾病病史，否认手术、外伤史，否认输血史。

【生育史】患者育有一儿一女。

【月经史】患者既往月经规律，5 d/25 d。月经周期规律，月经量中等，颜色红，有血块，有痛经。

【绝经史】患者46岁时末次月经。

【生命体征】体温36.5℃，脉搏82次/min，呼吸18次/min，血压115/78 mmHg。

【体格检查】外阴：发育正常、可见血迹；阴道：通畅，可见少量血块，无异味；宫颈：正常大小、光滑，无举摆痛；宫体：前位，稍大，表面凹凸不平，质地硬、活动度好、无压痛；附件区：左侧未扪及异常，右侧未扪及异常。

【实验室检查】

（1）血常规＋超敏 C 反应蛋白：超敏 C 反应蛋白 0.26 mg/L；白细胞 5.91×10⁹/L，嗜中性粒细胞百分比 50.00 %，红细胞 3.78×10¹²/L，红细胞比容 34.40%，血小板 222.00×10⁹/L。

（2）电解质常规：氯 107.50 mmol/L。

（3）血脂常规：总胆固醇 5.31 mmol/L，低密度脂蛋白胆固醇 3.67 mmol/L。

（4）抗米勒管激素定量：0.02 ng/mL。性激素：雌二醇 125 pg/mL，促卵泡成熟激素 36.52 mIU/mL，睾酮 1.63 nmol/L，人绒毛膜促性腺激素 <1.20 mIU/mL，促黄体生成激素 24.50 mIU/mL，催乳素 9.32 ng/mL，孕酮 0.60 ng/mL。

（5）液基薄层细胞学检查：未见上皮内病变细胞或恶性细胞；人乳头状瘤病毒（HPV）：阴性。

（6）输血前四项：阴性；人附睾分泌蛋白 70.65 pmol/L；血型鉴定（ABO+RHD），血型单特异性抗体鉴定：O 型，RhD 血型 阳性，血型单特异性抗体鉴定阴性。

（7）尿液分析：隐血（+++），尿白细胞酯酶（+），胆红素（+），尿胆原（+），考虑阴道流血混入尿液标本。

（8）AFP、Ca-125、CEA、Ca-199、甲状腺功能三项、心肌酶、肝功能、肾功能、空腹血糖、二氧化碳结合力、凝血常规 +D 二聚体、粪便常规：均正常。

【影像学检查】

（1）妇科 B 超：子宫大（68 mm×53 mm×65 mm）；子宫低回声结节（较大者：39 mm×34 mm×41 mm、28 mm×24 mm×24 mm）；子宫肌瘤；宫内膜不均匀性增厚（23 mm）；左附件区囊性包块（30 mm×24 mm×29 mm）：考虑来自卵巢；左附件区条件暗区（29 mm×12 mm）及囊性区（45 mm×18 mm）：疑积水或包裹性积液？宫颈腺囊肿。子宫直肠窝积液（17 mm）。建议：请结合临床考虑，复查。

（2）盆腔磁共振（平扫＋增强）（图 7-3-1 ～ 图 7-3-4）：子宫前倾前屈位，体积增大，子宫底及前壁见多发类圆形肿块影，T2WI 等低信号，T1WI 等信号，较大者约 35 mm×25 mm× 26 mm，增强扫描强化欠均匀；子宫内膜增厚，较厚处约 14 mm，结合带不规则；双侧附件区可见类圆形囊性灶，T1WI 呈低信号，T2WI 抑脂呈高信号，右侧大小约 14 mm×20 mm、左侧范围约 24 mm×30 mm，增强扫描未见强化；宫颈多发无强化小囊性灶；膀胱未见异常，盆腔少量积液。诊断：子宫内膜增厚，结合临床考虑符合子宫内膜癌，累及结合带；子宫底及前壁多发肿块：考虑子宫肌瘤可能；双侧附件区囊肿；宫颈多发囊肿；盆腔少量积液。

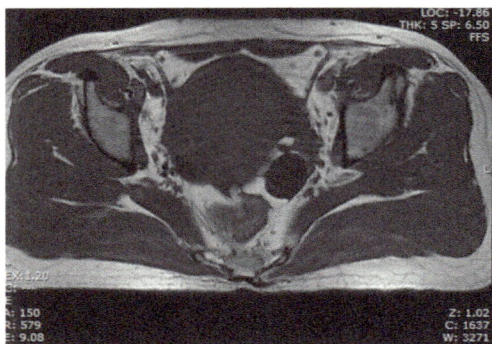

图 7-3-1 盆腔磁共振 T1 序列平扫

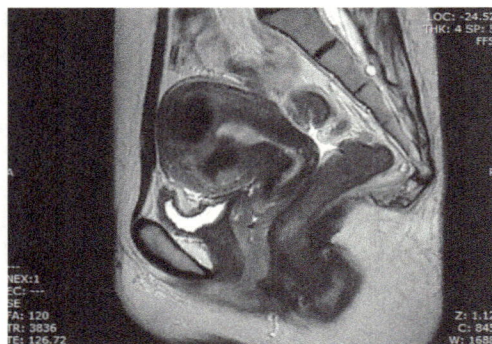

图 7-3-2 T2WI 序列矢状位，子宫内膜增厚明显，结合带不规则；子宫肌瘤呈等低混杂信号

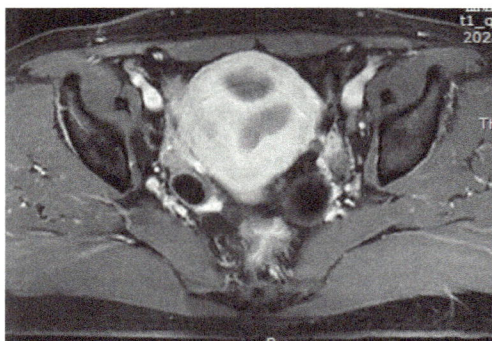

图 7-3-3 T1WI 序列增强扫描，子宫内膜强化明显，子宫肌瘤呈明显不均匀强化，双侧附件区见囊性灶

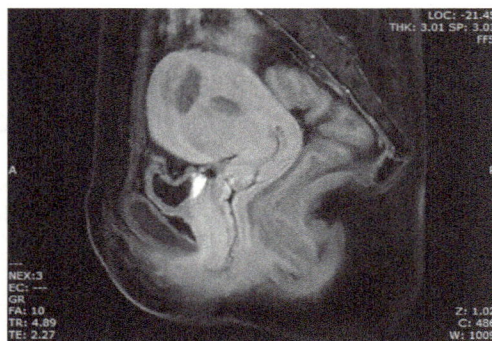

图 7-3-4 宫颈多发无强化小囊性灶；膀胱未见异常，盆腔少量积液

（3）组织病理学检查。大体所见，宫颈刮出物：灰红灰白组织 4 粒，直径 0.2 ～ 0.5 cm。全取制片。宫腔刮出物：灰红灰白组织多块，大小共 6 mm×4.5 mm × 0.5 cm，切面灰白质中。宫腔刮出物镜下所见：异型腺上皮排列呈不规则腺样、绒毛状、复杂腺体状，细胞排列极性紊乱。会诊意见：（宫颈刮出物）黏膜慢性炎症。（宫腔刮出物）中分化腺癌，考虑子宫内膜样癌。建议免疫组化检查协助诊断及后续治疗。

【诊断】

中医诊断：子宫内膜癌，脾气虚证。

西医诊断：

① 子宫内膜癌 T1aN0Mx 期；

② 盆腔肿物性质待查：卵巢囊肿？输卵管积水？其他？

③ 子宫平滑肌瘤。

【辨病辨证依据】患者，47 岁，女。因"月经紊乱 3 年余，阴道流血 20 余"就诊。症见月经紊乱，不规则阴道流血，患者素体脾虚，劳倦思虑，饮食不节损伤脾气。脾虚血失统摄，甚则虚而下陷，冲任不固，不能制约经血，发为崩漏。舌淡红，苔薄白，脉沉细，辨病属子宫内膜癌范畴，辨证为脾气虚证。本病病位在胞宫，病性属虚，预后一般。

【治疗】

1. 术前

（1）根据中医辨证，可予药膳补虚正气粥（炙黄芪 50 g，党参 5 g，粳米 100 g，白糖少许，清水适量）。将黄芪、党参去杂质，晒干，切成薄片，用冷水浸泡半小时，放入砂锅内，再加入清水适量煎沸，再改用小火煎取浓汁，去渣，留液汁，把淘干净的粳米放入药液中煮成稀粥，粥熟后加入白糖，稍煮片刻即可，早、晚佐餐温时服用。此药膳具有补气扶虚、健脾益胃之效。适用于脾胃气虚患者，特别是久病气虚血脱、脾胃功能差、食欲不振者，效果显著。黄芪有补气升阳、固表止汗、托毒排脓、利水消肿等作用，党参甘、平，入脾肺经，作用同人参，但作用较弱，一般补益剂中用人参者，亦可用党参，主要作用补中益气，《本草纲目》："治肺虚，能益肺气"，《本草从新》："主补中益气，和脾胃，除烦渴，中气微弱，用以调补，甚为平妥"。加上粳米健脾益胃，保护胃黏膜，三药共用，对脾胃气虚者有很好的疗效。荔枝干炖莲子补脾气。

（2）耳穴压豆：用"王不留行籽"压丸贴对耳穴（交感、肾上腺、神门为主穴）进行贴压，并耐心宣教使患者能够自行进行穴位按压，频率为每日早、中、晚各 1 次，每次每穴按压不少于 1 min。

（3）术前一晚予中药熏洗治疗以安神助眠。

2. 术中

麻醉生效后，患者取膀胱截石位，常规消毒，铺巾，阴道窥阴器暴露宫颈，宫颈钳钳夹固定，小刮匙搔刮宫颈管，刮出极少量组织。探针探宫深约 8 cm，4.5～7 号扩宫棒依次扩张宫颈，低压膨宫，置入宫腔镜检查，宫颈管形态规则，宫腔形态规则，宫内膜增厚，凹凸不平，表面血运丰富，双输卵管开口被遮蔽，中号刮匙搔刮宫腔两周，刮出宫内鱼肉样组织约 15 g，标本交患者过目后送病检，再次置镜，宫内清晰，右侧宫角及输卵管开口可见，左侧宫角深大，未见明显输卵管开口；宫腔内放置复合微孔多聚糖止血粉 1 支止血。

术中情况（图 7-3-5～图 7-3-8）：

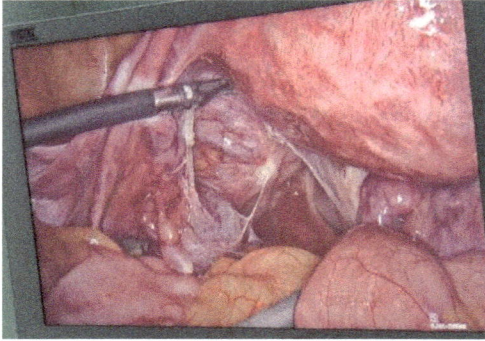

图 7-3-5　术中暴露子宫韧带

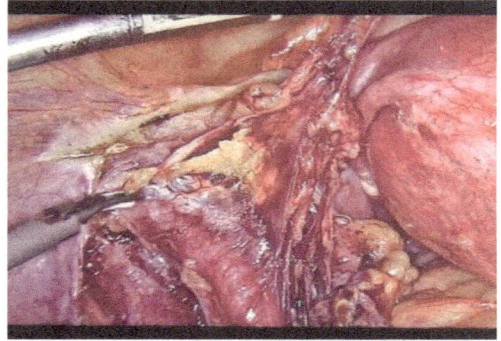

图 7-3-6　切断子宫韧带

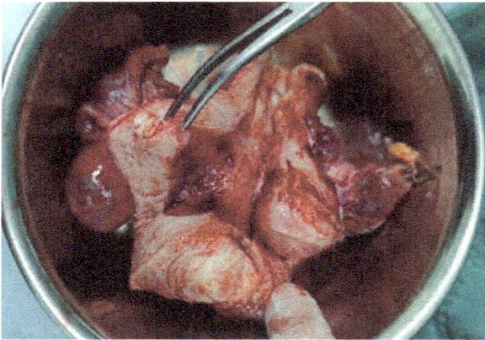

图 7-3-7　切开病变子宫

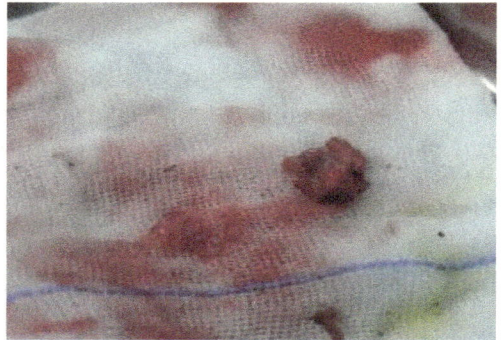

图 7-3-8　取出病变子宫内膜组织

病检结果（图 7-3-9 ～ 图 7-3-11）：

① （左侧髂总淋巴结 + 左侧盆腔淋巴结）淋巴结（0/12）未见癌转移。

② （右侧髂总淋巴结）淋巴结（0/2）未见癌转移。

③ （右侧盆腔淋巴结）淋巴结（0/26）未见癌转移。

④ 子宫及双侧附件切除标本：左侧子宫角子宫内膜样腺癌，FIGO 2 级，肿瘤体积约 2.7 cm×1.5 cm×0.5 cm。癌浸润至浅肌层（小于 1/2 肌层）。未见脉管、神经侵犯，癌未累及宫颈及阴道。阴道残端切缘及左、右宫旁组织均未见癌残留。子宫肌壁间多发性平滑肌瘤。非肿瘤区：子宫内膜组织增殖期样反应，宫颈黏膜慢性炎症。双侧输卵管系膜囊肿；左卵巢良性囊肿伴出血，考虑滤泡囊肿；右卵巢黄体囊肿。FIGO 分期：IA 期。UICC 分期：T1aN0Mx。

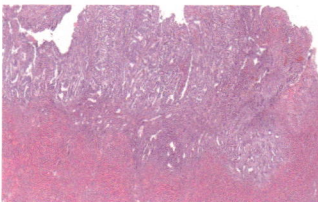

图 7-3-9　子宫病理学检查

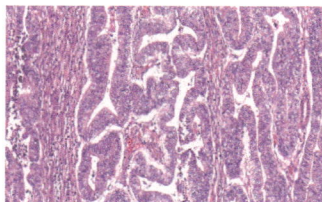

图 7-3-10　附件病理学检查

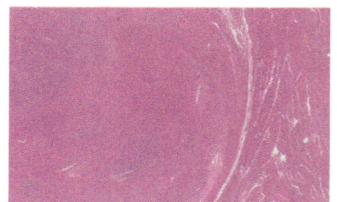

图 7-3-11　盆腔淋巴结病理学检查

3. 术后

（1）术后予以耳穴压豆（神门、胃、大肠、三焦、盆腔）镇痛安神，理气通便；穴位贴敷（内关、足三里）温中祛寒、降逆止呕；予手指点穴（内关、合谷、足三里）以和胃降逆，微针针刺（合谷、手三里）以宽肠理气、促进肠蠕动。舌淡红，苔薄白，脉沉细。予中药四子汤配合中药热奄包外敷宽肠理气，促进肠蠕动，预防肠粘连，具体方药如下：炒白芥子 20 g，炒紫苏子 20 g，炒莱菔子 20 g，制吴茱萸 20 g，1 剂，外敷。

（2）术后 1 d，患者术后肛门未排气，予以中成药四磨汤通便，根据辨证予中药汤剂小承气汤加减以通腑理气，具体方药组成如下：大黄 5 g，麸炒枳实 10 g，姜厚朴 10 g，金银花 15 g，蒲公英 15 g，白及 10 g，小蓟 15 g，山药 15 g，白芍 15 g，白术 15 g，茯苓 15 g，甘草 5 g。3 剂，水煎服，日一剂，早晚两次温服。

（3）术后 3～5 d，患者睡眠欠佳，隔物灸法（中脘、下脘）：温通经络、健运脾胃、补中益气、调和气血。

（4）术后 7～12 d，患者神疲乏力，中医根据辨证，予中药汤剂自拟方以益气健脾、扶助正气，具体方药组成如下：山药 15 g，白术 10 g，党参 15 g，黄芪 15 g，桔梗 10 g，百合 10 g，石斛 10 g，菊花 10 g，当归 10 g，生地黄 10 g，麦冬 10 g，桂枝 5 g，麦冬 10 g，醋五味子 5 g，炒火麻仁 10 g，酒黄精 10 g，醋五味子 5 g，瞿麦 10 g。5 剂，日一剂，水煎服，早晚两次温服。

（5）术后 28 d，患者恢复良好，予以出院，出院后继服完带汤合当归六黄汤加减以健脾，具体方药如下：白术 15 g，山药 15 g，白芍 15 g，盐车前子 10 g，麸炒苍术 10 g，甘草 3 g，陈皮 6 g，醋柴胡 2 g，当归 6 g，生地黄 6 g，熟地黄 6 g，黄芩 6 g，黄柏 6 g，党参 15 g，黄连 6 g，黄芪 15 g。14 剂，日一剂，水煎服，早晚两次温服。

【总结】针对早期子宫内膜癌，西医主要采用外科手术、放疗、化疗等治疗方法。然而，中医结合穴位贴敷、中药汤剂和药膳等疗法，以调理气血、促进康复、增强免疫力、预防复发为目标，进而提升患者生活质量并延长生存期。中医抗癌疗法源远流长，疗效显著。通过个体化的治疗方案，中医能够更有效地应对患者的病情，减轻治疗过程中的不良反应。早期引入中医药治疗可改善患者预后，提高生存质量。这种综合治疗方式不仅能够针对肿瘤本身，还能够调整整体机体的状态，增强机体自身的抵抗力，从而达到更好的治疗效果。在子宫内膜癌治疗中，中医药的应用具有独特的优势。中医强调阴阳平衡和气血调理，通过针对不同病情的辨证施治，可以制定个性化的治疗方案。穴位贴敷可以刺激穴位，促进气血运行，调节子宫内膜功能，缓解患者的不适症状，如异常阴道出血、腹痛等。中药汤剂可根据患者的具体情况配制，起到清热解毒、补血养气、调理子宫功能等作用，提高患者的整体身体素质。药膳则可以提供丰富的营养，同时调理脾胃，帮助患者更好地吸收营养，增强体质。因此，将中医药纳入子宫内膜癌的综合治疗方案中，不仅有助于提高患者的生存质量，改善治疗效果，还可以减轻治疗过程中的不适反应，提升患者的整体健康水平。中医药作为一种安全、有效的治疗方式，对于子宫内膜癌患者而言具有重要意义，应该在临床实践中得到更广泛的应用。

参考文献：

[1] 陈慧芳，刘小丽，谢伟，等 . Ⅰ型和Ⅱ型子宫内膜癌患者中医证候差异性初探 [J]. 北京中医药大学学报，2020，43(3): 259-264.

[2] 吴凤美，李霞，张秀良，等 . 八珍汤在子宫内膜癌术后化疗患者中的应用 [J]. 光明中医，2024，39(2): 304-307.

[3] 王晓靖，张蓓，戚钰，等 . 桂枝茯苓胶囊对早期子宫内膜癌患者腹腔镜术后恢复及炎症介质水平的影响 [J]. 世界中医药，2024，19(3): 373-376，382.

[4] 张家蔚，薛晓鸥，许玥，等 . 基于 CiteSpace 的中医药治疗子宫内膜癌文献计量学分析 [J]. 中国医药导报，2023，20(12): 142-145，160.

[5] 孙晓荷，李柳，程海波 . 基于癌毒病机理论辨治子宫内膜癌探讨 [J]. 现代中医临床，2023，30(5): 94-97.

[6] 曾宇华 . 炎症指标与子宫内膜癌淋巴结转移的相关性研究及基于炎 - 癌转化的中医文献研究 [D]. 广州：广州中医药大学，2023.

[7] 吕岳军 . 中西医结合治疗妇科肿瘤术后并发深静脉血栓的临床观察 [J]. 解放军医学杂志，2001，26(1): 48.

[8] 尚文敬 . 中医形神统一理论指导下的子宫内膜癌治疗疗效观察 [D]. 沈阳：辽宁中医药大学，2022.

[9] 田红艳 . 子宫内膜癌的中医证型与预后关系研究 [J]. 现代中医药，2018，38(6): 40-43.

[10] 张营营 . 子宫内膜癌介入治疗患者心理状况评估及中医护理干预分析 [J]. 临床医药文献电子杂志，2017，4(83): 16344-16345.

第八章　头颈肿瘤

| 第一节　头颈肿瘤的概述 |

一、常见的头颈肿瘤类型及流行病学

　　头颈部恶性肿瘤是全球范围内的第六大常见肿瘤，约占人体全部恶性肿瘤的10%。近年来全球头颈部鳞癌的发病率明显上升，全球范围内每年新诊断病例数超过60万例。头颈肿瘤包括自颅底到锁骨上、颈椎以前这一解剖范围的肿瘤，以恶性肿瘤为主。涵盖头面部软组织、耳鼻咽喉、口腔、唾液腺、颈部软组织、甲状腺等部位的肿瘤，而颅内、颈椎肿瘤及眼内肿瘤等通常不包含其中。其中常见为鼻咽鼻窦癌、口腔癌、甲状腺癌、喉癌等。全国范围内统计，男性发病率较高为鼻咽癌、喉癌、口腔癌等，而女性发病率首位是甲状腺癌，其次为鼻咽癌、口腔癌等。

　　在我国头颈部最常见的恶性肿瘤为鼻咽癌，在我国南方沿海地区等高发，其发病率可高达（30～50）/10万，以男性多见，40～60岁年龄层占大多数，居我国全部恶性肿瘤死亡率的第8位。近年来，甲状腺癌的发病率也逐年攀升，其发病率为（5～10）/10万，好发于中青年女性，高发年龄为35～55岁。唾液腺肿瘤（包括腮腺、颌下腺、舌下腺、小唾液腺等）男女发病比例相当，好发于中老年人，发病率约3/10万，腮腺最为高发，其次为颌下腺，舌下腺、小唾液腺肿瘤发病率较低。在我国喜食槟榔地区，口腔内的癌症（包括舌、颊黏膜、齿龈、口底、硬腭、软腭、扁桃体等）在头颈部常见的恶性肿瘤占据的比例较高，此外喉癌、恶性淋巴瘤、原发灶不明的颈部转移性癌、头颈部软组织肉瘤，以及头皮癌、头颈部皮肤癌与恶性黑色素瘤亦较为常见。

　　在头颈部恶性肿瘤中，超过90%患者的病理类型为鳞状细胞癌，通常出现在鼻咽、口咽、口腔、下咽或喉部。总体上由于生活习惯的不同，男性发病率高于女性，高发年龄往往从30～40岁开始，40～60岁呈最高峰，60岁以后逐渐下降。而头颈部所发生的肿瘤，其原发部位和病理类型之多，居全身肿瘤之首。同时，头颈部吞咽进食、语言、通气等相关重要器官比较集中，解剖关系复杂，治疗方法各异。

　　头颈部恶性肿瘤的发展是环境因素和遗传相互作用的结果，因此是多因素综合形成的疾病。吸烟和酗酒是疾病发展的主要危险因素，并具有叠加效应。吸烟已被公认为头颈恶性肿瘤的主要风险因素，这种风险与吸烟习惯的强度和持续时间相关。香烟中含有亚硝胺和多环碳氢化合物致癌元素，具有遗传毒性，因此可能增加患病风险。这些元素可以改变人体的分子结构并引起突变。酒精作为一种溶剂，可以增强黏膜对致癌物质的暴露，增加细胞对这些物质的吸收。乙醛是酒精的代谢产物，可以形成DNA加合物，

干扰 DNA 合成和修复。

然而，其他因素也会影响头颈部恶性肿瘤的发展，如人乳头状瘤病毒（HPV）感染、饮食、致癌物暴露、口腔卫生、传染源、家族史、低体重指数、暴露于紫外线、口腔黏膜慢性刺激和牙菌斑形成、先前存在的医疗条件和职业活动等。HPV 感染在口咽癌发生中具有一定的作用，特别是在扁桃体癌症中，具有强大和独立的预后，高危 HPV 感染似乎与喉癌发生具有生物学相关性，然而，这些感染的临床意义及其在疾病预防和治疗中的意义尚不清楚。家族史对头颈部恶性肿瘤发展的影响可能是因为家族聚集表明遗传因素在其发病风险中发挥作用。参与致癌物质代谢、DNA 修复或其他几个过程的基因中的多种遗传多态性亦与头颈部恶性肿瘤风险有关。致癌物质暴露、口腔卫生、牙菌斑形成、对口腔黏膜的慢性刺激、家族史、低体重指数和暴露于紫外线也都在头颈部恶性肿瘤的发展中单独或联合发挥作用，因为它们可以调节毒素和致癌代谢。

在目前的情况下，戒烟、限制饮酒、避免咀嚼烟草、防止接触二手烟草烟雾、环境致癌物、HPV 筛查、保持良好的口腔健康和营养习惯等可能是预防或延缓头颈部恶性肿瘤发展的主要措施。然而，头颈部恶性肿瘤的不良预后主要是由于晚期疾病的治疗与监测手段较为局限。因此，探究头颈部恶性肿瘤的现场癌变和分子遗传学对于提供更好的干预和治疗方法至关重要，从而引入各种具有潜在应用价值的生物标志物，用于诊断、分期、监测和预测。

二、头颈肿瘤的西医治疗

头颈部恶性肿瘤可影响患者整体、心理健康、外表、就业、社会生活和家庭生活。此外，由于上消化道功能也可能发生严重变化，严重影响患者的生活质量。了解疾病的发生发展规律、临床病理特征有助于选择治疗方法，以及完成必要的症状分析及康复指导，更好地提高护理质量，减少治疗带来的不良反应，确定对患者生存生活等方面的影响，以帮助确定治疗的有效性。

（一）手术治疗

头颈恶性肿瘤的治疗决策需要头颈外科、肿瘤内科学、放射肿瘤学、整形外科、口腔科、康复科等的多学科协作。对于需要大范围手术切除的患者，有助于彻底切除局部晚期头颈恶性肿瘤并尽可能地保留器官功能。由于颈部淋巴结转移是头颈恶性肿瘤的重要临床特征，在进行外科手术时，功能性颈清扫是作为手术管理的重要组成部分进行的。治疗需要根据患者具体情况具体分析。

（二）放射治疗

放射治疗是头颈部恶性肿瘤早期或辅助治疗的组成部分。放射治疗的其他进展包括断层治疗、重粒子辐射、质子治疗、中子束辐射、近距离放射治疗和立体定向放射等。外照射放疗是主要方法之一。利用直线加速器等设备产生高能射线，从体外照射头颈肿瘤区域。医生会根据肿瘤的位置、大小、病理类型等制定精确的放疗计划，确定照射剂量和范围，以最大限度地杀伤肿瘤细胞，同时尽量减少对周围正常组织的损伤。在放疗过程中，会配合影像技术如 CT、MRI 等进行定位和监测，确保放疗的准确性。同时，会对患者进行对症支持治疗，以减轻放疗引起的不良反应，如口腔黏膜炎、吞咽困难等。还会根据患者具体情况，考虑与手术、化疗等综合治疗，以提高治疗效果。

（三）内科治疗

在耳鼻喉、头颈部内科治疗中以化学治疗和免疫治疗为主，优点在于能作用于全身，对于可能存在的微小转移灶有一定效果。可在术前缩小肿瘤，提高手术切除率；通过抑制癌细胞的生长和扩散，达到控制肿瘤进程的目的。

三、头颈肿瘤围术期中西医结合治疗

（一）术前

（1）西医治疗：全面评估病情确定手术方案，做好术前准备。

（2）中医治疗：辨证给予中药调理体质，如八珍汤补气血或逍遥散疏肝理气等；进行心理疏导和饮食建议。

（二）术中

（1）西医治疗：规范进行手术操作，做好麻醉管理和监测生命体征。

（2）中医治疗：可尝试针灸辅助麻醉，选合适穴位如合谷、内关等，配合电针刺激或耳穴压豆增强效果。

（三）术后

（1）西医治疗：密切观察生命体征和伤口情况，处理并发症，给予营养支持和康复治疗。

（2）中医治疗：用中药调理促进恢复，如十全大补汤等；针灸治疗功能障碍；结合推拿等康复方法；合理饮食调理。

参考文献：

[1] Ferlay J, Colombet M, Soerjomataram I, et al. Estimating the global cancer incidence and mortality in 2018: GLOBOCAN sources and methods[J]. Int J Cancer, 2019, 144(8): 1941-1953.

[2] Chow L. Head and neck cancer[J]. N Eng J Med, 2020, 382(26): 60.

[3] Mesia R, Iglesias L, Lambea J, et al. SEOM clinical guidelines for the treatment of head and neck cancer (2020)[J]. Clin Transl Oncol, 2021, May; 23(5): 913-921.

[4] Bravi F, Lee Y-C A, Hashibe M, et al. Lessons learned from the INHANCE consortium: An overview of recent results on head and neck cancer[J]. Oral Dis, 2021, 27: 73-93.

[5] Shield K D, Ferlay J, Jemal A, et al. The global incidence of lip, oral cavity, and pharyngeal cancers by subsite in 2012[J]. CA Cancer J Clin, 2017, 67: 51-64.

[6] Argiris A, Karamouzis MV, Raben D, et al.Head and neck cancer[J]. Lancet, 2008, 371(9625): 1695-1709.

[7] 武美, 倪育淳. 头颈肿瘤放疗前、中、后的中医辨证规律分析 [J]. 中国民间疗法, 2023, 31(23): 13-15, 73.

[8] 吴晓月, 韩宝瑾, 任似梦, 等. 头颈肿瘤患者结束同步放化疗时症状负担和中医症状群分析 [J]. 中医学报, 2023, 38(8): 1752-1757.

[9] 王丹. 放疗联合中医药治疗头颈肿瘤的疗效研究 [J]. 首都食品与医药, 2018, 25(17): 38.

[10] 何倩燕. 中医情志护理对头颈肿瘤放疗患者焦虑抑郁状态和疾病评分的影响分析 [J]. 东方药膳, 2020(5): 128.

| 第二节　甲状腺癌 |

一、甲状腺癌的概述

（一）流行病学

甲状腺癌是一种起源于甲状腺滤泡上皮或滤泡旁上皮细胞的恶性肿瘤，也是头颈部最为常见的恶性肿瘤。近年来，全球范围内甲状腺癌的发病率增长迅速，据全国肿瘤登记中心的数据显示，我国城市地区女性甲状腺癌发病率位居女性所有恶性肿瘤的第 4 位。我国甲状腺癌将以每 20% 的速度持续增长。 根据肿瘤起源及分化差异，甲状腺癌又分为：甲状腺乳头状癌（papillary thyroid carcinoma, PTC）、甲状腺滤泡状癌（follicular thyroid carcinoma, FTC）、甲状腺髓样癌（medullary thyroid carcinoma, MTC）、低分化型甲状腺癌（poorly differentiated thyroid cancer, PDTC）以及甲状腺未分化癌（anaplastic thyroid carcinoma, ATC），其中 PTC 最为常见，约占全部甲状腺癌的90%，而 PTC 和 FTC 合称分化型甲状腺癌（differentiated thyroid carcinoma, DTC）。不同病理类型的甲状腺癌在其发病机制、生物学行为、组织学形态、临床表现、治疗方法以及预后等方面均有明显的不同。一般来说，DTC 预后较好。ATC 的恶性程度极高，中位生存时间仅 7 ～ 10 个月，预后极差。MTC 的预后居于两者之间。

（二）西医病因与发病机制

部分甲状腺癌的发生与遗传相关。5% ～ 10% 的分化型甲状腺癌有家族遗传性，该部分甲状腺癌患者的一级亲属 DTC 风险明显增加。约25%的甲状腺髓样癌是遗传性，由胚系 *RET* 基因变异导致，可作为 2 型多发性内分泌腺瘤病（multiple endocrine neoplasia, MEN-2）的表现之一。在环境和饮食因素中，童年期电离辐射暴露是 DTC 目前唯一确认的环境风险因素。切尔诺贝利核事故使污染地区儿童和青少年甲状腺癌的发病率显著增加，儿童期恶性肿瘤接受放疗的人群 TC 发病风险增高均证实这一点，然而电离辐射的暴露与成人甲状腺癌的关系并不明确。碘缺乏和碘过量都可引起甲状腺疾病，缺碘会增加辐射诱发 TC 的风险，但目前无证据表明碘摄入过量与 TC 风险增加有关，也无证据表明食盐加碘与 TC 高发有关。海鱼与贝壳类饮食，没有增加 TC 风险，在缺碘地区反而具有保护作用。

（三）中医病因病机

《外科正宗》云："忧郁伤肝，思虑伤脾，积想在心，所愿不得志者，致经络痞涩，聚结成核，初如豆大，渐若棋子。"故本病之发生，多与情志失调、气机郁结有关。

（四）诊断

根据临床表现、影像学检查结果以及病理细胞学检查诊断。

二、甲状腺癌的西医治疗

治疗原则：DTC 的治疗以外科治疗为主，辅以术后内分泌抑制治疗、放射性核素治疗，某些情况下需辅以放射治疗、靶向治疗。MTC 以外科治疗为主，某些情况下需辅以放射治疗、靶向治疗。未分化癌的治疗，少数患者有手术机会，部分患者行放疗、化疗可能有一定效果，但总体来说预后很差、生存时间短。甲状腺肿瘤治疗的个体化很重要，每一个患者病情、诉求不同，临床诊治有一定灵活性。

（一）手术治疗

甲状腺手术包括部分切除、甲状腺全切以及周围淋巴结清扫，实施的手术需根据患者的病程、病性、严重程度以及患者自身的意见拟定。目的是尽可能减少癌组织的残留，减少患者的病痛。

（二）放射治疗

甲状腺癌对放射治疗敏感性差，单纯放射治疗对甲状腺癌的治疗并无益处。放射治疗原则上应配合手术使用，主要为术后放射治疗。具体实施应根据手术切除情况、病理类型、病变范围、年龄等因素而定，以尽可能地降低局部复发率，改善预后。

（三）内科治疗

传统的内科治疗主要是化疗，而靶向治疗、免疫治疗为近年来新出现的全身治疗。对 DTC 和 MCT 来说，化疗疗效差，靶向治疗有一定疗效。对 ATC 主要的内科治疗是化疗，靶向治疗有一定疗效。

三、甲状腺癌的中医治疗

本病颈部肿块形成，少有疼痛发作。以肝郁气滞为主，而有夹痰、夹瘀、夹虚、化火之异。本病可导致心悸、多汗、声哑或腹泻、颜面潮红、疼痛等，严重者可有消瘦、呼吸困难等表现。临证当根据具体症状的性质和特点，并结合脉象区分。

四、中西医结合治疗甲状腺癌围术期的应用

中西医结合在甲状腺癌围术期的应用可以充分发挥各自的优势，提高治疗效果，

促进患者的康复。但具体的治疗方案应根据患者的实际情况，由专业的医生进行制定和调整。

（一）术前

1. 西医方面

疾病检查：进行甲状腺超声检查，确定肿瘤的大小、形态、边界、内部回声等特征；进行甲状腺功能检查，包括甲状腺激素（T3、T4、FT3、FT4）、促甲状腺激素（TSH）等，评估甲状腺的功能状态；颈部 CT 或 MRI 检查可以更清晰地显示肿瘤与周围组织的关系，以及有无淋巴结转移。此外，还需进行血常规、生化指标、凝血功能、心电图等检查，全面了解患者的身体状况。

风险评估：根据患者的年龄、身体状况、合并症等因素，对手术风险进行评估。对于有心脏病、高血压、糖尿病等合并症的患者，需要在术前进行相应的治疗和控制，确保患者能够耐受手术。

沟通与准备：与患者及其家属进行充分的沟通，详细介绍手术方案、风险、预期效果及术后注意事项。指导患者进行术前禁食、禁水等准备工作，确保手术顺利进行。

2. 中医方面

辨证分型：通过望、闻、问、切四诊合参，对患者进行中医辨证分型。常见的证型有肝郁气滞型、痰凝血瘀型、气阴两虚型等。不同证型的患者表现出不同的症状和体征，中医治疗方法也有所不同。

个体化调理：对于肝郁气滞型患者，表现为情绪抑郁、胸闷不舒、胁肋胀痛等症状，可给予逍遥散加减进行疏肝理气。方剂中柴胡、薄荷疏肝解郁；当归、白芍养血柔肝；白术、茯苓健脾祛湿；炙甘草调和诸药。对于痰凝血瘀型患者，表现为颈部肿块坚硬、偶有疼痛、舌质紫暗等症状，可给予海藻玉壶汤加减进行化痰祛瘀。方剂中海藻、昆布、海带化痰软坚；青皮、陈皮、半夏理气化痰；当归、川芎、赤芍活血化瘀。对于气阴两虚型患者，表现为乏力、口干、盗汗、舌红少苔等症状，可给予生脉散合沙参麦冬汤加减进行益气养阴。方剂中人参、麦冬、五味子益气养阴；沙参、玉竹、天花粉滋阴润燥。

心理疏导：中医学认为，情志失调是导致疾病发生和发展的重要因素之一。甲状腺癌患者往往因为对疾病的恐惧和担忧而出现焦虑、抑郁等不良情绪。中医可通过语言开导、移情易性、情志相胜等方法进行心理疏导；根据五行相生相克的理论，采用以情胜情的方法，如对于愤怒的患者，采用以悲胜怒的方法，以缓解其愤怒情绪。

（二）术中

1. 西医方面

根据肿瘤的大小、位置、侵犯程度以及患者的身体状况选择合适的手术方式。常见的手术方式有甲状腺部分切除术、甲状腺全切除术、甲状腺癌根治术等。术中密切监测患者的生命体征，如心率、血压、血氧饱和度等。对于出现的异常情况，要及时进行处理。

2. 中医方面

针灸麻醉辅助：针灸麻醉是一种传统的中医麻醉方法，具有安全、有效、不良反应小等优点。在甲状腺癌手术中，可以采用针灸麻醉辅助西医麻醉，以减少麻醉药物的用量，降低麻醉风险。具体操作方法如下：选取合谷、内关、足三里等穴位进行针刺。合谷穴为手阳明大肠经原穴，具有镇静止痛、通经活络的作用；内关穴为手厥阴心包经络穴，可宁心安神、理气止痛；足三里为足阳明胃经合穴，能调节脾胃、扶正培元。在术前 30 min 左右，对这些穴位进行针刺，采用平补平泻手法，留针 30 min 左右。在手术过程中，可根据患者的情况适当调整针刺的强度和频率。

（三）术后

1. 西医方面

（1）观察与护理：术后密切观察患者的生命体征、伤口愈合情况以及有无出血、感染、声音嘶哑、低钙血症等并发症。对于伤口要进行定期换药，保持清洁干燥。对于出现并发症的患者，要及时进行治疗和处理。例如，对于出血的患者，要及时进行止血处理；对于感染的患者，要给予抗生素治疗；对于声音嘶哑的患者，要进行喉镜检查，确定声带的情况，并给予相应的治疗；对于低钙血症的患者，要给予钙剂补充。

（2）后续治疗：根据患者的病理结果和具体情况，决定是否需要进行放射性碘治疗或甲状腺激素抑制治疗。放射性碘治疗可以杀死残留的甲状腺癌细胞，降低复发风险。甲状腺激素抑制治疗可以抑制甲状腺癌细胞的生长，同时也可以补充甲状腺激素，维持身体的正常代谢。

2. 中医方面

（1）中药调理：术后患者的身体较为虚弱，需要进行中药调理，以促进身体的恢复。根据患者的辨证分型，给予相应的中药方剂进行治疗。例如，对于气血亏虚型患者，表现为乏力、面色苍白、头晕目眩等症状，可给予八珍汤加减进行补益气血。方剂中人参、白术、茯苓、甘草健脾益气；当归、白芍、熟地黄、川芎养血补血。对于气阴两虚型患者，表现为乏力、口干、盗汗、舌红少苔等症状，可给予生脉散合沙参麦冬汤加减进行益气养阴。方剂中人参、麦冬、五味子益气养阴；沙参、玉竹、天花粉滋阴润燥。对于痰凝血瘀型患者，表现为颈部肿块、疼痛、舌质紫暗等症状，可给予海藻玉壶汤加减进行化痰祛瘀。方剂中海藻、昆布、海带化痰软坚；青皮、陈皮、半夏理气化痰；当归、川芎、赤芍活血化瘀。

（2）针灸治疗：术后可以采用针灸治疗，以促进患者的身体恢复。选取足三里、关元、气海等穴位可健脾益胃、培补元气；选取天突、廉泉等穴位有助于改善患者的发音和吞咽功能；选取合谷、内关等穴位可镇静止痛、缓解焦虑。针灸治疗一般每周进行2～3次，每次30 min左右。

（3）康复指导：中医强调"未病先防"和整体观念，在术后康复阶段，要给予患者全面的康复指导。包括饮食调理、运动锻炼、心理调节等方面。饮食方面，要避免食用辛辣、油腻、刺激性食物，多吃富含营养、易消化的食物，如蔬菜、水果、粗粮等。运动锻炼方面，要根据患者的身体状况，选择适当的运动方式，如散步、太极拳、八段锦等，以增强体质，提高免疫力。同时，要关注患者的心理状态，及时进行心理疏导，帮助患者树立战胜疾病的信心。

临床经典案例

患者，男，52岁。因"发现胸骨前肿块1年，甲状腺肿块半月余"入院。

【现病史】患者于1年前发现胸骨前肿块，不痛、不痒、不红，故未引起重视，未去医院就诊。半月余前发现颈部肿块，无咳嗽、咳痰、咯血等特殊不适，偶有胸闷、气促。今为进一步治疗来我院就诊，门诊以"甲状腺肿块"收入院。现症见：患者精神状态良好，无咳嗽、咳痰、咯血，无胸痛，无潮热盗汗等特殊不适，纳眠可，二便正常，近期体重无明显变化。舌暗红，苔黄腻，脉弦滑。

【既往史】健康状况一般。否认高血压、冠心病、糖尿病等慢性疾病病史，否认外伤史，既往曾行"胆囊切除手术"，否认输血史。预防接种史不详。

【体格检查】甲状腺左侧叶增大明显，可扪及一大小约5.0 cm×4.0 cm×4.0 cm肿物，质硬，边界不清，活动差，下界伸入胸骨后及上纵隔，无法扪及下界。左侧颈部扪及多发肿大淋巴结，最大者约2.5 cm×1.5 cm，质硬，活动可。胸骨柄处扪及一隆起性肿块，大小约4.0 cm×3.0 cm，质硬，边界欠清，固定。

【影像学检查】

（1）甲状腺左侧叶内非均质肿块，考虑TI-RADS 5类，癌可能性大。

（2）甲状腺右侧叶中部前缘钙化灶为主结节，TI-RADS 4a类。

（3）左侧颈部2、3、4、5、6区至锁骨上区多发稍大淋巴结，考虑转移癌。

（4）右侧颈部6区淋巴结可见。术前甲状腺穿刺细胞学病理：（甲状腺左叶肿块穿刺）涂片考虑为甲状腺乳头状癌（Bethesda：Ⅴ级）。

【诊断】

中医诊断：瘿瘤，痰瘀交阻证。

西医诊断：甲状腺乳头状癌（Bethesda：V 级）。

【辨病辨证依据】患者 52 岁，男，因"发现胸骨前肿块 1 年，甲状腺肿块半月余"入院。患者病程日久，气血瘀阻，六淫邪毒入侵，邪凝毒结使气、血、湿、热、瘀、毒互结发为瘿瘤，气机不畅所致的痰湿、瘀血为"壅毒"的病理形态，为"壅毒"存在的物质基础。"气为血之帅，血为气之母"，气结气滞常致血行不畅，津液不行，渐生痰湿、瘀血。辨病属瘿瘤范畴，辨证为痰瘀交阻证，病位在肝，涉及胆、脾胃、心肾，病性属虚实夹杂。

【治疗】

1. 术前

（1）口服中药海藻玉壶汤加减（昆布、海藻、法半夏、陈皮、连翘、浙贝母、川芎、当归、茯苓、土贝母、香附、郁金、穿山甲、天南星等）200 mL，每日 1 剂。

（2）中药外敷：独角莲外敷，鲜独角莲 100 g 去皮，捣成糊状，敷于肿瘤部位，上盖玻璃纸，并固定。24 h 更换一次。

（3）针灸治疗：取穴是阿是穴、间使、气舍、天突，用围刺法即针尖斜向中心部刺 8～10 针，再从肿物上向中心部刺 1 针，各腧穴均在得气后施捻转泻法 1 min，配穴外关、合谷等穴，每日针刺治疗 1 次，20 d 为一疗程。

（4）MDT 讨论各学科意见：

① 头颈外科医生意见：目前患者甲状腺乳头状癌诊断基本明确，有明显手术指征，无明显手术禁忌证，手术治疗不但包括甲状腺全部切除，还可能涉及部分胸骨的切除，双侧颈部及上纵隔淋巴清扫，肺部转移瘤是否需要或能否手术切除，需要胸外科医生给予专科意见及协作手术。影像科医生对肿瘤范围进行评估，颈胸部增强 CT 及 PET-CT 提示：甲状腺左叶肿瘤向下延伸，与上纵隔及胸骨肿瘤为连续整体，肿瘤巨大，与颈部及上纵隔大血管关系密切，右侧肺部有转移（图 8-2-1，图 8-2-2）。

② 头颈放疗科医生意见：甲状腺乳头状癌对放疗不敏感，暂无明显放疗指征。

③ 头颈内科医生意见：化疗对甲状腺乳头状癌作用有限，目前可使用的靶向药物不多，疗效不明确，且有一定的不良反应。

④ 头颈外科医生意见：计划行甲状腺全切＋胸骨及上纵隔肿块切除＋双侧颈部淋巴清扫＋右肺转移灶扩大切除，争取达到 R0 切除目标。但手术难度大、风险高、需要多个外科团队密切配合，根治性切除肿瘤后还需进行胸骨及上纵隔区域的修复重建。

⑤胸外科医生就手术协作评估意见：胸外科医生可行胸骨柄及胸骨肿物切除术，同时行上纵隔淋巴清扫＋肺部分切除术，最后行胸骨及胸壁的修复重建。再由头颈外科医生行甲状腺全部切除术＋颈淋巴结清扫术。

⑥核医学科医生意见：碘131治疗对于局部晚期及远处转移甲状腺乳头状癌有效，但需要全切甲状腺后才能行核素治疗。但肿瘤负荷越大，疗效越差。建议甲状腺癌根治性手术后再行碘131治疗，可以获得更好的疗效。

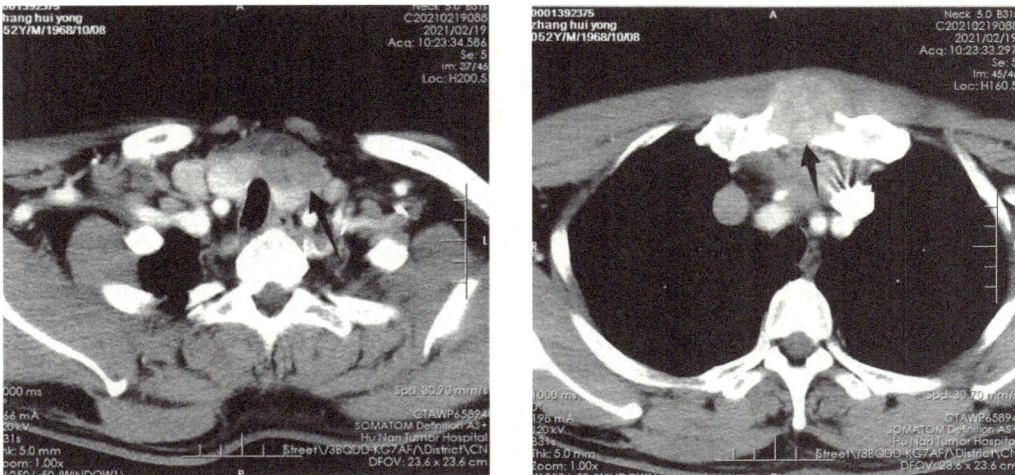

甲状腺肿瘤侵犯胸骨并左颈部及上纵隔淋巴转移。
图 8-2-1　术前颈胸部增强 CT

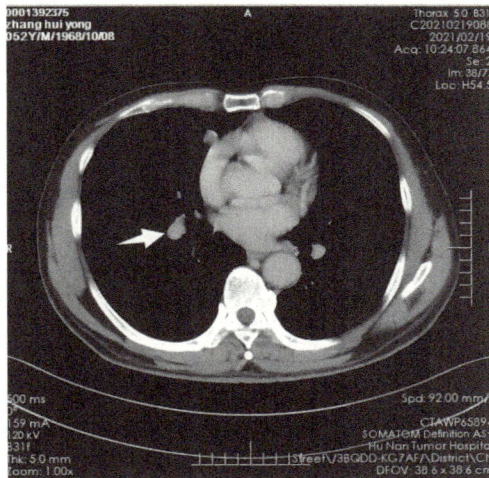

右肺肿物考虑转移瘤。
图 8-2-2　术前肺部增强 CT

（5）MDT 最终讨论意见：

① 患者为壮年，体质好。如治疗意愿坚决，可行甲状腺全切及双侧颈淋巴清扫，并与胸外科医生协作尽可能行全身减瘤手术，完善手术标本病理检查并行基因检测；

② 术后碘 131 治疗及 TSH 抑制治疗；

③ 根据病理及术后相关情况酌情补充放化疗或其他辅助治疗。借助 3D 打印肿瘤模型明确肿瘤的所在位置、大小、形状、空间毗邻和累及结构，进行虚拟手术演示，与患者及其家属解释沟通病情后其一致坚决要求积极手术治疗，并愿意承担相关手术风险及并发症（图 8-2-3）。

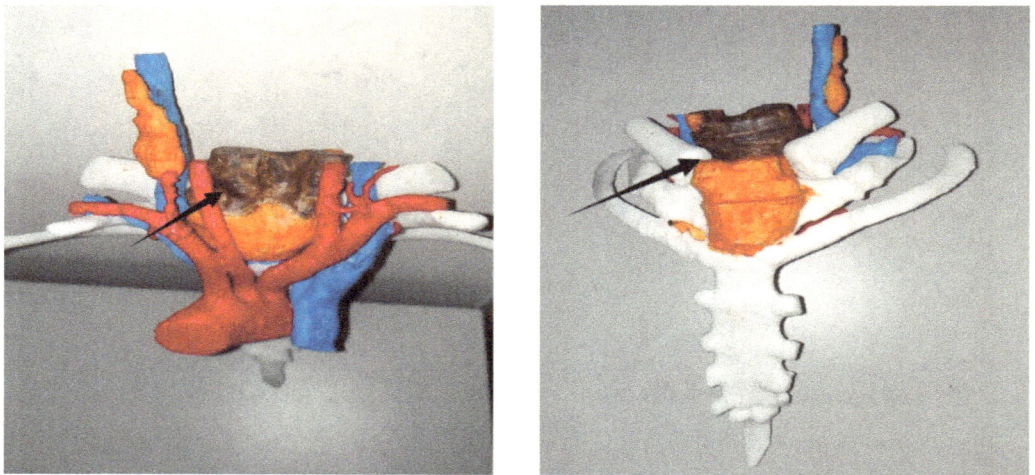

甲状腺肿瘤累及胸骨并与颈部及上纵隔大血管关系密切。

图 8-2-3 3D 打印模型

2. 术中

按照 MDT 讨论意见：手术方案为在全麻下行甲状腺全部切除＋双侧颈部淋巴清扫＋胸骨肿瘤切除＋上纵隔淋巴结清扫＋肺楔形切除术＋带蒂胸大肌皮瓣切取移植术＋胸壁缺损修复＋气管切开术。胸外科医生将胸骨柄及胸骨肿瘤一并完整切除，沿肋床进胸后，行右中肺楔形切除术，将右肺边缘的肺部病灶楔形切除（图 8-2-4），用骨水泥和钢板重建胸骨柄连接双侧肋骨，人工修复膜覆盖于创面表面（图 8-2-5）。头颈外科医生继续行甲状腺全切＋双侧颈淋巴清扫＋上纵隔肿物切除＋气管切开术（图 8-2-6），根治性手术后以右乳内下象限制备带蒂胸大肌肌瓣 10 cm×13 cm，以胸肩峰动脉走向为蒂切断胸大肌，做成肌蒂宽 4 cm，长约 25 cm 胸大肌肌瓣，然后将肌瓣转到胸骨前方骨水泥前方及颈部前方，到达左侧颈总动脉前方，覆盖保护颈总动脉及上纵隔大血管，修复上纵隔及胸壁缺损（图 8-2-7）。术后 12 d 患者顺利恢复出院，未出现乳糜漏、积液感染等严重并发症。术后病理：

①（甲状腺左叶及右叶峡部）乳头状癌（经典型），肿块大小约 5 cm×5.5 cm× 4.5 cm；

②（前纵隔组织、右中肺肿块、胸骨外肿块）见乳头状癌转移；

③ 淋巴结：（左颈 6 区）2/2、（颈右 2B 区）0/1、（右侧胸廓内动脉旁）2/2、（颈右 2、3、4 区）1/15、（颈左 2、3、4、5 区）2/11 见癌转移；

④（肺切缘、皮肤切缘）均未见癌累及（图 8-2-8）。

3. 术后

患者出现心悸气短，五心烦热，口干，乏力，自汗盗汗，头晕目眩，精神萎靡，食少，二便失调，舌暗红少苔，脉沉细数无力。辨证为气阴两虚证。

（1）治疗原则：益气养阴清热。主方可予参苓白术散合益胃汤加减，术后 1 d 开始服用中药，连服 7 d。中药每日 1 剂，水煎至 200 mL，分早晚 2 次温服。

（2）针灸治疗：针对甲状腺癌术后气阴两虚证，选用针刺治疗（关元、气海、肾俞、脾俞、命门、足三里、三阴交、百会等穴位）。

（3）功法训练：指导患者进行八段锦、五禽戏等康复锻炼，促进术后的恢复。

（4）术后诊断：甲状腺乳头状癌 T4bN1bM1 Ⅱ期。术后再次 MDT 讨论患者下一步治疗方案，核医学科医生意见：根据常规病检结果，建议行术后碘 -131 治疗。完成手术治疗后继续行术后碘 -131 治疗＋优甲乐抑制治疗，术后 3 个月患者于我院核医学科第一次予以碘 -131 治疗 170 mCi，术后 12 个月予以第二次碘 -131 治疗 180 mCi。复查甲状腺静态碘 -131 显像（局部＋全身＋断层）提示：甲状腺癌碘 -131 治疗后，未见明显异常放射性浓聚。随访 29 个月，患者无肿瘤复发及转移。

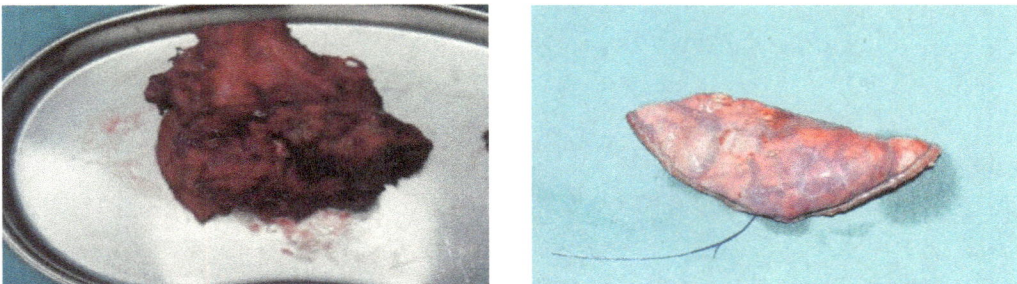

图 8-2-4 胸外科行胸骨柄及胸骨肿瘤切除＋右中肺楔形切除术

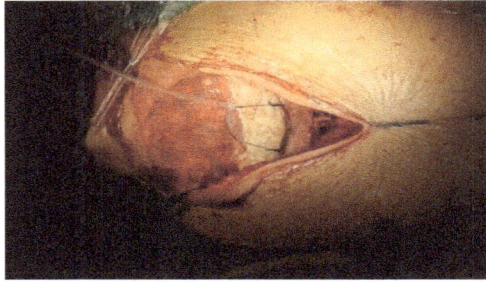

图 8-2-5 胸外科行骨水泥、钢板和人工修复膜重建胸骨柄

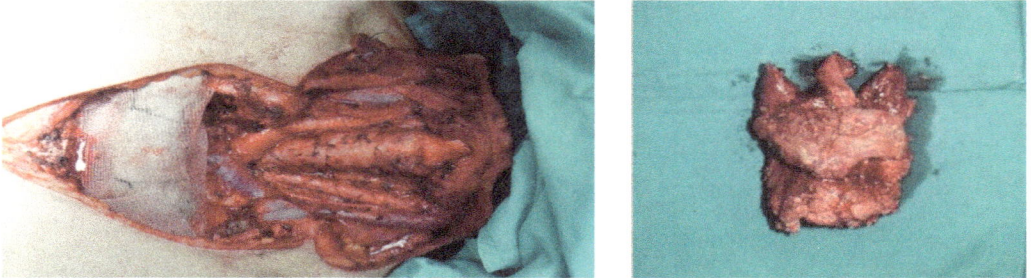

图 8-2-6 头颈外科行甲状腺全切 + 双颈淋巴清扫 + 上纵隔肿块切除术

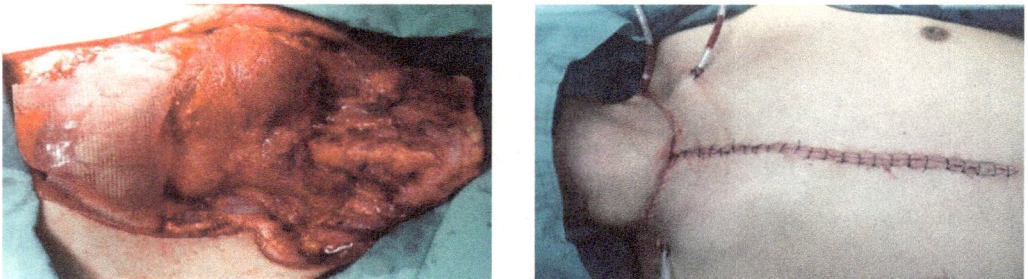

图 8-2-7 头颈外科行带蒂胸大肌肌瓣修复术覆盖填塞颈部及上纵隔

图　像：

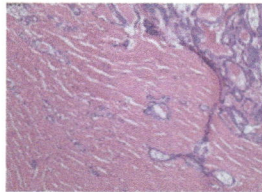

镜下所见：

病理诊断：
常规报告：
　　1. （甲状腺左叶及右叶峡部）乳头状癌（经典型），肿块大小约5*5.5*4.5cm；2. （前纵隔组织、右中肺肿块、胸骨外肿块）见乳头状癌转移；3. 淋巴结，（左颈6区）2/2、（颈右2B区）0/1、（右侧胸廓内动脉旁）2/2、（颈右2. 3.4区）1/15、（颈左2.3.4.6区）2/11见癌转移；4. （肿切缘、皮肤切缘）　未见癌累及。

报告医师：　李佶刚　　审核医师：　　　报告日期：　2021/3/5 1
　　　　　　　　　　　　　　　　　　　　　　　　　　　　签名：

图 8-2-8 术后病检提示甲状腺乳头状癌并多发转移

【总结】对于复杂疑难甲状腺癌病例，由多学科综合治疗协作组（MDT）评估讨论，联合诊治处理，多个外科科室协作手术，有助于进一步提高肿瘤 R0 切除率，减小手术风险、降低术后并发症发生率和病死率、延长生存期，可最大限度地发挥各学科优势、加强学科协作，对于晚期甲状腺癌的规范化、个体化治疗具有非常重要的意义。在局部晚期甲状腺癌的手术治疗中，为保证肿瘤的根治性效果，往往需要行周边皮肤肌肉组织、喉返神经、颈胸大血管、喉、下咽、颈段食管及气管甚至胸骨等单个或多个重要结构的切除，术中应用肿瘤整形外科技术及理念，一期行显微神经吻合或移植修复喉返神经、人工血管重建颈胸部大血管、带蒂或游离组织瓣行皮肤肌肉等软组织、下咽及颈段食管、气管、胸骨及胸壁等结构的修复重建，不但为肿瘤的根治性切除提供保障，还可以减少术后感染、大出血、乳糜漏或淋巴漏等手术并发症，提高患者生活质量（改善局晚期甲状腺癌患者术后发音、呼吸及吞咽功能，减轻颈淋巴清扫术后颈部水肿等），加速甲状腺癌患者术后康复。同时配合中医特色治疗，中西医结合治疗肿瘤，能够很好地控制肿瘤扩散，提高机体免疫力。在手术等西医治疗过程中配合中药中医治疗，中西医协调作用，既可以帮助患者恢复正气，又能有效控制肿瘤复发转移。在此案例中，患者术前服用海藻玉壶汤加减，理气化痰，散瘀破结，有助于手术顺利进行，同时配合中药贴敷、针灸围刺法等中医治疗，使患者疾病得到缓解，同时减轻了患者的术前紧张；患者术后气阴两虚，中医辨证选方，予参苓白术散合益胃汤口服益气养阴；给予针灸疗法扶助正气，指导功法训练促进恢复，使整体疗效得到提高。

临床经典案例

徐某，女，43 岁。因"体检时发现双侧甲状腺结节 1 年余"于 2023 年 8 月就诊。

【现病史】患者于 1 年前体检时发现双侧甲状腺结节，于 2022 年 8 月在湘潭市中心医院行穿刺 未成功，未予特殊处理。于 2023 年 7 月 12 日在南昌市第五医院行左侧甲状腺穿刺，病理结果：（左侧甲状腺中极）乳头状癌。今为进一步治疗来我院就诊，门诊以"左侧甲状腺恶性肿瘤"收入院。现症见：患者神清，精神可，颈部无不适，无声音嘶哑、呼吸困难、进食进水呛咳、头面部及四肢麻木感，无恶寒发热，脱发，饮食正常，夜寐不安，梦多，体重无明显变化，二便正常。舌红，苔薄黄，脉弦。

【既往史】一般健康状况良好，否认高血压、冠心病、糖尿病等慢性疾病病史，否认手术、外伤史，否认输血史。预防接种史不详。过敏史：否认食物药物过敏。

【月经史】患者既往月经规律，5～6 d/25 d。月经周期规则，月经量中等，颜色红，有血块，无痛经。

【体格检查】体温 36.7℃，脉搏 85 次 /min，呼吸 20 次 /min，血压 112/78 mmHg。颈软无抵抗，气管居中，颈动脉搏动未见异常，颈静脉无怒张，肝颈静脉回流征阴性，甲状腺无肿大，无压痛、震颤、血管杂音。左侧甲状腺可扪及 1 cm×1 cm 大小肿物，边界不清。

【实验室检查】血常规：白细胞 5.58×10^9/L，嗜中性粒细胞总数 3.28×10^9/L，红细胞 3.84×10^{12}/L，血红蛋白 118.00 g/L，血小板 232.00×10^9/L。肝功能：总蛋白 65.10 g/L。心肌酶谱：乳酸脱氢酶 124.00 IU/L。血型鉴定 (ABO+RHD)：B 型，RhD 血型阳性。凝血常规检查：凝血酶原时间 14.50 s，凝血酶原活动度 68.44，凝血酶原比率 1.16。甲状腺相关抗体：甲状腺过氧化酶抗体 204.97 IU/mL，抗甲状腺球蛋白抗体 388.32 IU/mL。粪便隐血试验＋粪便常规、尿液常规、肾功能、电解质、血脂、血糖、降钙素测定、CEA、甲状腺功能、甲状旁腺激素测定 (PTH)、输血前常规：阴性。

【影像学检查】

(1) 心电图：窦性心律；T 波（Ⅱ、Ⅲ、aVF 导联）低值或浅倒改变。

(2) 胸部正位片：双肺未见明显器质性病变。

(3) 喉镜：会厌囊肿，咽喉炎。

(4) 颈部 CT（图 8-2-9，图 8-2-10）：甲状腺左侧叶结节，疑恶性占位，建议病理检查；双颈部多发稍大淋巴结。左侧上颌窦炎，真菌感染可能，请结合临床。

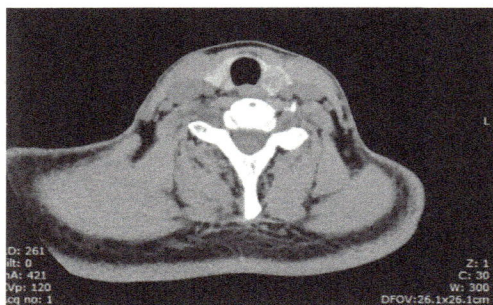

图 8-2-9 颈部 CT 平扫

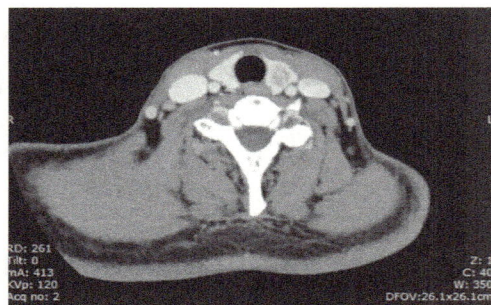

图 8-2-10 颈部 CT 增强

(5) 甲状腺彩超：左侧叶甲状腺结节 TI-RADS 4a 类，右侧叶甲状腺结节 TI-RADS 3 类。

【诊断】

中医诊断：石瘿，气郁痰凝证。

西医诊断：

① 左侧甲状腺恶性肿瘤；

② 右侧甲状腺结节。

【辨病辨证依据】患者 43 岁，女，因"发现双侧甲状腺结节 1 年余"入院，症见患者神清，精神可，颈部无不适，无声音嘶哑、呼吸困难、进食进水呛咳、头面部及四肢麻木感，无恶寒发热，脱发，饮食正常，夜寐不安，梦多，体重无明显变化，二便正常。

舌红，苔薄黄，脉弦。辨病属石瘿范畴，辨证为气郁痰凝证。本病病位在甲状腺，病性属实，预后一般。

【治疗】

1. 术前

（1）黄芷消瘿散：将生马钱子、海螵蛸、冰片、乳香、黄药子、大黄、白芷、姜黄研为细末，加蜂蜜、米醋调成糊状，布包外敷患处，数小时后取下。

（2）针灸：以左手拇、食指固定肿物，在结节周边将针刺入皮下，然后针尖向内斜，一直刺到结节的基底部。根据结节大小，刺6～8针。另在结节皮肤正中将一枚针直刺到结节的基底部。注意勿刺伤喉返神经。邻近和远距离取穴：大椎、内关、曲骨穴。耳穴压籽，取穴：神门、肝、脾、颈、甲状腺、内分泌、胃。嘱患者每日自行揉按3～4次，两耳轮流换贴。

2. 术中

患者于2023年8月在全身麻醉下行左侧甲状腺癌根治术＋右侧甲状腺部分切除术。手术经过：作颈前低衣领状切口长约5 cm。分层切开皮肤、皮下、颈阔肌后游离皮瓣，上至甲状软骨上，下至胸骨上缘。切开颈白线，沿甲状腺真假被膜分离显露出甲状腺，探查：双侧甲状腺边界清楚，左侧可扪及明显结节。结合患者的术前检查，患者双侧有甲状腺结节，考虑左侧甲状腺恶性肿瘤可能。随后，拉开颈前肌群，分离两侧甲状腺被膜至颈总动脉，显露大部分腺体，离断甲状腺悬韧带，完整移除左侧甲状腺。标本送家属过目后送快速病检；快速病检提示：左侧甲状腺乳头状癌，肿块直径约1.2 cm，伴淋巴细胞性甲状腺炎。继续行左侧中央区淋巴结清扫，起自环状软骨，外侧至颈总动脉，内侧至气管食管边缘，后侧至颈深筋膜，清扫此区域内气管前、气管旁、咽后及甲状腺周围淋巴结，切除喉前组织。彻底清扫Ⅵ与Ⅶ淋巴结。解剖标本，见一可疑甲状旁腺样组织，生理盐水保存，术后种植。结合患者术前甲状腺彩超提示，右侧甲状腺下极较小结节，患者及家属手术意愿强烈，继续行右侧甲状腺下极切除术，切除后双极止血，标本送家属过目后送快速病检提示淋巴细胞性甲状腺炎。冲洗创面，创面彻底止血，予清点器械纱布对数后，放置止血纱一块，负压引流管一根另戳孔引出，可吸收缝线缝合颈白线，最后皮内用可吸收缝线美容缝合关闭切口。于患者右侧三角肌区种植甲状腺旁腺。手术顺利，麻醉满意，术中患者生命体征平稳，术中出血5 mL，未输血。术毕患者无声嘶、呼吸困难等表现，安返病房。

术中情况（图8-2-11～图8-2-13）：

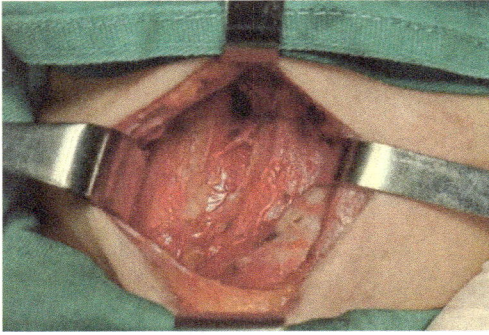

图 8-2-11 暴露甲状腺

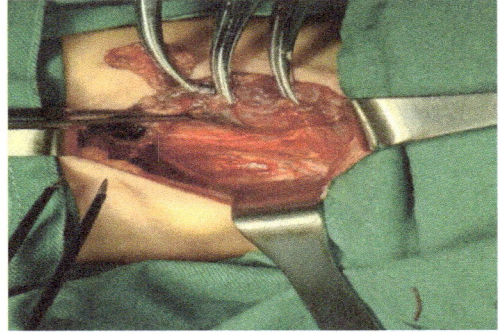

图 8-2-12 喉返神经解剖

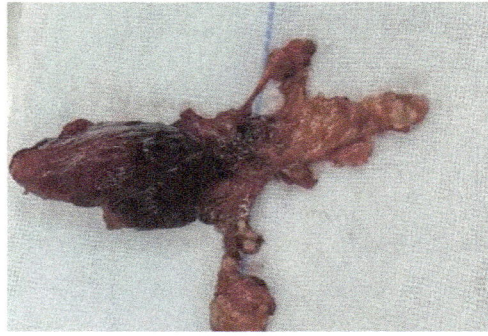

图 8-2-13 左侧甲状腺

病检结果：常规石蜡切片（图 8-2-14）。

① (左侧甲状腺) 乳头状癌，肿块直径 1.2 cm。伴淋巴细胞性甲状腺炎。

② (右侧甲状腺下极) 淋巴细胞性甲状腺炎。

③ (喉前组织) 见淋巴结 1 枚，未见癌转移 (0/1)。

④ (左侧中央区) 淋巴结见癌转移 (6/8)。

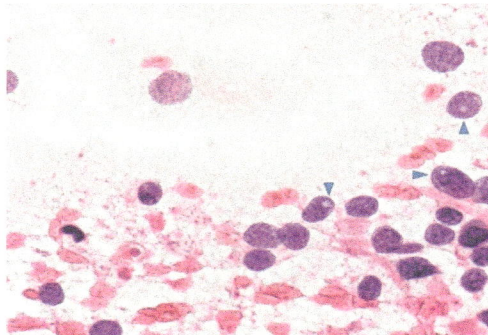

图 8-2-14 甲状腺病理学检查

3．术后

（1）术后1～3 d：患者术后予以西黄胶囊清热解毒，配合手指点穴、隔物灸法、穴位贴敷治疗扶正。临时予以微针针刺止痛。后予以普通针刺、腕踝针、头皮针通调腑气止痛，润肠通便，用中药热奄包扶正。

（2）术后4 d：患者呼吸困难、进食进水呛咳、头面部及四肢麻木感，舌红，苔薄黄，脉弦。辨证属营卫不和证，治以调和营卫，给予桂枝龙骨牡蛎汤加减，具体方药如下：醋柴胡12 g，黄芩6 g，白参10 g，煅龙骨20 g，煅牡蛎20 g，玄参12 g，浙贝母9 g，茯苓12 g，熟大黄5 g，桂枝3 g，大枣10 g，蜜远志10 g。7剂，温服，每日2次。配合中药热奄包治疗。

（3）术后5 d：患者术后体虚，给予药膳大枣羊靥汤。

组成：大枣6颗，羊靥（羊甲状腺）4个，料酒6 mL，姜、葱各6 g，盐、味精各3 g。

用法：羊靥洗干净；大枣去核洗净，姜切片，葱切段。羊靥、大枣、姜、葱、料酒放入瓦锅内，加水适量，置武火上烧沸，再用文火炖煮30 min，放入盐、味精即成。每日2次，每次吃羊靥2只。大枣3个，喝汤。

适用人群：气瘿、甲状腺癌术后患者。

功效：补气养血，消瘿止痛。本药膳中的羊靥，在《本草纲目》里写道："甘淡，温，无毒。"羊靥为牛科或绵羊属动物的甲状腺体，遍及全国。利于咽喉，具有化痰消瘿之功效。大枣含有多种维生素和矿物质，可以促进身体的新陈代谢、增强体质、促进血液循环，从而具有补血益气的功效。

（4）中医外治法：予以中医定向透药疗法、灸法（足三里、关元、气海）、穴位贴敷治疗（足三里、关元双侧）等中医特色治疗调腑通络。

（5）体针治疗：治以固本培元，疏肝理气。用穴：足三里、关元、气海、太冲、合谷。

【总结】目前西医对于甲状腺癌主要以外科手术、放射性核素治疗、内分泌治疗、放射外照射治疗、分子靶向治疗为主要手段。由于该患者及家属具有强烈手术切除甲状腺意愿，手术也是目前临床治愈甲状腺癌的重要方法，故采取手术切除甲状腺治疗。在本病例中，手术创伤可造成患者血液流失，耗伤气血，导致患者机体气血不足，产生相应的并发症，故术后采取中药热奄包治疗、药膳治疗等，帮助患者机体恢复正常水平，预防疾病的复发及转移。因病、因证、因人制宜地采取中医药特色疗法，术前主攻、术后主补，攻补结合，提高患者生活质量，延长患者生存期。

参考文献：

[1] Zheng R S, Zhang S W, Zeng H M, et al. Cancer incidence and mortality in China, 2016[J].J Nat Cancer Cent, 2022, 2022(1): 5-38.

[2] 中华人民共和国国家卫生健康委员会.甲状腺癌诊疗规范（2022 年版）[J].中国实用外科杂志, 2022, 42 (12): 1343-1363.

[3] 中国医师协会外科医师分会甲状腺外科医师委员会, 中国研究型医院学会甲状腺疾病专业委员会, 中国医学装备协会外科装备分会甲状腺外科装备委员会.超声引导下甲状腺结节细针穿刺活检专家共识及操作指南 (2018 版)[J].中国实用外科杂志, 2018, 38(3): 241-244.

[4] 隋成秋, 梁楠, 孙辉.第 8 版 AJCC 甲状腺癌 TNM 分期系统的更新要点及应用价值 [J].中国普通外科杂志, 2018, 27(11): 1464-1470.

[5] 中国医师协会外科医师分会甲状腺外科医师委员会, 中国抗癌协会甲状腺癌专业委员会, 中国研究型医院学会甲状腺疾病专业委员会.甲状腺髓样癌诊断与治疗中国专家共识 (2020 版)[J].中国实用外科杂志, 2020, 40(9): 1012-1020.

[6] 中国医师协会外科医师分会甲状腺外科医师委员会, 中国研究型医院学会甲状腺疾病专业委员会.分化型甲状腺癌颈侧区淋巴结清扫专家共识 (2017 版)[J].中国实用外科杂志, 2017, 37(9): 985-991.

[7] 中国医师协会外科医师分会甲状腺外科医师委员会, 中华医学会外科学分会甲状腺及代谢外科学组, 中国研究型医院学会甲状腺疾病专业委员会.甲状腺围术期甲状旁腺功能保护指南 (2018 版)[J].中国实用外科杂志, 2018, 38(10): 1108-1113.

[8] 中国医师协会外科医师分会甲状腺外科医师委员会.甲状腺及甲状旁腺手术中神经电生理监测临床指南 (中国版)[J].中国实用外科杂志, 2013, 33(6): 470-474.

[9] 管小青, 郑向欣, 顾书成, 等.多学科团队在晚期特殊类型甲状腺癌诊治中的应用价值 [J].中国普外基础与临床杂志, 2018, 25(9): 1115-1120.

[10] 高博, 田武国, 姜燕, 等.多学科协作模式在复杂疑难甲状腺肿瘤诊治中的应用 [J].中华内分泌外科杂志, 2017, 11(4): 278-282.

[11] 王朝晖, 陈锦, 张可贤, 等.多学科诊疗模式在局部晚期分化型甲状腺癌中的应用 [J].临床外科杂志, 2017, 25(11): 815- 817.

[12]Taylor C, Shewbridge A, Harris J, et al. Benefits of multidisciplinary team work in the management of breast cancer[J].Breast Cancer (Dove Med Press) , 2013, 30(5): 79-85.

[13]Lamb B W, Sevdalis N, Benn J, et al.Multidisciplinary cancer team meeting structure and treatment decisions: a prospective correlational study[J].Ann Surg

Oncol，2013，20(3): 715-722.

[14] Chernichenko N，Shaha A R．Role of tracheal resection in thyroid cancer[J]．
Curr Opin Oncol，2012，24(1): 29-34.

[15] 田文，郗洪庆．重视甲状腺癌多学科综合治疗 [J]．中国实用外科杂志，2019，39(3):
197-199.

[16] 中国医师协会外科医师分会甲状腺外科医师委员会，中国研究型医院学会甲状腺疾病
专业委员会．分化型甲状腺癌术后管理中国专家共识 (2020 版)[J]．中国实用外科杂志，
2020，40(9): 1021-1028.

[17] 中国医师协会外科医师分会甲状腺外科医师委员会，中国研究型医院学会甲状腺疾病
专业委员会甲状腺手术学组，中国中西医结合学会普通外科专业委员会甲状腺与甲状旁腺
专家委员会．局部晚期甲状腺癌手术治疗中国专家共识 (2020 版)[J]．中国实用外科杂志，
2020， 40(4): 369-376.

| 第三节　舌癌 |

一、舌癌的概述

（一）流行病学

舌是口腔内重要器官，在参与言语、协助咀嚼、感受味觉和吞咽等功能活动中起重要作用。舌癌（carcinoma of tongue）是最常见的口腔癌。好发于男性，男女之比为1.5:1，发病年龄在 40 ～ 60 岁居多，但近年来有女性增多及发病年龄年轻化的趋势。舌癌 70% 以上发生在舌体，且多数发生在舌中 1/3 侧缘部，其他好发顺序依次为舌根、舌背、舌腹，发生于舌尖者最少。大多数为鳞状细胞癌（简称鳞癌），少数为腺癌、淋巴上皮癌和未分化癌等。

舌癌分为舌体癌（舌前 2/3）与舌根癌（舌后 1/3）两类。舌体癌属于口腔癌，而舌根癌则属于口咽癌范畴。因此本节主要讨论舌体癌。

（二）西医病因与发病机制

舌癌的病因与局部创伤（残根、残冠及锐利牙脊）、烟酒、槟榔嗜好有关。年轻女性罹患舌癌病例逐年增加，在国外被认为与该人群吸烟嗜好增加有关；但在国内吸烟及饮酒的女性不多，故其真正的发病因素尚值得进一步研究。在我国湖南、海南有咀嚼槟榔的习惯，2004 年国际癌症研究中心把槟榔确认为一类致癌物，这项研究发表在国际癌症研究中心专题报告第 85 卷。这主要与槟榔含有的化学物质经咀嚼后形成致癌化合物——亚硝胺类物质有关。研究者从嚼槟榔的人的唾液中检测出三种亚硝胺类物质。另外，槟榔质硬，易使口腔黏膜受损，特别是用荖花（或称为椰叶）和石灰包裹后对口腔的磨损更厉害，经常使口腔黏膜处于受损状态，增加癌变概率。烟草（包括嚼食和吸烟）还和槟榔"臭味相投"，共同促进口腔癌的形成。许多调查研究的资料都表明，经常咀嚼槟榔与口腔黏膜下纤维性变、口腔癌、口腔白斑、牙隐裂、牙根纵裂等多种口腔疾病的发生有关，特别是用荖花和石灰粉包裹槟榔咀嚼，更易增加其致癌风险，故湖南、海南的舌癌发病率明显高于全国平均水平。临床上部分舌癌患者患病前有明显的癌前病变或病前病损并存，其中发生在舌腹的白斑极易恶变。

（三）中医病因病机

中医学认为，舌癌的发生与心脾毒火郁结有关。因舌癌好发于舌中 1/3 侧缘，次为舌根、舌腹及舌背，舌尖最少。中医学认为"舌为心之苗""心开窍于舌"。《灵枢·脉度》云："心气通于舌，心和则舌能知五味。"舌本属心，心脉系于舌根，故一般舌病多属于心火偏盛；脾脉络于舌旁，肝脉络于舌本，肾之津液出于舌下，故外感六淫、内伤七情所引起的病变均可化火，火性炎上，致舌生溃疡。若情志不遂，心绪烦扰，可致心火炽盛；思虑过度则伤脾，脾失健运而气机郁结，日久化火。心脾郁火循经上行于舌，灼津成痰，阻塞经络，痰瘀互结而成本病。或因吸烟火毒熏烤，或阴虚火自内生，均使火毒痰瘀搏结，发为舌癌。

（四）诊断

在临床诊断中，触诊是必不可少的重要检查手段之一，同时结合实验室检查与影像学检查，凡是发现舌表面溃疡或新生物周围及硬结组织者，应及时进行活检，获得明确诊断。

二、舌癌的西医治疗

（一）手术治疗

舌癌的手术治疗原则主要包括肿瘤的根治性切除、充分的淋巴结清扫以及舌体功能的恢复。根治性切除强调彻底切除肿瘤及其周围的浸润组织，同时确保切缘阴性。淋巴结清扫则要求切除包括肠系膜内的所有可疑转移淋巴结，以降低术后复发风险。此外，还应尽可能减少术后并发症，提高患者的生活质量。这些原则的贯彻需要结合患者的具体病情、术前评估结果，制定个体化的手术方案。

（二）内科治疗

舌癌的内科治疗包括化学治疗、免疫治疗等多个方面。通过使用这些治疗手段，抑制癌细胞的生长扩散，达到提高患者生活质量的目的。

（三）放射治疗

放疗在舌癌治疗中的优势在于能较好地保留舌的外形和功能，尤其对早期表浅型病变疗效更佳。然而，放疗常导致严重的口腔黏膜炎和咽部反应，大多数患者因无法耐受而中断治疗，因此通常不作为舌癌的首选治疗方式。

急性不良反应：口腔黏膜炎、口干、味觉改变、皮肤反应，晚期不良反应：如放射性龋齿、颞下颌关节功能障碍、骨坏死。

三、舌癌的中医治疗

《尤氏喉科秘书》："舌菌属心经火多，因气郁而生。生舌上，或如木耳，或如菌状，其色红紫。"祖国医学指发生于舌部的癌肿，也称舌岩，以其常有溃疡，亦称舌疳。主要表现为舌部溃疡长期不愈，以舌中1/3的边缘最常见，溃疡处掀肿，边缘不清，或溃疡处如菜花状，易出血，触之较硬，并伴有疼痛，流臭涎，舌体转动受限，影响进食与吞咽；颈部或颌下多有肿块，触之坚硬，活动受限或固定不移；舌癌是常见的口腔癌之一。中医学将舌癌归属于"舌岩""舌疳""舌覃"范畴。

舌癌多由心脾毒火或阴虚火毒熏蒸所致，初期多为实热之证，继则本虚标实，晚期可出现正气衰败之象。中医对本病的治疗以清热泻火、解毒散结为原则，或佐以扶正之品，能减轻痛苦，延长生存期，提高存活率。中医药除了运用辨证施治外，也可运用单方、验方及外治法等，可提高疗效。本病属中医"舌岩""舌菌""舌疳""舌覃"等范畴，病因病机为外感六淫，化火上炎于舌；或内伤七情，心肝火旺，循经上灼于舌；或因烟毒熏烤；或因阴虚火旺，舌失其养，均使火毒上炎，痰瘀互结于舌而生舌癌。与心脾两脏关系密切。故治疗多采用清心泻火、解毒消肿、化瘀散结、益气养阴等方法。

四、中西医结合治疗在舌癌围术期的应用

舌癌是一种较为常见的口腔恶性肿瘤，中西医结合在舌癌围术期的应用具有一定优势。

（一）术前

1. 西医方面

完善各项检查，包括血常规、生化全套、凝血功能、心电图、局部及全身影像学检查（如 CT、MRI、PET-CT 等），全面评估患者身体状况和肿瘤的范围、侵犯程度等，确定手术的可行性和方案。做好术前准备工作，患者要做好口腔清洁，术前禁食禁水、备皮以保持手术区域清洁、预防性使用抗生素等，降低手术感染风险。

2. 中医方面

辨证论治，根据患者的体质和症状进行调理。若患者体质虚弱、面色苍白、乏力，多为气血不足，可给予补益气血的方剂，如八珍汤（党参、白术、茯苓、炙甘草、当归、川芎、白芍、熟地黄）加酸枣仁、远志等，以提高患者对手术的耐受力。若患者情绪紧张、焦虑、失眠，可采用疏肝解郁、安神定志的药物，如逍遥散加首乌藤、合欢皮等。同时，中医强调情志对疾病的影响。通过与患者交流，讲解手术的必要性和安全性，让患者了解手术过程和预后，缓解患者的紧张情绪。饮食调理：根据患者的体质和病情，给予合理的饮食建议。术前可适当增加营养，提高患者的免疫力。如多食用富含蛋白质的食物，如瘦肉、鱼类、蛋类、豆类等；多吃新鲜蔬菜和水果，补充维生素和矿物质。避免食用辛辣、油腻、刺激性食物，以免加重患者的不适。

（二）术中

1. 西医方面

严格按照手术操作规程进行手术，确保手术的安全和有效性。根据肿瘤的大小、位置和侵犯范围，选择合适的手术方式，如舌部分切除术、舌全切除术、颈淋巴结清扫术等。同时密切监测患者的生命体征，如心率、血压、呼吸、血氧饱和度等，及时处理手术中的各种突发情况。

2. 中医方面

可以进行针灸麻醉辅助麻醉，减少西医麻醉用药量。根据手术部位和患者的具体情况，选取合适的穴位。常用的穴位有合谷、内关、足三里等，同时配合局部取穴。在术前 30 分钟至 1 小时进行针刺。采用适当的针刺手法，如提插补泻、捻转补泻等，以达到一定的针感。针刺深度和强度应根据患者的体质和病情进行调整。在针刺的同时，可以配合使用电针刺激、耳穴压豆等辅助方法，增强麻醉效果。

（三）术后

1. 西医方面

注意伤口护理，保持局部清洁干燥，避免感染。严格遵循医嘱饮食，初期一般以流食或半流食为主，逐渐过渡到正常饮食。注意口腔卫生，可使用漱口水清洁口腔。按医生要求进行康复训练，如语言训练、吞咽训练等，以恢复舌部功能。定期复查，包括体检、影像学检查等，以便及时发现肿瘤复发或转移。保持良好的心态，积极配合后续治疗，如放疗、化疗等，促进身体康复。

2. 中医方面

中药调理：术后患者多气血亏虚、正气不足，可给予补益气血的方剂，如十全大补汤（党参、白术、茯苓、炙甘草、当归、川芎、白芍、熟地黄、黄芪、肉桂）。若患者术后出现口干、咽燥、舌红少苔等阴虚症状，可加沙参、麦冬、玉竹等。若患者术后出现腹胀、纳差、大便不畅等脾胃虚弱症状，可加用陈皮、半夏、木香、砂仁等。针灸治疗：术后可根据患者的具体情况，选取合适的穴位进行针灸治疗。如选取足三里、三阴交、关元等穴位，以促进患者的身体恢复。足三里穴可调节脾胃功能，增强体质；三阴交穴可滋阴养血，调节内分泌；关元穴可培补元气，益肾固精。康复训练：术后患者可能会出现语言功能障碍、吞咽功能障碍等并发症，需要进行康复训练。中医可采用语言训练、吞咽训练等方法，配合针灸等手段，促进患者的功能恢复。吞咽训练可以通过吞咽口水、食物等方式锻炼吞咽肌肉的功能。饮食调理：术后患者的饮食应以清淡、易消化、富含营养的食物为主，如米粥、面条等。避免食用辛辣、油腻、刺激性食物，以免影响伤口愈合。同时，要注意饮食的温度和硬度，避免过热、过硬的食物刺激伤口。

临床经典案例

杨某，男，47岁，因"发现舌右侧肿块并进行性增大1月"于2021年8月就诊。

【现病史】患者于2021年7月无明显诱因出现舌部右侧疼痛，进食刺激性食物时疼痛加剧，并发现舌右侧有一肿块，约"蚕豆"大小，表面溃烂。到当地医院就诊，予以舌部肿块活检，结果提示"高分化鳞癌"，肿块进行性增大，患者为求进一步治疗，遂来我院就诊。

【既往史】一般健康状况良好。无高血压、冠心病、糖尿病等慢性疾病病史，无肝炎、结核等传染病病史。吸烟20年，40支/d。

【体格检查】体温36.7℃，脉搏87次/min，呼吸20次/min，血压116/90 mmHg。张口约2横指，舌右侧缘及舌腹可见一溃烂肿物，大小约4.5 cm×2.0 cm，位于牙位44至48，向后达人字沟，舌体运动受限（图8-3-1，图8-3-2）。右侧颌下可扪及多个肿大淋巴结，较大者约2.0 cm×1.0 cm，质硬，边界不清楚。

【实验室检查】甘油三酯2.05 mmol/L，其余各项检查未见明显异常。

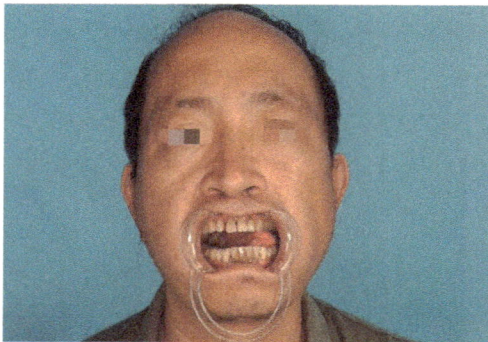

图8-3-1 体检示舌右侧肿块

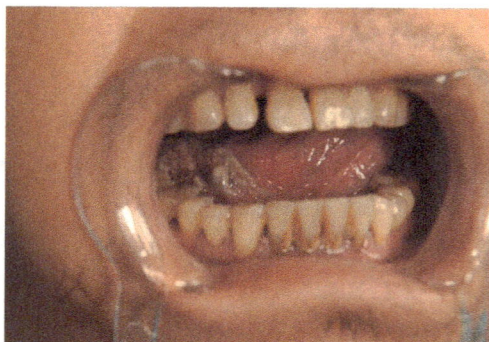

图8-3-2 体检示舌右侧肿块

【影像学检查】

（1）鼻咽鼻窦+颈部MRI（2021年8月23日）：舌右侧肿块，考虑舌癌可能性大，并右侧舌根受累，右颈部及右侧颌下淋巴结肿大（图8-3-3～图8-3-8）。

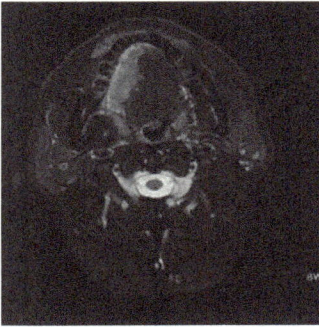

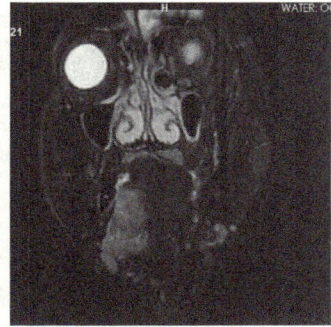

图 8-3-3 舌磁共振 T2 抑脂序列　　图 8-3-4 舌 MRI 增强（1）　　图 8-3-5 舌磁共振 T2 抑脂序
列冠状位

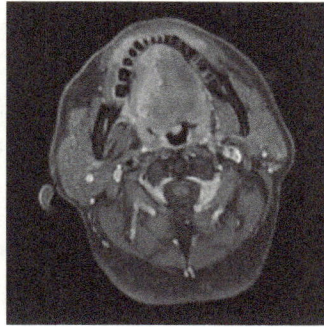

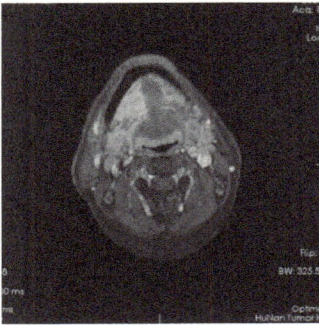

图 8-3-6 舌 MRI 增强（2）　　图 8-3-7 舌 MRI 增强（3）　　图 8-3-8 颈部 MRI 增强

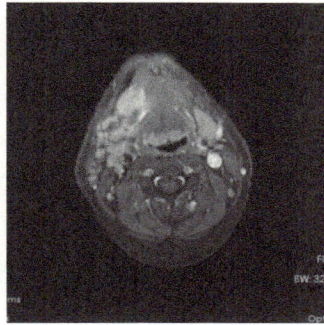

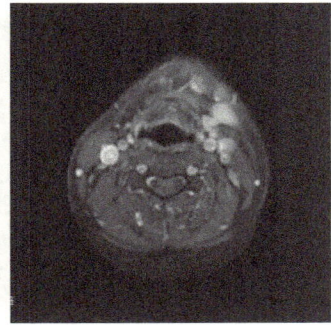

（2）病理学检查结果：（右侧舌体、舌下区溃烂面活检）浅表鳞状上皮，伴有异型增生及角化珠形成，考虑鳞癌变（图 8-3-9）。

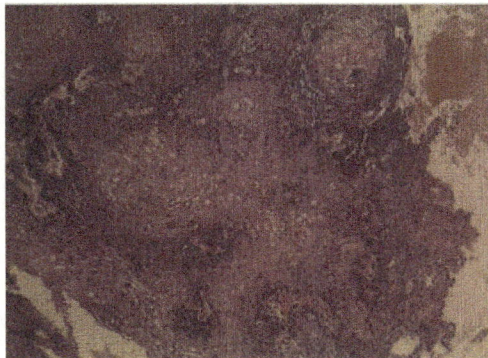

图 8-3-9 右侧舌体病理性检查

【诊断】

中医诊断：舌癌，气虚血瘀证。

西医诊断：舌癌鳞状细胞癌（cT3N2M0 Ⅳ A 期）。

【治疗】

CSCO 指南推荐手术以及术后放化疗的综合治疗。但是通过综合治疗后，仍有

15%～40%的局部复发率，远处转移风险高，5年总生存率不到50%。近年来，免疫检查点抑制剂正在可手术的局晚期头颈鳞癌中进行深入研究，以期让头颈鳞癌患者早期从免疫治疗中获益。多项研究证明免疫检查点抑制剂在新辅助治疗中表现出良好的耐受性，具有较高的缓解率和pCR率，结果非常令人鼓舞。新辅助免疫治疗有效的患者还可能会有更好的生存获益。

基于指南以及多项研究，我们中心的MDT会诊意见：

① 舌鳞状细胞癌cT3N2M0 ⅣA期；

② 局部晚期，病变范围大，吞咽及言语功能影响大，疗效欠佳；

③ 行新辅助治疗（化疗＋探索性免疫治疗）3个周期后再评估。

患者进行了3周期TP方案化疗＋免疫治疗，效果明显，磁共振显示舌部肿瘤显著退缩，颈部淋巴结也有缩小（图8-3-10，图8-3-11）。

1. 术前

（1）中药治疗：予以桃红四物汤加减。组成：桃仁12 g，红花9 g，当归15 g，熟地黄15 g，川芎10 g，赤芍12 g，郁金10 g，青皮10 g，枳壳10 g。

（2）针灸治疗：针刺足三里、合谷穴等。同时辅助以灸法，灸百会、合谷。

（3）耳穴压籽：取穴为神门、肝、脾、颈、胃、皮质下。嘱患者每日自行揉按3～4次，两耳轮流换贴。

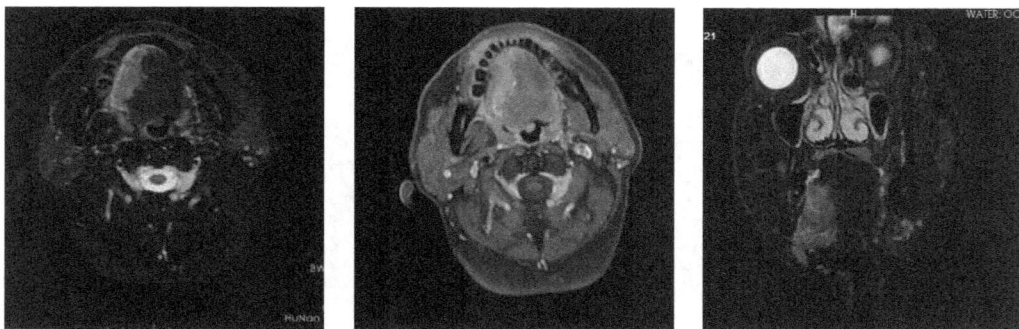

图8-3-10 舌、颈部MRI平扫＋增强（1）

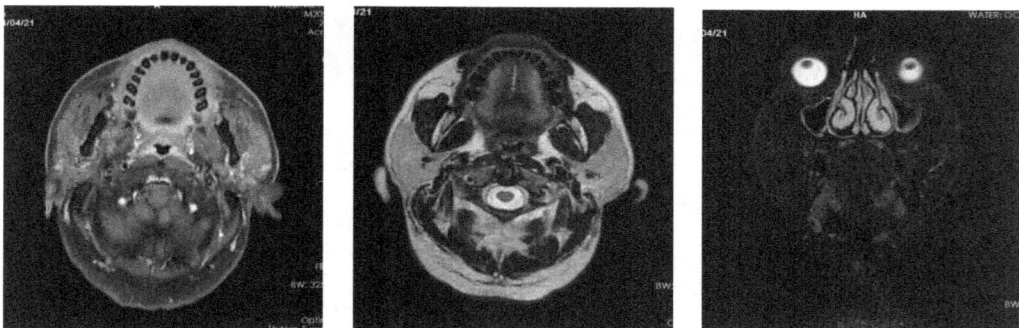

图8-3-11 舌、颈部MRI平扫＋增强（2）

患者自我感觉良好，1周期治疗后，舌部溃烂已经愈合，3周期治疗后，舌体活动明显好转，舌部检查未扪及明显肿块（图8-3-12，图8-3-13）。

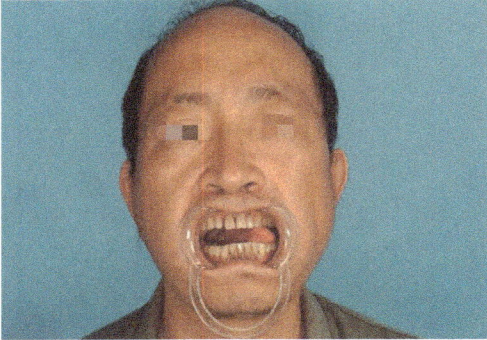
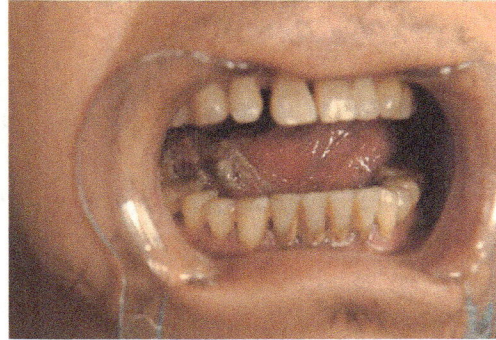

图 8-3-12 治疗前

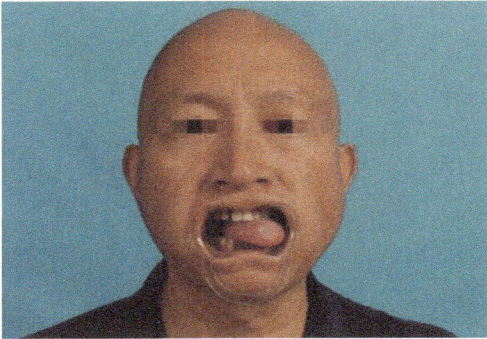
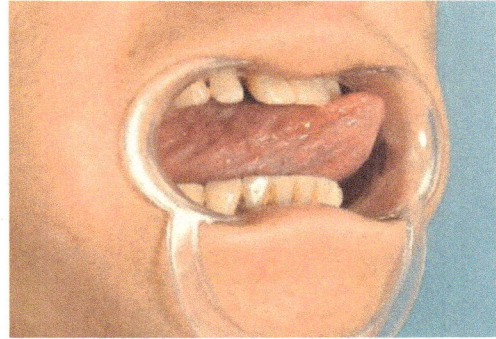

图 8-3-13 化疗 + 免疫治疗 3 周期后

患者新辅助治疗后，影像学肿瘤显著消退，考虑到患者的功能及生存质量，采取了不裂开下颌骨及下唇的舌 - 口底 - 颈淋巴结缔组织的连续整块切除，没有缩小肿瘤的切除范围。

2. 术中

2021 年 11 月行舌癌根治术 + 游离股前外侧皮瓣修复术 + 气管切开术。
术中情况（图8-3-14 ～ 图8-3-18）：

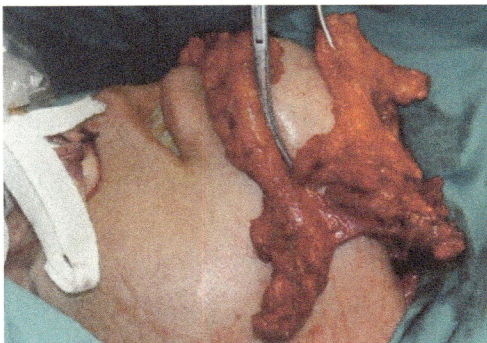
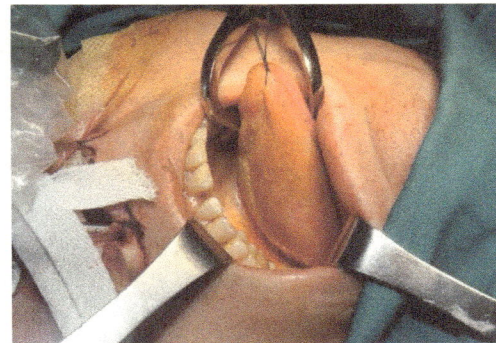

图 8-3-14 暴露肿瘤　　　　　　　　　　图 8-3-15 舌癌根治术

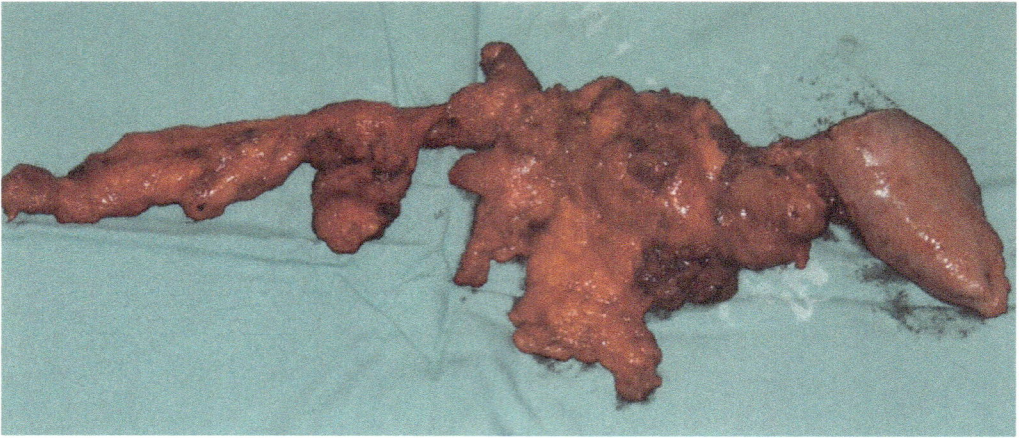

图 8-3-16 舌癌根治术标本

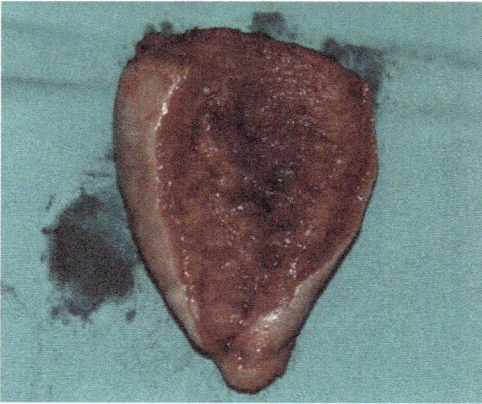

图 8-3-17 切除病变舌标本

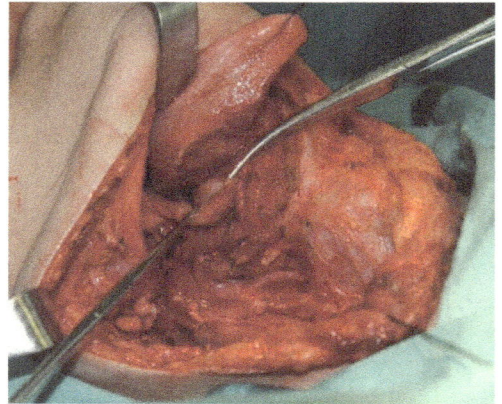

图 8-3-18 功能重建术

3. 术后

（1）术后病理结果。

①（舌肿块）送检材料见区域鳞状上皮瘤样增生，伴炎细胞及多核巨细胞浸润，符合治疗后改变，未见明确癌组织残存，请结合临床。

②前、后、内、外、基底及切缘未见癌。

③淋巴结：（右1区)8枚、(右2区)4枚、(右3区)7枚、(右4区)13枚、(左1区)3枚均未见癌转移，(右唾液腺）未见癌。达到完全病理缓解。

（2）术后1个月复查（图8-3-19～图8-3-21）。

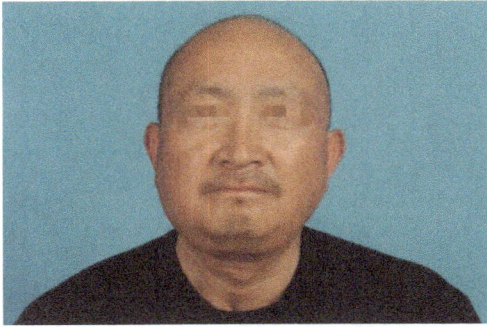

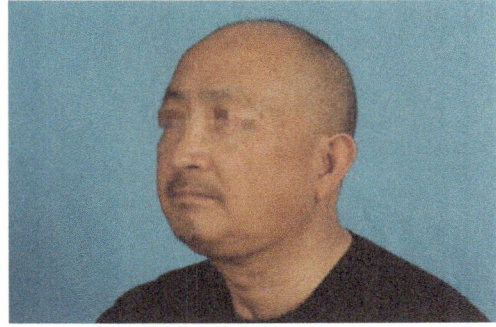

图 8-3-19 术后 1 个月外观

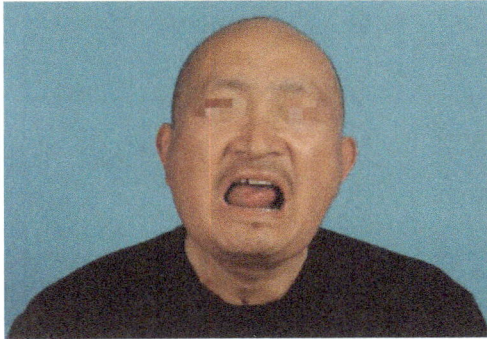

图 8-3-20 术后张口约 2 cm

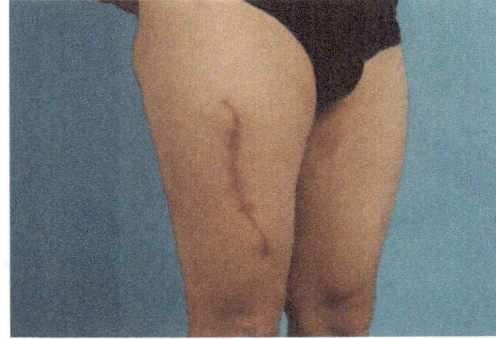

图 8-3-21 股前外侧皮瓣术后伤口

（3）2022 年 1 月术后同步放化疗，32 次放疗计划，2 周期顺铂（总计：顺铂 336 mg）同步化疗。放疗至 30 次时因难以承受放疗相关不良反应未完成剩余放疗。DT PGTVtb（瘤床 +3 mm）2.0 Gy×30 f=60.00 Gy，PTV（双侧颈部淋巴结Ⅰ～Ⅴ区）1.88 Gy×30 f = 56.4 Gy 新辅助治疗期间未出现不良反应，未推迟手术。放疗过程顺利，治疗中患者出现放射性中度口腔黏膜炎，积极加强对症支持治疗后好转。

（4）2022 年 2 月复查磁共振（图 8-3-22，图 8-3-23）。

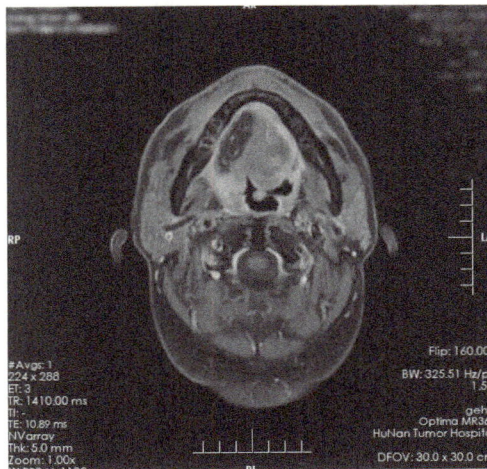

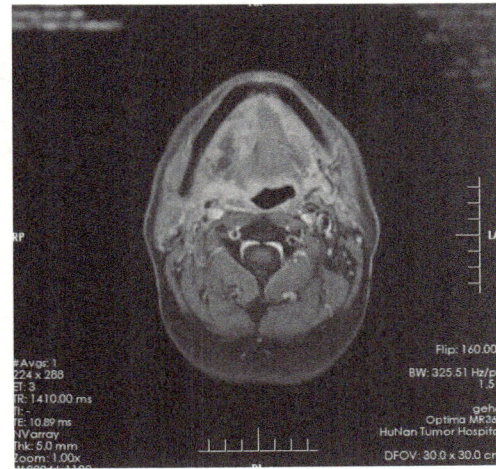

图 8-3-22 术后舌 MRI

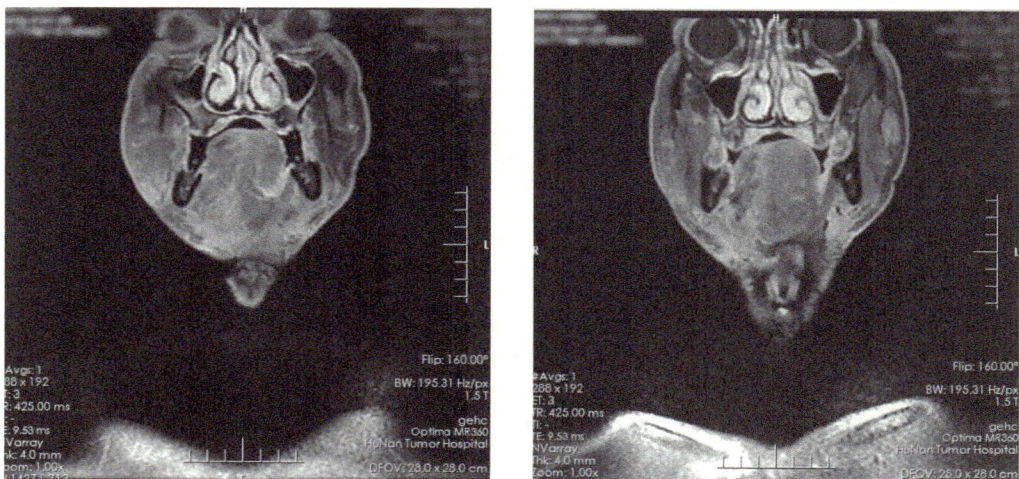

图 8-3-23 术后头部 MRI

（5）术后 6 个月复查（图 8-3-24 ～ 图 8-3-26）。

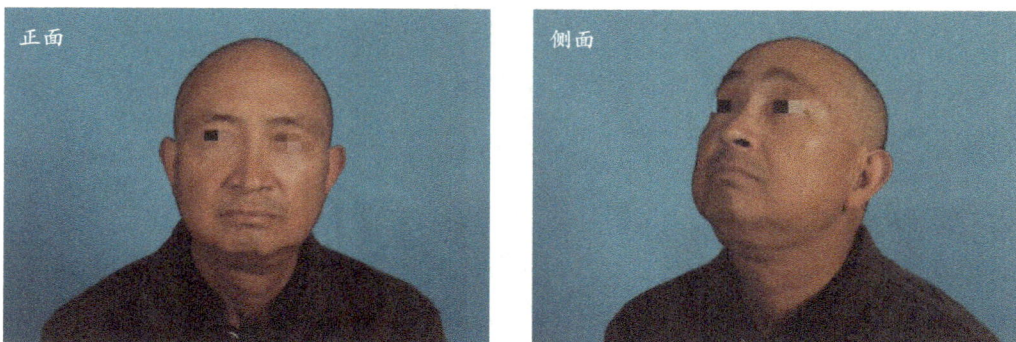

图 8-3-24 术后 6 个月外观

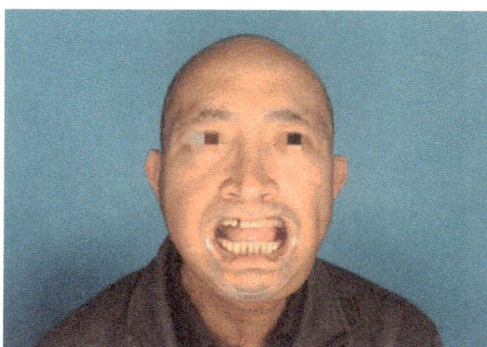

图 8-3-25 术后张口约 3 cm

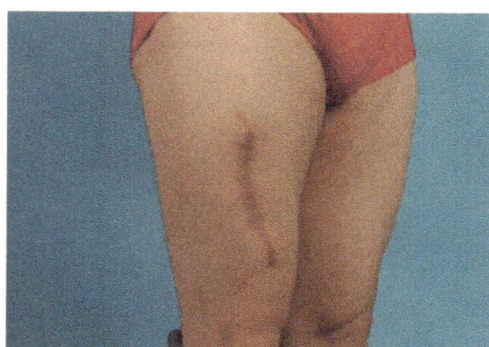

图 8-3-26 股前外侧皮瓣术后伤口

（6）2023 年 3 月复查磁共振（图 8-3-27）。

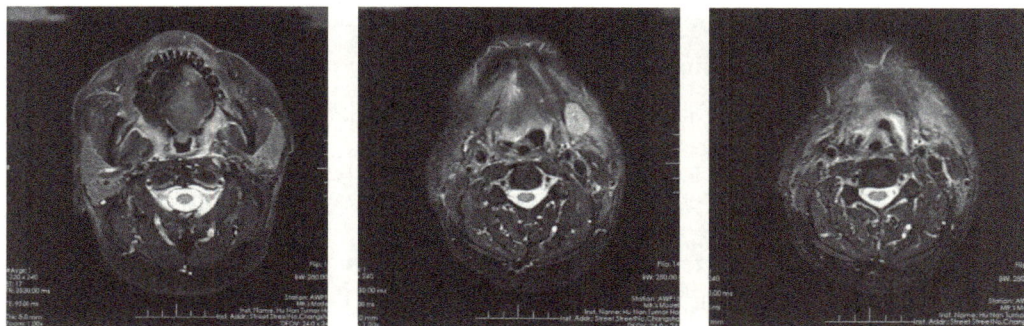

图 8-3-27　术后头颈部 MRI

（7）中医外治法：予以中医定向透药疗法、灸法（足三里、关元、气海）、穴位贴敷治疗（足三里、关元双侧）等中医特色治疗调腑通络。

（8）体针治疗：治以固本培元，通络止痛。用穴：足三里、关元、气海、合谷。

【总结】患者 2021 年 8 月开始 3 个周期 TP 方案化疗 + 免疫治疗，于 2021 年 11 月顺利完成手术治疗，2022 年 2 月完成术后放疗及同步化疗。随访至今 23 个月，无明显复发及转移。

晚期舌癌，病变范围大，若手术切除范围大，导致吞咽及言语功能影响大，则疗效欠佳。如何在保证治疗效果的前提下，尽可能地保障生活质量，是该病例治疗需要重点考虑的问题。该患者通过新辅助治疗，肿瘤退缩明显，采取不裂开下颌骨及下唇的舌 - 口底 - 颈淋巴结缔组织连续整块切除，在保证根治的前提下，功能恢复更快，更好地完成了综合治疗。病理完全缓解提示可能会有更好的生存获益。

参考文献：

[1] 郑家伟，李金忠，涂文勇，等 . 口腔颌面部恶性肿瘤治疗指南 [J]. 中国口腔颌面外科杂志，2010，8(2): 98-106.

[2] Koyfman S A, Ismaila N, Crook D, et al. Management of the neck in squamous cell carcinoma of the oral cavity and oropharynx: ASCO clinical practice guideline [J]. J Clin Oncol, 2019, 37(20): 1753-1774.

[3] Amin M B, Edge S B, Greene F L, et al. AJCC cancer staging manual [M]. 8th Ed. New York: Springer, 2017.

[4] Ebrahimi A, Gil Z, Amit M, et al. Primary tumor staging for oral cancer and a proposed modification incorporating depth of invasion: an international multicenter retrospective study [J].JAMA Otolaryngol Head Neck Surg, 2014, 140(12): 1138-1148.

[5] Lydiatt W M, Patel S G, O'Sullivan B, et al. Head and neck cancers -major

changes in the American Joint Committee on cancer eighth edition cancer staging manual [J]. CA Cancer J Clin, 2017, 67(2): 122-137.

[6] 黄志刚, 文卫平, 毛薇, 等. 头颈肿瘤的综合治疗策略 [J]. 临床耳鼻咽喉头颈外科杂志, 2023, 37(9): 673-690.

[7] 吴开柳, 李思毅, 张陈平. 舌鳞状细胞癌颈淋巴结转移的特点和评估处理 [J]. 国际口腔医学杂志, 2015, 42(1): 119-122.

[8] Abu-Ghanem S, Yehuda M, Carmel N N, et al. Elective neck dissection vs observation in early-stage squamous cell carcinoma of the oral tongue with no clinically apparent lymph node metastasis in the neck: a systematic review and meta-analysis[J]. JAMA Otolaryngol Head Neck Surg, 2016, 142(9): 857-865.

[9] Alfouzan A F. Radiation therapy in head and neck cancer [J]. Saudi Med J, 2021, 42(3): 247-254.

| 第四节　喉癌 |

一、喉癌的概述

（一）流行病学

喉癌是来源于喉黏膜上皮组织的恶性肿瘤，是头颈部常见的恶性肿瘤之一。喉癌的主要临床表现为声音嘶哑，呈进行性加重，咽喉部异物感，吞咽时不适，咽下疼痛，或伴刺激性咳嗽、痰中带血，严重时有呼吸困难及颈部肿块。多见于中老年男性。喉癌发病率占全身肿瘤的 1%～5%，在耳鼻喉科领域中仅次于鼻咽癌和鼻腔癌以及鼻窦癌，居第 3 位。

（二）西医病因与发病机制

喉癌病因不明，一般可能与吸烟、接触有害粉尘、口腔卫生欠佳、维生素 D 代谢失常、内分泌失调及放射或病毒等因素有关。长期抽烟为致癌因素，抽烟加上嗜饮白酒患喉癌机会增加。喉癌也与人乳头状瘤病毒 HPV16、HPV18 关系密切。

吸烟、饮酒过度、慢性炎症刺激如慢性喉炎或呼吸道炎症、空气污染、病毒感染、癌前期病变、放射线、性激素与癌的产生关系密切。

（三）中医病因病机

喉癌在中医临床中多属"喉菌""喉疳""喉百叶"等范畴。病因病机为气血亏虚，过食炙博，热毒袭肺，郁怒伤肝，肝气郁结，脉络不畅，久则凝结成块，瘀壅咽喉发为喉癌。病位在喉，与肺、肝、肾等脏密切相关，多属本虚标实之证。

（四）诊断

喉癌的诊断主要依据临床表现、喉镜检查及影像学检查等。患者可能出现声音嘶哑、咽喉疼痛、呼吸困难、吞咽困难等症状。喉镜检查可直接观察喉部病变的形态、大小及位置，还可进行活检以明确病理诊断。影像学检查如 CT、MRI 等有助于了解肿瘤的范围及周围组织受累情况。此外，还可进行肿瘤标志物检测等辅助诊断。综合这些检查结果，医生可以明确喉癌的诊断，并确定肿瘤的分期，为制定治疗方案提供依据。

二、喉癌的西医治疗

（一）手术治疗

手术治疗为治疗喉癌的主要手段。其原则是在彻底切除肿瘤的前提下，尽可能保留

255

或重建喉的功能，以提高患者的生存质量。喉癌的手术包括喉全切除术和各种喉部分切除术。

喉部分切除术是一类在彻底切除喉癌的基础上，将喉的正常部分安全地保留下来，经过整复恢复喉的全部或部分功能的手术。

（二）内科治疗

喉癌中98%左右为鳞状细胞癌，常对化疗不太敏感，在喉癌的治疗中不作为首选治疗方法。

（三）放射治疗

早期喉癌可单纯放疗，争取保留喉功能。中晚期喉癌常采用综合治疗，放疗可作为术前或术后辅助治疗。确定放疗范围时要包括肿瘤及周围可能受侵区域，同时尽量保护正常组织。根据肿瘤分期和患者身体状况确定放疗剂量。在放疗过程中密切观察患者反应，及时处理不良反应，如放射性皮炎、咽炎等，以确保治疗顺利进行，提高治疗效果和患者生活质量。

三、喉癌的中医治疗

《尤氏喉科秘书》："喉菌病属忧郁，血热气滞，妇人多患之。形如浮萍，略高而厚，紫色，生于喉旁，轻则半月二十日，重则径月月余，要在治之得法，及患者守欲忌口。"《重楼玉钥》说："夫咽喉者，生于肺胃之上，咽者，咽也，主通利水谷，为胃之系，乃胃气之通道也；喉者空虚，主气息出入呼吸，为肺气之通道也。"本病症状可表现为声哑，喉有异物感，吞咽困难，咽下疼痛，或伴有刺激性咳嗽，痰中带血，呼吸困难和颈部肿块。本病位置隐蔽，早期症状不明显，难以发现。本病属中医"喉菌""喉疳""喉百叶"等范畴。随着时间推移，肿块肿起，可呈溃疡状或菜花样。后期肿物"略高而厚，紫色"内可见腐肉，也可见先腐后溃，污水时流，日晡潮热，形瘦见骨等症状。患者常自觉饮食困难，喉间奇臭无比。甚至可有呼吸困难、窒息等症状。治疗主要采用益气养阴、解毒清热、化痰消聚等方法。

四、中西医结合治疗在喉癌围术期的应用

（一）术前

1. 西医方面

检查：进行全面的体格检查，包括颈部触诊、心肺听诊等，评估患者的一般身体状况。实验室检查涵盖血常规、血生化、凝血功能、传染病筛查等，了解患者的血液指

标及肝肾功能等。喉镜检查精准确定肿瘤的位置、大小、形态及与周围组织的关系；颈部增强 CT 和 MRI 检查进一步明确肿瘤的侵犯范围、有无淋巴结转移及周围重要血管和神经的受累情况。

术前准备：呼吸道准备至关重要。指导患者戒烟、减少呼吸道分泌物、练习深呼吸和有效咳嗽，以提高肺功能和预防术后肺部并发症。督促患者进行口腔漱口，治疗口腔疾病，预防术后感染。根据患者的营养状况，必要时给予肠内或肠外营养支持，改善患者的营养状态，提高手术耐受性。

2. 中医方面

辨证论治：中医通过望、闻、问、切四诊合参对患者进行辨证分型。常见的证型有肺热壅盛证、肺肾阴虚证、气血瘀滞证等。肺热壅盛型患者表现为声音嘶哑、咳嗽、咯黄痰等症状，治以清热泻肺，可选用泻白散加减。方剂中桑白皮、地骨皮清泻肺热，甘草、粳米调和脾胃。肺肾阴虚证患者常有声音嘶哑、口干咽燥、腰膝酸软等表现，治以滋阴润肺、补肾填精，可用百合固金汤加减。方中百合、生地黄、熟地黄滋阴清热，麦冬、玄参润肺生津，当归、白芍养血柔肝，贝母、桔梗化痰止咳，甘草调和诸药。气血瘀滞型患者可见喉部肿块、疼痛、舌紫暗等症状，治以活血化瘀，可给予桃红四物汤加减。桃仁、红花活血化瘀，当归、川芎、赤芍养血活血，熟地黄滋阴补血。患者面临着疾病的压力和对手术的恐惧，容易出现焦虑、抑郁等不良情绪。中医采用情志疗法进行心理疏导。医生与患者进行深入的交流，了解其心理状态和担忧，给予安慰和鼓励，帮助患者树立战胜疾病的信心。

(二) 术中

1. 西医方面

手术操作：对于早期喉癌，可采用喉部分切除术，尽可能保留喉部功能；对于晚期喉癌，可能需要进行全喉切除术。术中严格遵守无菌操作原则，精细操作，减少手术创伤和出血。保护周围重要的神经、血管等组织，如喉返神经、喉上神经、颈动脉等，以降低术后并发症的发生率。采用全身麻醉，确保患者在手术过程中处于无痛、安静的状态。根据患者的身体状况和手术需求，选择合适的麻醉药物和麻醉方法。密切监测患者的生命体征，包括心率、血压、血氧饱和度、呼吸频率等。使用麻醉监护设备，及时发现并处理各种异常情况，确保手术安全。

2. 中医方面

针灸麻醉：根据手术部位和患者的具体情况，选取合适的穴位。常用的穴位有合谷、内关、足三里、三阴交等。合谷穴具有镇静止痛、通经活络的作用；内关穴可宁心安神、理气止痛；足三里能健脾和胃、扶正培元；三阴交可滋阴补肾、调理气血。在手术前30 min左右，对选取的穴位进行针刺。采用平补平泻手法，即进针得气后，均匀地提插、捻转，频率适中，强度以患者有酸、麻、胀、重等感觉为宜。留针20～30 min。在手术过程中，可根据患者的情况适当调整针刺的强度和频率。针灸麻醉可以起到镇痛、镇静、调节生理功能等作用。通过刺激穴位，激活人体的神经系统和内分泌系统，释放内啡肽等神经递质，产生镇痛效果；同时，调节人体的气血运行和脏腑功能，使患者在手术过程中保持稳定的生命体征，促进术后恢复。

(三) 术后

1. 西医方面

观察护理：术后密切观察患者的生命体征，包括体温、心率、血压、呼吸频率、血氧饱和度等。注意观察伤口的出血情况，及时更换伤口敷料，保持伤口清洁干燥，预防感染。保持呼吸道通畅是关键。对于部分喉切除的患者，要注意观察呼吸情况、及时清理呼吸道分泌物，防止呼吸道阻塞。对于全喉切除的患者，要做好气管切开的护理，定期更换气管套管，保持套管通畅。根据患者的疼痛程度，给予适当的止痛治疗。同时，注意观察患者的胃肠道功能，预防恶心、呕吐、腹胀等并发症。同时，语音康复训练对于部分喉切除的患者至关重要。在术后早期，指导患者进行发声练习，如深呼吸后缓慢呼气发声，逐渐增加发声的强度和时间进行语音矫正训练。对于全喉切除的患者，进行食管发音训练或使用人工喉等辅助发音设备。吞咽功能训练也是术后康复的重要环节。指导患者进行吞咽动作练习，从少量的清水开始，逐渐增加食物的稠度和量。同时，注意观察患者的吞咽情况，防止误吸。

2. 中医方面

中药调理：术后患者的身体较为虚弱，应进行中药调理。根据患者的辨证分型，给予相应的中药方剂进行治疗。气血亏虚者表现为面色苍白、乏力、头晕等症状，可给予八珍汤加减。人参、白术、茯苓、甘草健脾益气，当归、白芍、熟地黄、川芎养血补血。气阴两虚者常有口干咽燥、乏力、盗汗等表现，可给予生脉散合沙参麦冬汤加减。生脉散由人参、麦冬、五味子组成，具有益气养阴的功效；沙参麦冬汤中沙参、麦冬、玉竹等滋阴润燥。脾胃虚弱者可见食欲不振、腹胀、便溏等症状，可给予四君子汤合保和丸加减。四君子汤健脾益气，保和丸消食和胃。

针灸治疗：术后可以采用针灸治疗，以促进患者的身体恢复。选取足三里、关元、气海等穴位可健脾益胃、培补元气；选取廉泉、天突等穴位有助于改善患者的吞咽和发音功能。每周进行2～3次针灸治疗，每次30 min左右。根据患者的具体情况，可以适当调整治疗的频率和时间。 饮食调理：中医强调饮食调理在疾病康复中的重要性。术后患者应避免食用辛辣、油腻、刺激性食物，以免刺激伤口和引起胃肠道不适。吃清淡、易消化、富含营养的食物，如蔬菜、水果、瘦肉、鱼类、豆类等。蔬菜和水果富含维生素和纤维素，有助于提高身体免疫力和促进肠道蠕动；瘦肉、鱼类、豆类等富含蛋白质，有助于伤口愈合和身体恢复。对于气血亏虚的患者，可以食用大枣桂圆汤、山药粥等；肺肾阴虚的患者，可以食用百合银耳汤、枸杞菊花茶等。

临床经典案例

杨某，男，56 岁，因"声嘶半年"于 2019 年 9 月就诊。

【现病史】患者自述半年前开始出现声音嘶哑，呈持续性咳嗽，咳痰，吞咽困难，气促及呼吸困难，无畏寒发热、盗汗等特殊不适。3 个月前自觉声音嘶哑，较前加重，无其他特殊不适，未曾行特殊治疗。6 天前于当地医院行病理活检提示，喉部肿物中分化鳞癌，建议住院治疗。现为求进一步诊治于我院门诊就诊。

【既往史】既往高血压史 5 年，最高血压 200/100 mmHg，不规律服用苯磺酸氨氯地平片 5 mg 每日 1 次，自述血压控制较差。否认冠心病、糖尿病等慢性疾病病史，否认肝炎、结核等传染病史，否认手术、外伤史、输血史，否认食物、药物过敏史。饮酒史 30 年，每天一斤半，吸烟史 30 年，每天一包半。

【体格检查】体温 36.8℃，脉搏 71 次/min，呼吸 20 次/min，血压 155/86 mmHg。纤维鼻咽喉镜检查（图 8-4-1）：双鼻腔鼻咽部黏膜光滑，未见新生物。右侧声带前 1/3 前联合、声门下可见白色乳头状新生物。余下咽及喉部黏膜光滑，未见新生物。双侧声带活动可，闭合可。左侧颈部 4 区可扪及肿大淋巴结约 0.5 cm×0.5 cm 大小，质中边界尚清，活动度可无压痛，右侧颈部 4 区可扪及肿大淋巴结，大小约 2 cm×2 cm，质中，边界尚清，活动度可，无压痛。余颈部未扪及明显肿大淋巴结。

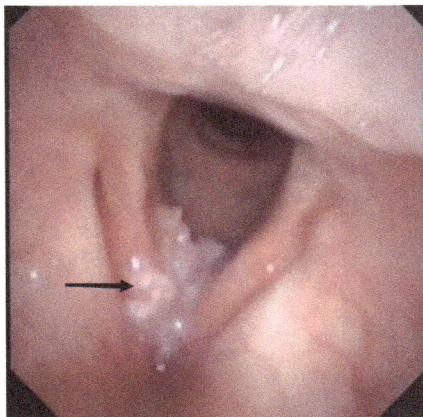

右侧声带前 1/3 前联合、声门下可见白色乳头状新生物（箭头处）。

图 8-4-1　电子喉镜

【实验室检查】各项检查均未见明显异常。

【影像学检查】

（1）喉部 CT（2019 年 9 月 8 日）：右侧声带局部增厚，双颈部淋巴结稍肿大（图 8-4-2 ～ 图 8-4-4）。

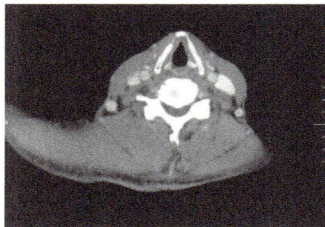

右侧声带局部增厚，双颈部淋巴结稍肿大。

图 8-4-2 喉部 CT（1）

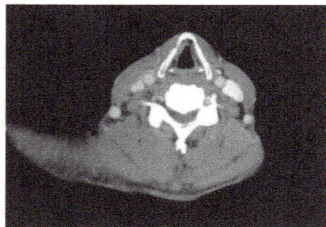

图 8-4-3 喉部 CT（2）

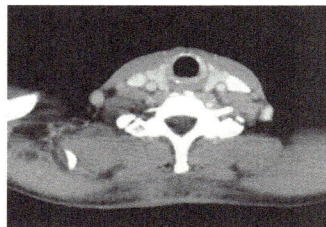

图 8-4-4 喉部 CT（3）

（2）病理学检查结果：会诊外院病例切片意见，（喉部活检）鳞状上皮中 - 重度非典型增生，小区浅表鳞癌变（图 8-4-5）。

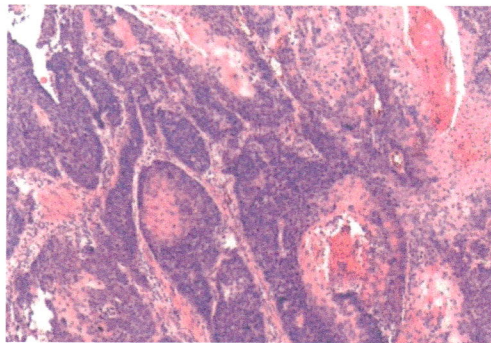

图 8-4-5 喉部病理活检

【诊断】

中医诊断：喉菌，气血亏虚证。

西医诊断：喉癌（声门型） cT2N0M0 Ⅱ期。

【治疗】

1. 术前

（1）中药治疗：予以桃红四物汤加减。

组成：桃仁 12 g，红花 9 g，当归 15 g，熟地黄 15 g，川芎 10 g，赤芍 12 g，香附 10 g，郁金 10 g，青皮 10 g，枳壳 10 g。

（2）针灸治疗：针刺膻中穴、内关穴等。同时辅助以灸法，灸百会、膻中穴。

（3）耳穴压籽：取穴为神门、肝、脾、颈、胃。嘱患者每日自行揉按3～4次，两耳轮流换贴。

2. 术中

2019年9月23日行气管切开术＋喉部分切除术＋3D打印钛网重建修复术（图8-4-6）。

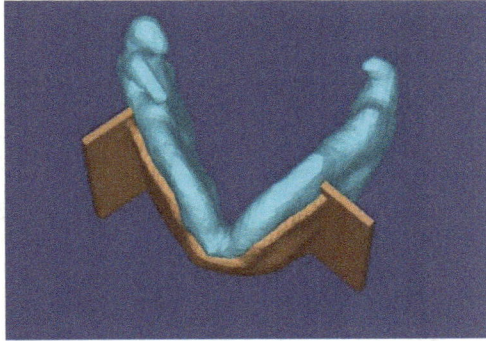

图 8-4-6　3D 打印钛网　甲状软骨切除范围

患者被送入手术室后，会进行全身麻醉，确保在手术过程中处于无意识和无痛状态。医生根据肿瘤的位置和范围选择颈部正中切口，切开皮肤、分离组织和肌肉，暴露喉部结构，包括声带、喉室、会厌等。

确定肿瘤的边界，尽可能完整地切除肿瘤组织。淋巴结清扫（如有必要）：如果怀疑或发现有淋巴结转移，医生会对颈部淋巴结进行清扫，以减少肿瘤复发的风险。切除肿瘤后，对手术创面进行电凝止血和处理，在部分喉切除术后，进行喉部的重建和修复，以恢复喉部的功能（图8-4-7）。在手术区域放置引流管，以排出术后可能产生的积液和积血。依次缝合肌肉、皮下组织和皮肤，完成手术。手术顺利，麻醉满意，术中患者生命体征平稳，术中出血5 mL，未输血。术毕患者无声嘶、呼吸困难等表现，安返病房。

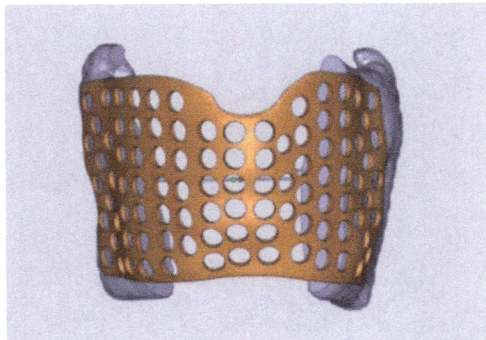

图 8-4-7　切除原发灶后，按计划固定 3D 打印个性化钛网

3．术后

（1）术后常规病理结果：

① （喉）高中分化鳞癌，声门型，癌肿最大径约 1 cm；

② 淋巴结未见癌转移，（左颈）0/3，（右颈）0/4；

③ （上、下、左、右切缘）未见癌。

（2）术后 1 个月复查：喉镜提示喉腔光滑，杓状软骨位置功能正常（图 8-4-8）。复查 CT 钛板位置固定满意，喉形态良好（图 8-4-9）。

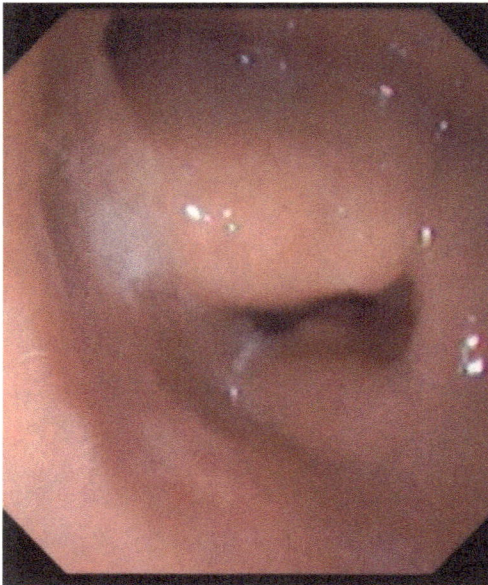

图 8-4-8 喉镜示喉腔光滑，杓状软骨位置
功能正常

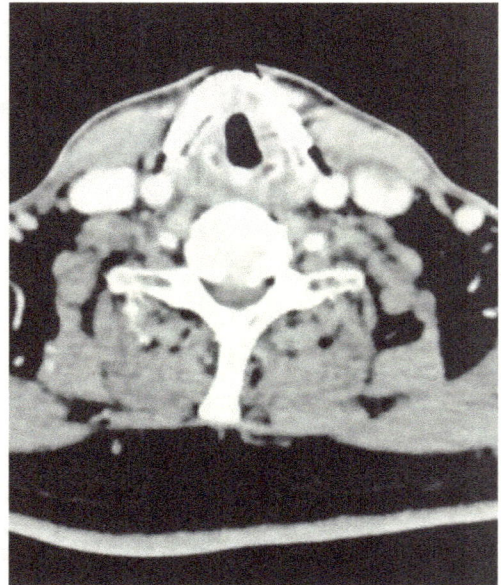

图 8-4-9 颈部 CT 钛板位置固定满意，
喉形态良好

（3）中医内治法：患者术后阴虚，予以益气养阴方。组成：太子参 15 g，麦冬 15 g，五味子 10 g，黄芪 20 g，白术 12 g，茯苓 15 g，生地黄 15 g，玄参 15 g，浙贝母 10 g，桔梗 10 g，甘草 6 g。功效：益气养阴，扶正解毒。

（4）中医外治法：予以中医定向透药疗法、灸法（足三里、天突）、穴位贴敷治疗（足三里双侧）等中医特色治疗调腑通络。

（5）针灸治疗：选取足三里、天突、廉泉、哑门穴。

【总结】患者术前利用数字化及手术导板联合 3D 打印技术设计导板及个性化钛网，辅助手术中喉原发病灶的切除及术中甲状软骨的重建修复。术前不插胃管，术后 3 天经口进食半流质，且患者发声功能恢复良好。该术式用于前联合受侵的部分喉癌患者，相较于目前常用经典的手术方法，真正实现了精准的切除与修复，具有多重优势。

参考文献：

[1] 何发尧，王跃健，陈伟雄，等．早期声门型喉癌的 CO_2 激光手术治疗 [J]. 临床耳鼻咽喉头颈外科杂志，2014，28(7): 493-495.

[2] 黄少鹏，陈勇，叶青，等．早期声门型喉癌 CO_2 激光手术治疗 [J]. 中国耳鼻咽喉头颈外科，2015，22(7): 325-328.

[3] 宁佳羽，朱忠寿，林昶，等．CO_2 激光治疗早期声门型喉癌的临床研究 [J]. 肿瘤临床与研究，2015，27(11): 763-765.

[4] 王晓彬，潘新良，卢永田，等．早期声门区癌的手术治疗及疗效评估 [J]. 山东大学耳鼻喉眼学报，2013，27(4): 53-58.

[5] 双羽，李超，黄永望，等．低温等离子射频消融术与 CO_2 激光治疗早期声门型喉癌疗效比较 [J]. 听力学及言语疾病杂志，2015，23(4): 372-376.

[6] 田暐，喻建军，周晓，等．改良喉垂直前位部分切除与改良环状软骨会厌舌骨吻合术疗效评估 [J]. 中国癌症杂志，2013，23(7): 535-539.

[7] 吴迪，余济春，刘学奎，等．声门型喉癌额侧垂直部分喉切除术后钛网支架喉功能重建的长期效果 [J]. 临床耳鼻咽喉头颈外科杂志，2017，31(7): 552-555.

[8] 杨怀安，郭星，马亮，等．环状软骨上喉部分切除 - 环舌根会厌吻合术重建喉腔吞咽功能研究 [J]. 中国医科大学学报，2007，36(1): 69-70.

| 第五节　下咽癌 |

一、下咽癌的概述

（一）流行病学

下咽又称喉咽，是咽腔的下半部分，其上界为会厌上缘，下界为环状软骨下缘，位于喉的后面及两侧，向下连接食管。下咽癌是一种起源于下咽部的黏膜上皮细胞的恶性肿瘤，其病理类型主要包括鳞状细胞癌、腺癌等，其中绝大多数为鳞状细胞癌，约占95%。按照发生部位，可分为梨状窝癌、环状软骨后区癌（环后癌）及咽后壁癌。其中，梨状窝癌最为常见，咽后壁癌次之，环后区癌最少见。下咽部恶性肿瘤约占全身恶性肿瘤的0.15%～0.24%，占头颈部恶性肿瘤的2%左右。下咽癌的好发年龄为50～70岁，男性患者居多，近年来有年轻化趋势。下咽癌的发病位置隐匿，早期无特异性症状和体征，可表现为咽部异物感等，但常常与慢性咽喉炎等其他疾病混淆而被忽视，随病程进展可表现为咽喉疼痛、吞咽困难、声音嘶哑、咳嗽、颈部包块等。下咽癌病理呈现出易向黏膜下播散、易发生局部淋巴结转移等特点，其病程进展较为迅速且容易侵犯颈部毗邻的重要结构，所以该类患者就诊时约80%已属晚期（III、IV期）。

（二）西医病因与发病机制

下咽癌的确切病因和发病机制尚未完全明确，常与多种因素相关，包括生活习惯、遗传因素、环境因素等。长期嗜酒，大量吸烟，摄入过于辛辣、质硬、过热的食物均可能损伤下咽黏膜，导致慢性炎症发生，从而增加癌变的风险。病毒感染是导致下咽癌发病的重要原因。例如，人乳头状瘤病毒（HPV）感染可能导致下咽癌，研究发现，感染其他的病毒如EB病毒、巨细胞病毒等，也可能增加下咽癌的发病风险。临床观察与研究中发现部分患者呈现家族性聚集发病，这说明下咽癌发生可能与遗传因素有关。遗传因素可能影响个体对致癌因素的易感性，或者患者体内出现基因突变导致癌变发生。长期暴露在空气污染、化学物质等环境因素中，可能增加下咽癌的发病风险。例如，氮氧化物、二氧化硫等空气污染物可以引起下咽黏膜炎症反应，长期暴露可能导致癌变。一些化学物质如亚硝酸盐、多环芳烃等也具有致癌作用，可能与下咽癌的发病有关。此外，患者机体免疫力低下也是癌变发生的重要影响因素。

（三）中医病因病机

下咽癌是指发生于喉咽（下咽）部位的恶性肿瘤，中医称为"喉瘤"。中医学认为下咽癌的病因病机主要包括饮食不节、情志失调、外邪侵袭、脏腑亏虚四个方面。

（四）诊断

下咽癌由于位置隐蔽，对于其诊断而言早期发现以内镜为主，也可结合患者病史、体格检查、影像学检查以及病理检查进行诊断。

二、下咽癌的西医治疗

下咽癌的治疗主要包括手术、放射治疗、同步放化疗、诱导化疗后视情况再选择手术或放疗等。目前手术是治疗下咽癌的主要手段，放疗和化疗多用于手术后的辅助治疗。此外，近年来免疫治疗和靶向治疗的发展也为下咽癌的治疗带来了新的希望。对于早期（Ⅰ、Ⅱ期）患者手术或放射治疗的 5 年生存率可达到 60% 左右，而晚期患者的 5 年生存率仅有 30% 左右。由此可见其早期诊断和治疗至关重要，对于确诊的晚期下咽癌患者，应经多学科专家充分讨论，选择合适的个性化的综合治疗方案，以提高患者的生存质量和生存率。

（一）手术治疗

手术是治疗下咽癌的重要手段之一，下咽癌手术治疗应遵循以下原则。

（1）术前准确判断肿瘤的发病部位、黏膜和深部浸润情况，做到精准而彻底手术切除肿瘤的同时尽可能保留咽、喉等器官的生理功能。

（2）依据患者的病情选择个性化的术式或其他治疗手段。

（3）术后能确保患者无瘤生存。对于早期可保留喉功能的相对局限性病变患者推荐手术治疗，手术治疗较放疗更加经济、疗程更短，且远期不良反应更小，因此对该类患者原发灶处理建议首选保留喉功能的下咽部分切除术。对于局部中晚期（T3/T4a）患者多数需要包括全喉在内的扩大根治性手术，必要时需要行部分或全部食管切除术。

（二）内科治疗

下咽癌的内科治疗主要包括化学治疗和姑息治疗。它可控制疾病进展，化疗在临床上可作为另一种保喉策略来治疗下咽癌，但它通常不用作下咽癌的独立治疗手段。而姑息治疗可以缩小肿瘤体积，减轻患者疼痛等症状，从而提高生活质量。

（三）放射治疗

放射治疗是下咽癌的重要治疗手段之一，对早期的下咽癌患者可选择手术治疗或根治性放射治疗中的一种治疗模式，中晚期常与化疗等综合治疗。确定放疗范围需包括肿瘤及周围可能受侵区域和淋巴结引流区。研究显示二者的总体疗效相当。放疗过程中密切监测患者反应，及时处理副作用如吞咽疼痛、口腔黏膜炎等。同时加强营养支持，提高患者对放疗的耐受性，以达到控制肿瘤、提高生活质量的目的。

三、下咽癌的中医治疗

（一）中医内治法

肝郁气滞型：咽喉部异物感，吞咽不利，胸胁胀满，情绪抑郁。治以疏肝理气，解毒散结。方剂可选用逍遥散加减。

热毒蕴结型：咽喉疼痛，吞咽困难，口气臭秽，发热口渴。治以清热解毒，消肿止痛。可用黄连解毒汤加减。

痰瘀互结型：咽喉肿物，吞咽梗阻，咳痰带血，舌紫暗有瘀斑。治以化痰散结，活血化瘀。方用二陈汤合桃红四物汤。

气阴两虚型：咽喉干燥，疼痛较轻，乏力自汗，口干咽燥。治以益气养阴，解毒利咽。方用生脉散加减。

（二）中医外治法

1. 中药含漱

可用金银花、连翘、薄荷、桔梗等清热解毒、利咽消肿的中药煎水含漱，以减轻咽喉部疼痛和不适。

2. 中药雾化吸入

将清热解毒、化痰散结的中药制成雾化剂，进行雾化吸入，如鱼腥草、黄芩、桔梗等，可直接作用于咽喉部，缓解症状。

3. 针灸治疗

选取合谷、内关、足三里、三阴交等穴位进行针刺，可起到扶正祛邪、调节机体免疫功能的作用。

四、中西医结合治疗在下咽癌围术期的应用

（一）术前

1. 西医方面

检查：进行详细的体格检查、实验室检查（如血常规、生化、凝血功能等）、影像学检查（CT、MRI、PET-CT等），以明确肿瘤的大小、位置、侵犯范围以及患者的身体状况，确定手术方案和评估手术风险。

营养支持：对于营养不良的患者，给予肠内或肠外营养支持，改善患者的营养状况，提高手术耐受力。

呼吸道清理：评估患者的呼吸道情况，对于存在呼吸道问题的患者，进行相应的处理，如雾化吸入、止咳化痰等，以确保术后呼吸道通畅。

2. 中医方面

辨证论治：根据患者的体质和症状进行辨证，给予相应的中药调理。如患者体质虚弱、气血不足，可给予八珍汤（人参、白术、茯苓、当归、川芎、白芍、熟地黄、炙甘草）以补益气血；若患者肝郁气滞，可给予逍遥散（柴胡、当归、白芍、白术、茯苓、炙甘草、薄荷、生姜）以疏肝理气。饮食调理：根据患者的体质和病情，给予合理的饮食建议。术前可适当增加营养，多食用富含蛋白质、维生素的食物，如瘦肉、鱼类、蛋类、新鲜蔬菜和水果等。避免食用辛辣、油腻、刺激性食物。

（二）术中

1. 西医方面

手术操作：根据肿瘤的情况选择合适的手术方式，如下咽癌切除术、颈淋巴结清扫术等。严格按照手术操作规程进行手术，确保手术的安全和有效性。采用全身麻醉，密切监测患者的生命体征，如心率、血压、呼吸、血氧饱和度等，及时处理手术中的各种突发情况。

2. 中医方面

针刺辅助麻醉：根据手术部位和患者的具体情况，选取合适的穴位。常用的穴位有合谷、内关、足三里、三阴交等。在手术前 30 分钟至 1 小时进行针刺。采用适当的针刺手法，如提插补泻、捻转补泻等，以达到一定的针感。在针刺的同时，可以配合使用电针刺激、耳穴压豆等辅助方法，增强麻醉效果。

（三）术后

1. 西医方面

术后审查：密切观察患者的生命体征、伤口情况以及呼吸道情况，及时处理术后出血、感染、呼吸道梗阻等并发症。营养支持：根据患者的情况给予肠内或肠外营养支持，保证患者的营养。对于术后出现功能障碍的患者，如语言功能障碍、吞咽功能障碍等，进行相应的康复治疗，如语言训练、吞咽训练等。

2. 中医方面

中药调理：术后患者多气血亏虚、正气不足，可给予补益气血、扶正固本的中药方剂，如十全大补汤（人参、白术、茯苓、当归、川芎、白芍、熟地黄、炙甘草、黄芪、肉桂）以促进身体恢复。若患者术后出现发热、口干、舌红少苔等阴虚内热症状，可给予知柏地黄丸。

针灸治疗：术后可根据患者的具体情况选取合适的穴位进行针灸治疗。如选取足三里、三阴交、关元等穴位，以促进患者的身体恢复。结合中医康复方法，如推拿、按摩、气功等，促进患者的功能恢复。推拿和按摩可以缓解患者的肌肉紧张，促进血液循环；气功可以调节患者的呼吸和身心状态，增强体质。

饮食调理：术后患者的饮食应以清淡、易消化、富含营养的食物为主。如米粥、面条等。避免食用辛辣、油腻、刺激性食物，以免影响伤口愈合。同时，要注意饮食的温度和硬度，避免过热、过硬的食物刺激伤口。

临床经典案例

杨某，男，41 岁。咽喉异物感 1 周。

【现病史】患者自诉 1 周前无明显诱因出现明显的咽喉异物感，无咳嗽、咳痰、声音嘶哑、呼吸困难、吞咽困难等症状，无反酸、烧心、恶心、呕吐等。于 2022 年 10 月 11 日前往当地某医院就诊，门诊予以喉镜检查，结果示右侧梨状窝区病变，未予特殊处理及治疗，建议前往上级医院就诊。遂于 10 月 13 日前来我院诊治，喉镜检查及病理活检结果：（右侧梨状窝活检物）浅表鳞癌变组织。门诊医生建议住院手术治疗，以"下咽恶性肿瘤"收入我科。患者起病以来，精神状况良好，饮食及睡眠可，大小便正常，体力体重无明显变化。

【既往史】一般健康状况良好。否认"高血压、冠心病、糖尿病"等慢性疾病病史。否认有肝炎、结核等传染病病史。预防接种史不详。2013 年 5 月曾于我院行"左口颊癌根治术 + 左下颌骨部分切除术 + 股前外侧皮瓣修复术"，2013 年 6 月于我院行放射治疗。否认输血史。否认有食物、药物过敏史。

【体格检查】头颅五官无畸形，右侧梨状窝见明显新生物，表面粗糙，边界不清，其余部位下咽及喉部黏膜光滑，双侧声带活动好，发音时声门闭合佳。左颈部呈颈部淋巴结清扫术后并放疗后改变，双侧颈部及锁骨上窝未触及明显肿大淋巴结。余全身浅表淋巴结未触及明显肿大。张口度开约 2 指，左侧口颊呈术后改变，口内见移植的皮瓣，颜色正常，血运可，口腔内未发现明显粗糙新生物。

【实验室检查】血常规、尿常规、大便常规、凝血功能、肝功能、肾功能、电解质、输血前四项、ABO 血型、血糖、血脂、甲状腺功能等相关实验室检查结果未见明显异常。

【影像学检查】

（1）咽喉部 CT（2022 年 10 月 13 日，我院）（图 8-5-1）：

① 左侧口颊癌术后改变，局部未见明显复发征象。

② 右侧梨状窝区肿块，考虑恶性肿瘤可能性大。

③ 双颈部未见明显肿大淋巴结。

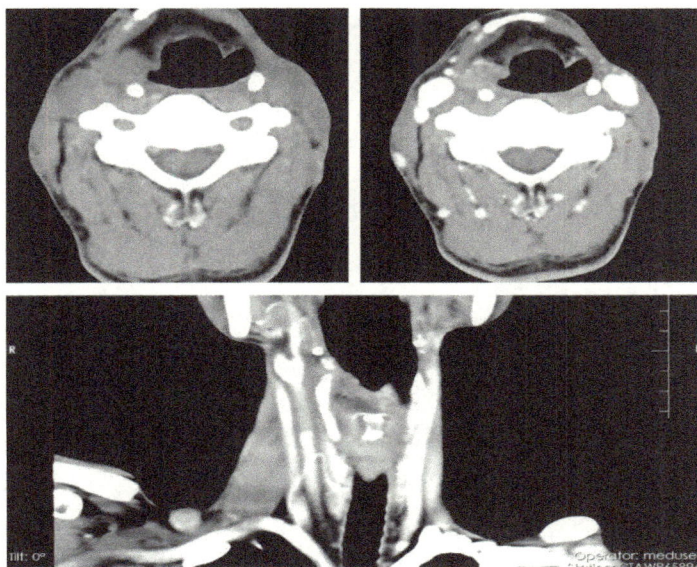

图 8-5-1 咽喉部 CT

（2）电子胃镜（2022 年 10 月 13 日）（图 8-5-2）：

① 右侧梨状窝肿物，考虑癌可能性大；

② 慢性非萎缩性胃炎伴糜烂。

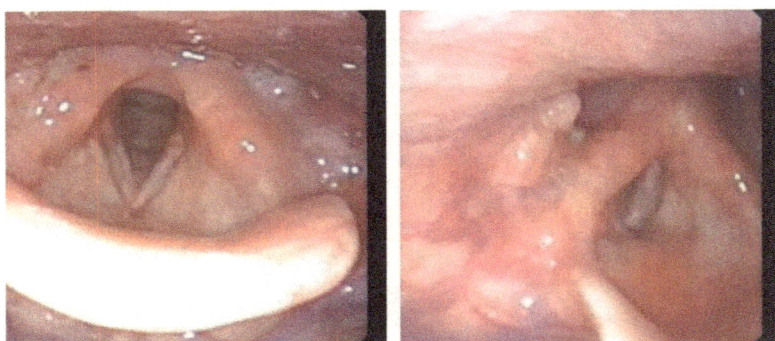

图 8-5-2 电子胃镜

（3）病理活检（2022 年 10 月 18 日）：（右侧梨状窝活检物）浅表鳞癌变组织。

（4）彩超（2022 年 10 月 21 日，我院）：

① 肝、胆、脾脏、胰腺、双肾未见明显异常；

② 门静脉血流未见明显异常；

③ 双侧肾上腺区未见明显肿块；

④ 双侧颈部、双侧锁骨上区未见明显异常增大淋巴结；

⑤ 心内结构及室壁运动未见明显异常；

⑥ 左心顺应性减退，收缩功能正常范围；

⑦ 双下肢股总股静脉、股深静脉、股浅静脉、腘静脉、大隐静脉、小隐静脉、胫前静脉、胫后静脉未见明显血栓。

（5）肺功能（2022 年 10 月 20 日，我院）：中重度阻塞性通气功能障碍，气道阻力在正常范围，患者配合欠佳，数据仅供参考。

（6）心功能（2022 年 10 月 20 日，我院）：

① 外周血管阻力增加；

② 微循环流速减慢；

③ 心脏彩超提示心脏收缩、舒张功能正常。

（7）心电图（2022 年 10 月 20 日，我院）：窦性心律，大致正常心电图。

（8）纤维喉镜检查：右侧梨状窝黏膜可见明显新生物，呈"菜花状"，边界不清。下咽其余部位黏膜光滑，未见明显新生物。喉部黏膜光滑，未见明显新生物。双侧声带活动正常，发音时声门闭合好。

（9）颈部 MR 检查（2022 年 10 月 13 日，我院）（图 8-5-3）：

① 口颊癌术后改变，皮瓣周围未见明显肿物，无复发征象。

② 右侧梨状窝区肿物，考虑恶性肿瘤可能性大。

③ 双颈部未见明确可疑转移癌。

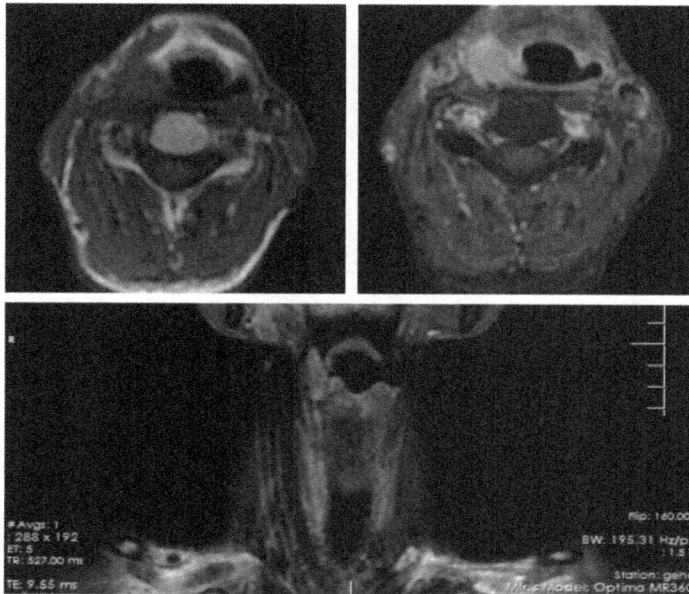

图 8-5-3 咽喉部 MRI

【诊断】

中医诊断：喉菌，气滞血瘀证。

西医诊断：

① 下咽癌（cT2N0M0 Ⅱ期）；

② 左侧口颊癌综合治疗后。

【治疗】

1. 术前

（1）中药治疗：予以桃红四物汤加减。组成：桃仁 12 g，红花 9 g，当归 15 g，熟地黄 15 g，川芎 10 g，赤芍 12 g，郁金 10 g，青皮 10 g，枳壳 10 g，香附 10 g。

（2）针灸治疗：针刺足三里、大椎、膈俞、太冲等。同时辅助以灸法，灸合谷。

（3）耳穴压籽：取穴为神门、肝、脾、肺、交感。嘱患者每日自行揉按 3 ～ 4 次，两耳轮流换贴。

2. 术中

于 2022 年 10 月 24 日在全麻下行气管切开 + 右侧下咽肿物扩大切除 + 颈淋巴清扫 + 舌骨下肌群离断 + 喉功能重建 + 颌下腺修复下咽缺损术（图 8-5-4）。

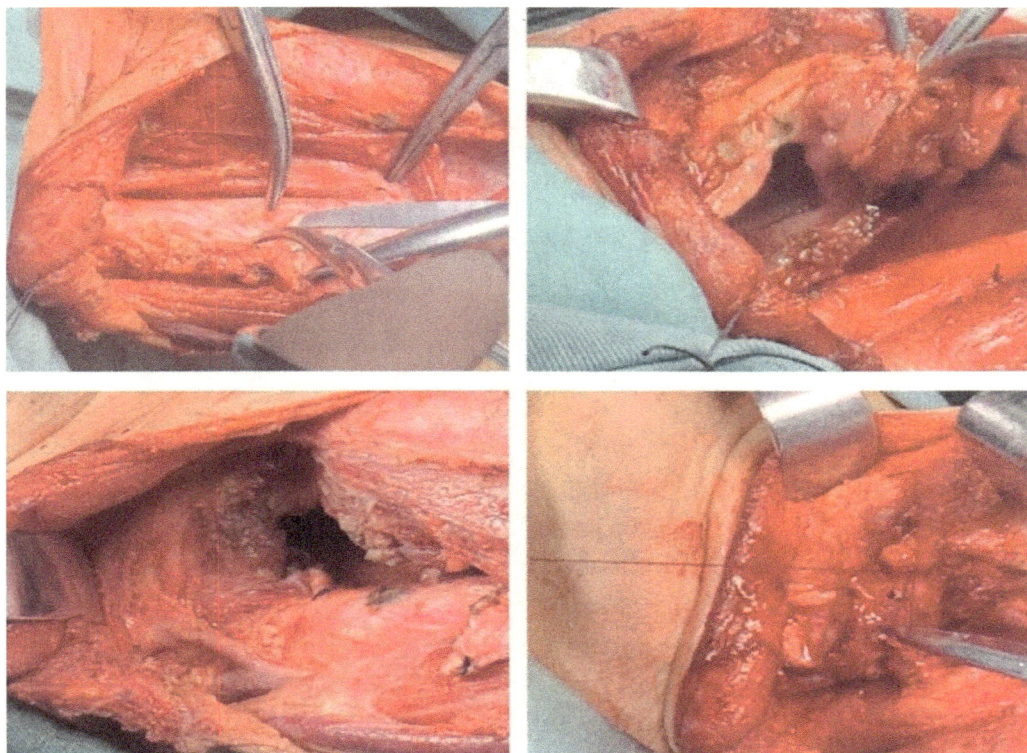

图 8-5-4　术中图片

术后常规病理报告示：

① （下咽原发灶）中分化鳞状细胞癌，侵及固有层，部分呈乳头状外生性生长，可见脉管侵犯，肿瘤范围 1.7 cm×1.3 cm，镜下深度约 0.8 cm；

② （上、下、内、外切缘）均未见癌；

③ （右颈 2、3、4 区淋巴结）3 枚未见癌转移。

术后 1 个月复查喉镜结果示右侧梨状窝癌术后改变，右侧梨状窝消失，原手术缺损处可见部分颌下腺，术区未见明显新生物及肉芽组织。双侧声带黏膜表面光滑，声门区通畅，右侧声带水肿并活动受限，发音时声门闭合完全（图 8-5-5）。

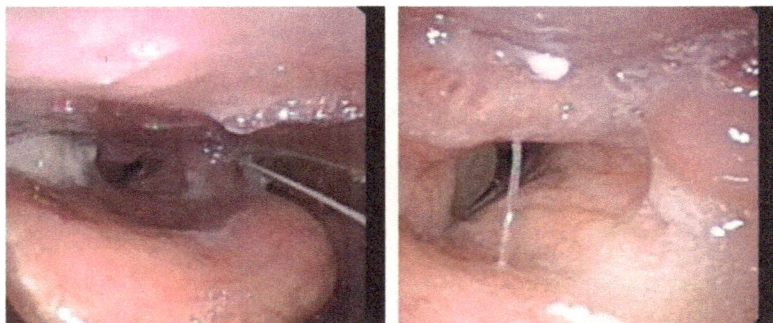

图 8-5-5　术后电子喉镜

术后 8 个月复查颈 - 胸部增强 CT 结果：

① 左口颊癌术后改变，右侧下咽癌术后，术区软组织稍厚，多为术后改变（图 8-5-6）；

② 双上肺及左下肺纤维灶同前；右肺斜裂处结节同前，考虑良性病变；

③ 右中肺少许炎性病变已吸收。

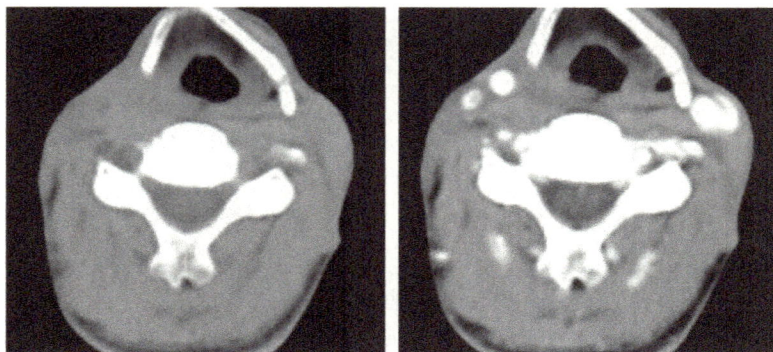

图 8-5-6　术后颈部 CT

3. 术后

（1）中医内治法：予以扶正解毒汤。功效：益气养阴，扶正解毒，健脾和胃。组成：生黄芪 30 g，太子参 20 g，白术 15 g，茯苓 15 g，麦冬 15 g，沙参 15 g，女贞子 15 g，鸡血藤 20 g，当归 10 g，白芍 15 g，鸡内金 10 g，砂仁 6g（后下），炙甘草 6 g。

（2）中医外治法：予以中医定向透药疗法、灸法（足三里、百会）、穴位贴敷治疗（足三里双侧）等中医特色治疗调腑通络。

（3）体针治疗：固本培元，益气固脱。选取足三里、脾俞、胃俞、百会、神阙、肾俞穴。

【总结】下咽癌常因发病隐匿，早期缺乏特异性症状或体征而难以做到早期诊断。中晚期患者的治疗原则应在保证无瘤生存率的前提下首先考虑外科根治手术。但由于下咽手术有可能影响患者的吞咽功能、发声功能、呼吸功能及防御和保护功能等，这些生理功能的丧失极大地影响患者的生活质量。所以术前应选择个体化的治疗方案，尽可能保留咽、喉等功能，提高患者术后生活质量。在选择手术治疗时应充分考虑下咽功能的修复和重建。选择合适的修复方案是广大临床医生的必修课，对术后缺损较小的患者可以选择邻近黏膜瓣、肌瓣修复重建，通过我们的临床实践，我们发现甲状腺和颌下腺能够提供充分的组织量，同时不会造成更大的创伤，可见它们是修复下咽缺损的理想选择。对于 T3 期的患者选择手术治疗时保喉较为困难者可选择同步放化疗根治肿瘤。对放化疗治疗失败的晚期患者不得不牺牲喉及食管功能时，可选择带蒂皮瓣、游离皮瓣、游离空肠瓣等方式来修复术后组织缺损。中医在下咽癌治疗中也发挥着重要的作用，特别是在下咽癌患者术后辅助和维持治疗过程中合理应用中医治疗可提高患者的生存率。

参考文献：

[1] 孙虹，张罗．耳鼻咽喉头颈外科学 [M]．第 9 版．北京：人民卫生出版社，2018.

[2] 孔维佳，周梁．耳鼻咽喉头颈外科学 [M]．第 3 版．北京：人民卫生出版社，2015.

[3] 尤金·N. 迈尔斯，卡尔·H 斯耐德曼．耳鼻咽喉头颈外科手术学 [M]．第 2 版．天津：天津科技翻译出版有限公司，2017.

[4] 中华耳鼻咽喉头颈外科杂志编辑委员会头颈外科组，中华医学会耳鼻咽喉头颈外科学分会头颈外科学组．下咽癌外科手术及综合治疗专家共识 [J]．中华耳鼻咽喉头颈外科杂志，2017, 52(1): 16-24.

[5] 中华耳鼻咽喉头颈外科杂志编辑委员会头颈外科组，中华医学会耳鼻咽喉头颈外科学分会头颈外科学组，中国医师协会耳鼻喉分会头颈外科学组．头颈部鳞状细胞癌颈淋巴结转移处理的专家共识 [J]．中华耳鼻咽喉头颈外科杂志，2016, 51(1): 25-33.

[6] 黄泽浩，李正江．下咽癌手术治疗的临床进展 [J]．国际耳鼻咽喉头颈外科杂志，2021, 45(01): 43-47.

[7] Park S I, Guenette J P, Suh C H, et al. The diagnostic performance of CT and MRI for detecting extranodal extension in patients with head and neck squamous cell carcinoma: a systematic review and diagnostic meta-analysis[J]. Eur Radiol,

2021, 31(4): 2048-2061.

[8] Mura F, Bertino G , Occhini A, et al. Surgical treatment of hypopharyngeal cancer: a review of the literature and proposal for a decisional flow-chart[J]. Acta Otorhinolaryngol Ital, 2013, 33(5): 299-306.

[9]Tateya I, Morita S, Muto M, et al. Magnifying endoscope with NBI to predict the depth of invasion in laryngo-pharyngeal cancer[J]. Laryngoscope, 2015, 125(5): 1124-1129.

[10] 倪晓光. 窄带成像内镜在早期下咽癌诊断中的应用 [J]. 中华耳鼻咽喉头颈外科杂志, 2016, 51(2): 104.

[11] Steiner W, Ambrosch P, Hess C F, et al. Organ preservation by transoral laser microsurgery in piriform sinus carcinoma[J]. Otolaryngol Head Neck Surg, 2001, 124(1): 58-67.

[12] 曹晟达, 李文明, 魏东敏, 等. 加速康复外科在下咽癌手术治疗中的应用研究 [J]. 中华耳鼻咽喉头颈外科杂志, 2021, 56(3): 216-220.

[13] Bianchini C, Pelucchi S, Pastore A, et al. Enhanced recovery after surgery (ERAS) strategies: possible advantages also for head and neck surgery patients[J]. Eur Arch Otorhinolaryngol, 2014, 271(3): 439-443.

[14] 张炳煌, 骆献阳, 陈爱民, 等. 67 例下咽和食管同时性多原发癌临床分析 [J]. 中华耳鼻咽喉头颈外科杂志, 2021, 56(5): 499-503.

[15] Park J W, Lee S W. Clinical outcomes of synchronous head and neck and esophageal cancer[J]. RadiatOncol J, 2015, 33(3): 172-178.

| 第六节　唾液腺癌 |

一、唾液腺癌的概述

（一）流行病学

唾液腺是负责分泌唾液的外分泌器官。唾液腺有大小唾液腺之分。按大小、位置和组织学分类有三对大腺体：腮腺、颌下腺和舌下腺，它们负责口腔中大约 90% 的唾液分泌。此外，分布在唇、舌、腭、颊、口咽和磨牙后区的较小腺体分泌另外的 10%。唾液腺肿瘤是形态学和临床最多样化的实体上皮肿瘤。这些肿瘤的组织学、生物学行为和原发灶的解剖部位都差异相当大。良性和恶性唾液腺肿瘤均按照 2005 年世界卫生组织系统进行分类。目前 WHO 的分类有 25 种不同的唾液腺肿瘤类型。根据其组织病理学特征和肿瘤的侵袭性大致分为良性和恶性。在解剖学上，腮腺是唾液腺肿瘤最常见的部位，占唾液腺肿瘤的 80% ～ 85%。腮腺病变中大约有 3/4 是良性，约 1/4 是恶性。颌下腺、舌下腺及遍布口腔黏膜下层和上呼吸消化道黏膜下层的小唾液腺起源的唾液腺肿瘤发生率较低。与起自腮腺的肿瘤相比，40% ～ 45% 的颌下腺肿瘤、70% ～ 90% 的舌下腺肿瘤及 50% ～ 75% 的小唾液腺肿瘤是恶性肿瘤。神经症状或体征，如提示面神经受累的面神经麻痹，几乎总是提示恶性肿瘤。在组织学上，最常见的良性唾液腺肿瘤是多形性腺瘤，约占全部唾液腺肿瘤的一半。其他较少见的良性唾液腺肿瘤包括 Warthin 瘤、基底细胞腺瘤和管状腺瘤等。

最常见的恶性唾液腺肿瘤包括黏液表皮样癌和腺样囊性癌，两者总共约占所有恶性唾液腺肿瘤的一半。不同唾液腺癌复发和转移的倾向及其侵袭性存在差异性。在黏液表皮样癌和非特指的腺癌中，肿瘤分级更高似乎与行为更具侵袭性有关，但是关于腺样囊性癌根据组织学模式分级的重要性的数据并不一致。其他罕见但具有侵袭性的唾液腺肿瘤如原发性小细胞癌，占所有唾液腺肿瘤的 1% ～ 2%，且在就诊时常有远处转移，唾液腺导管癌常见于年长的男性。

除了起自唾液腺的原发性肿瘤外，其他起自头颈部的恶性肿瘤（如淋巴瘤、皮肤鳞状细胞癌和黑色素瘤）也可因出现淋巴结转移而表现为大唾液腺肿块。其在大唾液腺肿块中的所占比例可能会高达 10%。

（二）西医病因与发病机制

唾液腺肿瘤的确切病因目前尚不完全清楚，但多项研究表明，其发病与多种因素有关。以下是一些主要的病因和危险因素。

1. 地理因素

在特定地区，唾液腺肿瘤的发病率和肿瘤类型也有较大的地理性差异。尽管还不知道与唾液腺癌发生有关的主要因素，但一些因素被视为潜在的原因：辐射暴露与良性和恶性唾液腺癌的发生均相关。

2. 病毒因素

病毒感染可能与唾液腺癌的风险增加有关。一些流行病学研究已报道，感染人类免疫缺陷病毒 (human immunodeficiency virus, HIV) 个体的唾液腺癌发病率更高。

3. 生活与环境因素

据报道，环境因素和橡胶生产、发型师、美容院和镍化合物等因素的工业暴露与唾液腺肿瘤的发生相关，Warthin 瘤与吸烟亦有很强的相关性。

（三）中医病因病机

中医对唾液腺肿瘤记述较多，属中医"舌疳""舌菌""茧唇""上石疽"等范畴。口、唇、舌病变与唾液腺肿瘤病变大体相同，口唇属脾，脾与胃相表里，口唇病变多由脾虚痰凝，胃火结毒所致，过食炙博、煎炒食物，反复灼伤嘴唇；曝晒过久，毒火内结，痰随火行，留注于唇，均可形成肿瘤。舌为心之苗，心开窍于舌，舌本属心，心脉系于舌根，舌边属脾，脾脉络于舌旁。外感六淫，内伤七情，均可化火，火性炎上，口腔常生溃疡，加之吸烟时火毒熏烤，或阴虚火自内生，均使火毒瘀结，致生唾液腺肿瘤等疾病。

（四）诊断

对于唾液腺肿瘤的治疗，应当结合患者的临床表现、腮腺造影及组织病理学、影像学检查等多方面内容确立唾液腺肿瘤的诊断，从而为后续制定个体化治疗方案提供科学依据。

二、唾液腺肿瘤的西医治疗

唾液腺肿瘤的西医治疗是一个综合、多学科的过程。唾液腺肿瘤以手术治疗为主要治疗方式，结合化学治疗、放射治疗和靶向治疗等多种手段，根据肿瘤分期、患者整体情况及分子特征进行个体化治疗，以最大限度地提高治愈率和生存率，同时减少复发和转移的风险。

（一）手术治疗

早期唾液腺癌应采用手术作为主要的根治手段，只有对于不适宜手术的患者考虑局部行放疗。对于局部晚期唾液腺癌的患者，手术仍然是主要的根治手段，同时对手术缺损需采用必要的修复重建；对于复发性唾液腺癌患者，无论是对于原发灶或颈部淋巴结，挽救性手术是常用的根治性治疗手段，而手术方式需要根据病灶部位进行调整，并对以往未接受放疗的患者给予辅助放疗；对于腮腺恶性肿瘤，一般均要求切除全部腮腺及肿瘤，尽可能达到肿瘤安全边界的要求，并尽量保留面神经。近年来，由于医学模式的转变，患者对于美观及功能的要求提高，腮腺的部分切除术又开始成为一种临床选用的治疗术式。

（二）内科治疗

唾液腺肿瘤的内科治疗以化学治疗为主。对于有症状或疾病快速进展的患者，可以考虑开始系统治疗；对于 AR 或 HER2 阳性的患者，针对性的靶向治疗是合理的选择；对于腺样囊性癌患者，抗血管小分子多靶点激酶抑制剂是常用的治疗药物，代表药为阿西替尼；对于没有治疗靶点的患者，含铂类药物的联合化疗是合理的选择，在部分患者中有助于快速缓解症状。

（三）放射治疗

唾液腺肿瘤的放射治疗包括早期唾液腺癌术后辅助放疗与局部晚期腮腺癌术后辅助放疗。该治疗手段具有争议性，且与放疗剂量密切相关。只有对于不适宜手术的患者考虑局部行放疗，复发患者中对于不适宜手术的患者，挽救性放疗适用于既往未接受过放疗的患者。

三、唾液腺肿瘤的中医治疗

（一）术前

术前中药治疗以扶正为主，兼以软坚消瘀，为手术创造条件，以增加手术切除率，减少手术并发症。应服用以软坚散结、活血化瘀为主的中药，以抑制肿瘤生长，如黄芩、黄连、蒲公英、金银花、山豆根、夏枯草、白花蛇舌草等，并配以益气养血之品，如黄芪、西洋参、党参、白术、茯苓、当归、阿胶等，以增强患者免疫力。

（二）术后

手术后患者大多气血受损，正气不足，脾胃运化功能不足，或有余邪未尽，中药治疗可益气养血、健运脾胃、兼清余邪，从而达到扶正祛邪，预防复发、转移，巩固手术疗效的目的。方用八珍汤、香砂养胃汤加减。

基本方药：黄芪 30 g，党参、熟地黄各 15 g，当归、白芍、白术、茯苓、陈皮、半夏、枳壳、木香、砂仁、厚朴各 10 g，甘草 6 g。

临床经典案例

廖某，男，19 岁。因"发现左侧耳前肿物 1 月余"于 2023 年 8 月就诊。

【现病史】患者自述 1 月余前无明显诱因发现左侧耳前肿物，当时约"花生米"大小，患者自觉无明显疼痛、红肿，无眼睑闭合不全、口角歪斜、鼻唇沟变浅、额纹消失等特殊不适。当时未重视，未行治疗，肿物缓慢性增大。患者为明确病情，于 2023 年 7 月 3 日前往邵阳市第一附属医院就诊，行病理穿刺检查提示：（左侧腮腺穿刺）考虑中 - 低分化鳞癌或高级别黏液表皮样癌，需做免疫组化协助诊断。建议前往上级医院治疗。遂患者为求进一步治疗，于 2023 年 8 月 2 日来我院门诊就诊，门诊医生查看后建议患者入院手术治疗，以"腮腺恶性肿瘤"收入我科。

【既往史】一般健康状况良好。无高血压、冠心病、糖尿病等慢性疾病病史，无肝炎、结核等传染病病史。无吸烟史。无饮酒史。

【生命体征】体温 36.6℃，脉搏 102 次 /min，呼吸 20 次 /min，血压 121/70 mmHg。

【体格检查】头颅无畸形，电子喉镜示鼻咽、下咽、喉部无明显异常，双侧声带活动可。颈软，左侧腮腺可扪及一肿块大小约 4 cm×2 cm，质硬，边界尚清，与皮肤稍粘连，活动度差，无压痛（图 8-6-1）。听诊无血管杂音。无口角歪斜、闭眼不全等症状。颈部未扪及肿大淋巴结，余未见明显浅表肿大淋巴结。

【实验室检查】各项检查未见明显异常。

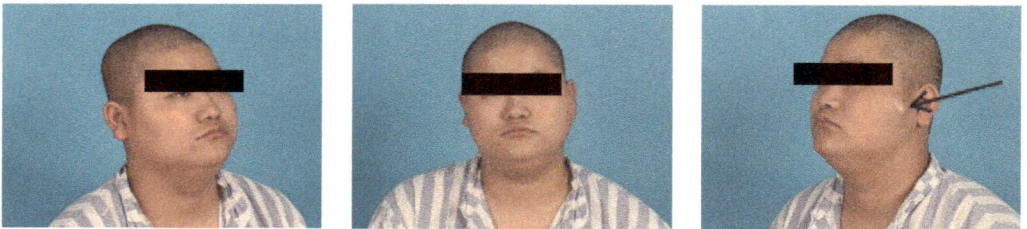

图 8-6-1 面部外观

【影像学检查】

（1）腮腺 MRI（2023 年 8 月 23 日）：左侧腮腺区肿块，符合恶性肿瘤，黏液表皮样癌？左侧腮腺区、左侧颌下及左上颈稍大淋巴结，转移瘤待排（图 8-6-2）。

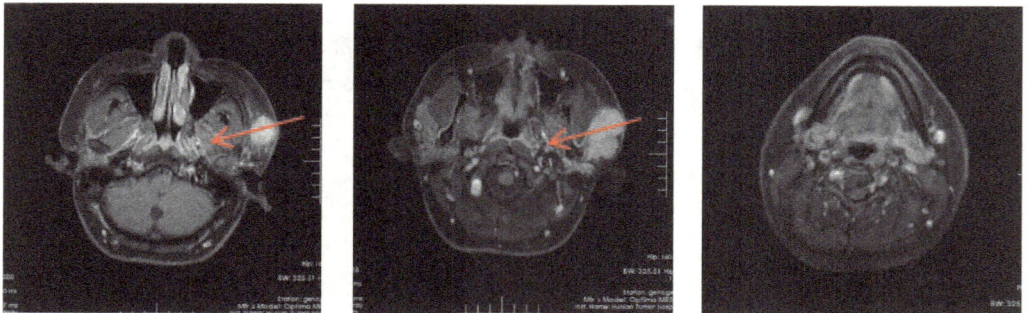

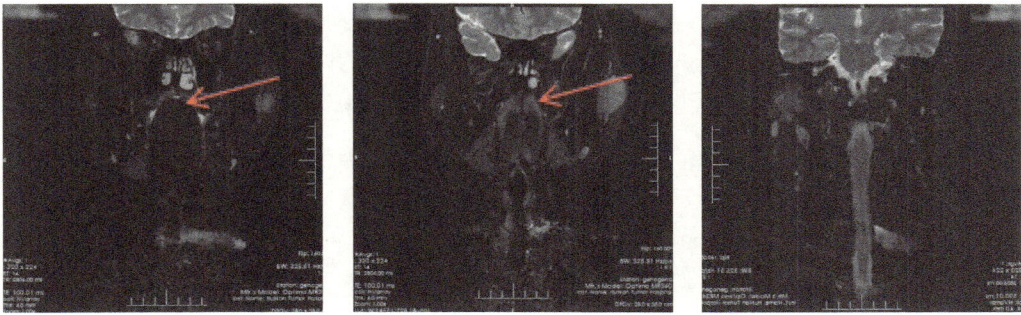

图 8-6-2　腮腺 MRI

（2）会诊病理切片意见：（左腮腺）癌，建议免疫组化协诊（图 8-6-3）。补充报告：（左腮腺）HE 结合免疫组化及临床病史，符合分化差的癌，考虑高级别黏液表皮样癌。免疫组化结果：CK5/6 (+)，CD117(部分 +)，TTF-1(-)，S-100(-)，CK8/18(+)，CK (+)，P40(+)，P63(+)，CK7(+)。

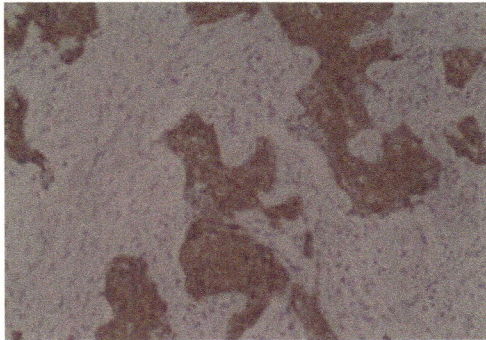

图 8-6-3　腮腺病理学检查

【诊断】

中医诊断：腮岩，气虚痰瘀证。

西医诊断：左侧腮腺低分化黏液表皮样癌 cT4N2M0 ⅣA 期。

【治疗】根据 CSCO 指南推荐手术以及术后放疗的综合治疗。根据专科情况及查体，腮腺肿物累及皮肤及面神经，考虑术中行面神经重建。基于指南以及多项研究，西医的 MDT 会诊意见：

① 左侧腮腺低分化黏液表皮样癌（cT4N2M0 ⅣA 期）；

② 局部晚期，病变范围大，面神经功能影响大，疗效欠佳；

③ 行手术及术后放疗。

1. 术前

（1）配合脐灸温经活络，针刺关元、气海、足三里、悬钟、膏肓、血海、背俞穴（大肠、肾、脾、肝等）补益气血通络等中医特色治疗。

（2）根据患者舌脉症，辨病为腮岩，辨证为气虚痰瘀证，予以十全大补汤加减。

（3）给予药膳提高抵抗力，药膳为百合海带乳鸽汤。

组成：乳鸽 1 只（200 ～ 300 g），百合 50 g，海带 30 g。

用法：乳鸽去毛及内脏洗净，切小块，百合洗净，海带洗净剪断，加水适量文火煎煮 2 小时以上，加盐调味，饮汤食鸽肉。

功效：解毒散结，滋肾补虚。

乳鸽是指孵出不久的幼鸽，既未换毛又未会飞翔者。这种乳鸽肉厚而嫩，滋养性强，含蛋白质、脂肪、水分等。乳鸽性味咸平，鸽肉味嫩美，入肝、肾经，有解毒疗疮、滋肾补虚的功效。《本经逢原》谓："久患虚羸者，食之有益。"《本草再新》谓："治肝风肝火，滋肾益阴。"百合性凉味甘微苦，入心、肺经，有清心润肺、滋阴安神的功效。《神农本草经》谓："利大小便，补中益气。"《本草纲目拾遗》谓："清痰火，补虚损。"《名医别录》谓："除浮肿胪胀，痞满，寒热，通身疼痛，及乳难，喉痹，止涕泪。"海带为海带科植物海带的叶状体，性味咸、寒，无毒，入肺、胃经，有软坚散结、清热除痰的功效。《随息居饮食谱》谓："软坚散结，行水化湿……瘿瘤、瘰疬、痈肿、瘘疮，并能治之。"《医林纂要》谓："补心、行水、消痰、软坚，消瘿瘤结核，攻寒热瘕疝。"《玉楸药解》谓："清热软坚，化痰利水。"

2. 术中

患者经过相关治疗后，影像学显示肿瘤显著消退，考虑到患者的功能及生存质量，采取了不裂开下颌骨及下唇的舌 - 口底 - 颈淋巴结缔组织的连续整块切除，没有缩小肿瘤的切除范围。

2023 年 8 月行腮腺全切术＋颈部淋巴结清扫术＋面神经解剖＋面神经重建＋邻近瓣转移缺损修复术，术中给予合谷、足三里、内关电针 50 Hz，30 min 电刺激，参芪注射液静脉滴注补益气血，减轻术后疼痛、恶心呕吐。

术中情况（图 8-6-4）：

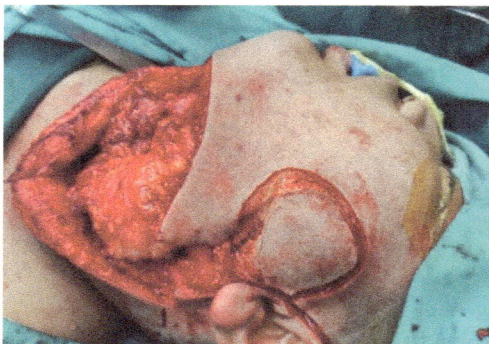

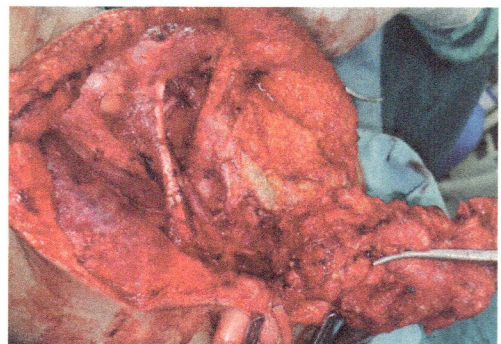

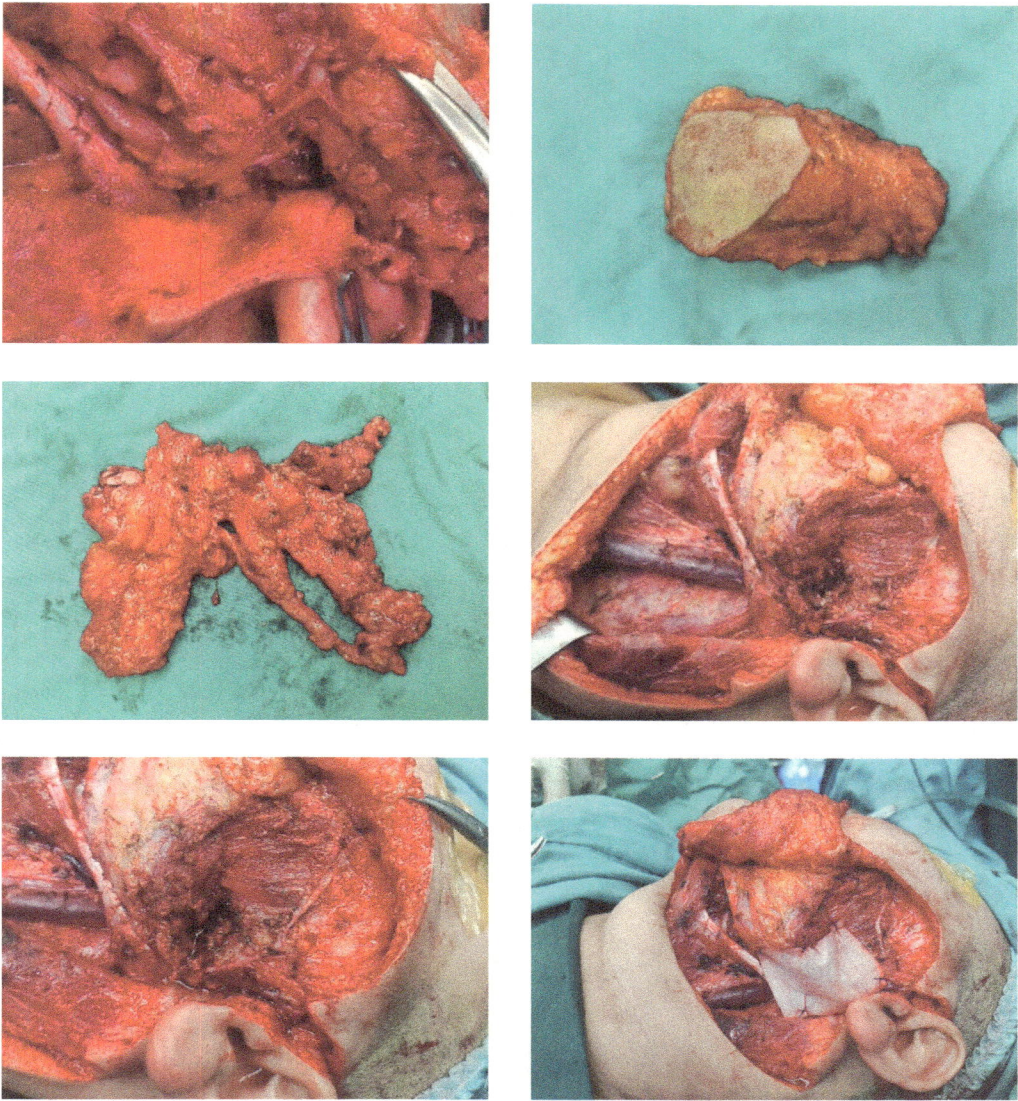

图 8-6-4 腮腺术中图片

病理结果（图 8-6-5）：左侧腮腺区肿块，符合恶性肿瘤，黏液表皮样癌？左侧腮腺区、左侧颌下及左上颈稍大淋巴结，转移瘤待排。会诊病理切片意见：（左腮腺）癌，建议免疫组化协诊。补充报告：（左腮腺）HE 结合免疫组化及临床病史，符合分化差的癌，考虑高级别黏液表皮样癌。免疫组化报告：CK5/6(+)，CD117(部分 +)，TTF-1(-)，S-100(-)，CK8/18(+)，CK(+)，P40(+)，P63(+)，CK7(+)。

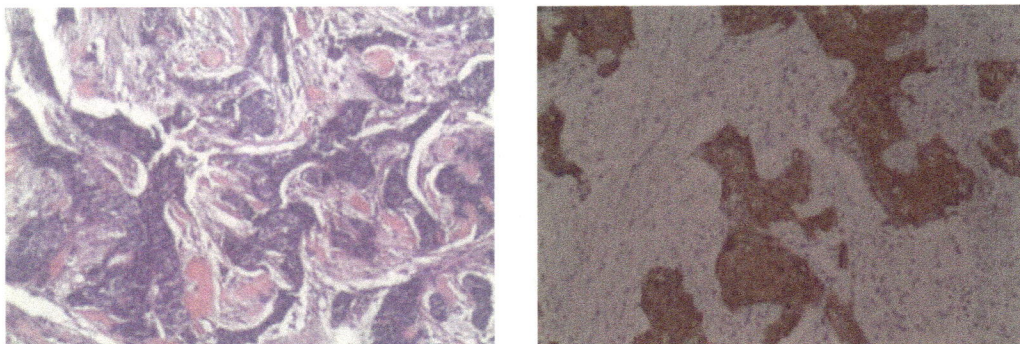

图 8-6-5 腮腺病理学检查

3. 术后

（1）术后 2 d，在床上练习呼吸，术后 4 d，在床上练习坐式太极。

（2）术后 5 d 感腰膝酸软，午后发热，小便多，舌淡苔暗。此时已经排便，可进流质。辨证为肾精亏虚、阴虚火旺证，治以滋阴降火、软坚散结，宜六味地黄丸加减。生地黄 12 g，山茱萸 9 g，山药 9 g，牡丹皮 9 g，知母 9 g，龟板 15 g，生牡蛎 30 g，鳖甲 15 g，山慈菇 15 g。15 剂，温服，每日 2 次。

（3）术后 7 d 出现口腔溃疡、便秘。给予漱口方：苦参 30 g，五倍子 30 g，山豆根 30 g，龙葵 30 g，拳参 30 g，白茅根 30 g，仙鹤草 30 g。入冰片少许煎汤，代水含漱，1 日数次，5 d 后口腔溃疡痊愈。辨证为阴虚血旺证，治以滋阴活血、润肠通便。

中医治疗：普通针刺＋头皮针＋子午流注开穴法。每日 1 次，每次 30 min，共 7 d。

选取足三里、三阴交、昆仑、太溪、太冲、照海、肝俞、肾俞针刺，艾灸气海、关元、血海。

（4）术后 13 d，体质明显增强，无发热，小便正常。每日太极拳 30 min。

（5）术后 14 d，口腔溃疡痊愈后，诉口干痰多，给予药膳：乌鸡菜胆翅。

组成：乌骨鸡 1 只约 300 g，小白菜 100 g，鱼翅浸泡后湿品 100 g。

用法：乌骨鸡宰后去毛及肠脏，全鸡勿斩细，鱼翅洗净，将二物加适量清水密盖炖 2 小时以上，放入细嫩全棵小白菜再炖半小时，和盐调味服食。

适用人群：肿瘤烦热疼痛、口干痰多者。

功效：滋阴养血。乌骨鸡为雉科动物乌骨鸡的肉，性味甘、平，入肝、肾经，有养阴明目、滋补肝肾的功效。《本草纲目》谓："补虚劳羸弱。"《随息居饮食谱》谓："补虚暖胃，强筋骨，续绝伤……乌骨鸡滋补功优。"《本草经疏》谓："乌骨鸡，补血益阴，则虚劳羸弱可除，阴回热去，则津液自生，渴自止矣。"小白菜，入肠、肾经，有益胃生津、清热除烦、通利肠的功效，含维生素 B 族、维生素 C、烟酸、胡萝卜素、钙、硫肤粗纤维等成分，性甘、平，入肾、胃、肺经，有益气、补肾、开胃的功效。鱼翅为鲨鱼鳍部组织，主要含有胶原蛋白等生物大分子及软骨成分。现代研究表明，鲨鱼软骨提取物可能通过抑制血管生成等机制发挥潜在抗肿瘤作用。

（6）术后 1 个月复查：肿瘤尚未复发，精神佳。拟术后行放疗，按照疗程完成放疗。

【总结】患者 2023 年 8 月顺利完成手术治疗，拟 2023 年 9 月开始术后放疗，按计划追踪回访。目前对于腮腺恶性肿瘤的治疗主要有：积极处理原发病灶；手术切除治疗；局部放疗；化疗；靶向治疗；中医药治疗等。

在本病例中，局部晚期腮腺癌，病变范围大，面神经功能受影响大，疗效欠佳。除了手术治疗以及放疗以外，我们采用了针刺、中药汤剂、脐灸、药膳、中药注射液、太极拳等中医特色疗法，不仅促进了患者的术后康复，也提升了患者的身体健康水平。可见中西医结合治疗能更好地提升治疗效果，术前评估面神经功能及完成手术计划，如何在保证治疗效果的前提下，尽可能提高患者的生活质量是该病例治疗需要重点考虑的问题。在保证切除肿瘤的前提下，减少术后口腔溃疡、提高营养，减少术后恶心、呕吐等并发症，实现更快功能恢复，更好地完成了综合治疗，提高患者的生存率，为患者的生命健康及生活质量提供有力的帮助。

参考文献：

[1] World Health Organization. Pathology and Genetics of Tumors of the Head and Neck. IARC, 2005.

[2] 张志愿. 口腔颌面肿瘤学 [M]. 济南：山东科学技术出版社，2004.

[3] Guzzo M, Locati L D, Prott F J, et al. Major and minor salivary gland tumors. Crit Rev Oncol Hematol, 2010, 74: 134.

[4] Spiro R H. Salivary neoplasms: overview of a 35-year experience with 2, 807 patients. Head Neck Surg, 1986, 8: 177.

[5] Laccourreye H, Laccourreye O, Cauchois R, et al. Total conservative parotidectomy for primary benign pleomorphic adenoma of the parotid gland: a 25-year experience with 229 patients[J]. Laryngoscope, 1994, 104: 1487.

[6] O'Brien C J, Malka V B, Mijailovic M. Evaluation of 242 consecutive parotidectomies performed for benign and malignant disease[J]. Aust N Z J Surg 1993, 63: 870.

[7] Boukheris H, Ron E, Dores G M, et al. Risk of radiation-related salivary gland carcinomas among survivors of Hodgkin lymphoma: a population-based analysis[J]. Cancer, 2008, 113: 3153.

[8] Brunner M, Koperek O, Wrba F, et al. HPV infection and p16 expression in carcinomas of the minor salivary glands[J]. Eur Arch Otorhinolaryngol, 2012,

269: 2265.

[9] Terhaard C H, Lubsen H, Rasch C R, et al. The role of radiotherapy in the treatment of malignant salivary gland tumors[J]. Int J Radiat Oncol Biol Phys, 2005, 61: 103.

[10] Zbären P, Schüpbach J, Nuyens M, et al. Elective neck dissection versus observation in primary parotid carcinoma[J]. Otolaryngol Head Neck Surg, 2005, 132: 387.

[11] 周晓, 曹宜林, 胡炳强. 肿瘤整形外科学 [M]. 杭州: 浙江科学技术出版社, 2013.

第九章　神经系统肿瘤

｜ 第一节　神经系统肿瘤的概述 ｜

一、流行病学

神经系统肿瘤可发生于任何年龄，且有随年龄的增长而逐渐增加的趋势。流行病学调查资料表明，不同类型的肿瘤在不同年龄有着不同的发生率，以 20～55 岁为多发期，而大部分肿瘤发病高峰年龄是在 30～50 岁（表 9-1-1，图 9-1-1）。

表 9-1-1　第四军医大学西京医院 5371 例神经系统肿瘤发生率

肿瘤部位	例数 / 例	百分率 /%
颅　　内	4.736	88.18
椎　管　内	480	8.94
周围神经	155	2.89
合　　计	5.371	100.00

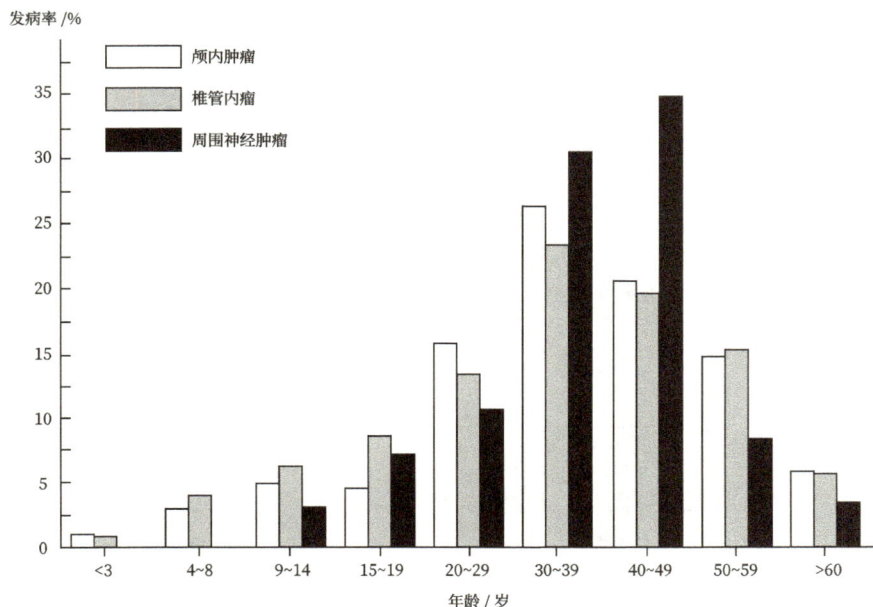

图 9-1-1　神经系统常见肿瘤的年龄分布与发病率

二、西医病因与发病机制

至今中枢神经系统肿瘤的确切病因尚未完全清楚。目前较普遍接受的概念为先天性与遗传因素，以及继发性致瘤因素（包括生物、化学、物理等）。

1. 先天因素

胚胎发育过程中原始细胞或组织的异位残留于颅腔或椎管内，在一定条件下它们又具备分化与增殖功能，可发展成为神经系统先天性肿瘤。这类肿瘤常见的有颅咽管瘤、脂肪瘤及胶样囊肿等。神经系统先天性肿瘤发生率较高，约占颅内与椎管内肿瘤的9.5%。肿瘤生长缓慢，多属良性，发病年龄不定，但以青少年时期较多见，也有的在中、老年时期才发病。

2. 遗传因素

人体的基因缺陷或变异可形成神经系统肿瘤。如神经纤维瘤病、视网膜母细胞瘤及血管网状细胞瘤。多发性神经纤维瘤属于神经系统肿瘤遗传最具典型的代表，为常染色体显性遗传性肿瘤、外显率多系顿挫型。约半数患者有家族病史。

3. 化学因素

动物实验证明有多种化学物质可诱发神经系统肿瘤。作为此类研究的目的在于弄清致瘤化学物质的种类及机理，研究肿瘤发生率和建立治疗性探索的动物模型。

多环芳香碳氢物如甲基胆蒽、苯蒽、苯并芘等将其种植到目的物上，均可诱发神经系统肿瘤。将这些化学物质种植到脑的不同部位，可产生不同类型的肿瘤。

4. 生物学因素

早在20世纪初，即知某些病毒能诱使动物发生肿瘤。目前已发现30多种动物的某些肿瘤是由病毒引起的，并发现人的某些肿瘤与病毒感染有密切关系。现今认为许多病毒（包括从人体组织分离出来的病毒颗粒）接种至动物脑内可诱发出肿瘤。常用的致病病毒有腺病毒、乳头多瘤空泡病毒、劳斯肉瘤病毒、脱氧核糖核酸病毒、核糖核酸病毒、多瘤病毒、猿猴空泡病毒等。

三、中医病因病机

中医学将神经系统肿瘤的病因概括为外因和内因。外因主要指自然界的一切致病因素，如外感六淫、饮食不节等；内因指禀赋不足、正气亏虚、情志失调、脏腑功能紊乱等。本病的发生与内因有主要关系。

1. 外感六淫

外感六淫之邪，机体的气血阴阳失于平衡，导致清阳之气不得升，浊阴之气不得降，以致气血郁结、阻于脑内、渐成积块。外邪中之邪毒主要包括西医学中的病毒感染、烟草、油烟的污染毒素，职业环境中的化学毒素，生活环境中的空气、水、土壤污染毒素及酒食中的各种毒素等。《内经》指出："五脏六腑之精气，皆上升于头，以成七窍之用，故为精明之府。"《灵枢·百病始生》指出："积之所生，得寒乃生，厥乃成积也。"《灵枢·九针论》谓："四时八风客于经脉之中，谓瘤病者也。"

2. 情志失调

忧患郁怒则肝失疏泄，气机运行失畅，而致瘀血阻滞；或因气滞津停，聚湿成痰，或气郁日久化火，灼津成瘀，痰瘀交阻，积于清窍，而成肿瘤。《灵枢·百病始生》说"凝血蕴里而不散，津液涩渗，著而不去，而积皆成矣。"元代滑寿谓："积，蓄也，言血脉不行，蓄积而成病也。"

3. 痰凝气滞

脾肺功能失调，水湿不化，津液不布，邪热熬灼；或七情郁结，气机阻滞，均可致痰浊凝结。痰随气行，无处不到，阻于经络筋骨，则四肢麻木肿痛，阻于脏腑则成痞块。

4. 饮食失宜

长期饮食偏嗜，嗜酒肥甘炙煿，损伤脾胃，脾失健运，痰浊内阻。因此，蓄毒体内，郁热伤津，气机不利，脉络不通，毒邪与痰瘀互结，可使肿瘤发生。

5. 正气亏虚

由于先天不足、房劳、惊恐伤肾，致肾脏亏虚，脑失所养，诸邪乘虚而入，清阳之气失用，津液输布不利，加之瘀血与顽痰互结酿毒，发为肿瘤。《外证医编》指出："正气虚则成岩。"人体正气虚弱，脏腑生理功能就失调，明代张景岳说："脾肾不足及虚弱失调之人，多有积聚之病。"脾主运化，脾虚湿聚可成痰。朱丹溪说："凡人身上中下有块者，多是痰""痰之为物，随气升降，无处不到"。说明脾虚生痰可导致肿瘤。其发病与肾的关系甚为密切，《灵枢·海论》指出："脑为髓之海，其输上在于其盖，下在风府……髓海有余，则轻劲多力，自过其度；髓海不足，则脑转耳鸣，胫酸眩冒，目无所见，懈怠安卧。"

神经系统肿瘤与肝、脾、肾等脏腑有关，痰、瘀、毒、虚为其主要的病理因素，主要病机为正虚邪实，邪实以瘀血痰凝为主；正虚在全身，以气虚和肝肾阴虚多见。

四、诊断

对于神经系统肿瘤的诊断，应当结合症状、体格检查、影像学检查、病理检查等多方面确立神经系统肿瘤的诊断，从而为后续制定个体化治疗方案提供科学依据。

| 第二节　神经系统肿瘤的西医治疗 |

随着现代神经外科学的迅速发展，有关神经系统肿瘤的综合性治疗研究已取得了可喜成就。光敏、放射线、化学、免疫、基因等疗法不断出现并取得良好作用，在很大程度上改善了神经系统肿瘤的治疗效果。

（1）降低颅内压：颅内肿瘤常引起颅内压增高，尤其是巨大肿瘤或恶性程度较高的晚期患者，颅内压增高更为严重，有时甚至是致命的。因此，对那些一时不能安排手术治疗或在术中为了缓解颅内压力的患者，以及行化疗、放疗或立体定向放射外科治疗并发脑水肿与颅内高压者，降低颅内压的治疗显得十分重要。

（2）手术治疗：手术切除神经系统肿瘤是最基本且最有效的治疗方法，对良性肿瘤原则上应做到彻底切除，以达到根治目的。对于恶性肿瘤，在安全范围内尽量多切除以减轻肿瘤负荷。术后密切观察患者神经功能变化，及时处理并发症。

（3）放射疗法：根据肿瘤性质、位置、大小及患者身体状况制定个性化方案。脑与脊髓肿瘤放射治疗可以延长患者生命、改善生存质量、降低神经功能障碍的发生率，这在医疗实践中已得到广泛印证。根据不同肿瘤类型和分期确定合适剂量。在放疗过程中密切观察患者反应，及时处理不良反应，以提高治疗效果和患者生活质量。

（4）化学药物疗法：神经系统肿瘤的化学治疗，简称化疗，是指应用化学药物，通过各种有效途径，杀伤或抑制肿瘤细胞的过程。

| 第三节　神经系统肿瘤的中医治疗 |

中医学将神经系统肿瘤的病因概括为外因和内因。外因主要指自然界的一切致病因素，如外感六淫、饮食不节等；内因指禀赋不足、正气亏虚、情志失调、脏腑功能紊乱等。本病的发生与内因有主要关系。虽然神经系统疾病症状繁多，但一般多表现为痛、麻、木、震颤。痛为血虚或血瘀所致，即中医所讲的"不荣则痛"或"不通则痛"。麻木通常被同时论述，所以人们多将其混为一谈，事实上，麻和木是两个不同的中医概念，古人认为麻多由血虚引起，而木通常由痰阻所致。震颤表现为肌肉或肢体的不自主运动，其运动类同于大自然的风，因此将其归于风动，这种风不是外风，而是内风，通常为血虚风动、阴虚风动或肝风内动。故神经系统肿瘤主要治以养血祛风、活血通络，兼以化痰。

第四节　中西医结合治疗在神经系统肿瘤患者围术期的应用

神经系统肿瘤患者大多数发病急、病情危重、并发症多。因此，护理工作量大且难度高，医疗计划能否顺利进行，与护理水平有着极大的关系，护理质量直接影响到患者的康复程度。在护理过程中，除常规护理外，病情观察、术后监护以及疑难危重患者的抢救，给护理工作提出更高的要求。

一、术前

（1）心理护理：首先与患者交谈，了解思想状况，针对显露的思想问题和心理负担进行细致的解释和安慰工作。及时与家属交谈，取得家属的支持和配合，共同关怀患者，体贴患者的身心痛苦，减轻患者的精神压力，解除思想顾虑，以利积极配合手术。

（2）精神护理：赞扬和鼓励患者，增强战胜疾病的信心，及时满足患者的正当需求，让患者愉快地接受手术这一事实，加强心理安慰。

（3）一般护理：了解患者有无感冒、发热以及女患者月经来潮情况，测量血压、脉搏、呼吸，观察有无手术禁忌证。术前洗澡、更换统一的病员手术衣服，有假牙及首饰者应取下妥善保管。检查头皮有无毛囊炎、皮炎、头癣等。配血，预计用血量过大者，应提前3天与血库联系，以保证术中血液供应。做抗生素和麻醉药过敏试验，如试验为阳性者，提早告知主管医生，并做好标记。

（4）中医护理：中医护理是以中医学的整体观念为基础来护理患者，包括人与自然界的统一、人与社会环境的统一、人体本身的形与神统一、对患者进行全面、全过程的护理。在临床护理中运用辨证施护的方法以及"因人、因地、因时"的三因制宜原则，并以扶正祛邪，护病求本，分清标本缓急，急则护其标，缓则护其本为治则，采取中医中药护理技术等综合手段，达到防治肿瘤、康复强身的目的。可以使用中药汤剂如杞菊地黄丸、八珍汤、参苓白术散等，也可以配合针刺、灸法、脐灸等非药物疗法以及八段锦、太极拳、音乐疗法，以增强体质、调畅情志。

二、术中

肿瘤化学治疗及放射治疗在临床上应用很广泛，随着医学科学技术的不断发展，医药专家们研究开发了多种抗肿瘤的化学药物，而应用化学药物后会产生不同的不良反应。按其发生时间可分为急性、亚急性和慢性毒性，按临床症状可分为直接反应如过敏、心律失常，早期反应如恶心呕吐等，近期反应如骨髓抑制、口腔炎、脱发，免疫抑制迟发反应如皮肤色素沉着、心肝肾损害等。临床上常见的不良反应为栓塞性静脉炎、骨髓抑制、胃肠道反应、心律失常、肾毒性、肝损害等，而中医药对这些不良反应有着良好的治疗效果，能显著提升患者的生活质量。

（1）恶心、呕吐、食欲减退：此时饮食宜清淡新鲜，注意色香味烹调，以增进食欲，同时针刺内关、合谷，以缓解胃肠道反应。食疗方法：砂仁藕粉白糖糊，早晚分服，可开胃健脾，增强体质；芦根葱仁梗粥可清热止呕、生津降逆。

（2）骨髓抑制：放疗期间应定期监测血常规，若红细胞、白细胞、血小板计数下降可适当用药。食疗方：黑木耳糖饮，养阴补血；红豆花生糊，养血补血；虫草炖甲鱼，滋阴润肺，补气养血。

（3）放射性肺炎：轻者须以抗生素对症治疗。食疗方：百合麦冬羹，滋阴润肺，止咳化痰。严重者停止放疗。

（4）脱发：食疗可用何首乌、木耳、肝片，当菜佐餐，随意服食以滋补肝血，护肝养阴。

（5）皮肤黏膜损伤：保持照射野区皮肤清洁，勿用热水或肥皂水冲洗，勿用手指抓破皮肤，防止感染，及时补充维生素，应用抗生素防止感染，夏天时头部置冰袋可防止脱发。食疗方法：乌梅乌龙茶饮分次频频饮用，乌梅细嚼后咽下，以清热解毒，养阴抗癌。

三、术后

该阶段治疗的目的是恢复机体免疫功能，消除残留的癌细胞，以巩固疗效，防止复发、转移。其治疗原则是在辨病的前提下，进行辨证论治，整体调理，主要是对一些术后并发症的处理。同时照顾患者的情绪，并加以引导，良好的情绪对患者疾病的康复有着极大的帮助。此阶段要注意饮食的种类，根据患者体质，适当饮食搭配。清热解毒类：芹菜、丝瓜、绿豆、百合、黄花菜。活血化瘀类：香菇、海蜇、茄子、赤豆。养阴生津类：芦根、燕窝、鸭蛋、菠萝、葡萄、杏子。温中和胃类：胡萝卜、山药、大豆、莲子、大枣、四季豆、橘、柚。益气养血类：鸡蛋、鹅、银耳、淡菜、黑木耳。滋补肝肾类：鸭、鲈鱼、海虾、甲鱼、榛子。软坚散结类：海带、慈姑。抗癌食品：无花果、慈姑、蒜苗、芦笋等。可配合补益气血类中药方剂，如补中益气汤、大补阴丸、左归丸等促进人体正常生理的平衡。针刺、功法锻炼、推拿、拔罐疗法等非药物治疗方法亦可促进患者的康复，提高患者的生活质量。

临床经典案例

董某，男，57 岁，因"反复发作抽搐 1 年余，加重半年"于 2023 年 6 月就诊。

【现病史】患者于去年开始无明显诱因突发四肢抽搐，继而倒地，口角流涎，意识不清，自诉发作前自觉四肢抖动，喝水及休息后可缓解，1 次 2～3 d，以白天为主，未进行诊治，未服用药物，半年前症状加重，频率 1 天 / 次，四肢抽搐，相继倒地，口角流涎，意识不清，每次持续时间 5 min，醒后如常人，今年 3 月于当地医院诊治，予以中药（具体不详）治疗后稍好转，今为进一步治疗来我院就诊。门诊以"继发性癫痫？"收入院。现症见：现未发作，意识清楚，患者精神状态良好，无恶寒发热。饮食正常，夜寐安，食欲食量良好，睡眠情况欠佳，体重无明显变化，大便正常，小便正常。舌暗红，舌苔薄白，脉沉涩。

【既往史】健康状况一般，有脑梗死、房颤、双侧颈动脉斑块病史，均未服用药物，否认高血压、冠心病、糖尿病等慢性疾病病史，否认手术、外伤史，否认输血史。预防接种史不详。过敏史：否认食物药物过敏。

【体格检查】体温 36.5℃，脉搏 88 次 /min，呼吸 20 次 /min，血压 126/87 mmHg（右侧），112/84 mmHg（左侧）。神志清楚，精神状态一般，言语清晰流利，查体合作，对答切题。记忆力、计算力、时间定向力、地点定向力正常。双侧瞳孔等大等圆，直径约 3mm，直接、间接对光反射灵敏，双眼球活动正常，无眼球震颤。双侧额纹对称，双侧鼻唇沟对称，伸舌居中。右上肢肌力 5 级，右下肢肌力 5 级，左上肢肌力 5 级，左下肢肌力 5 级，四肢肌张力正常。深、浅感觉正常；双肱二头肌腱反射 (++)，双肱三头肌腱反射 (++)，双膝跳反射 (++)，双跟腱反射 (++)；病理反射未引出。共济检查：走"一"字步正常，双侧指鼻试验稳准、双侧轮替试验灵活、双侧跟膝胫试验稳准，闭目难立征：睁眼 (-)、闭眼 (-)。

【实验室检查】

（1）血常规＋超敏 C 反应蛋白：嗜中性粒细胞百分比 77.80 %，淋巴细胞总数 0.81×10^9/L，淋巴细胞百分比 15.20 %，红细胞 3.69×10^{12}/L，血红蛋白 126.00 g/L，红细胞比容 36.50 %，平均血红蛋白量 34.20 pg。

（2）凝血常规 +D- 二聚体：凝血酶原时间 15.20 s，凝血酶原活动度 64.51，凝血酶原比率 1.22。

（3）肝肾功能常规：总蛋白 59.80 g/L，球蛋白 17.90 g/L。

（4）电解质：钙 2.13 mmol/L。

（5）血脂常规：甘油三酯 2.33 mmol/L，低密度脂蛋白胆固醇 3.84 mmol/L。

(6) 血糖: 6.28 mmol/L。

(7) 其他: 心肌酶谱常规、尿常规、粪便常规未见明显异常。多肿瘤标志物 12 项、凝血常规未见异常。

【影像学检查】

(1) 颅脑 MRI+DWI: 右侧额颞叶、基底节区异常信号影，邻近脑实质移位，中线左偏，占位待排，请结合临床，建议增强；左侧海马区异常信号影，请结合临床；双侧筛窦炎症，左侧上颌窦黏膜下囊肿，部分空泡蝶鞍。

(2) MRA: 轻度动脉粥样硬化；右侧大脑前动脉 A1 段局部中 - 重度狭窄。

(3) 双侧颈椎动脉系彩超: 双侧颈动脉硬化并左侧斑块形成（混合回声），右侧锁骨下动脉起始部斑块形成（低回声），左侧椎动脉局部走行稍扭曲，建议定期复查。

(4) 心脏彩超: 左心房、右心房大，三尖瓣轻 - 中度反流，二尖瓣、主动脉瓣轻度反流，左心室舒张功能减退、收缩功能正常。心律不齐 (心房颤动)。

(5) 心电图: 心房颤动；ST（II、V5 ～ V6 导联）压低 ≤ 0.05 mV。

(6) 颅脑磁共振增强扫描: 右侧额颞叶病灶，结合 2023 年 6 月 19 日 MRI 片，考虑低级别胶质瘤? 请结合临床及病理学检查。

(7) 肺部 HRCT 三维成像: 双肺下叶散在慢性炎症，邻近胸膜稍增厚；右肺下叶、左上叶少许小结节，LU-RADS 2 类，年度随诊；左侧第 4、5、6 肋骨皮质不光整，陈旧性骨折可能。附见: 肝右叶小囊性灶。

【诊断】

中医诊断: 脑瘤，瘀阻脑络证。

西医诊断:

① 颅内占位性病变（右侧额、颞叶）;

② 症状性癫痫（继发性癫痫? ）;

③ 心房颤动;

④ 大脑前动脉狭窄 (右侧 A1 段中 - 重度);

⑤ 大脑动脉粥样硬化;

⑥ 颈动脉硬化 (双侧);

⑦ 锁骨下动脉粥样硬化 (右侧);

⑧ 脑梗死后遗症;

⑨ 高脂血症;

⑩ 慢性支气管炎。

【辨病辨证依据】患者 57 岁，男，因"反复发作抽搐 1 年余，加重半年"入院，辨病属"痫病"范畴，舌暗红，舌苔薄白，脉沉涩，结合舌脉，辨证为瘀阻脑络证。本病病位在脑，与肝、脾有关，病性属虚实夹杂，预后一般。

【治疗】

1.术前

（1）口服中成药：龙琥醒脑颗粒口服开窍醒脑。

（2）中医根据患者舌脉象，舌暗红，舌苔薄白，脉沉涩，辨病为脑瘤，辨证为瘀阻脑络证，治法为活血化瘀、息风通络，予活血通脑汤加减，具体方药如下：桃仁 10 g，红花 6 g，熟地黄 15 g，生地黄 15 g，白芍 30 g，当归 10 g，川芎 10 g，黄芪 30 g，炒地龙 15 g，茯苓 15 g，盐泽泻 15 g，白术 10 g，甘草 6 g，桂枝 6 g。13 剂，水煎服，日一剂，早晚温服。

（3）患者左手静脉注射处发绀，予跌打消炎散行中药封包治疗。

2.术中

患者于 2023 年 7 月在全身麻醉下行开颅探查术 + 额叶切除术 + 颞叶切除术 + 脑脊液漏修补术。全麻后平卧位，头部消毒，上头架，头部向左侧旋转 45 度，右侧额颞扩大翼点入路切口，常规消毒、铺无菌巾；依次切开头皮，颞深筋膜下向前下方分离皮瓣，保护面神经，切开颞肌筋膜，分离颞肌，骨膜下剥离，将肌瓣翻向下方；颅骨钻 2 孔，1 孔位于关键孔，另 1 孔位于翼点后方，铣刀铣下骨瓣大小 7 cm×8 cm，微钻骨缘钻孔，细丝线悬吊硬脑膜，硬脑膜张力较高，弧形并放射状剪开硬脑膜。放置手术显微镜，分离外侧裂，见额叶、颞叶部分脑组织呈鱼肉胶冻样，质软，血供一般，沿肿瘤边缘仔细切除组织，清除胶冻样鱼肉样肿瘤组织后，术中切除组织送检病检，提示胶质瘤，沿肿瘤周边水肿带进行分离并扩大切除肿瘤，肿瘤周边脑组织水肿较明显，见大脑中动脉被肿瘤组织包绕，予以保护血管及分支，小心清除肿瘤组织，肿瘤镜下全切除，仔细检查颅内无活动性出血，与护士清点棉条、棉片及器械无误后，人工硬脑膜扩大修补预防脑脊液漏，放置硬膜外引流管，复位颅骨并颅骨固定系统骨瓣，分层缝合肌肉、筋膜、帽状腱膜和皮肤。手术经过顺利，麻醉满意，术中失血约 300 mL。

术中情况（图 9-4-1 ～ 图 9-4-4）：

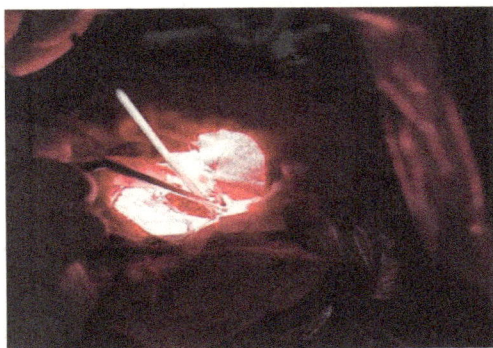

图 9-4-1 打开头颅

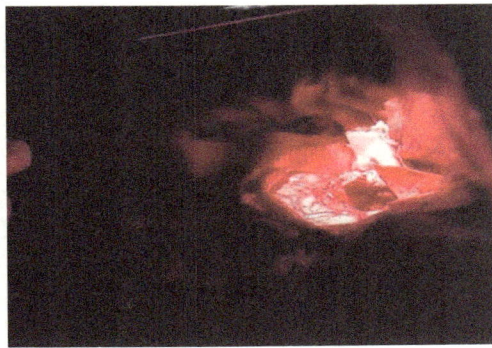

图 9-4-2 切开硬脑膜

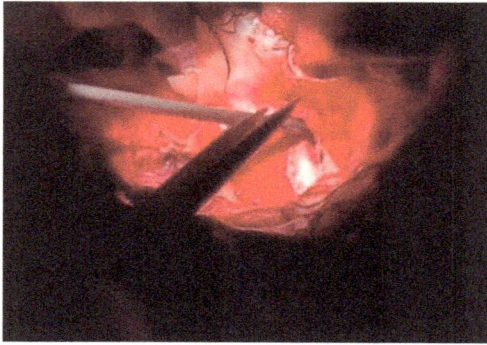

图 9-4-3 显微镜下切除肿瘤

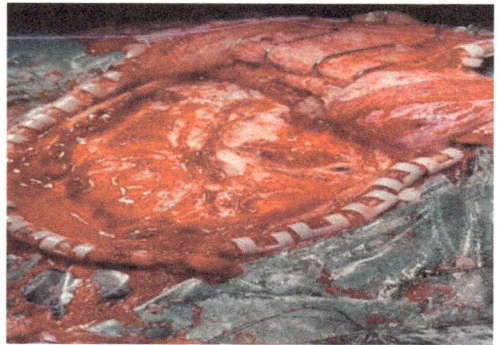

图 9-4-4 修补硬脑膜

病检结果（图 9-4-5）：

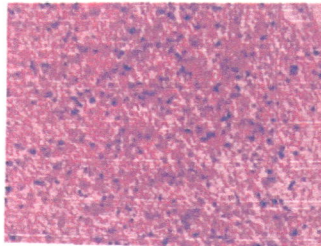

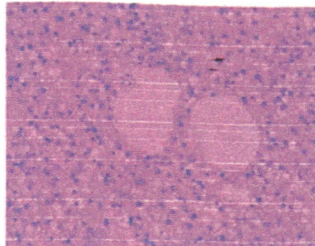

病理诊断：

常规石蜡切片

（右颞叶肿块）两次送检组织，分别 1×1×0.3CM、4×3×1CM。镜下见肿瘤细胞轻--中等密度，胞浆不明显，裸核状，核增大，不规则浓染，核分裂相不明显。结合 HE 形态及免疫组化，考虑弥漫型星形细胞瘤，WHO 2 级。

免疫组化：GFAP（+）、Vim（+）、S-100（+）、Ki67约1%（+）、P53（+）、BCL2（-）。

图 9-4-5 脑肿瘤病理学检查

术中快速病理提示：弥漫型星形胶质瘤。

3. 术后

（1）术后 1～2 d：苏合香丸配合龙琥醒脑颗粒（院内制剂）鼻饲管注药开窍醒神。根据患者舌脉象，中医辨证为瘀阻脑络证，予以通窍活血汤加减，治以活血祛瘀，具体方药如下：桃仁 5 g，川芎 10 g，赤芍 10 g，益母草 15 g，当归 10 g，白芷 10 g，红花 10 g，麸炒枳壳 10 g，醋柴胡（醋北柴胡）6 g，桔梗 10 g，甘草 5 g，全蝎 3 g，鳖甲胶 10 g。5 剂，水煎服，分早晚温服。配合中医定向透药疗法（腹部）、耳穴压豆（神门、枕、脑干、心、皮质下）、中药涂擦治疗、手指点穴（内关、三阴交、风池、关元、神门）、穴位贴敷治疗（膻中、天突、尺泽、列缺、肺俞）等中医特色治疗。

（2）术后 3～7 d：苏合香丸配合龙琥醒脑颗粒（院内制剂）鼻饲管注药开窍醒神。根据患者舌脉象，中医辨证为瘀阻脑络证，予以通窍活血汤加减。中医针灸治疗：普通针刺＋头皮针＋子午流注开穴法，每日一次。取穴如下：

大　椎 |	百　会 |	四神聪 |	颞三针 |
风　池 |	头　维 |	水　沟 |	舌三针 |
臂　臑 |	肩　髃 |	肩　髎 |	极　泉 |
尺　泽 |	曲　池 |	手三里 |	合　谷 |
外　关 |	内　关 |	髀　关 |	伏　兔 |
风　市 |	曲　泉 |	阴陵泉 |	阳陵泉 |
足三里ㅜ	三阴交ㅜ	昆　仑 |	太　溪 |
太　冲 |	照　海 |	肝　俞ㅜ	肾　俞ㅜ
气　海 |	关　元 |	膈　俞 |	血　海 |
十二井 |	十　宣 |	足临泣 |	列　缺 |
申　脉 |	后　溪 |	公　孙 |	滑肉门 |
然　谷 |	太　白 |	智三针 |	八　邪 |

针法：以上穴位双侧者双侧取穴，随证加减，中等强度刺激，八脉交会穴运用子午流注灵龟八法按时开穴，平补平泻手法，得气后留针 30 min。

（3）术后 7～18 d：苏合香丸配合龙琥醒脑颗粒（院内制剂）鼻饲管注药开窍醒神，根据患者舌脉象，中医辨证为瘀阻脑络证，予以通窍活血汤加减。中医针灸治疗：普通针刺＋头皮针＋子午流注开穴法，每日一次。予益血生片健脾生血，填肾益精。

（4）术后 19 d：患者术后体虚，给予药膳田七炖鸡。

组成：嫩母鸡 1 只（约重 1 kg），田七 12 g，大枣 10 枚，枸杞子 10 g，龙眼肉 10 g，生姜、料酒、食盐、酱油各适量。

用法：将鸡宰杀后，净毛，剖腹去内脏，剁去头、爪，冲洗干净。田七用料酒适量浸软后，切成薄片。将田七及枸杞子、大枣、龙眼、生姜片、料酒、食盐、酱油拌匀，装入鸡腹内，再把整只鸡放入搪瓷盆中（鸡腹部朝上），加盖后置笼中或铁锅内蒸炖。2～3 小时后，出笼加味精适量，即可食用。

适用人群：原发性支气管肿瘤、肺癌引起的气虚久咳不止，时伴有咳吐少许血痰患者。

功效：补血益气，化瘀安神。本药膳中的鸡肉蛋白质的含量比例较高，种类多，而且消化率高，很容易被人体吸收利用，有增强体力、强壮身体的作用。鸡肉对营养不良、畏寒怕冷、乏力疲劳、月经不调、贫血、虚弱等有很好的食疗作用。中医学认为，鸡肉有温中益气、补虚填精、健脾胃、活血脉、强筋骨的功效。田七祛瘀止血、消肿止痛，能活血化瘀消肿，有比较好的降低胆固醇、降低甘油三酯的作用。

【总结】目前西医对于神经系统肿瘤治疗方法主要包括手术治疗、化疗、放疗以及生物治疗。发现肿瘤后，应明确诊断，包括定位诊断、定性诊断，并选择手术方法进行肿瘤切除。肿瘤切除后通过病理检查，如果病理诊断恶性，则继续进行化疗或放疗、生物治疗等。该患者的病理检查为胶质瘤，应尽早采取开颅切除肿瘤的治疗方法，在本病例中，术前通过神经内科治疗，通过中医辨证及患者症状表现，采取活血通脑汤和龙琥醒脑颗粒口服开窍醒脑、活血化瘀，为手术做充足准备。手术创伤造成患者血液流失，耗伤气血，术后采取中成药补血填精，运用中医针灸疗法、中药涂擦治疗、手指点穴及药膳等中医特色治疗方法改善患者预后，减少肿瘤复发及转移情况的发生概率。

参考文献：

[1] 齐帆，赵晓平，范小璇，等 . 中医药调控肿瘤微环境治疗脑胶质瘤的研究进展 [J]. 中国实验方剂学杂志，2024，30(16): 303-314.

[2] 李松林 . 中医药治疗脑胶质瘤的现状与展望 [J]. 浙江中医杂志，1996，(8): 378-380.

[3] 冯帆 . 基于 FOS-DUSP1 信号轴探讨藏红花酸在胶质瘤生长及耐药中的作用机制 [D]. 广州：广州中医药大学，2023.

[4] 潘玲，税典奎，张翠芳，等 . 康莱特注射液辅助治疗复发性高级别脑胶质瘤的临床观察 [J]. 世界中医药，2023，18(24): 3551-3555.

[5] 张明发，沈雅琴 . 小檗碱抗脑瘤和头颈肿瘤的药理作用研究进展 [J]. 抗感染药学，2024，21(1): 6-13.

[6] 雷华娟，田丰铭，易健，等 . 养阴宁神方对去势小鼠海马神经元突触的可塑性调节 [J]. 湖南中医药大学学报，2024，44(1): 30-37.

[7] 周瑞清 . MRI 扫描对脑胶质瘤诊断以及分级的应用价值分析 [J]. 影像研究与医学应用，2022，6(20): 107-109.

[8] 王欢，王建华，侯增霞 . 圣和散对神经胶质瘤细胞 DNA 放射损伤修复的抑制作用 [J]. 山西中医学院学报，2011，12(5): 11-15.

[9] 雷华娟，丁振东，税林辉，等 . 七氟烷暴露促发 Caspase-8/GSDME 细胞焦亡诱导海马神经元损伤的形态和蛋白变化特征 [J]. 湖南中医药大学学报，2021，41(6): 842-846.

[10] 雷华娟，滕永杰，税林辉，等 . 七氟烷对 SD 老年大鼠认知功能和海马突触可塑性的影响 [J]. 湖南中医药大学学报，2021，41(9): 1321-1326.

[11] 耿雪尘，李柳，张钦畅，等 . 祛风解毒法论治恶性肿瘤探析 [J]. 中华中医药杂志，2023，38(8): 3664-3668.

[12] 雷华娟，滕永杰，周启，等 . 右美托咪定对颅内动脉瘤栓塞术患者术后局部脑氧饱和度、血流动力学及脑功能的影响 [J]. 中国药房，2021，32(7): 865-869.

[13] 胡雪琴，张华 . 高级别脑胶质瘤治疗的研究进展 [J]. 癌症进展，2024，22(9): 944-948，955.

[14] 张亚玲，魏丹丹，朱燃培，等 . 运用定痫丸治疗脑瘤经验 [J]. 中华中医药杂志，2022，37(10): 5794-5797.

第十章　骨肿瘤

| 第一节　脊柱肿瘤 |

一、脊柱肿瘤的概述

（一）流行病学

脊柱肿瘤指发生于脊柱的原发性肿瘤或转移性肿瘤。骨肿瘤占全身肿瘤的 2%～5%，脊柱肿瘤占全部骨肿瘤的 10%～20%。脊柱肿瘤相对其他器官肿瘤较为少见，其原发骨肿瘤发病率为 (2.5～8.5)/10 万，因此原发性脊柱肿瘤相对少见。脊柱肿瘤最常累及胸椎（约 40%），其次为腰椎（25%～35%）、骨（20%～30%）和颈椎（5%～10%）。肿瘤组织直接破坏脊椎骨质，导致脊柱生物力学结构损毁，并可累及脊髓、神经根等重要结构，引起疼痛、局部肿块、脊柱畸形、神经功能障碍和全身恶病质等临床表现，严重者可发生病理性骨折，甚至发生截瘫。我国脊柱肿瘤中常见的原发良性肿瘤有：骨软骨瘤、脊柱血管瘤、骨母细胞瘤、软骨瘤、骨样骨瘤、软骨母细胞瘤等；常见的瘤样病变有：嗜酸细胞肉芽肿、动脉瘤样骨囊肿、纤维异样增殖症、孤立性骨囊肿；常见的原发恶性肿瘤有：骨巨细胞瘤、脊索瘤、骨髓瘤、恶性淋巴瘤、软骨肉瘤、恶性纤维组织细胞瘤和骨肉瘤等；常见的转移性脊柱肿瘤有：乳腺癌、肺癌、前列腺癌、肾癌、甲状腺癌等。国人良性肿瘤好发年龄段为 21～40 岁，恶性肿瘤好发年龄段为 41～60 岁，均占良恶性肿瘤的 40% 以上。究其原因，良性肿瘤中发病率较高的骨巨细胞瘤及神经源性肿瘤最多见于中青年发病，而恶性肿瘤中的软骨肉瘤、脊索瘤等较多见于中老年发病。总体而言，超过 70% 的脊柱原发肿瘤患者年龄在 21～60 岁。就脊柱原发肿瘤的病灶分布部位而言，良性肿瘤好发于颈椎，而在骶椎处少见。恶性肿瘤解剖学部位分布的特征与之相反，以骶椎多见而且脊索瘤为最多的肿瘤。脊柱肿瘤属于中医的"骨疽""骨瘤""骨蚀""石疽""肉瘤"等范畴。本病最早见于唐代孙思邈的《千金翼方》："陷脉散主二十、三十年瘿瘤及骨瘤、肉瘤、脓瘤、血瘤，或大如杯盂，十年不差。致有漏溃，令人骨消肉尽，或坚或软或溃，令人惊惕寐卧不安"。明代薛己《外科枢要·卷三》云："若伤肾气，不能荣骨而为肿者，其自骨肿起，按之坚硬，名曰骨瘤"。清代陈士铎《外科秘录·卷十一》曰："至于骨瘤、石瘤，亦生皮肤之上，按之如有一骨生于其中，或如石之坚，按之为疼者也"。可见中医学对本病早已有所认识，而且对本病的认识也是由一般到具体，逐渐深入。

(二) 西医病因与发病机制

骨肿瘤的确切原因，目前仍不是很清楚，但骨肿瘤不同的发病方式提示可能有不同的病因。原发性脊柱肿瘤的发病原因尚未明确，病毒、慢性刺激、胚胎组织异位残存恶变、基因突变等因素是目前比较具有共识性的原因。转移性脊柱肿瘤多为腺肿瘤、肺部肿瘤、前列腺肿瘤等恶性肿瘤转移所致。近年来，经国内外学者的不断探讨，暂归纳为物理因素、化学因素、生物因素、遗传因素、激素因素、营养因素、机体免疫因素等七大类。

(三) 中医病因病机

中医学将脊柱肿瘤的病因概括为外因和内因。外因主要指自然界的一切致病因素，如外感六淫、饮食不节等；内因指禀赋不足、正气亏虚、情志失调、脏腑功能紊乱等。本病的发生与内因有主要关系。

1. 正虚邪侵

正气不足，腠理不密，导致五脏六腑虚损，功能失常，从而出现气血不和，聚集于筋骨，结聚成瘤。

2. 气滞血瘀

由于气血不和，气不能行血，血瘀滞于筋脉之中，筋骨失去血液的濡养，出现筋骨代偿性的增大，不通则痛，不通则肿，凝结成块。

3. 痰凝气滞

脾肺功能失调，水湿不化，津液不布，邪热熬灼；或七情郁结，气机阻滞，均可致痰浊凝结。痰随气行，无处不到，阻于经络筋骨，则四肢麻木肿痛，阻于脏腑则成痞块。

4. 肾虚精亏

《外科正宗》指出："肾主骨，恣欲伤肾，肾火郁遏，骨无荣养而为肿也。"生理情况下肾藏精、主骨、生髓，机体发挥其正常生理功能；当先天禀赋不足或后天肾精损耗太过，导致肾精亏虚、阴阳不济、劳倦内伤、骨髓空虚、五脏六腑虚损，不能濡养四肢百骸筋骨，导致骨肿瘤发生。综上所述，本病的病机特点可概括为"本虚标实"，以肾元亏虚为本，气滞、血瘀为标。

(四) 诊断

对于脊柱肿瘤的诊断，应当结合症状、体格检查、影像学检查、病理检查等多方面确立脊柱肿瘤的诊断，从而为后续制定个体化治疗方案提供科学依据。

二、脊柱肿瘤的西医治疗

（一）西药治疗

凡是对侵袭性的病原体具有选择性抑制或杀灭作用，而对机体（宿主）没有或只有轻度毒性作用的化学物质，称为化学治疗药，简称化疗药。化疗主要针对恶性肿瘤，不仅对局部肿瘤有效，对周身多发性转移性病灶也起治疗作用，其作用机制为干扰核苷酸、蛋白质的合成，或者直接与DNA结合影响其结构和功能，改变机体激素状况等。

（二）手术治疗

在尽可能保护脊髓功能的前提下，最大限度切除肿瘤。优点在于可直接去除肿瘤组织，缓解压迫症状。能明确肿瘤性质，为后续治疗提供依据。对于良性肿瘤，手术可达到治愈效果。对于脊柱肿瘤特别是脊柱肿瘤脊髓压迫症，手术治疗为重要的治疗方法。术中应用肌电图是保护脊髓功能的关键所在。

（三）放疗

尽管近年来脊柱肿瘤的手术技术得到了长足的发展和进步，但是放疗仍然是一种治疗脊柱肿瘤的重要方法，特别是对于转移性脊柱肿瘤和某些原发性脊柱肿瘤的治疗。放疗多用于对放疗敏感的脊柱肿瘤以及无法承受手术治疗的患者，也多用于术前或术后的辅助治疗。

三、脊柱肿瘤的中医治疗

脊柱作为督脉"贯脊属肾"之所，参与总督一身之阳，"阳化气"不足，阳不制阴，导致"阴成形"太过是脊柱肿瘤发生之关键，寒积、痰凝、血瘀三个角度是中医"阳化气，阴成形"理论在脊柱肿瘤形成的重要原因。中医学将脊柱肿瘤的病因概括为外因和内因。外因主要指自然界的一切致病因素，如外感六淫、饮食不节等；内因指禀赋不足、正气亏虚、情志失调、脏腑功能紊乱等。脊柱肿瘤的发生与气血运行不畅、脏腑功能失调有关。本病的发生与内因、外因皆有关系，可分为正虚邪侵、气滞血瘀、肾虚精亏。

四、中西医结合治疗在脊柱肿瘤围术期的应用

由于骨肿瘤疾病的特殊性，患者的体质一般较差，而对于符合手术指征的骨肿瘤患者，手术后部分患者可能出现一些院内感染，也可能因为化疗、放疗出现各种严重反应

及相关并发症而无法完成治疗计划。因此对骨肿瘤患者围术期的各类护理极为重要。围术期护理可以为手术创造更好的条件，巩固、提高手术疗效，协同提高化疗、放疗的效果，减少或减轻各种不良反应和并发症。而在各类临床护理中，中医处理表现出了独到的疗效，通过中医药对"围术期"的处理，可极大地协助肿瘤患者更好地适应针对性手术治疗，也可促进患者的术后恢复，临床工作者们可以在中西医互为补充中发挥中医药优势。

（一）术前

手术时间的早晚，对骨肿瘤的预后具有重大影响。虽然我们提倡尽可能早地施行手术治疗，但具体应用过程中常常会受到患者当时身体状况的制约。据临床实践经验，许多学者提出此阶段中医药的运用应以调整患者的气血阴阳、脏腑功能为原则，使患者最大限度地恢复近"阴平阳秘"的状态，这是早日进行手术并顺利完成的关键。具体而言，由于骨肿瘤患者的体质多以"虚"为主，中医药在此阶段的调理多以扶正培本为主，如补气养血、健脾益气、滋补肝肾等，常用方如四君子汤、四物汤、八珍汤、十全大补汤、保元汤、六味地黄汤等。现代药理亦证实，这些方药大都可以改善机体的免疫功能，从而提高患者术前的各种应激能力，也可配合针刺、灸法、八段锦、太极拳、音乐疗法等非药物疗法。

（二）术中

化疗、放疗因为其对细胞的毒性，通常情况下都会出现并发症，如果并发症十分严重，需要医生正确、及时地应对，减少损伤。最常见的有以下几种，恶心、呕吐、食欲不振、周身乏力、厌油腻等。中医辨证主要为脾胃不和，治疗以和胃降逆、消食导滞、健脾调中为主，橘皮竹茹汤合保和丸加味。化疗引起骨髓抑制可以表现为白细胞下降、机体抵抗力减低，容易引起感染性疾病；血小板低下出现出血性疾病或紫癜；或者引起红细胞、血红蛋白下降出现贫血，出现头晕、心悸心慌、面色㿠白、唇舌淡白、疲乏肢软等。中医辨证主要为脾虚，气血生化乏源，肾虚精不化血，或脾肾两虚，中医治疗主要以健脾生血、补肾养精，或脾肾双补为主，可选补中益气汤、归脾汤、左归丸、健脾益肾冲剂等加减。

（三）术后

该阶段治疗的目的是恢复机体免疫功能，消除残留的癌细胞，以巩固疗效，防止复发、转移。其治疗原则是在辨病的前提下，进行辨证论治，整体调理，主要是针对一些术后并发症的处理，如常见的低热、盗汗、食欲减退等。

临床经典案例

董某，因"自觉全身束缚感 5 年余，再发加重 1 月余"入院。

【现病史】患者 5 年余前无明显诱因自觉全身束缚感，以前胸部、后背部、双下肢为主，未伴腰痛、颈痛、麻木感，遂前往怀化市第一人民医院就诊，住院期间完善相关检查，医院暂诊断为"腰椎间盘突出"，予以对症支持治疗（具体诊治过程不详）后，患者症状好转出院。后患者再发全身紧绷感，前胸部明显，于某市一医院住院治疗（具体诊治过程不详），患者感缓解出院。患者 1 月余前无明显诱因再发全身紧绷感明显，前往当地医院就诊，完善颈椎 + 胸椎 + 腰椎检查，提示患者颈椎肿瘤性病变，今为进一步治疗来我院就诊，门诊以"颈椎病"收住入院。现症见：自觉全身束缚感，胸背部、双下肢尤甚，双下肢行走困难，未伴有腰痛、颈痛、全身麻木感，自觉双手僵硬，活动后缓解，爬楼时双膝关节疼痛，偶感双下肢异物感，无间歇性跛行、行走困难、会阴部麻木、大小便费力等症状，纳可，睡眠可，小便正常，大便正常，体重无明显变化。

【既往史】既往健康状况良好，否认高血压、冠心病、糖尿病等慢性疾病病史，否认手术、外伤史，否认输血史。预防接种史不详。

【体格检查】腰椎生理曲度未见明显异常，腰椎活动度可，直腿抬高试验，左侧 70 度阴性，右侧 70 度阴性；加强试验；左侧阴性，右侧阴性。"4"字征左侧阴性，右侧阴性。双侧霍夫曼征、巴宾斯基征、戈登征、髌阵挛、踝阵挛阴性。双下肢肌力、感觉、肌张力、腱反射未见明显异常。

【影像学检查】

（1）颈椎 CT 平扫：

① 颈 5～7 颈髓异常信号，以上颈髓可见脊髓空洞，提示肿瘤性病变，胶质瘤？合并出血？其他？建议进一步检查（图 10-1-1）；

② 颈椎退行性变；

③ 颈 3～4、4～5、5～6 椎间盘突出。

（2）颈椎 MRI（图 10-1-2）。

【诊断】

中医诊断：骨瘤，气滞血瘀证。

西医诊断：

① 颈段脊髓占位性病变（室管膜瘤？星形细胞瘤？其他？）；

② 颈椎病；

③ 颈椎间盘疾患（颈脊髓鞘瘤可能）。

【治疗】

1. 术前

自觉全身束缚感，胸背部、双下肢尤甚，双下肢行走困难，未伴有腰痛、颈痛、全身麻木感，自觉双手僵硬，活动后缓解，爬楼时双膝关节疼痛，偶感双下肢异物感，无间歇性跛行、行走困难、会阴部麻木、大小便费力等症状，纳可，睡眠可，小便正常，大便正常。

（1）针法：取风池、风府、肩井、百会、曲池、后溪、外关穴。操作要点：以上穴位中等强度刺激，留针 30 min，每日 1 次。

（2）灸法：隔姜灸。穴位：大椎穴、肩颈穴、天柱穴。操作要点：将新鲜老姜切成厚度 2 mm 的薄片，在表面扎数个小孔，放置于穴位上，然后将艾绒制成圆锥形艾塔，放于姜片上点燃，每个穴位灸 3～5 壮，以皮肤发红、发热不烫伤为度。

（3）耳穴压豆：取神门、交感、颈椎、肾、肝、脾等耳穴，使用医用籽耳贴贴服。

（4）气功疗法：太极拳、八段锦、深呼吸训练。依据患者个人身体素质选择具体训练频率。建议每天 1 次，每次 30 min。

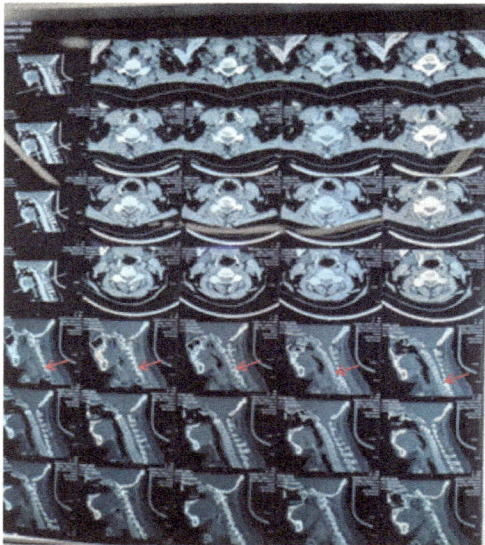

图 10-1-1 颈部 CT 见肿瘤压迫脊髓

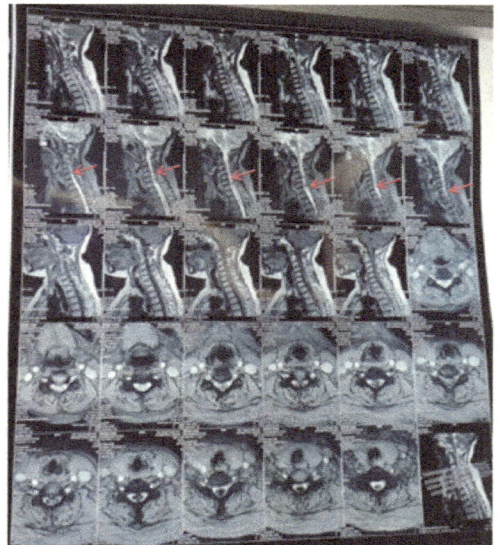

图 10-1-2 颈椎 MRI，红色箭头显示病变部位

2. 术中

（1）术中主要诊断：

① 脊髓肿瘤（颈髓室管膜瘤 WHO 2 级）；

② 颈椎退行性病变；

③ 肺部感染；

④ 胸腔积液；

⑤ 脂肪肝。

⑥ 麻醉：全身麻醉。术前为了减少术中应激反应和术后疼痛，在超声引导下行竖脊肌平面神经阻滞（图 10-1-3）。

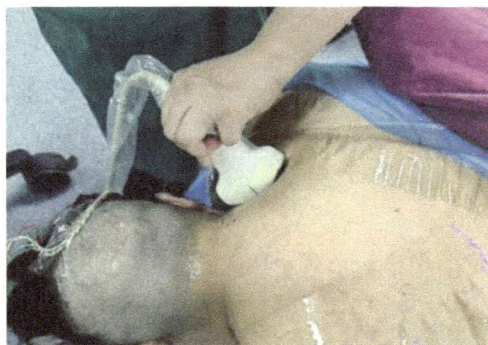

图 10-1-3 超声引导下竖脊肌平面神经阻滞

在全麻、气管插管后，患者取俯卧位，后颈部正中入路，龙胆紫标记一直切口线，术区常规碘酒、酒精消毒，铺无菌巾，沿切口划线切开皮肤、皮下脂肪层，止血满意后，电刀切开筋膜层及两侧的椎旁肌，沿骨膜下剥离两侧椎旁肌，用撑开器向两侧撑开，暴露 C3～C7 棘突及附着于棘突的棘上韧带和棘间韧带、两侧椎板，用铣刀沿脊髓长轴自椎板与椎弓根交界处内侧锯开，整块取出 C4～C6 椎板棘突复合体，冲洗手术窗，骨蜡止血，止血完善，见硬膜张力高，装置手术显微镜，沿脊髓纵轴纵形切开硬膜，将硬膜游离缘向两侧翻转，用棉片保护。切开蛛网膜，可见 C5～C6 节段脊髓膨胀变黄，脊髓表面血管紊乱，沿后正中沟切开软脊膜和脊髓，可见髓内陈旧性出血，缓慢清除血肿，仔细小心寻找肿瘤包膜，未见明显包膜，肿瘤质韧，呈鱼肉样，未见明显脊髓间增生水肿带，考虑肿瘤呈浸润性生长，与脊髓无明确边界，将肿瘤瘤内部分切除减压后，为保护脊髓功能，未予以继续切除，瘤腔止血完善，冲洗水清亮，放置多聚糖止血材料于瘤腔，将人工硬膜扩大间断严密缝合硬脊膜，利用双开门椎管扩大成形技术，将棘突椎板复合体复位并扩大椎管，并予 6 枚颅颌骨内固定夹配合 12 枚颅骨内固定螺钉固定，放置双侧引流管于皮下，另戳孔引出，间断缝合棘突两旁的肌肉及筋膜，橡皮球通过引流管注水，未见从手术切口区流出，自引流管流出通畅，间断缝合皮下组织及皮肤。接引流袋，手术切口消毒，予敷料包扎。术中出血约 100 mL，全程神经电生理监测体感诱发电位和运动诱发电位以及神经肌电图未见明显异常，手术顺利，麻醉满意，安返 NICU 麻醉复苏。切除标本经家属过目后送病检。

在全麻插管下行颈部脊髓病损切除术 + 脑脊液漏修补术（备去椎板减压术）。

术中（打开硬脊膜）（图 10-1-4，图 10-10-5）：

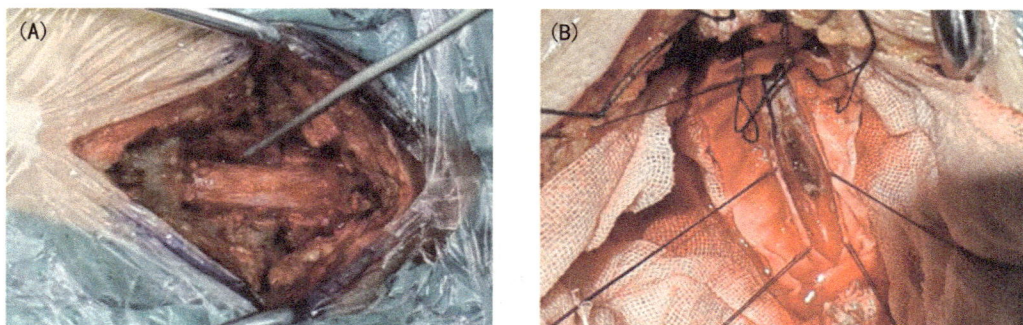

图 10-1-4 （A）打开椎管，暴露脊髓；（B）打开硬脊膜，脊髓，暴露肿瘤。

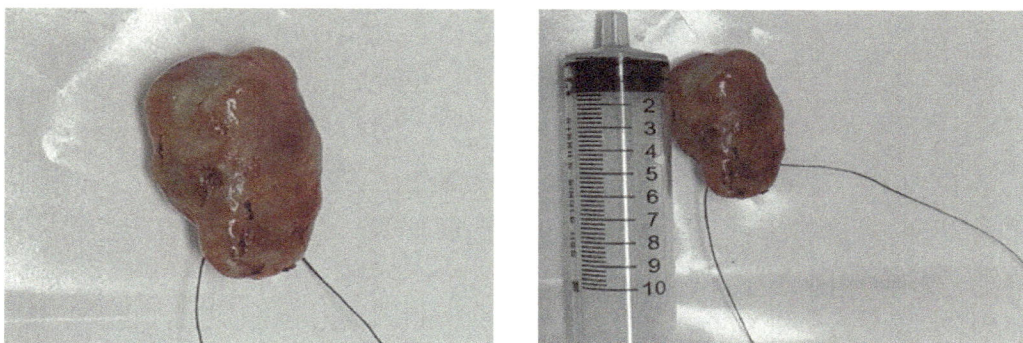

图 10-1-5 切除的肿瘤大小

内固定植骨（图 10-1-6）：

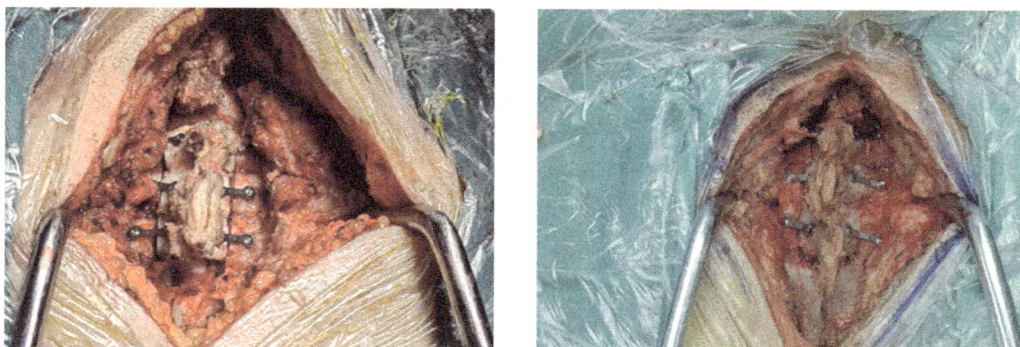

图 10-1-6 内固定植骨

病理学结果（图 10-1-7）：

大体所见：

灰白灰红组织1块，大小4x2x1.5cm，切开内可见一囊腔，直径2cm，壁厚0.1-0.2cm，内壁稍光滑，内含灰黄清透亮液及胶冻样物，其余切面灰白灰黄灰红，质中，表面可见完整包膜。

1-2、囊腔囊壁　　3、囊腔囊壁及灰白灰红组织　　4、灰白灰红组织

镜下所见：

瘤细胞排列较紧密，核长梭形，染色质较细致，核仁不明显，常呈栅栏状排列，即AntoniA型结构；部分区域瘤细胞疏松、水肿，形成AntoniB型结构。瘤细胞无异型性。肿物外有纤维包膜，伴出血、囊性变。

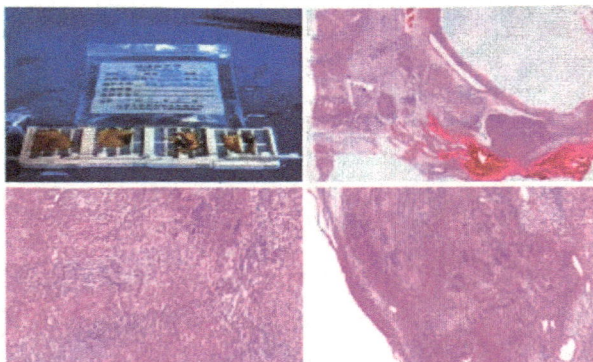

会诊意见：

（椎管内肿物）神经鞘瘤，伴出血、囊性变。

图 10-1-7 病理学诊断

3. 术后

（1）术后主要诊断：脊髓占位性病变（颈段）。

（2）西医治疗。

1）药物治疗：予以纳洛酮注射液促醒；酚磺乙胺注射液止血；5% 葡萄糖注射液 + 雷尼替丁注射液护胃；5% 葡萄糖注射液 + 维生素 C 注射剂 + 维生素 B_6 注射剂 + 氯化钾注射液补液；喷他佐辛注射液止痛；头孢米诺粉针剂预防感染；5% 葡萄糖注射液 + 甲泼尼龙注射剂激素消肿抗炎。

2）康复治疗。

① 予以气管插管护理治疗、波动式防压疮气垫床、留置导尿、气压治疗（上下肢）、机械辅助排痰（一日不超过 3 次）、口腔护理治疗、会阴抹洗治疗、床上擦浴治疗、肌电刺激治疗、体外膈肌起搏治疗；动静脉置管护理、留置深静脉置管；双侧伤口引流管接床旁引流袋。

② 使用治疗型弹力袜以防止术后深静脉血栓的加重和复发。四肢功能锻炼，术后注意观察肢体的感觉、运动功能，每日 2 次，记录并与术前对比，有助于判定是否有继发性脊髓损伤的发生，并观察四肢功能恢复情况。

③ 指导患者进行早期功能锻炼，以期获得最大限度的四肢功能恢复，并预防血栓形成。采用引导式教育，强调调动患者主动参与的积极性，根据每例患者的肢体运动程度，在一项活动之前，确定通过努力能达到的目标。

（3）中医治疗。

1）中医内治法：术后患者病情明显有所好转，但本病乃机体长期劳损而致，易于反复，预后平平。辨证为气滞血瘀证。气血不和，气不能行血，血瘀滞于经脉之中，筋骨失去血液的濡养。以行气活血、化瘀止痛为法，予桃红四物汤加减，处方如下：熟地黄 15 g，当归 15 g，白芍 10 g，川芎 10 g，桃仁 9 g（打碎），红花 10 g。1 剂 /d，水煎分 2 次早晚服，连用 2 周。服药后患者病情明显好转。

2）中医外治法。

① 予以中医定向透药疗法、灸法（足三里、天枢、涌泉双侧）、穴位贴敷治疗（足三里、三阴交、涌泉、血海双侧）等中医特色治疗调腑通络。

② 体针治疗。

治法：补气活血、伸筋止痛。

取穴如下（肢体穴位取双侧）：

百会	三阴交	丰隆	气 海
关元	足三里	上巨虚	阴陵泉
支沟	血 海	中脘	列 缺
曲池	手三里	四 渎	太 冲
合谷	足临泣	公 孙	太 溪
后溪	外 关	天 枢	神 门

以上穴位中等强度刺激，留针 30 min，体针 5 组，每日 1 次。

头皮针取穴：顶颞前斜线 |，顶中线 |。

头皮针平刺进针、中等强度刺激，留针 30 min，每日 1 次。

腕踝针：上 5|、下 2|。腕踝针沿皮下进针，留针 30 min，每日 1 次。

③ 穴位按摩：选取内关、足三里、中脘。通过按揉法操作以上穴位，每天 2 次，每次每个穴位 2 min，以改善胃肠功能促进病情的康复。

④ 耳穴治疗：取神门、交感、颈椎、肾、肝、脾等耳穴，使用医用籽耳贴贴敷。

⑤ 音乐疗法：本病对应的五脏是肝，属肝的音阶：角音，相当于简谱中的"3"。最佳曲目：《胡笳十八拍》《阳关三叠》《鹤鸣九皋》。

【总结】本案例中患者明确诊断为脊髓肿瘤（颈髓室管膜瘤 WHO 2 级）伴颈椎退行性病变，故选择颈部脊髓病损切除术 + 椎管减压术。中医治疗上，患者气滞血瘀所致腰背部、下肢部僵硬疼痛，故术前取风池穴、风府穴、肩井穴、百会穴、曲池穴、后溪穴、外关穴，予以针刺治疗缓解其腰背部的疼痛及水肿，并采用灸法和耳穴疗法行气活血，伸筋止痛。术后以行气活血、化瘀止痛为法，予桃红四物汤加减。方中用桃仁、红花活血化瘀，以甘温之熟地黄、当归滋阴补肝、养血调经；芍药养血和营，以增补血之力；川芎活血行气、调畅气血，以助活血之功。术后配合针刺治疗补气活血、伸筋止痛，促进脊柱肿瘤患者术后康复。如天枢穴、中脘穴分别为大肠、胃的募穴，针刺具有调理中焦气机、通达六腑、促进气机升降的作用，合谷穴是手阳明大肠经的原穴，可以达到镇静止痛、通经活络的作用。综上，中医治疗可加快脊柱肿瘤患者术后康复，有望进一步改善患者预后。

参考文献：

[1] 郑伟，吴娟，杨立利，等．脊柱肿瘤患者流行病学及术后生存状况分析 [J]．中国矫形外科杂志，2011，19(19): 1649-1653.

[2] 许伟，丁聚贤，谢兴文，等．脊柱肿瘤疼痛外科治疗概述 [J]．中国医药科学，2020，10(24): 40-42，57.

[3] 焦梦磊．基于多模态信息的脊柱肿瘤分类方法研究 [D]．北京：中国科学院大学，2022.

[4] 陈江，徐翠萍，胡玉星，等．基于"阳化气，阴成形"探析脊柱肿瘤的辨治 [J]．中国医学创新，2024，21(11): 158-162.

[5] 江玲军．转移性脊柱肿瘤的外科治疗 [D]．杭州：浙江大学医学部，2008.

[6] 刘书行．MRI 与 CT 诊断及鉴别脊柱结核与脊柱肿瘤的价值观察 [J]．影像研究与医学应用，2022，6(3): 137-139.

[7] 刘宝军，裴斐，李继华，等．Snail、N-Cadherin、MMP-9 在转移性脊柱肿瘤中的表达及其相关性研究 [J]．实用癌症杂志，2017，32(5): 731-734.

[8] 李菁，雷华娟，刘秀芝，等．通络止痛外敷散联合唑来膦酸治疗骨转移癌疼痛的疗效观察 [J]．中医药导报，2019，25(13): 50-52，65.

[9] 刘鑫．神经肌电图在合并神经损伤脊柱肿瘤手术前后的应用效果分析 [J]．黑龙江医药，2024，37(1): 169-171.

[10] 李君，孔祥慧，杨瑞杰，等．基于射波刀 Xsight spine prone tracking 模式治疗脊柱肿瘤患者的摆位准确性分析 [J]．中国肿瘤临床，2022，49(13): 670-674.

[11] 段胜红，龙再慧，向秋月，等．八珍汤联合体外高频治疗对恶性肿瘤增效减毒作用分析 [J]．吉林中医药，2023，43(12): 1424-1428.

[12] 李菁，陈晓霞，张弛，等．基于"肝肾同源"理论治疗骨性癌痛 [J]．中医药导报，2021，27(1): 201-203，210.

[13] 蔡和平，祁烁，董青，等．基于"温阳补虚，理气消胀"理论综合外治法治疗晚期恶性肿瘤合并胃痞病疗效观察 [J]．现代中西医结合杂志，2020，29(15): 1612-1615.

[14] 客蕊，张旭明，迟庆滨．中医药防治恶性肿瘤化疗后血小板减少症的研究进展 [J]．江苏中医药，2021，53(9): 77-81.

[15] 曹力仁，段永强，梁建庆，等．中医补法在老年肿瘤患者放化疗及术后中的应用 [J]．中医临床研究，2023，15(16): 24-27.

| 第二节　四肢肿瘤 |

一、四肢肿瘤的概述

（一）流行病学

四肢肿瘤是指发生于四肢部位骨骼及其附属部位的恶性肿瘤，四肢肿瘤有良性、恶性之分，良性骨肿瘤易根治、预后良好，恶性骨肿瘤发展迅速、预后不佳、死亡率高。恶性骨肿瘤分为原发性和继发性。从体内其他组织或器官的恶性肿瘤经血液循环、淋巴系统转移至骨骼为继发性恶性骨肿瘤。还有一类病损称瘤样病变，肿瘤样病变的组织不具有肿瘤细胞形态的特点，但其生态和行为都具有肿瘤的破坏性，一般较局限，易根治。四肢肿瘤主要有骨肉瘤、软骨肉瘤、纤维肉瘤、多发性骨髓瘤、脊索瘤、网状细胞肉瘤等。原发性骨肿瘤罕见（占全部肿瘤的 2%），三种最常见的原发性骨肿瘤为骨肉瘤、软骨肉瘤、尤因肉瘤。良性原发性骨肿瘤比恶性多见。前者以骨软骨瘤和软骨瘤多见，后者以骨肉瘤和软骨肉瘤多见。骨肿瘤发病与年龄有关，如骨肉瘤多发生于青少年，骨巨细胞瘤主要发生于成人。骨肿瘤多见于长骨生长活跃的部位即干骺端，如股骨远端、胫骨近端、肱骨近端，而骨骺通常很少受影响。中医学称本病为"骨疽""骨瘤""石痈""石疽"等。本病最早见于唐代孙思邈的《千金翼方》："陷脉散主二十、三十年瘿瘤及骨瘤、肉瘤、脓瘤、血瘤，或大如杯盂，十年不差。致有漏溃，令人骨消肉尽，或坚或软或溃，令人惊惕寐卧不安"。明代薛己《外科枢要·卷三》云："若伤肾气，不能荣骨而为肿者，其自骨肿起，按之坚硬，名曰骨瘤"。清代陈士铎《外科秘录·卷十一》曰："至于骨瘤、石瘤，亦生皮肤之上，按之如有一骨生于其中，或如石之坚，按之为疼者也"。可见中医学对本病早已有所认识，而且对本病的认识也是由一般到具体，逐渐深入。

（二）西医病因与发病机制

现代医学对骨肿瘤发生的病因尚未明确，骨肿瘤的确切原因目前仍不是很清楚。但骨肿瘤不同的发病方式提示可能有不同的病因。

1. 遗传因素

遗传因素可能通过基因突变传递给后代，导致某些特定基因的功能缺陷，增加患骨肿瘤的风险。基因检测可以评估个体是否有遗传性骨肿瘤风险，从而采取预防措施。

2. 激素水平异常

激素水平异常可能导致细胞生长和分化失衡，增加癌变的可能性。药物调节如使用他莫昔芬、来曲唑等药物可缓解乳腺癌引起的激素波动，进而减少骨肿瘤的发生概率。

3. 放射线暴露

辐射暴露可能导致 DNA 损伤，长期积累可能导致细胞恶性转化。放射防护是必要的，包括佩戴个人剂量计、限制辐射暴露时间等。

4. 慢性炎症

慢性炎症可能导致细胞过度增生，增加癌变的风险。控制慢性炎症状态是关键，可通过非甾体抗炎药如布洛芬、萘普生等进行治疗。

5. 化学物质暴露

化学物质暴露可能导致细胞 DNA 受损，增加癌症风险，减少有害化学物质接触是必要的。大致可概括为机体与周围环境多种因素的作用，如体质学说、基因(遗传)学说、化学学说、物理学说、病毒学说、外伤学说等。

(三) 中医病因病机

中医学将四肢肿瘤的病因概括为外因和内因。外因主要指自然界的一切致病因素，如外感六淫、饮食不节等；内因指禀赋不足、正气亏虚、情志失调、脏腑功能紊乱等。本病的发生与内因有主要关系。主要包括湿毒浸淫、阴寒凝滞、热毒蕴结、瘀血内阻、脾肾两虚等。

1. 湿毒浸淫证

湿毒浸淫，内伤肺脾，肺主皮毛，脾主肌肉。痈疡疮毒生于肌肤，未能清解而内伤肺脾，脾伤不能升津，肺伤失于宣降，以致水液潴留体内，泛滥肌肤而发病。

2. 阴寒凝滞证

"阳化气"减弱，正气不足，寒邪乘机侵入，凝滞为瘤，阴寒入体而形成癌肿。阴寒容易聚集、瘀滞，"阴成形"而形成秽浊物。酸楚轻痛，遇寒加重，局部肿块，皮色不变，压痛不著，甚至不痛。

3. 热毒蕴结证

外感热毒之邪或饮食不节。感受火热之邪，热毒蕴于肌肤，以致营卫不和，经络阻隔，气血凝滞；气不通则肿，血不通则痛；毒邪炽盛，与正气相搏，故伴恶寒发热。

4. 瘀血内阻证

气血虚弱，劳倦过度，气血运行无力，或情志所伤，气滞血瘀，或胞宫内败血停滞，瘀血上攻，闭于心窍，神明失常。或年高气血运行缓慢，血脉瘀滞，脑络瘀阻，亦可使神机失用。

5. 脾肾两虚证

因久病或年老体衰，气血亏虚，肾精不足，髓海失养或气损及阳。

（四）诊断

骨肿瘤的诊断必须由临床表现、影像学检查和病理组织学确定，生化测定和现代生物技术检测也是必要的辅助检查。

1. 临床表现

（1）疼痛与压痛：疼痛是肿瘤生长迅速的最显著症状。良性肿瘤多无疼痛，但有些良性肿瘤，如骨样骨瘤可因反应骨的生长而产生剧痛；恶性肿瘤几乎均有局部疼痛，开始时为间歇性、轻度疼痛，以后发展为持续性剧痛、夜间痛，并可有压痛。良性肿瘤恶变或合并病理性骨折，疼痛可突然加重。

（2）局部肿块和肿胀：良性肿瘤常表现为质硬而无压痛的肿块，生长缓慢，通常被偶然发现。局部肿胀和肿块发展迅速多见于恶性肿瘤。局部血管怒张反映肿瘤的血运丰富，多属恶性。

（3）功能障碍和压迫症状：邻近关节的肿瘤，由于疼痛和肿胀可使关节活动功能障碍。脊髓肿瘤不论是良、恶性都可引起压迫症状，甚至出现截瘫。若肿瘤血运丰富，可出现局部皮温增高，浅静脉怒张。位于骨盆的肿瘤可引起消化道和泌尿生殖道机械性梗阻症状。

（4）病理性骨折：轻微外伤引起病理性骨折是某些骨肿瘤的首发症状，也是恶性骨肿瘤和骨转移癌的常见并发症。肿瘤常因创伤被早期发现，但创伤不会导致肿瘤。晚期恶性骨肿瘤可出现贫血、消瘦、食欲缺乏、体重下降、低热等全身症状。远处转移多为血行转移，偶见淋巴转移。

2. 影像学检查

（1）X线检查：能反映骨与软组织的基本病变。骨内的肿瘤性破坏表现为溶骨型、成骨型和混合型。有些骨肿瘤的反应骨可表现为骨沉积。临床上将肿瘤细胞产生的类骨，称为肿瘤骨。良性骨肿瘤具有界限清楚、密度均匀的特点，多为膨胀性病损或者外生性生长，病灶骨质破坏呈单房性或多房性，内有点状、环状、片状骨化影，周围可有硬化反应骨，通常无骨膜反应。恶性骨肿瘤的病灶多不规则，呈虫蚀样或筛孔样，密度不均，界限不清，若骨膜被肿瘤顶起，骨膜下产生新骨，呈现出三角形的骨膜反应阴影称 Codman 三角，多见于骨肉瘤。若骨膜的掀起为阶段性，可形成同心圆或板层排列的骨沉积，X线平片表现为"葱皮"现象，多见于尤因肉瘤。若恶性肿瘤生长迅速，超出骨皮质范围，同时血管随之长入，肿瘤骨与反应骨沿放射状血管方向沉积，表现为"日光射线"形态。某些生长迅速的恶性肿瘤很少有反应骨，X线平片表现为溶骨性缺损，骨质破坏。而有些肿瘤如前列腺癌骨转移，可激发骨的成骨反应。

（2）CT和MRI检查：可以为骨肿瘤的存在及确定骨肿瘤的性质提供依据，也可更清楚地显示肿瘤的范围，识别肿瘤侵袭的程度，以及与邻近组织的关系，协助制定手术方案和评估治疗效果。

（3）ECT检查：可以明确病损范围，先于其他影像学检查几周或几个月，可显示骨转移瘤的发生，但特异性不高，不能单独作为诊断依据，须经X线平片或CT证实。骨显像还能早期发现可疑的骨转移灶，防止漏诊；也可帮助了解异体骨、灭活骨的骨愈合情况。

（4）DSA检查：可显示肿瘤血供情况，如肿瘤的主干血管、新生的肿瘤性血管，以利于作选择性血管栓塞和注入化疗药物，化疗前后对比检查可了解新生血管的改变，监测化疗的效果。

（5）其他：超声检查可显示软组织肿瘤和突出骨外的肿瘤情况，对骨转移癌寻找原发灶有很大帮助。脊髓造影、钡餐造影、关节对比造影、尿路造影等对了解相邻骨组织的侵犯范围有辅助作用。

3.病理组织学检查

病理组织学检查是骨肿瘤确诊的唯一可靠检查。按照标本采集方法分为穿刺活检和切开活检两种。穿刺活检是使用特制穿刺活检针闭合穿刺活检，具有手术方法简便、出血少、正常间室屏障受干扰小、瘤细胞不易散落、较少造成病理性骨折等优点，多用于脊柱及四肢的溶骨性病损。切开活检又分切取式和切除式，切取式手术破坏了肿瘤原有的包围带和软组织间室，会扩大肿瘤污染的范围；对体积不大的肿瘤，最好选择切除术活检。骨与软组织肿瘤活检首选穿刺活检，穿刺活检最好由手术医生来实行，更多考虑后期手术线路的选择以及穿刺针道能否被完整切除。在有经验的骨与软组织肿瘤中心，术前穿刺活检的正确诊断率可达到95%以上。按照病理切片的制作方法分为冷冻活检和石蜡活检，前者是术中即刻获得病理诊断的快速方法，后者获得的是准确病理结果。术中冷冻活检可用于软组织肿瘤术中快速诊断，当冷冻结果与术前临床诊断出现矛盾时，应特别注意将其与临床症状及影像学检查结合考虑，必要时等待石蜡切片作最后诊断。

4.生化测定

大多数骨肿瘤患者实验室检查是正常的。凡骨质迅速破坏时，如广泛溶骨性病变的患者，血钙往往升高；血清碱性磷酸酶反映成骨活动，在成骨性肿瘤如骨肉瘤中多明显升高；男性酸性磷酸酶的升高提示转移瘤来自前列腺癌。尿Bence-Jones蛋白阳性可提示骨髓瘤的存在。

5. 现代生物技术检测

分子生物学和细胞生物学领域的新发现揭示了与临床转归及预后相关的机制。遗传学研究揭示了一些骨肿瘤中有常染色体异常，能帮助诊断和进行肿瘤分类，并更精确地预测肿瘤的行为。如尤因肉瘤中发现特异性基因易位，发生在 t(11；22)(q24，q22) 的染色体易位 (85%)，其次 1 号染色体的长臂和 8、12 号染色体的畸变率超过 50%，与之相关的 mRNA 可用于肿瘤的诊断和治疗。利用逆转录聚合酶链反应 (RT-PCR) 技术可从少量瘤细胞中检测到融合基因的表达，用于评估切除后残存病变的范围和监测转移。

二、四肢肿瘤的西药治疗

原发恶性骨肿瘤的遗传背景和致癌机制尚不明确，一些晚期或复发性患者的预后依然较差。新辅助化疗是原发恶性骨肿瘤治疗领域的一大进展，显著提升了原发恶性骨肿瘤患者的生存率，不同化疗药物的联合也逐渐成为一种有效治疗方案。以免疫检查点抑制剂为代表的免疫治疗在原发恶性骨肿瘤的治疗中逐渐占据重要位置，但由于原发恶性骨肿瘤的低免疫原性以及异质性等因素，其疗效常受限。通过联合化疗增强骨肿瘤对机体免疫系统的反应或许可提升免疫治疗的疗效。此外，一些靶向药物在临床试验中展现出不错的疗效，例如酪氨酸激酶抑制剂等。

三、四肢肿瘤的手术治疗

(一) 良性骨肿瘤的外科治疗

1. 刮除植骨术

适用于良性骨肿瘤及瘤样病变。术中彻底刮除病灶至正常骨组织，利用药物或理化方法杀死残留瘤细胞后置入充填物。填充材料中以自体骨移植愈合较好，但来源少，完全愈合较慢、疗程长；也可使用其他生物活性骨修复材料，临床常用同种异体骨或人工骨填充。

2. 外生性骨肿瘤的切除

准确评估肿瘤范围，包括肿瘤大小、与周围组织关系等。确保完整切除肿瘤，包括其基底部及周围可能受侵犯的组织，以降低复发风险。在切除过程中，尽可能保护周围重要的神经、血管和肌肉等结构，避免损伤肢体功能。

（二）恶性骨肿瘤的外科治疗

1．保肢治疗

不断成熟的化疗手段促进和发展了保肢技术。实践证明保肢治疗与截肢治疗的生存率和复发率相同，局部复发率为 5% ～ 10%。手术的关键是采用合理外科边界完整切除肿瘤，广泛切除的范围应包括瘤体、包膜反应区及其周围的部分正常组织，即在正常组织中完整切除肿瘤，截骨平面应在肿瘤边缘 3 ～ 5 cm，软组织切除范围为反应区外 1 ～ 5 cm。

2．截肢术

适用于就诊较晚、破坏广泛和对其他辅助治疗无效的恶性骨肿瘤（Ⅰ期）。为解除患者痛苦，截肢术仍是一种重要有效的治疗方法。但对于截肢术的选择须持慎重态度，严格掌握手术适应证，同时也应考虑术后假肢的制作与安装。

（三）四肢肿瘤的放疗、化疗

化疗的开展，特别是新辅助化疗概念的形成及其法则的应用，大大提高了恶性骨肿瘤患者的生存率和保肢率。对于骨肉瘤等恶性肿瘤，围术期的新辅助化疗已经是标准的治疗流程，新辅助化疗最好在有经验的骨与软组织肿瘤治疗中心来实行。病检时评估术前化疗疗效，可指导术后化疗和判断预后。化疗敏感者表现为：临床疼痛症状减轻或消失，肿物体积变小，关节活动改善或恢复正常，升高的碱性磷酸酶下降或降至正常；影像学上瘤体变小，肿瘤轮廓边界变清晰，病灶钙化或骨化增加，肿瘤性新生血管减少或消失。对于某些肿瘤术前术后配合放疗可强有力地影响恶性肿瘤细胞的繁殖能力。

控制病变和缓解疼痛，减少局部复发率，病变广泛不能手术者可单独放疗。尤因肉瘤对放疗敏感，能有效控制局部病灶，可在化疗后或与化疗同时进行。骨肉瘤对放疗不敏感。

（四）其他治疗

血管栓塞治疗是应用血管造影技术，施行选择性或超选择性血管栓塞以达到治疗目的，可用于：栓塞血管丰富的肿瘤的主要血管，减少术中出血；不能切除的恶性肿瘤也可行姑息性栓塞治疗，为肿瘤的手术切除创造条件。局部动脉内插管化疗辅以栓塞疗法或栓塞后辅以放疗，可得到更好的疗效。恶性骨肿瘤的温热 - 化学疗法可以起到热疗与化疗的叠加作用。免疫治疗尚没有明确的结果，但此领域的研究非常活跃。

四、四肢肿瘤的中医治疗

综合诸医家的论述，认为本病的发生是由肾气不足、阴阳失调、脏腑功能紊乱，以致寒湿毒邪乘虚而入，气血瘀滞，蕴于骨骼而成。如外邪侵袭，由表及里，深达骨骼，久留积聚而成；跌扑损伤，血络受损，瘀血停聚不散而成瘤；禀赋不足，或劳力过度，或房劳过度，耗伤肾气，肾主骨生髓，肾气亏耗则骨骼病变；饮食不节，损伤脾胃，脾失健运，生湿生痰，积聚成瘤；精神刺激，情志不畅，五志过极，以致阴阳失调，气血不和，经络阻塞，致成骨瘤。

（一）辨证论治

1. 湿毒浸淫证

症候：病变局部肿胀，疼痛，破溃流脓，肢体水肿，身困乏力，纳差，大便溏，舌体胖大有齿痕。舌质暗，苔白滑腻，脉滑。

治则：健脾利湿解毒。

方药：五苓散加减。茯苓 30 g，白术 20 g，桂枝 5 g，泽泻 20 g，猪苓 5 g，半夏 30 g，胆南星 20 g，薏苡仁 90 g，苍术 20 g，忍冬藤 100 g，白酒 50 mL。

加减：热甚者加生石膏、寒水石；痛甚者加乳香、没药；舌苔厚腻者加黄柏、苍术、薏苡仁、牛膝；口干口渴者加生石膏、知母、虎杖。

2. 阴寒凝滞证

症候：肿块局部皮色不变，遇寒加重，病程较长，舌淡暗，脉细沉涩。

治则：温阳散寒，通络止痛。

方药：阳和汤加减。熟地黄 20 g，生黄芪 30 g，鹿角霜 20 g，当归 10 g，白芥子 10 g，穿山甲 10 g，金橘叶 10 g，三棱 10 g，莪术 10 g，炙麻黄 3 g，川桂枝 5 g，炙甘草 3 g。

加减：肾虚者加小茴香、牛膝、续断、桑寄生；血虚者加当归、黄芪；寒甚者加附片。

3. 热毒蕴结证

症候：局部皮色紫红，刺痛灼痛，舌暗红有瘀斑，脉细数或弦数。

治则：清热解毒，散结止痛。

方药：五味败毒饮加减。金银花 20 g，野菊花 15 g，蒲公英 15 g，紫花地丁 15 g，天葵子 15 g。

加减：血热毒盛者加牡丹皮、生地黄、赤芍；肿甚者，加防风、蝉蜕等；脓成不溃、根深或溃而不易出者，加皂角刺。

4. 瘀血内阻证

症候：肿块固定不移、皮色暗紫，患部持续疼痛，舌质紫暗有瘀斑，脉细涩。

治则：活血散瘀，理气止痛。

方药：血府逐瘀汤加减。桃仁、红花、川牛膝各 9 g，当归，川芎、柴胡、白芍、枳壳、桔梗各 15 g，生地黄 20 g。

加减：头痛甚者重用川芎；易怒、口干苦、舌红者加菊花、栀子、夏枯草、牡丹皮；头昏、血压偏高者加钩藤、槐花；有痰瘀互结证者用本方合温胆汤。

5. 脾肾两虚证

症候：局部肿块肿胀疼痛，皮色暗红，疼痛难忍，朝轻暮重，纳差消瘦，全身衰弱，面色苍白无华，唇甲淡白，动则汗出，舌质淡，苔薄白，脉沉细无力。

治则：健脾补肾。

方药：归脾汤合知柏地黄汤加减。黄芪 60g，党参、女贞子、补骨脂、酸枣仁各 30 g，生地黄 20 g、山茱萸、肉苁蓉、茯神、骨碎补各 15 g，当归、白术、巴戟天、黄柏、知母、远志各 10 g。

（二）中医外治法

1. 针灸治疗

一般情况下，在肿瘤患者行康复针灸治疗中，常用穴位可从穴位针灸后可产生的作用进行分类，包括温阳益气、调补脾肾、补血升白类穴位。如关元、大椎、气海、命门、足三里、神阙、膏肓、夹脊穴、背俞穴、督脉、背腰部穴位等，多属温阳强壮穴，临床应用能够增强体质，提高机体免疫功能，改善肿瘤患者虚损症状。足三里、脾俞、胃俞、中脘、三阴交、内关、公孙、章门、血海、曲池、肾俞、命门、气海、关元、太溪等穴位，临床应用可缓解肿瘤放、化疗的不良反应，调节全身状况，纠正异常免疫状态，提高机体免疫功能。大椎、绝骨、膈俞、血海、肾俞、关元、命门、哑门、大杼、太溪、足三里、脾俞、三阴交、太冲、气海、内关、肝俞、胃俞等穴位，这些穴位具有养血补虚生髓的作用，临床应用对红、白细胞低下等骨髓抑制现象有纠正作用，可改善放、化疗导致的造血功能障碍。

2. 中医外敷

（1）抗癌散结膏：三七、川芎、当归、乳香、没药、龙葵、重楼、白及、大黄、肉桂、牛黄、冰片，敷贴病灶体表及疼痛部位，厚度为 0.5～0.8 cm，具有缓解疼痛、缩小病灶、延长生存期的疗效。

（2）蟾酥消肿膏：蟾酥、生川乌、重楼、莪术、冰片，将上药共为细末，以蛋清调制。先清洁疼痛部位，然后外敷药膏，每日 1 次，7 日为一疗程。本方活血化瘀、消肿，可用于各期骨肉瘤。

（3）冰片酊：冰片、白酒各适量。将冰片溶于白酒中，装瓶备用，需要时用棉棒蘸取涂抹患处，10～15 min，可起止痛作用。本方适用于晚期骨肉瘤。

（三）分型药膳

1. 阴寒凝滞证

（1）乌米姜蜜粥。

原料：粳米100 g，川乌头5 g，生姜5 mL，蜂蜜。

制作方式：粳米煮粥，煮沸后加入川乌头（研末），改用小火慢煮，待熟后加姜汁及蜂蜜适量搅匀，稍煮后即可食用。

（2）人参桂圆炖猪心。

原料：猪心1个，鲜人参1个，桂圆50 g，姜片、鸡汤、精盐、味精各适量。

制作方式：将猪心剖开，除去白膜，然后用刀切成块，用水冲去血污，鲜人参稍用水浸泡去异味，桂圆剥去外皮，用水洗净。把洗好的猪心、鲜人参、鲜桂圆及姜片放入炖盅内，加入鸡汤。放在火上烧开，撇去表面浮沫，盖好盖子，用小火烧2小时左右，放精盐、味精调味即成。

2. 热毒蕴结证

木瓜鸭子

原料：鸭子300 g，木瓜150 g。

制作方式：鸭子，洗净切块，加水炖至熟烂。木瓜，洗净去皮，切片，放入炖鸭的锅中。共炖至熟烂。加入少许料酒及味精、盐。食肉喝汤。

3. 脾肾两虚证

（1）山药羊肉粥。

原料：鲜山药200 g，羊肉、粳米各150 g。

制作方式：先将山药去皮切成小块，羊肉去筋膜切块，备用。将粳米下锅，加水煮之，待米开花时，先下羊肉，煮沸十几分钟后，再下山药，煮至汤稠肉香即可；或加调料食之亦可。

（2）山药炒蛋。

原料：鲜山药250 g，鸡蛋2只。

制作方式：山药去皮洗净，切片；鸡蛋磕破，打匀。将锅内油加热至七成热时，放入生姜丝，煸至香气大出，下山药片，炒至软，将山药拨向一边，将鸡蛋倒入另一边，待结成块，再与山药一并炒匀，放入盐和味精炒拌几下，即可食用。

五、中西医结合治疗在四肢肿瘤围术期的应用

（一）术前

术前化疗可以杀灭体内微小转移灶，可以提高化疗效果，为下一步的手术争取时间、创造条件，并为手术方法及术后化疗方案的选择提供条件。化疗期间注意各种不良反应的临床表现，做到早发现、早处理。根据不同的虚证应用不同的扶正方药。气血两虚者用八珍汤加减；肝肾阴虚者用六味地黄丸合一贯煎加减；肾阳虚者用肾气丸加减；气阴两虚者用六味地黄丸合四君子汤加减；肺肾阴虚者用百合固金汤或沙参麦冬汤加减。针对化疗不良反应的治疗，瘀血内阻者以活血化瘀为法，用桃红四物汤加减；湿热内蕴者以清热利湿为法，用四妙散合茵陈蒿汤加味；寒湿内盛者以温化寒湿为法，用附子理中丸加减；肾阳虚者以温阳补肾为法，用肾气丸或右归丸加减。在化疗过程中，适时辨证使用中药，可以减轻化疗引起的恶心呕吐、心慌、头痛、疲乏等症状，增强患者战胜疾病的信心，使其配合治疗。对因化疗引起的肝肾功能异常、白细胞减少有较好的疗效。

（二）术中

化疗、放疗因为其对细胞的毒性，通常情况都会出现并发症，如果并发症十分严重，需要医生正确、及时地应对，减少对患者的伤害。最常见的有以下几种，恶心、呕吐、食欲不振、周身乏力、厌油腻等。中医辨证主要为脾胃不和，治疗以和胃降逆、消食导滞、健脾调中为主，可予以橘皮竹茹汤合保和丸加味。化疗引起骨髓抑制可以表现为白细胞下降，机体抵抗力减低，容易引起感染性疾病；血小板低下出现出血性疾病或紫癜；或者引起红细胞、血红蛋白下降出现贫血，出现头晕、心悸心慌、面色㿠白、唇舌淡白、疲乏肢软等。中医辨证主要为脾虚，气血生化乏源，肾虚精不化血，或脾肾两虚，中医治疗主要以健脾生血，补肾养精，或脾肾双补为主，可选补中益气汤、归脾汤、左归丸、健脾益肾冲剂等加减。

（三）术后

该阶段治疗的目的是恢复机体免疫功能，消除残留的癌细胞，以巩固疗效，防止复发、转移。其治疗原则是在辨病的前提下，进行辨证论治，整体调理，主要是针对一些术后并发症的处理。如常见的低热、盗汗、食欲减退。

临床经典案例

卜某，男，11岁。因"右大腿疼痛、活动受限20余天"于2023年7月就诊。

【现病史】患者于2023年6月因不慎摔伤出现右大腿下段疼痛，伴活动稍受限，为求诊治，前往湖南省娄底市新化县中医院就诊，行X线示"右股骨远端骨质改变，骨肉瘤可能"，建议患者前往上级医院进一步诊疗，遂于2023年7月5日前往我院就诊。

患者自起病以来，精神、饮食、睡眠、大小便未见特殊异常，近期体重无异常改变。

【既往史】一般健康状况良好。否认高血压、冠心病、糖尿病等慢性疾病病史。否认有肝炎、结核等传染病病史。预防接种史不详。否认手术、外伤史。否认输血史。否认有食物、药物过敏史。

【体格检查】右大腿下段局部稍肿胀，局部无明显破溃及静脉曲张，右大腿下段深压痛，局部可扪及肿大的软组织肿块，边界欠清，位置固定，右膝关节因疼痛致活动稍受限，远端无明显麻木不适，全身其余处关节活动及感觉尚可，右腹股沟及全身其余处浅表淋巴结未扪及肿大。

【影像学检查】股骨 MRI：右股骨下段异常骨质改变，考虑骨肉瘤可能（图 10-2-1，图 10-2-2）。右侧肱骨中上段异常信号，性质待定，良性骨肿瘤伴病理性骨折？右侧上臂周围软组织水肿。右侧肱骨中上段囊肿可能（76 mm×20 mm×20 mm）、并病理性骨折；周围软组织稍肿胀。

【诊断】

中医诊断：骨瘤，气滞血瘀证。

西医诊断：

① 股骨肉瘤（右）？

② 股骨病理性骨折。

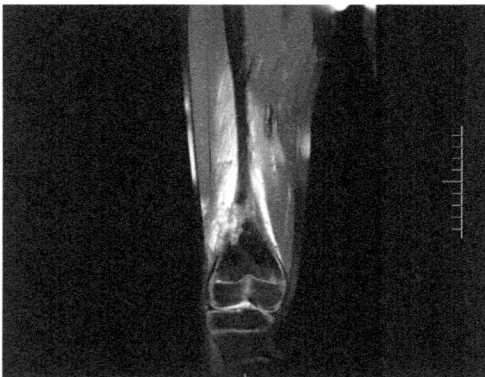

图 10-2-1 术前股骨 MRI（1）

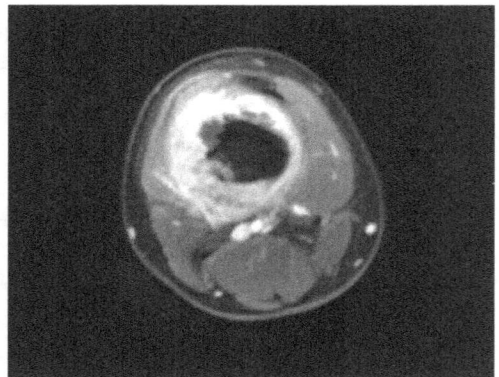

图 10-2-2 术前股骨 MRI（2）

【治疗】

1. 术前

大腿下段疼痛，伴活动稍受限，右大腿下段局部稍肿胀，局部无明显破溃及静脉曲张。精神、饮食、睡眠、大小便未见特殊异常，近期体重无异常改变。

（1）针法：取膝阳关、阳陵泉、环跳、委中、昆仑、肾俞穴、阿是穴。操作要点：以上穴位中等强度刺激，留针 30 分钟，体针 5 组，每日 1 次。

（2）灸法：隔姜灸。穴位：中脘、内关穴、足三里。操作要点：将新鲜老姜切成厚度为 2 mm 的薄片，在表面扎数个小孔，放置于穴位上，然后将艾绒制成圆锥形艾塔，放于姜片上点燃，每个穴位灸 3 ～ 5 壮，以皮肤发红、发热不烫伤为度。

（3）化学疗法：于 2023 年 7 月 14 日至 2023 年 8 月 24 日开始行骨肉瘤综合治疗。于 2023 年 11 月 29 日患者已完成新辅助化疗 3 周期（表 10-2-1）。

表 10-2-1 术前化疗方案

化疗周期	化疗日期	医院	方案及剂量	疗效
1 个周期	2023 年 8 月 24 日起	我院	顺铂 25 mg，d1 ～ d3； 多柔比星脂质体 60 mg，d1	-
1 个周期	2023 年 9 月 11 日起	我院	异环磷酰胺 2 g，d1 ～ d4	-
1 个周期	2023 年 9 月 27 日起	我院	甲氨蝶呤 8 g，d1	-
2 个周期	2023 年 10 月 11 日起	我院	顺铂 20 mg，d1 ～ d3； 多柔比星脂质体 40 mg，d1	PR
2 个周期	2023 年 10 月 27 日起	我院	异环磷酰胺 2 g，d1 ～ d4	PR
2 个周期	2023 年 11 月 9 日起	我院	甲氨蝶呤 8 g，d1	PR
3 个周期	2023 年 11 月 29 日起	我院	多柔比星脂质体 40 mg，d1	PR

2．术中

（1）术中诊断：

① 右股骨肉瘤；

② 股骨病理性骨折。

（2）手术经过：取右膝外侧纵形切口，长约 30 cm，切除原活检通道，起于右大腿中段外侧，向下经髌骨外侧缘，止于胫骨结节下方外侧缘。逐层切开皮肤、皮下，电刀止血，切开深筋膜后暴露术区，探查肿物位于股骨外侧髁，并形成软组织肿物。切除外侧髁部股外侧肌，探查股血管神经连续性存在，予以牵开保护，沿关节囊外侧缘切开关节囊，下内侧沿髌韧带外侧缘止于胫骨结节处，切开髌上囊，清除髌前脂肪垫，将髌骨外侧翻开，切除关节内脂肪垫及滑膜组织，显露膝关节前部，探查部分病变组织突于髁间窝软骨面下，屈膝 90°，切开外侧关节囊，离断内外侧副韧带、交叉韧带、切除内外侧半月板，牵开间隙后切开关节囊，于膝后游离股动、静脉及胫神经，牵开后保护，距腓肠肌内外侧头股骨止点 2 cm 切断。距股骨肿瘤近端 5 cm 处为截骨平面（与术前定位片及关节假体长度一致），共截骨长 19 cm，连同所在股中间肌、部分内外侧肌一并切除，髓腔骨蜡填充止血，创面彻底止血，过氧化氢溶液、蒸馏水反复冲洗伤口，更换手套、器械，屈膝 90°，安置胫骨平台导向器定位，截除胫骨平台约 8 mm，开口器胫骨面开口，扩髓，试模，同时于股骨断端予髓腔钻依次扩髓腔，反复灌洗髓腔，止血，安装肿瘤膝关节假体后检查力线正常，假体关节活动可，双下肢长度一致，再次灌洗髓腔、止血后于股骨髓腔安装远端塞，调和骨水泥致拔丝状，双侧髓腔注入骨水泥，分装假体，加压 8 min，至骨水泥固化，同时去除多余骨水泥。放置止血纱止血，并安置负压引流管两根。抗菌微桥及鱼骨线缝合股外侧肌断端及周围肌群覆盖假体，皮内缝合伤口，无菌敷料覆盖，加压包扎。

3.术后

（1）术后主要诊断：

① 右股骨肉瘤；

② 右股骨病理性骨折。

（2）西医治疗。

1）药物治疗：予以头孢唑林预防感染、赖氨匹林止痛、甘油果糖消肿及补液等对症治疗；因患者术前禁食和手术时间长，故予以醋酸钠林格补充营养，予以罗沙替丁预防应激性溃疡。

2）康复治疗：予以心电监测、血氧饱和度监测、持续上氧及测血压。维持患肢外固定架固定。注意观察肢端血运及感觉，注意观察伤口渗血情况，注意伤口引流量，保持引流通畅。

3）化学疗法：术后患者恢复可，伤口对合可（图 10-2-3）。2024 年 1 月 10 日开始行术后辅助治疗第 1 周期（表 10-2-2）。

表 10-2-2 术后化疗方案

化疗周期	化疗日期	医院	方案及剂量	疗效
1 个周期	2024 年 1 月 10 日起	我院	顺铂 20 mg，d1～d3； 多柔比星脂质体 60 mg，d1	SD
1 个周期	2024 年 2 月 1 日起	我院	甲氨蝶呤 9 g，d1	SD
1 个周期	2024 年 2 月 21 日起	我院	异环磷酰胺 2 g，d1～d5	SD
2 个周期	2024 年 3 月 12 日起	我院	顺铂 20 mg，d1～d3； 多柔比星脂质体 60 mg，d1	SD
2 个周期	2024 年 4 月 10 日起	我院	甲氨蝶呤 9 g，d1	SD
3 个周期	2024 年 4 月 25 日起	我院	异环磷酰胺 2 g，d1～d5	SD

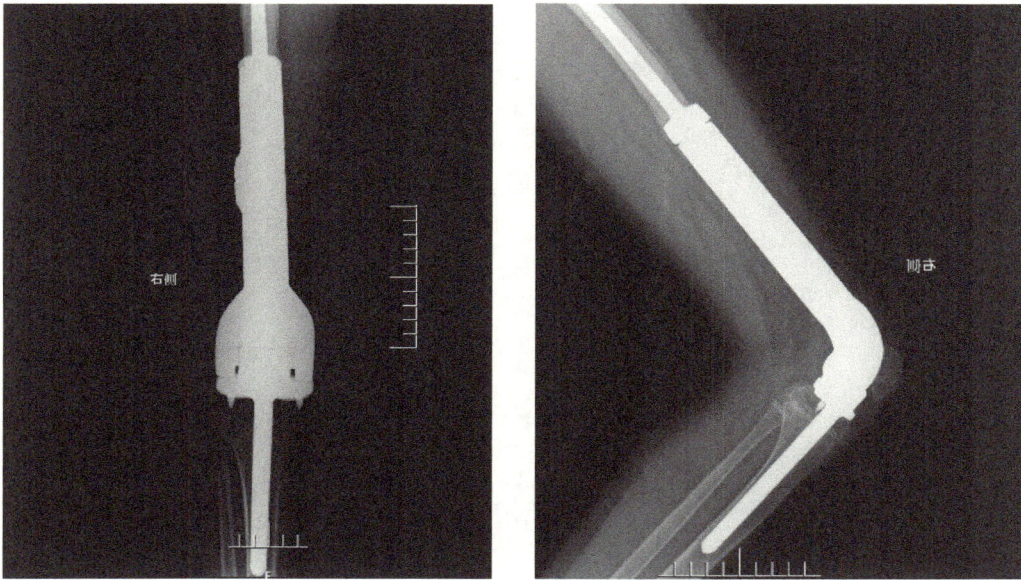

图 10-2-3　术后 X 线片

术后及化疗后病理学检查结果（图 10-2-4，图 10-2-5）：

图　像：

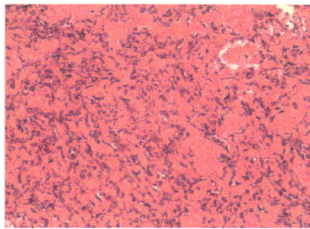

镜下所见：

病理诊断：
常规报告：
　　经脱钙：（右股骨肿瘤）考虑骨肉瘤，请结合临床及影像学综合分析。

图 10-2-4　股骨病理学检查

图 像：

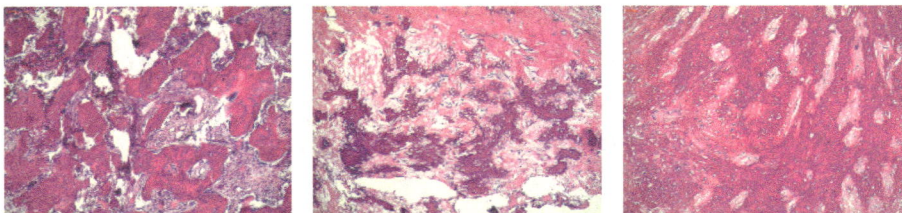

镜下所见：

病理诊断：

常规报告：

　　骨肉瘤化疗后：（右股骨肿瘤）经脱钙处理，检材见大片纤维组织增生伴坏死、陈旧性出血及多核巨细胞反应，区域见骨母细胞及骨样基质残存，不排骨母细胞型（硬化型）骨肉瘤，请结合活检结果及影像学结果综合分析，肿瘤成分坏死大于50%且小于90%，考虑化疗后反Ⅱ级（Huvos评分），残存肿块大小约3*3*1.7cm。（骨髓切缘）未见瘤。

图 10-2-5 化疗后病理学检查

（3）中医治疗。

1）中医内治法：术后患者右侧头部皮肤可见一肿物，高出皮肤表面，右腿疼痛较前稍缓解，稍有肿胀，根据患者症状及舌脉象，中医治以活血化瘀、通络止痛，予以四物汤加减。具体中药组成如下：当归10 g，三七粉9 g，苏木10 g，黄芪20 g，甘草10 g，川芎15 g，醋没药10 g，醋鳖甲10 g，炒地龙10 g，红花10 g，党参10 g，续断10 g，蜈蚣5条，赤芍10 g，醋延胡索15 g，土鳖虫10 g，醋五灵脂10 g。共5剂，水煎服，每日一剂，早晚分两次温服。

2）中医外治法。

① 予以中医定向透药疗法、灸法（足三里、天枢、涌泉双侧）、穴位贴敷治疗（足三里、三阴交、涌泉、血海双侧）等中医特色治疗调腑通络。

② 体针治疗。

治法：治以补气活血、伸筋止痛。

取穴如下（肢体穴位取双侧）：

百 会		三阴交		丰 隆		气 海	
关 元		足三里		上巨虚		阴陵泉	
膝阳关		血 海		中 脘		阳陵泉	
曲 池		环 跳		四 渎		太 冲	
合 谷		足临泣		公 孙		太 溪	
委 中		外 关		秩 边		神 门	

以上穴位中等强度刺激，留针30 min，体针5组，每日1次。

头皮针取穴：顶颞前斜线丨，顶中线丨。

头皮针平刺进针、中等强度刺激，留针 30 min，每日 1 次。

腕踝针：上 5|、下 2|。腕踝针沿皮下进针，留针 30 min，每日 1 次。

③ 穴位按摩：选穴为内关、足三里、中脘穴。通过按揉法操作以上穴位，每天 2 次，每次每个穴位 2 min，以改善胃肠功能促进病情的康复。

④ 耳穴治疗：取神门、交感、肾、肝、脾等耳穴，使用医用籽耳贴贴敷。

【总结】本案例中患者右侧股骨肉瘤，伴有病理性骨折，骨折移位明显，非手术治疗效果不佳，需要手术治疗，有明确的手术适应证故选择下行右股骨瘤段切除＋人工膝关节置换术。中医治疗上，患者气滞血瘀所致下肢部僵硬疼痛，故术前予以针刺关元、大椎、气海、命门、足三里、神阙、膏肓穴治疗，缓解其下肢部的疼痛及水肿。并兼采用灸法和化学疗法行气活血，伸筋止痛。术后患者因机体长期劳损而致易于反复，预后平平。以行气活血、化瘀止痛为法，以四物汤加减。方中熟地黄甘温味厚，入肝、肾，质润滋腻，为滋阴补血之要药，用为君药。当归补血和血，与熟地黄相伍，既增补血之力，又行营血之滞，为臣药。白芍养血敛阴，柔肝缓急，与地、归相协则滋阴补血之力更著，又可缓急止痛；川芎活血行气，与当归相协则行血之力益彰，又使诸药补血而不滞血，二药共为佐药。术后患者右侧头部皮肤可见一肿物，高出皮肤表面故辨证为气血瘀滞证。术后配合针刺治疗可补气活血、伸筋止痛，促进骨肿瘤患者术后康复。如天枢穴、中脘穴分别为大肠、胃的募穴，针刺具有调理中焦气机、通达六腑、促进气机升降的作用。合谷穴是手阳明大肠经的原穴，可以达到镇静止痛、通经活络的作用。调理机体让患者配合术后化疗，增加化疗的依从性。综上，中医治疗可加快四肢肿瘤患者术后康复，有望进一步改善患者预后。

临床经典案例

王某，男，14 岁。患者于 1 天前与同学掰手腕时感右上臂疼痛。

【现病史】患者于 1 天前与同学掰手腕时感右上臂疼痛，到湖南省邵阳县人民医院完善"四肢骨关节正位片"检查，提示："考虑右肱骨中上段骨囊肿"，今为进一步治疗前来就诊，门诊以"右肱骨囊肿"收入院。现症见右上臂疼痛明显，稍有肿胀，活动后疼痛加重，患者精神状态良好，无恶寒发热，饮食正常，夜寐安，体重无明显变化，大便正常，小便正常。

【既往史】10 余年前因不慎被玻璃割伤行"左侧上肢静脉、神经吻合术"。

【体格检查】右上臂稍有肿胀，活动后疼痛明显。中上段压痛阳性，肢端血运及感觉正常。

【影像学检查】四肢骨关节正位片：考虑右肱骨中上段骨囊肿。右侧肱骨中上段异常信号，性质特定，良性骨肿瘤伴病理性骨折？右侧上臂周围软组织水肿。右侧肱骨中上段囊肿可能 (76 mm×20 mm×20 mm)，合并病理性骨折；周围软组织稍肿胀。

【诊断】

（1）中医诊断：骨瘤，气滞血瘀证。

（2）西医诊断：

① 肱骨骨囊肿；

② 肱骨病理性骨折。

【治疗】

1. 术前

现症见右上臂疼痛明显，稍有肿胀，活动后疼痛加重。

（1）针法：取膻中、中脘、合谷、太冲、行间、章门、期门穴。操作要点：以上穴位中等强度刺激，留针30分钟，体针5组，每日1次。

（2）灸法：隔姜灸。穴位：气海、关元、三阴交。操作要点：将新鲜老姜切成厚度2 mm的薄片，在表面扎数个小孔，放置于穴位上，然后将艾绒制成圆锥形艾塔，放于姜片上点燃，每个穴位灸3～5壮，以皮肤发红、发热不烫伤为度。

2. 术中

（1）术中诊断：右侧肱骨骨囊肿并伴有病理性骨折及周围软组织水肿。

（2）手术经过：臂丛神经阻滞麻醉成功后（图10-2-6，图10-2-7），患者仰卧位，常规消毒铺无菌巾。切口膜保护。取右肩臂前侧切口，逐层切开，于胸大肌三角肌入路，保护头静脉，显露骨肿瘤病损，见骨折短缩移位，病损肿瘤骨皮质变薄，内容为暗紫不规则形软组织，给予彻底刮除并留标本病检，反复冲洗髓腔，植入同种异体骨15 g。骨折复位后将两枚直径为2.0 mm的克氏针内固定并于近端外科颈骨骺线下两横行固定针，远侧纵行两枚固定针，连两纵碳素杆及两横碳素固定，检查固定装置牢固，术中透视见植骨填充良好，骨折复位良好，内固定物及外固定支架在位牢靠。冲洗，查无活动性出血，检查器械纱布无误后，关闭创口并下引流管，包扎。安返病房，标本送病理检查。

右肱骨动脉瘤样骨囊肿、病理性骨折（图10-2-8～图10-2-11）。

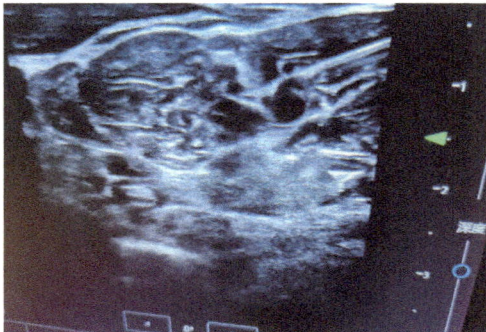

图10-2-6 超声引导下臂丛神经阻滞
（肱骨肿瘤）

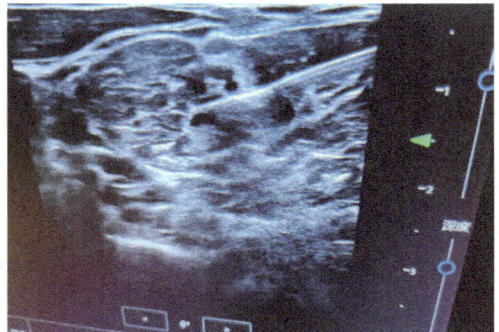

图10-2-7 超声引导下肌间沟臂丛神经阻滞
（肱骨肿瘤）

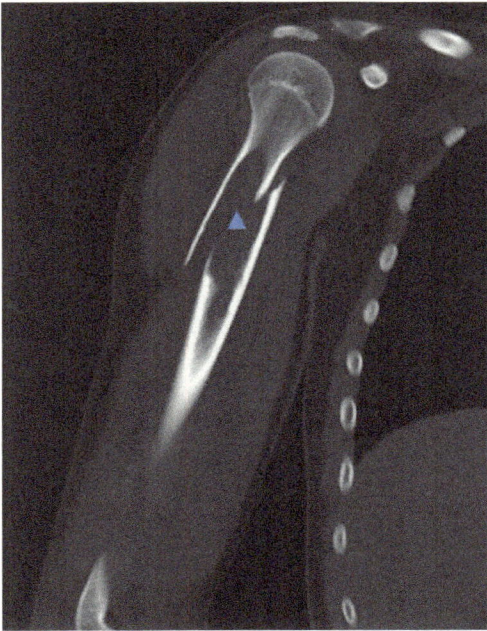

右侧上段囊性低密度灶（蓝色三角形所指处），
病理性骨折。

图 10-2-8 肱骨 CT 冠状位

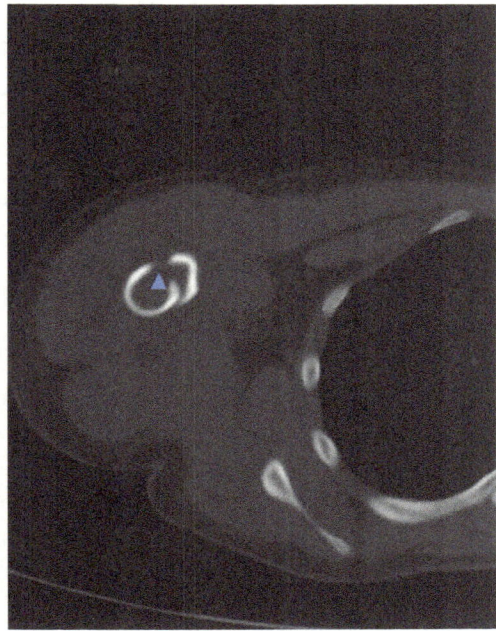

骨窗图像，多方位观察右侧肱骨上段的囊性低
密度灶（蓝色三角形所指处）

图 10-2-9 肱骨 CT 横断位

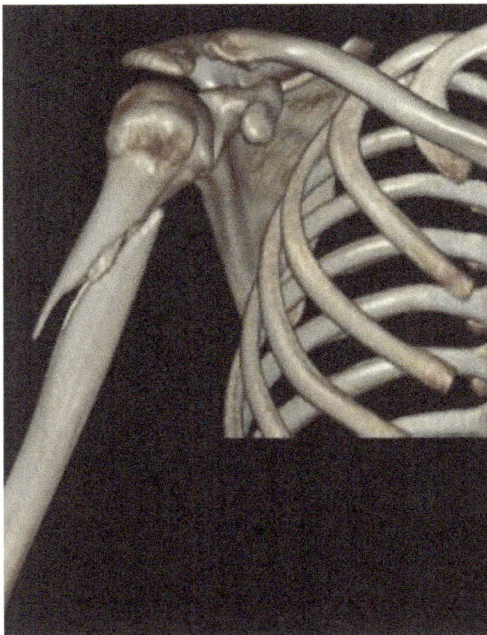

右侧肱骨上段骨折（注意，此图无蓝色三角形
标记）。

图 10-2-10 肱骨 CT 三维成像

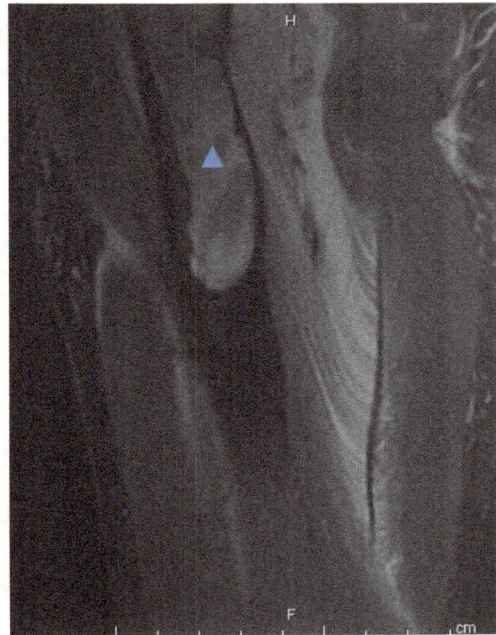

显示右肱骨上段囊性长 T2 信号灶及邻近骨皮
质变薄，并周围软组织水肿。

图 10-2-11 肱骨 MRIT2 抑脂序列成像

（3）术后复查 X 线片（图 10-2-12）。

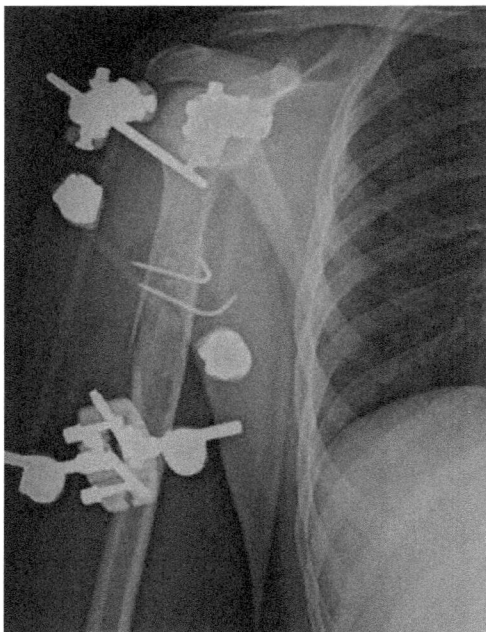

右肱骨上段病灶刮除、骨水泥填充，可见外固
定支架，骨折断端对齐。

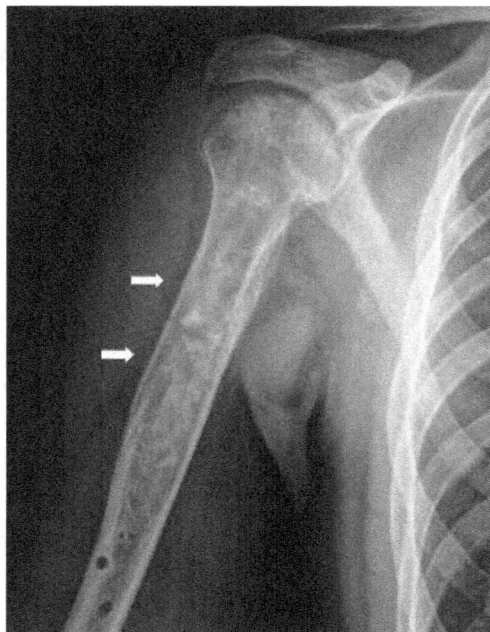

术后 4 个半月去除外固定支架复查，骨折断端
已基本愈合，骨折上段病灶密度已逐渐增高。

图 10-2-12 术后 X 线片

3．术后

（1）术后主要诊断：右侧肱骨骨囊肿并伴有病理性骨折及周围软组织水肿（图
10-2-13）。

（2）西医治疗。

药物治疗：予以头孢唑林预防感染、赖氨匹林止痛、甘油果糖消肿及补液等对症治
疗，使用骨肽注射液促进骨的修复。

康复治疗：予以心电监测、血氧饱和度监测、持续上氧及测血压。维持患肢外固定
架固定。注意观察肢端血运及感觉，注意观察伤口渗血情况，注意伤口引流量，保持引
流通畅。术后护理石膏外固定，注意保护植骨。尽早予以肩肘关节适度功能活动，防止
发生僵硬而功能丧失。

病理类型：其他　　　　取材部位：肱骨　　　　　　　　送检标本：肱骨病灶刮除组织
临床诊断：骨肿瘤

大体所见：
　　灰红碎组织，直径5.5cm，全取制片。

镜下所见：
　　凝血组织内见纤维、肉芽组织增生，周边见反应性骨组织增生，骨小梁周围围绕骨母细胞。

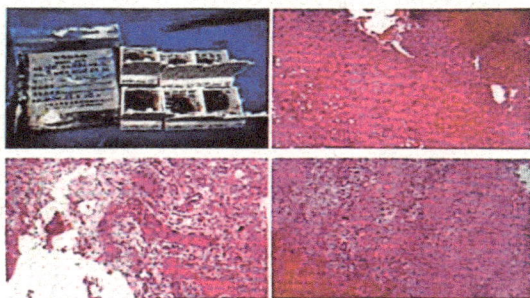

会诊意见：
　　（肱骨病灶刮除组织）凝血组织内见纤维、肉芽组织增生，周边见反应性骨组织增生，病变考虑动脉瘤样骨囊肿，请结合临床所见。

图 10-2-13 肱骨骨囊肿病理学检查

（3）中医治疗。

1）中医内治法：术后患者病情有明显康复与好转，但本病病位在筋骨，病性属实证，预后一般。根据患者症状及舌脉象，中医治以活血化瘀。通络止痛，具体中药组成。当归10 g，三七粉9 g，苏木10 g，黄芪20 g，甘草10 g，川芎15 g，醋没药10 g，醋鳖甲10 g，炒地龙10 g，红花10 g，党参10 g，续断10 g，蜈蚣5 条，赤芍10 g，醋延胡索15 g，土鳖虫10 g，醋五灵脂10 g。5 剂，水煎服，日一剂、早晚分两次温服。

2）中医外治法：予以中医定向透药疗法、灸法（足三里、天枢、涌泉双侧）、穴位贴敷治疗（足三里、三阴交、涌泉、血海双侧）等中医特色治疗调腑通络。

3）体针治疗。

治法：补气活血、伸筋止痛。

取穴如下（肢体穴位取双侧）：

百 会		三阴交		丰 隆		气 海	
关元		足三里		上巨虚		阴陵泉	
支沟		血 海		中 脘		列 缺	
曲池		手三里		四 渎		太 冲	
合谷		足临泣		公 孙		太 溪	
后溪		外 关		天 枢		神 门	

以上穴位中等强度刺激，留针 30 min，体针 5 组，每日 1 次。

头皮针取穴：顶颞前斜线 |，顶中线 |。

头皮针平刺进针、中等强度刺激，留针 30 min，每日 1 次。

腕踝针：上 5|、下 2|。腕踝针沿皮下进针，留针 30 min，每日 1 次。

4）穴位按摩：选穴为内关、足三里、中脘穴。通过按揉法操作以上穴位，每天 2 次，每次每个穴位 2 分钟，以改善胃肠功能促进病情的康复。

5）耳穴治疗：取神门、交感、肾、肝、脾等耳穴，使用医用籽耳贴贴敷。

【总结】本案例中患者右侧肱骨骨囊肿并伴有病理性骨折及周围软组织水肿，非手术治疗效果不佳，需要手术治疗。患者有明确的手术适应证，故选择肱骨肿瘤切除加肱骨植骨术。中医治疗上，中医诊断为骨瘤，患者气滞血瘀所致上肢部疼痛肿胀，故术前予以针刺治疗，缓解其上肢部的疼痛及水肿。并兼用灸法行气活血，伸筋止痛。术后患者病情有明显康复与好转，但本病病位在筋骨，病性属实证，预后一般。以行气活血，化瘀止痛为法。采用的方剂中包含当归、三七粉、苏木、黄芪等多味中药。当归、川芎、红花等具有活血化瘀的功效；黄芪、党参可补气养血；醋没药、醋五灵脂等能止痛消肿；续断有助于筋骨的恢复。通过这些中药的协同作用，促进患者术后的康复。术后配合针刺膻中、中脘、合谷、太冲、行间、章门、期门穴治疗可补气活血、伸筋止痛，促进骨瘤患者术后康复。如天枢穴、中脘穴分别为大肠、胃的募穴，针刺具有调理中焦气机、通达六腑、促进气机升降的作用。合谷穴是手阳明大肠经的原穴，可以达到镇静止痛，通经活络的作用。综上，中医治疗可加快骨瘤患者术后康复，有望进一步改善患者预后。

参考文献：

[1] 李世兴，朱树华，李双宏，等．论中医经络对肿瘤病的康复研究 [C]．// 首届全国中医肿瘤高峰论坛论文集．2012: 290-292.

[2] 李珂欣．论四肢软组织肿瘤及肿瘤样病变 MRI 诊断发展前景 [J]．中国医疗器械信息，2021，27(18): 18-20，93.

[3] 曾玮，李刚，刘智，等．骨形态发生蛋白复合物联合自体红骨髓移植治疗四肢良性骨肿瘤与瘤样病变 [J]．中国骨伤，2010，23(10): 788-789.

[4] 宁嘉颖．中药配方泡四肢防治奥沙利铂致周围神经毒性临床观察 [J]．中国中医药现代远程教育，2024，22(18): 143-146.

[5] 毕荣修．冻干骨块在四肢骨肿瘤刮除术后的应用 [J]．中国修复重建外科杂志，2003，17(6): 507.

[6] 冯茜茜，韩福刚，何晓鹏，等．基于 MRI-T_1WI 增强图像的纹理分析在鉴别四肢良恶性软组织肿瘤中的应用价值 [J]．临床放射学杂志，2021，40(08): 1563-1567.

[7] 赵杰. 保留自身关节的保肢术治疗肱骨恶性骨肿瘤：术式选择与临床应用 [D]. 济南：山东中医药大学，2020.

[8] 李红玲，魏清柱，莫超华，等. 非典型硬化性骨母细胞肿瘤临床病理学分析 [J]. 中华病理学杂志，2022，51(8): 758-760.

[9] 张广军，张传厚，王琛，等. 侵袭性骨肿瘤保肢关节功能重建手术方法探讨 [J]. 中华肿瘤防治杂志，2007，14(11): 862-863.

[10] 李菁，陈晓霞，张弛，等. 基于"肝肾同源"理论治疗骨性癌痛 [J]. 中医药导报，2021，27(1): 201-203，210.

第十一章　血液系统肿瘤

| 第一节　恶性淋巴瘤 |

一、淋巴瘤的概述

（一）流行病学

淋巴瘤是我国常见的恶性肿瘤，是一组起源于淋巴结和（或）结外淋巴组织，由单个突变淋巴细胞克隆性增生而形成的高度异质性恶性肿瘤，可分为霍奇金淋巴瘤（Hodgkin lymphoma，HL）和非霍奇金淋巴瘤（non- Hodgkin lymphoma，NHL）两大类。

HL 在欧美国家较常见，美国的年发病率为 2.9/10 万，占所有恶性肿瘤的 1%，约占恶性淋巴瘤的 30%。在我国 HL 较少见，年发病率为 0.6/10 万，年新发病例约 8000 例。根据对我国 9828 例恶性淋巴瘤的分析，HL 占恶性淋巴瘤的 4.3%。HL 的年龄分布有一定的特点，欧美国家的 HL 发病有两个明显的年龄高峰，第一个高峰年龄在 20 岁左右，第二个高峰年龄 >50 岁。发展中国家的第一高峰不很明显。儿童的 HL 以男孩多见，约占 85%。

NHL 是发病患者数量增加最快的恶性肿瘤。据 WHO 统计，目前全球每年约有 35 万例新发 NHL，死亡超过 20 万例。2015 年，国家癌症中心肿瘤登记资料显示，淋巴瘤发病顺位第 11 位，死亡顺位第 10 位，发病有年龄、性别、地域、城乡等差异，每年发病患者数约为 10.15 万，发病率为 5.56/10 万，死亡人数为 4.70 万，死亡率为 2.47/10 万，而且地域之间、城乡之间的差异明显。发病高峰年龄为 75 ～ 79 岁，男性多于女性，城市高于农村，以 NHL 淋巴瘤多见。发达国家的发病率高于发展中国家。我国淋巴瘤发病率及死亡率处于全球低发水平，但均呈上升趋势。2020 版最新全球癌症统计结果显示，NHL 全球新发病例居全部恶性肿瘤的第 13 位，分别位居男性（6.9/10 万）、女性（4.8/10 万）恶性肿瘤发病率前 10 位，全球死亡病例数居全部恶性肿瘤排名的第 12 位。在我国，恶性淋巴瘤的疾病负担一直处于上升状态，且高于全球负担增长率。

（二）西医病因与发病机制

淋巴瘤的病因和发病机制尚未完全明确。一般认为，淋巴瘤的发生与感染、免疫缺陷、遗传因素有关。

1．感染因素

感染 EB 病毒（EBV/HHV-4）与 Burkitt 淋巴瘤、NK/T 细胞淋巴瘤的发病密切相关，EBV 的致瘤机制认为有两种可能途径：

① EBV 感染宿主将病毒基因整合到宿主基因组中，诱发产生肿瘤。

② 病毒基因组编码的产物诱导和促进肿瘤的发生，如 EBV 编码的 LMP1 膜蛋白，能够抑制细胞 DNA 损伤修复，并激活 NF-KB、PI3K/Akt 通路及其他信号传导通路，促进肿瘤的发生。人 T 细胞白血病病毒 I 型（human T cell leukemia virus, HTLV-I）与成人 T 细胞白血病 / 淋巴瘤发生相关；HTLV-Ⅲ 与 T 淋巴细胞皮肤淋巴瘤有关。人类疱疹病毒 8（HHV-8）则与渗出性淋巴瘤和 Castleman 病有关。HIV 感染使 $CD4^+T$ 细胞减少、耗竭，导致患者发生各种肿瘤，最常见的为淋巴瘤。幽门螺杆菌（helicobacter Pylori, Hp）感染与胃黏膜相关性淋巴组织淋巴瘤（胃 MALT 淋巴瘤）有关，部分患者经过根除 Hp 治疗即可使淋巴瘤缓解。此外，HBV、HCV 与 NHL 具有一定的相关性。

2．免疫缺陷因素

免疫缺陷、免疫功能低下和自身免疫性疾病能够增加淋巴瘤的发生风险。获得性免疫缺陷比遗传性免疫缺陷更常见，如获得性免疫缺陷患者发生淋巴瘤的风险高出正常人群 60 倍以上。器官移植后长期应用免疫抑制剂者引起的恶性肿瘤 1/3 为淋巴瘤，心脏移植患者风险系数最高。原发性免疫缺陷病（如无丙种球蛋白血症）和自身免疫性疾病（如干燥综合征、桥本甲状腺炎）患者淋巴瘤发病率显著高于普通人群。

3．遗传因素

慢性淋巴细胞性白血病 / 小淋巴细胞淋巴瘤的一级亲属中发生淋巴瘤的风险增加 2～7 倍。某些类型的淋巴瘤常存在重现性的染色体缺失或扩增、易位和基因突变等遗传学异常。这些遗传学改变可引起癌基因的激活和（或）肿瘤抑制基因的失活，造成淋巴细胞恶性增殖，形成淋巴瘤。

4．环境因素

长期接触某些化学物质，如农药、染发剂、有机溶剂等，可能增加淋巴瘤的发病风险。这些化学物质可能具有致癌性，通过吸入、皮肤接触或摄入等途径进入人体后，对淋巴细胞产生毒性作用，导致细胞发生突变。

（三）中医病因病机

淋巴瘤根据其临床表现，可归为中医学"石疽""阴疽""恶核""瘰疬""痰核"

这一类疾病的范畴。目前中医文献中未见有淋巴瘤之病名，但有不少类似淋巴瘤的记载。《诸病源候论》卷三十三："此由寒气客于经络，与血气相搏，血涩结而成疽也。其寒毒偏多，则气结聚而皮厚，状如痤疖，硬如石，故谓之石疽也。"王肯堂曰："石疽生腰胯之间，肉色不变，坚硬如石，经月不溃者，此系属少阳、阳明二经积热所致。邪毒固结，元气不足，故不能起发。若黑陷不起，麻木不痛，呕哕不食，精神昏乱，脉散或代者死。"《外科证治全书》写道："石疽初起如恶核，坚硬不痛，渐大如拳。急以阳和汤、犀黄丸每日轮服，紫元丹间服可消。"《圣济总录》曰："石疽与石痈之证同，比石痈为深，以寒客经络，气血结聚而不得散，隐于皮肤之内，如石。治石疽坚硬，皮色深赤，恶寒壮热，一二日未脓者下之。"通常情况下，以"石疽""瘰疬"等中医病名代指西医学的淋巴瘤。

近年来，中医多从"郁火相凝，隧痰失道"（《外科正宗》）、"痰挟瘀血，遂成窠囊"（《丹溪心法》）等方面阐释淋巴瘤的病机及治疗。中医学认为恶性淋巴瘤发生并非单独病因病机所致，正气盛衰、情志因素、脏腑功能等均可导致淋巴瘤的发生。关于恶性淋巴瘤的发生发展，正气虚弱是根本。情志不遂亦可诱发恶性淋巴瘤，其次脏腑功能失调，前人有言"脾肾不足及虚弱失调之人，多有积聚之病"。目前各家对其病因的认识主要集中在"虚、痰、滞、瘀、毒"5个方面。其中，林洪生认为，该病基础是自身正气亏虚和脏腑的阴阳失调，主要病机是脾肾功能受损，其核心病因在于产生癌毒。另有学者提出"淋巴玄府"理论，认为淋巴瘤的病机与玄府郁闭有关。陈锦峰等认为其有关因素可归纳为外界环境、自身情志及机体状况等。自身正气亏虚、情志失常，再加上外感六淫，可致五脏六腑阴阳失调，继而形成痰凝、气滞、毒瘀等，久积成恶核。《恶性肿瘤中医诊疗指南》将恶性淋巴瘤分为气虚证、阴虚证、血虚证、痰湿证、血瘀证、气滞证。

二、淋巴瘤的西医治疗

第一阶段，最大限度地降低肿瘤负荷；第二阶段，重建骨髓和免疫功能；第三阶段，强化肿瘤治疗使残存瘤细胞降到很少或消失；第四阶段再转为提高免疫功能，使病情巩固。近年来采用合理、有计划的综合治疗，疗效有了进一步的提高，霍奇金淋巴瘤60%～90%可治愈，非霍奇金淋巴瘤50%以上可以长期缓解。

目前淋巴瘤的西医治疗主要以化疗联合靶向治疗、放疗及等待观察为主。侵袭性淋巴瘤的治疗，通常选择以化疗为基础的综合治疗模式；惰性淋巴瘤的治疗，则需要根据治疗指征来决定开始治疗的时机。化疗是淋巴瘤治疗的主要手段之一。通过使用化学药物杀死或抑制肿瘤细胞的生长。不同类型的淋巴瘤采用的化疗方案有所不同。例如，对于霍奇金淋巴瘤，常用的方案有 ABVD 方案（阿霉素、博来霉素、长春新碱、达卡巴嗪）等；对于非霍奇金淋巴瘤，根据不同的病理类型和分期，可选择 CHOP 方案（环磷酰胺、阿霉素、长春新碱、泼尼松）等。化疗通常需要多个疗程，每个疗程之间有一定的间隔时间，以让患者的身体有时间恢复。放疗是利用高能射线杀死肿瘤细胞。对于某些早期淋巴瘤患者，单纯放疗可能达到治愈的效果。对于中晚期患者，放疗可作为化疗后的辅助治疗，以控制局部肿瘤的生长。放疗的不良反应主要包括皮肤不良反应、疲劳、恶心、呕吐等，一般在治疗结束后会逐渐缓解。对于一些高危、复发或难治性淋巴瘤患者，造血干细胞移植可能是一种有效的治疗方法。包括自体造血干细胞移植和异基因造血干细胞移植。自体造血干细胞移植是先采集患者自身的造血干细胞，经过化疗等预处理后，再将干细胞回输到患者体内，以重建患者的造血和免疫系统。异基因造血干细胞移植则是使用来自健康供者的干细胞，具有更强的抗肿瘤作用，但同时也存在更高的移植相关风险。因此，结合患者的年龄、体力状况、淋巴瘤病理类型、分期及预后因素，在规范化治疗的原则下制订个体化的诊疗方案尤为重要。我国药物研发和制备水平逐渐与国际接轨，国产的创新药及生物类似药与原研药在疗效和毒性方面均具有可比性，是制订临床治疗策略时的重要选择。

三、淋巴瘤的中医治疗

多数学者认为恶性淋巴瘤的病因主要集中在"虚、痰、瘀"三个方面。虚主要是肺脾两虚，盖肺主一身之气，脾主运化水湿，肺脾两虚，脏腑功能失调，水湿留滞不化。痰的成因主要有二，或肺脾两虚水湿停滞，渐至凝结成痰；或兼阴虚有火，炼液成痰。痰的临床表现亦有二，有形之痰如咳嗽之痰；无形之痰则表现为肿块、瘰疬、肿痛、麻木等症候，故有怪病多为痰作祟之说。痰既是病理产物又为继发病因，痰在体内潴留，反又阻碍气机，气血运行失常，形成瘀血。瘀亦为继发病理因素，又常与痰互结。总之，因虚生痰，因痰致瘀，痰瘀互结，而发本病，是本病发生发展的规律。

在对本病病因病机分析的基础上，确定本病治疗原则为扶正祛邪。具体治法有三：一是补虚，二是祛痰，三是化瘀。既然是因虚生痰为主导致的病变。治疗上不可以忽视正虚的因素，补虚当为首要。当然临床更多表现为虚实夹杂的证候，对兼有痰瘀者应是攻补兼施。故本病在祛邪治标的同时应该考虑到治虚以扶正。治痰有两种思路：一是治本为主，从健脾化湿入手，正本清源，不治痰而痰自除；一是治标为主，见痰治痰，或清或化或温。后者可急用或常用，但不可久用。谓见痰不见人，痰除后还可复生。且以峻猛之品攻邪，必定重复伤正，不利于后续的放化疗和康复。痰瘀互结是本病邪实之特征。故治瘀与治痰并施的治法临床最为常见，一般概括为涤痰祛瘀。

（一）辨证论治

1. 寒痰凝结证

症状：颈项、腋下或腹股沟等处肿核，渐渐增大，皮色不变，不痛不痒，质地坚韧，或见神倦乏力，面色无华，形寒怕冷，舌质淡红，苔白腻，脉沉细。

治法：温化寒痰，补气养血。

方药：阳和汤（《外科证治全生集》）加减。组成为熟地黄、鹿角胶、白芥子、炮姜、肉桂、麻黄、当归、丹参、胆南星、甘草。

加减：在临证应用时，应针对本证候特点，可加益气养血之品，如黄芪、党参、白芍、鸡血藤等；若脾气虚弱，食欲不振者，可加炒白术、陈皮、茯苓、焦三仙等；寒痰凝结，痰瘀互阻者，可加法半夏、川芎、红花、桃仁等；痰核坚硬如石者，可加黄药子、壁虎、浙贝母等。

2. 气郁痰结证

症状：胸闷不舒，两胁作胀，脘腹肿块，颈项、腋下或腹股沟等处痰核累累，皮色不变，或局部觉胀，或伴低热、盗汗，舌质淡红，苔薄白或薄黄，脉弦滑。

治法：疏肝解郁，化痰散结。

方药：柴胡疏肝散（《景岳全书》）加减。组成为柴胡、白芍、枳壳、陈皮、香附、川芎、土贝母、甘草。

加减：临证应用时，兼有气阴两虚之证，可加黄芪、党参、熟地黄、玄参等；痰结较重者，可加入法半夏、浙贝母、牡蛎等；肝气郁结，郁热较重者可加入牡丹皮、薄荷、川楝子、郁金等；肝郁脾虚，食欲不振者，可加入石菖蒲、砂仁、焦三仙等；若痰瘀互结，积肿块者，可加入桃仁、红花、三棱、莪术等。

3. 阴虚痰瘀证

症状：形体消瘦，脘腹胀痛，纳呆食少，口渴咽干，失眠多梦，潮热盗汗，恶核累累，症瘕积聚，大便干结，舌质红，少苔，或有瘀斑，脉细数。

治法：补肾养肝，化痰祛瘀。

方药：壮骨丸（《丹溪心法》）加减。组成为黄柏、熟地黄、龟甲、知母、白芍、阿胶、锁阳、干姜、陈皮、土鳖虫。

加减：临床应用时依据虚实夹杂证候特征，可选择加入活血化痰药，如川芎、桃仁、红花、三棱、莪术、地龙、法半夏、土贝母、胆南星等；脾胃虚弱，纳食不香者，可加用石菖蒲、砂仁等；脾阳不振，完谷不化，腹痛腹泻者，可加炮姜、乌药、赤石脂等。

4. 阴阳俱虚证

症状：形体消瘦，口渴咽干，潮热盗汗，大汗淋漓，畏寒肢冷，恶核累累，积聚，大便干结，舌质淡红，苔白，脉细弱。

治法：滋阴温阳，补益肝肾。

方药：肾气丸（《金匮要略》）加减。组成为干地黄、山药、山萸肉、泽泻、茯苓、牡丹皮、炮附子、桂枝。

加减：临床应用时依据本证虚实夹杂的特点，可选择性加入化痰行瘀药，如川芎、丹参、桃仁、红花、三棱、莪术、地龙、半夏、陈皮、胆南星、浙贝母等；脾胃虚弱，食欲不振者，可加用石菖蒲、砂仁、炮姜、黄芪等；脾肾阳虚，完谷不化，腹痛腹泻者，可加延胡索、乌药、赤石脂、石榴皮、椿根皮等。

（二）中医外治

淋巴瘤的中医外治可选择针灸，主要选择毫针法，可分为补法和泻法。

1. 气郁痰结证

太冲、足三里、阳陵泉、曲泉。如气郁化火，症见口干口苦、急躁易怒者，可加悬钟、三阴交；如胸闷、呕恶者，加内关。毫针刺，泻法，不灸，每日1次。

2. 痰热内蕴证

合谷、内关、曲池、尺泽。如见高热不退者，可加手少阳三焦经井穴关冲，点刺出血；如腹胀便秘者，加上巨虚、丰隆。毫针刺，泻法，不灸，每日1次。

3. 肝肾阴虚证

太溪、三阴交、中都、阴谷。如潮热、盗汗者，加鱼际、劳宫；如兼肝火旺盛者，可加太冲、阴陵泉。毫针刺，平补平泻法，不灸，每日1次。

4. 气血两虚证

足三里、三阴交、阴陵泉、血海。如见神疲畏寒者，可加灸命门、气海俞。毫针刺，补法，可灸，每日1次。

此外，对于血小板降低者，可酌情选用刺血拔罐法治疗。体质虚弱、精神紧张者尽量卧位施针。

（三）分型药膳

恶性淋巴瘤中医饮食调理原则为除痰，祛瘀，疏肝散结。戒烟酒，淋巴瘤遇酒则发。适量进食富含蛋白质的食物，有助于补充机体所需营养物质，增强自身免疫力。

335

1. 寒痰凝结证

半夏贝母粥（《疡医大全》——清·顾世澄）

原料：浙贝母 50 g，法半夏 30 g，生姜适量，糯米 200 g。

制作方法：上药共煮汤，以此汤代水煮粥。每日 3 次。

功效：温化寒痰。

适用人群：皮色不变，硬结坚硬如石，面色苍白，神疲乏力的淋巴瘤患者。

2. 气郁痰结证

糯米青皮粥（《本草纲目》——明·李时珍）

原料：糯米 100 g，青皮 20 g，冰糖适量。

制作方法：糯米去杂淘洗干净；青皮水煎 20 min，取药汁砂锅置旺火上，加清水适量，煮开后下糯米，药汁煮稠，调入红糖和匀即成。

功效：理气化痰。

适用人群：胸闷不舒，两胁作胀的淋巴瘤患者。

3. 阴虚痰瘀证

田七炖老鸭（《中医治肿瘤及验案》——林丽珠）（清乾隆时期养生名菜）

原料：田七 6 g，老鸭 1 只，玉竹 20 g。

制作方法：田七打破，玉竹洗净，老鸭去毛及肠脏，纳田七、玉竹入鸭腹内，竹签缝紧，加水慢火炖 3 小时，去竹签，和盐调味，饮汤或佐膳。

功效：滋阴解毒，祛瘀散结。

适用人群：晚期恶性淋巴瘤疼痛纳呆，或肿块溃破、体质虚衰者。

4. 阴阳俱虚证

羊骨粥（《千金翼方》——唐·孙思邈）

原料：羊骨 1000 g，细盐少许，葱白 2 根，生姜 3 片。

制作方法：将鲜羊骨洗净敲碎，加水煎汤，取汤带水，同粳米煮粥，待粥将成时，加入细盐、生姜、葱白调料，烧煮二三沸即可。每日 1～2 次食用。

功效：滋阴扶阳，补益肝肾。

适用人群：恶性淋巴瘤放疗后潮热盗汗，形体消瘦，畏寒肢冷者。

四、中西医结合治疗在淋巴瘤患者围术期的应用

恶性淋巴瘤以化学治疗、放射治疗为主进行综合治疗。外科手术切除和放射治疗为局部治疗；化学治疗、中医中药、生物反应调节剂治疗和造血干细胞移植为全身治疗。

各种治疗手段各有其优缺点。根据疾病发展的不同阶段，合理运用各种治疗方法，可达到取长补短的效果。

（一）术前

1. 西医治疗

放疗和化疗是治疗恶性淋巴瘤的主要手段。二者的联合应用提高了Ⅰ、Ⅱ期淋巴瘤的治愈率和5年生存率。对于弥漫性大B细胞淋巴瘤高危患者，自体造血干细胞移植可作为一线治疗，但仍需进一步试验。如患者具备移植条件且达CR或PR，则行造血干细胞移植；如患者不具备移植条件或治疗后仍为SD或PD，则进入临床试验、行CAR-T治疗或最佳支持治疗。对于高级别B细胞淋巴瘤（double hit lymphoma，DHL），尽管尚无明确证据表明自体造血干细胞移植巩固治疗对获得首次完全缓解的DHL患者带来生存获益，但由于缺乏随机对照研究以及更有效的治疗方案，自体造血干细胞移植仍然是部分国内外医疗机构的一种可选方案。对于原发纵隔（胸腺）大B细胞淋巴瘤（primary mediastinal large B-cell lymphoma，PMBL），一线治疗推荐包含利妥昔单抗和蒽环类药物的联合方案，如R-CHOP，或强化方案DA-EPOCH-R等。PMBL接受R-CHOP方案化疗放疗后获得CR患者的预后良好，不推荐对CR患者进行大剂量化疗+自体造血干细胞移植的巩固治疗。对于局部弥漫性大B细胞淋巴瘤放疗可以巩固全身化疗的效果，放化疗联合治疗可以减少局部复发。对于疾病达到缓解的患者，可考虑进行自体造血干细胞移植作为巩固治疗。

对于即将进行自体造血干细胞移植的患者，术前可行干细胞动员，即高剂量化疗联合自体造血干细胞移植治疗策略。对于新诊断的高危非霍奇金淋巴瘤(NHL)和霍奇金淋巴瘤(HL)患者，自造血干细胞移植可显著延长无进展生存期和总生存期，仍是标准治疗的一部分。对于不适合或无条件行同种异体造血干细胞移植的白血病患者，大剂量化疗联合自体造血干细胞移植巩固治疗能够降低疾病复发风险，改善生存情况。获取足够量的造血干细胞是顺利进行造血干细胞移植的前提，重组人粒细胞集落刺激因子联合化疗广泛应用于恶性血液系统肿瘤自体外周血造血干细胞的动员，但化疗过程中往往需经历化疗后骨髓抑制、粒细胞缺乏并感染、血小板输注等，严重时可能出现重症感染、大出血等并发症。

2. 中医治疗

（1）恶性胸腔积液：《金匮要略·痰饮咳嗽病脉证并治》提出悬饮应用"病痰饮者，当以温药和之"的治疗原则。水饮、痰浊皆属阴性，论其病理性质，总属阳虚阴盛，输化失调，因虚致实，水液停积为患。虽然有时因邪与里水相搏，或饮邪久郁化热，表现饮热相杂之候，但比较少见。故临床治疗恶性胸腔积液时，基本以温阳散结、行气利水为基本治法。

1）中药外敷法：取生大黄、白芷、枳实、山豆根、石见穿等芳香开窍、破瘀消症中药，研成细粉，过80目筛，作为基质，密封包装待用。再取石菖蒲、甘遂、大戟、芫花、薄荷等为主药，气急胸闷者加沉香、瓜蒌；咳嗽者加紫苏子、桑白皮；胸痛者加莪术、延胡索。煎浓汁为溶剂。每次应用时取基质药粉60～80 g，加入溶剂50～100 mL，两者混合调匀成膏，做成饼状，厚1 cm左右，约5 cm×10 cm大小，上撒少许冰片。

每日外敷1次，每次敷2～4 h，无不良反应可适当延长时间。每敷2 d停用1 d。外敷部位以背部肺俞、膏肓俞、胸腔积液病变部位为主，伴腹胀、大便艰难者加敷脐部。

2）针刺疗法：取合谷、太冲、足三里、气海、曲池、太白、八邪、八风穴，结合配穴，针刺取得针感后，行中等强度刺激手法，留针30 min，中间行针1次，每天1次，每周5次。

（2）周围神经病变。

1）中药熏洗：将温热汤汁在皮肤或患处进行熏蒸、浸泡的中医外治疗法，它可借由药力及热力通过皮肤、黏膜作用于肌体，有疏腠理、畅气血、调脉络之功效，达到预防和治疗疾病的目的。周围神经方（熟附子10 g，桑寄生10 g，桂枝10 g，僵蚕10 g，当归20 g，天麻10 g，续断10 g，鸡血藤20 g，凤仙透骨草10 g，红花10 g，川芎10 g，黄芪20 g，钩藤10 g，淫羊藿10 g，杜仲10 g，伸筋草10 g）浸泡手脚。

2）中药敷贴：利用敷贴在肌肤体表的中药改善局部血液循环，同时药物透过皮肌到达皮下，提高局部药物浓度，从而更好地发挥药理作用。此外，将中药敷贴于特定穴位，能刺激相关脉络。予益气活血方（黄芪30 g，川芎10 g，当归15 g，桃仁10 g，木瓜15 g，鸡血藤15 g，赤芍10 g，牛膝15 g）口服和癌症止痛贴（大黄、姜黄、蜈蚣、土鳖虫等）进行穴位敷贴（取穴阳池、中渚、阳溪、阳谷、商丘、阳陵泉、太冲、足三里、足临泣）。

3）采用经皮穴位电刺激：将电极粘贴于双侧足三里、外关穴，调整韩氏电针仪（频率2/100 Hz交替的疏密波），输出强度至患者可耐受。

4）药竹罐疗法：将药竹罐（桂枝20 g，当归15 g，黄芪15 g，红花20 g，丹参15 g，乳香15 g，川芎20 g）紧扣患者四肢下端约15分钟。

（二）术中

中医可以通过这种中医与西医结合的手术支持方式显著提高手术的安全性和患者的康复效率。

1. 西医治疗

恶性淋巴瘤患者一般不考虑肿瘤外科手术。如需手术，一般为造血干细胞移植术。

2. 中医治疗

中医治疗达到减轻手术创伤、促进恢复的目的。

（1）采用针灸等方式辅助麻醉，减少麻醉药物的用量，同时可通过针灸特定穴位进行疼痛管理，有效控制术中疼痛并促进术后恢复。

（2）手术期间的介入主要基于调和气血、保护脾胃、解除郁积等原则，可采用中医外治法，例如穴位敷贴、耳穴疗法，并配合予以中药复方。中医治疗的介入在干细胞动员、干细胞归巢和移植肠道损伤方面发挥了重要作用。

（三）术后

1. 西医治疗

对于弥漫性大B细胞淋巴瘤患者，乳腺、子宫、副鼻窦、硬膜外、骨、骨髓的累及也是附加危险因素。存在中枢神经系统复发风险或已有中枢神经系统侵犯的患者，应进行鞘内注射化疗药物预防或治疗。此外，原发睾丸弥漫性大B细胞淋巴瘤患者，联合R-CHOP较单纯化疗能明显改善预后，联合对侧阴囊预防性放疗可显著降低睾丸复发率。

2. 中医治疗

此阶段主要针对在造血干细胞移植和化疗后证候的变化调整用药，以及防治肿瘤的复发与转移。沈一平认为，此时癌毒已消大半，疾病有所缓解，但是人体正气尚未恢复，加之化疗药物药效峻猛，多易耗气伤津，故出现气阴两虚之象，可以益气养阴法为主要治法，投以太子参、熟地黄、黄精、枸杞子、女贞子等。李达认为，患者经反复化疗后易出现脾胃损伤，导致先后天之气生化乏源。即便肿瘤达到临床缓解，仍难以彻底清除微小残留病灶，这成为疾病复发的重要机制。因此治疗上主张采用温肾健脾、培本固元的治法。

（1）皮肤瘙痒：中医选方按证型分为热毒郁表证用麻黄连翘赤小豆汤，风热里实证用防风通圣散，血虚生风证用消风散。加减方面，对于皮肤瘙痒伴皮疹红肿属湿热蕴结肌肤者，常加用苍术、白鲜皮、地肤子等祛湿；对于皮肤干燥脱屑，属肝肾阴亏、血虚风燥者，常加用当归、生地黄、白芍、玉竹滋阴养血生津；若伴疹色隐隐，怕冷，属阳虚者，常加荆芥、防风、白芷、巴戟天、淫羊藿等。

（2）多汗：多汗又可表现为自汗和盗汗，恶性淋巴瘤患者多以盗汗为主要症状。其中杨文华认为盗汗主要病机为阴虚火旺，处方以青蒿鳖甲汤合地骨皮饮加减。而自汗者多为白天汗甚，夜间稍静，杨文华结合《灵枢经》"卫气者，出其悍气之慓疾，而先行于四末分肉皮肤之间而不休者也。昼日行于阳，夜行于阴"，辨证属卫气虚弱，处方予玉屏风散。对于造血干细胞移植术后自汗、盗汗明显者，用黄芪、浮小麦、大枣煎汤服用，或五倍子粉调醋敷神阙穴，或用黄芪注射液离子导入双侧足三里穴以健脾益气。

（3）周围神经病变：中医选方按证型分为气虚血瘀证用黄芪桂枝五物汤；肝气瘀滞证用柴胡桂枝汤；寒湿阻滞证用薏苡仁汤。

（4）胃肠道反应：倪海夏在临床上，结合本病以癌毒为患，并以周仲瑛国医大师的癌毒病机学说为指导，认为在淋巴瘤胃肠道并发症的发展过程中癌毒贯穿疾病始终，常与痰、热、虚等相互夹杂为患，此为该病区别于其他胃肠道疾病的本质。癌毒内蕴，燥热内生，热毒伤津，可见排便燥结艰涩；或由于化疗药物属寒性攻伐之品，易耗气伤阳，损伤脾胃，运化失常，阳虚土湿，不能蒸化水津，则水谷混杂遂成泄泻。癌毒与痰、热、虚夹杂，病机复杂，每多寒热并见、虚实错杂、上下同病。根据症状大致可分为泄泻和便秘。

泄泻中医选方按证型分为胃气不降证用旋覆代赭汤；脾胃不和证用香砂六君子汤；中焦虚寒证用理中汤；肝气郁滞证用柴平汤。

便秘中医选方按证型分为肠胃积热证用麻子仁丸，气机郁滞证用六磨饮子，脾肺气虚证用补中益气汤，阴寒积滞证用大黄附子汤，阴血亏虚证用益血润肠丸。外治可予脐灸治疗，多选用苦寒泻下药物，生大黄味苦寒泻下，荡涤肠胃，通利水谷，具有泻下通便、消食除胀作用，可选神阙，位于人体的脐部，有"上至泥丸，下到涌泉"的效力。

（5）重度骨髓抑制：骨髓抑制根据血细胞减少情况大致可分为白细胞减少、血小板减少以及贫血。

1）根据不同的类型选择不同的内治法。

① 白细胞减少者，可予扶正养荣膏具有补气养血之功效，主要用于治疗和预防恶性淋巴瘤放化疗后血细胞减少或骨髓抑制、免疫功能低下等。

② 血小板减少者，血小板减少属于中医学"血证"范畴，与肝脾功能失调密切相关，可应用健脾生髓方（组成为龟板、鳖甲、鹿角霜、阿胶、党参、枸杞子、黄精、女贞子等）以健脾生血。

③ 贫血者，可予益髓补肾方、金匮统元方等以益髓补肾、健脾生血为基本原则，减轻化疗致骨髓以及免疫抑制反应，恢复机体血红蛋白和红细胞含量，从而纠正肿瘤化疗相关性贫血。

④ 专家共识中推荐了六种中成药，分别为生白口服液、复方阿胶浆、地榆升白片、复方皂帆丸、艾愈胶囊以及芪胶升白胶囊。

2）骨髓抑制还可以使用中医外治法进行治疗，比如针刺、灸法、穴位贴敷、穴位注射、耳穴疗法、循经刮痧、穴位埋线等治疗方法。

① 白细胞减少者，如灸关元、气海穴，加足三里、中脘穴可以补后天之气。此外，附片、肉桂、干姜、黄芪、当归、冰片等温阳药，研成细末，敷脐，对于升高白细胞也有很好的疗效。

② 血小板减少者，黄金昶指出主要采用调和肝脾的治疗方法。第一，可在后背选择肝俞、脾俞、膈俞等穴位刺血拔罐。第二，中药里选择养血、补气、凉血之品，补气血以调肝脾，凉血药预防出血。

（6）带状疱疹：带状疱疹治疗主要以外治为主，可予刺络拔罐法、疱疹局部围刺法、华佗夹脊穴针刺法、梅花针疗法、火针疗法等，同时可涂抹炉甘石、紫金锭、黄连膏、新癀片、六神丸等药物。

（7）口腔黏膜炎：对于口腔黏膜炎者，可予中药（甘草、苦参、黄芪、白芷、赤芍）液氧气雾化吸入或中药（黄芪、牡丹皮、人中白、地榆、无花果）液含漱。此外，也可外用口腔溃疡散、锡类散、康复新液、六神丸等。

（8）造血干细胞移植术后并发肛周感染：坐浴疗法可促进造血干细胞移植术后并发肛周感染的恢复，中药熏蒸液（艾叶、荆芥、防风、炒槐花、黄芪、蒲公英）具有抗炎、镇痛、散结、生肌之功。

临床经典案例

唐某，男，59 岁。因"发现右侧睾丸肿物 2 月余，确诊睾丸弥漫大 B 细胞淋巴瘤 10 余天"于 2023 年 5 月 8 日至我院就诊。

【现病史】患者自诉于 2023 年 2 月起无明显诱因发现右侧睾丸增大，稍有肿胀不适，无局部疼痛，无皮肤破溃出血，无尿频、尿急、尿痛，无肉眼血尿，无腰酸腰胀。开始未予以重视及相关处理，右侧睾丸进行性肿大，遂于 2023 年 4 月前往怀化市第二人民医院，完善彩超提示：右侧睾丸低回声包块性质待定，考虑精原细胞肿瘤可能；脂肪肝；前列腺钙化灶。为求进一步诊治于 2023 年 4 月 11 日入住我院泌尿外科，完善相关检查。

（1）全胸＋下腹部＋盆腔 CT（平扫＋增强）：

① 右侧睾丸软组织肿块，精原细胞瘤？

② 左肾小囊肿。

③ 双侧骶髂关节面下片状致密影，考虑炎性病变可能。

④ 右上肺结节灶，炎性病变？

（2）腹股沟＋泌尿系＋睾丸＋附睾淋巴结彩超：

① 右侧睾丸实性肿块，考虑睾丸恶性肿瘤可能性大；

② 左侧睾丸、双侧附睾未见明显异常；

③ 前列腺多发钙化灶；

④ 左肾小囊肿；

⑤ 右肾及输尿管未见明显异常；

⑥ 双侧肾上腺区未见明显肿块声像；

⑦ 双侧腹股沟区未见明显异常增大淋巴结。

（3）于 2023 年 4 月 18 日在全麻下行右侧睾丸及肿块根治性切除术，术后病理诊断：

① （右睾丸肿块）HE 结合免疫组化符合 B 细胞非霍奇金淋巴瘤，大 B 细胞型，非生发中心来源；

② 输精管断端及附睾均未见瘤累及。免疫组化：D2-40(-)，Ki-67(+，约 60%)，CD19(+)，CD79A(+)，Bcl-2(+，约 80%)，PAX-5(+)，CD30(-)，PLAP(-)，HCG(-)，OCT3/4(-)，SALL4(-)，Glyp-3(-)，EBER(+/-)，CK(-)，C-myc(+，约 30%)，P53 散 (-)，CD5 散 (-)，CD21(-)，CD10(-)，CD117(-)，EMA(-)，CD38(+)，CyclinD1(-)，CD3(-)，MUM-1(+)，CD20(+)，Bcl-6(弱 +，约 20%)。症状好转后于 4 月 28 日出院。今为求进一步治疗就诊我科。患者自起病以来，无畏寒、发热及盗汗，精神可，食欲可，睡眠可，大小便正常，近期体重无明显变化。

【既往史】高血压史 10 年余，糖尿病病史 10 年余，否认冠心病等慢性疾病病史。否认有肝炎等传染病病史。预防接种史不详。否认外伤史。否认输血史。否认有食物、药物过敏史。

【个人史】吸烟史 30 余年，一天 20 根。

【体格检查】体温 36.5℃，脉搏 77 次 /min，呼吸 20 次 /min，血压 168/100 mmHg。全身浅表淋巴结未触及，双肺呼吸音清，无啰音，心率 77 次 /min，律齐，无杂音。右侧腹股沟区可见一长约 10 cm 手术瘢痕，已拆线，愈合可，腹平软，无压痛及反跳痛，右侧睾丸缺如，左侧睾丸正常。双下肢无水肿。

【影像学检查】

（1）全胸 + 下腹部 + 盆腔 CT（平扫 + 增强）（2023 年 4 月 14 日）：

① 右侧睾丸软组织肿块，精原细胞瘤？请结合临床（图 11-1-1）。

② 左肾小囊肿。

③ 双侧骶髂关节面下片状致密影，考虑炎性病变可能。

④ 右上肺结节灶，炎性病变？建议复查。

（2）腹股沟 + 泌尿系 + 睾丸 + 附睾淋巴结彩超（2023 年 4 月 13 日）：

① 右侧睾丸实性肿块，考虑睾丸恶性肿瘤可能性大；

② 左侧睾丸、双侧附睾未见明显异常；

③ 前列腺多发钙化灶；

④ 左肾小囊肿；

⑤右肾及输尿管未见明显异常；

⑥ 双侧肾上腺区未见明显肿块声像；

⑦ 双侧腹股沟区未见明显异常增大淋巴结。

（3）肺功能（2023 年 4 月 12 日）：肺通气功能正常，气道阻力在正常范围。

（4）病理诊断（2023 年 4 月 27 日）：（右睾丸肿块）HE 结合免疫组化符合 B

细胞非霍奇金淋巴瘤，大 B 细胞型，非生发中心来源；输精管断端及附睾均未见瘤累及。免疫组化：D2-40(-)，Ki-67(+，约 60%)，CD19(+)，CD79A(+)，Bcl-2(+，约80%)，PAX-5(+)，CD30(-)，PLAP(-)，HCG(-)，OCT3/4(-)，SALL4(-)，Glyp-3(-)，EBER(+/-)，CK(-)，C-myc(+，约 30%)，P53 散 (+)，CD5 散 (+)，CD21(-)，CD10(-)，CD117(-)，EMA- CD38 (+)，CyclinD1(-)，CD3(-)，MUM-1(+)，CD20(+)，Bcl-6(弱 +，约 20%)。

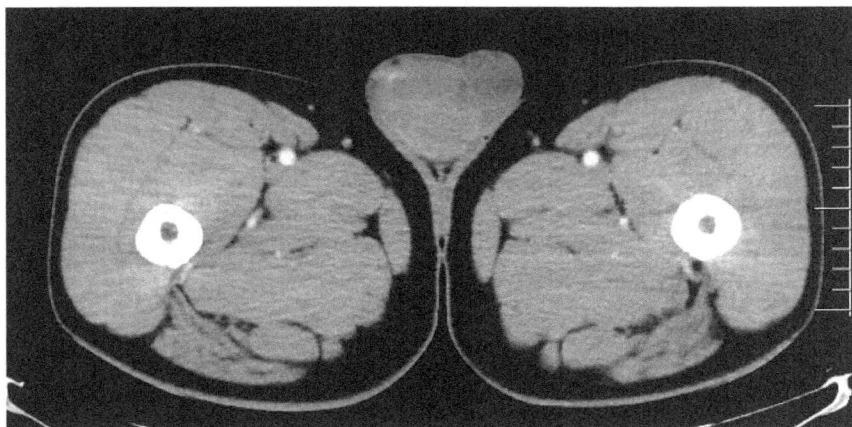

图 11-1-1　术前睾丸 CT

【诊断】

中医诊断：石疽，正虚痰凝证。

西医诊断：

① 原发睾丸弥漫大 B 细胞淋巴瘤 IEA 期（aaIPI 0 分 低危组 非生发中心来源）；

② 2 型糖尿病；

③ 高血压 2 级 中危组。

【辨病辨证依据】患者 59 岁，男，因"发现右侧睾丸肿物 2 月余，确诊睾丸弥漫大 B 细胞淋巴瘤 10 余天"于 2023 年 5 月 8 日至我科就诊。症见右侧睾丸进行性肿大，稍有肿胀不适，无局部疼痛，无皮肤破溃出血，无尿频、尿急、尿痛，无肉眼血尿，无腰酸腰胀。患者病程渐久，肿块日久不消，逐渐长大，隐隐作痛。本病发生的基础为脏腑内虚，正气不足；或因七情内伤导致脏腑功能失调，脾虚不运、水津不化聚湿生痰，痰湿凝聚，互结经络或脏腑而成。本病属于本虚标实之证，脾肾亏虚为发病之本，痰毒瘀结为发病之标，涉及脏腑以肝、脾、肾为主。

【治疗】

1. 放化疗前

（1）口服消瘤方加减（处方：法半夏 18 g，麸炒白术 12 g，夏枯草 15 g，白芥子 9 g，玄参 12 g，浙贝母 18 g，牡蛎 30 g，淫羊藿 12 g，白英 15 g，莪术 15 g，白花蛇舌草 30 g，蛇莓 15 g，薜荔果 15 g，麸炒枳壳 12 g，炙甘草 6 g）患者正虚痰凝加用党参、桑寄生、鳖甲等。

（2）耳穴压豆：用王不留行籽压丸贴对耳穴（以外生殖器、肝、脾、肾、交感为主穴）进行贴压，并耐心宣教使患者能够自行进行穴位按压，频率为每日早、中、晚各 1 次，每次每穴按压不少于 1 min。

（3）中药制剂湿敷：应用瘰疬消（肉桂、天南星、牙皂、樟脑、阿魏、丁香等共研细末，加适量凡士林调成软膏后制成药贴应用）局部湿敷治疗。

2. 治疗过程及疗效评估

入院后完善相关检查。

全身 PET-CT：睾丸淋巴瘤术后，睾丸呈术后改变，局部未见异常放射性浓聚影及异常密度肿块。右侧腹股沟皮下软组织稍增厚，PET 于相应部位见异常放射性浓聚影，考虑术后改变。右上肺陈旧性结核；纵隔淋巴结增生。左侧叶间胸膜下钙化灶。全身其他部位未见明显异常（图 11-1-2 ～ 图 11-1-4）。

（1）睾丸及心脏彩超：

① 右侧睾丸切除术后，左侧睾丸未见明显肿块；

② 双侧附睾未见明显异常；

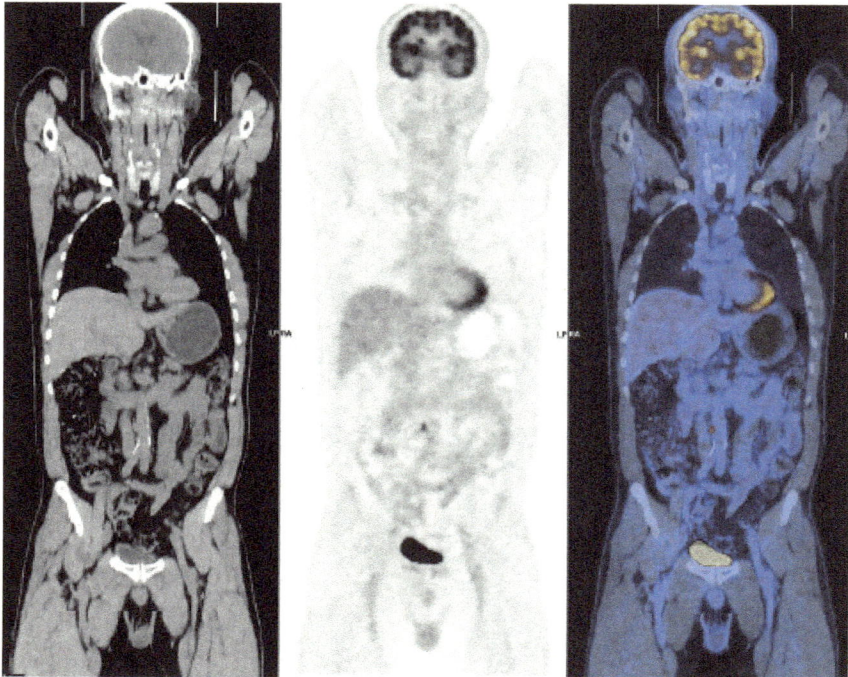

图 11-1-2 化疗前 PET-CT

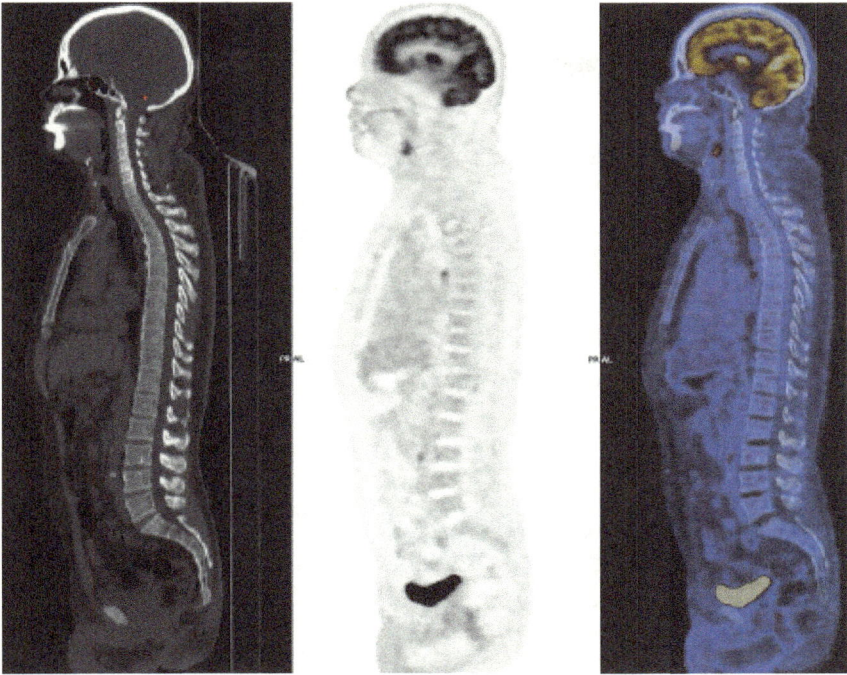

图 11-1-3 化疗后 PET-CT(1)

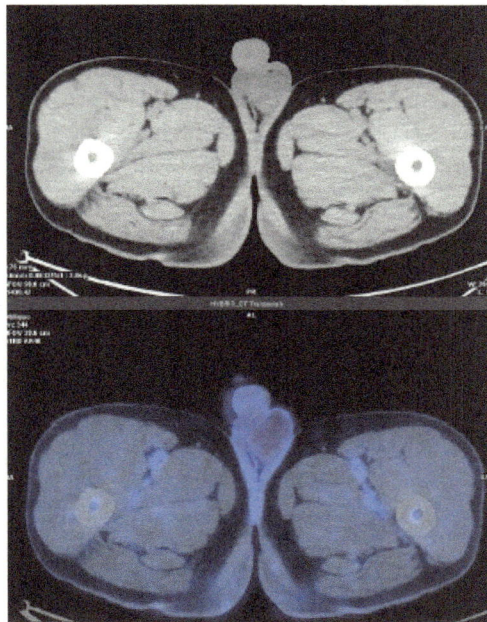

图 11-1-4 化疗后 PET-CT(2)

③ 双侧腹股沟区未见明显异常增大淋巴结;

④ 心内结构及室壁运动未见明显异常;

⑤ 左心室顺应性下降、收缩功能正常范围。

（2）颅脑 MRI：

① 脑 MRI 扫描未见异常；

② 鼻窦炎。

（3）骨髓穿刺检查：骨髓涂片及流式免疫分型未见异常。腰穿脑脊液检查：未见明显异常。于 2023 年 5 月 12 日至 2023 年 11 月 10 日行 R-CHOP 方案化疗 6 个周期+HD-MTX 中枢预防化疗 4 个周期，4 个周期化疗后复查 PET-CT 及睾丸彩超，疗效评估为 CR。化疗后于 2023 年 11 月 29 日至 2023 年 12 月 15 日行放疗，拟定放疗剂量 PTV（对侧睾丸区）30 Gy/15 次，完成剂量：PTV 26 Gy/13 次，患者拒绝行余下放疗。

（4）化疗药物治疗史（表 11-1-1）：

表 11-1-1 化疗情况

化疗周期	化疗日期	医院	方案及剂量	疗效
4 个周期	2023 年 5 月 12 日 2023 年 6 月 16 日 2023 年 7 月 17 日 2023 年 8 月 9 日	我院	R-CHOP 方案： 利妥昔单抗 700 mg，d0；多柔比星脂质体 60 mg，d1；长春新碱 2 mg，d1；环磷酰胺 1.4 g，d1；醋酸泼尼松片 100 mg，QD，d1～d5	CR
2 个周期	2023 年 9 月 2 日 2023 年 9 月 23 日	我院	R-CHOP+HD-MTX 方案： 利妥昔单抗 700 mg，d0；多柔比星脂质体 60 mg，d1；长春新碱 2 mg，d1；环磷酰胺 1.4 g，d1；醋酸泼尼松片 100 mg，QD，d1～d5；甲氨蝶呤 6.5 g，d3	CR
2 个周期	2023 年 10 月 15 日 2023 年 11 月 10 日	我院	HD-MTX 方案：甲氨蝶呤 6.5 g	CR

3. 化放疗后

患者化放疗后神疲肢倦，气短乏力，精神欠佳，食欲减退，睡眠较差，舌淡红，苔薄白，脉沉弱，辨证为脾胃气虚证。

（1）治以健脾益气，疏肝养血。方予补中益气汤加减，组成为黄芪、人参、白术、陈皮、升麻、柴胡、当归、甘草，加用酒黄精、熟地黄等以滋补肾中精气。

（2）体针取穴如下（肢体穴位取双侧）：天枢、大横、水道、气海、关元、支沟、曲池、合谷、地机、足三里、上巨虚、手三里、中脘、足临泣、公孙、太溪、外关、百会、神门。

（3）灸法（中脘、双侧天枢、三阴交、足三里、涌泉）＋穴位贴敷治疗（中脘、双侧天枢、三阴交、足三里、涌泉）以舒筋活络、通调脏腑。

（4）复查。

1）2024 年 3 月 21 日复查全身 PET-CT：睾丸淋巴瘤术后化放疗后复查，对比我院 2023 年 5 月 10 日 PET-CT（图 11-1-5 ～ 图 11-5-7）。

① 右侧睾丸呈术后改变，局部未见异常放射性浓聚影及异常密度肿块；

② 左侧睾丸未见异常放射性浓聚影及异常密度肿块；

③ 右侧腹股沟皮下软组织稍增厚范围较前缩小，代谢较前减低，考虑术后改变；

④ 右上肺陈旧性结核同前；纵隔淋巴结增生同前；左侧叶间胸膜下钙化灶同前；

⑤ 右侧上颌窦炎；

⑥ 全身其他部位未见明显异常。

2）睾丸及阴囊彩超：

① 右侧睾丸切除术后，左侧睾丸未见明显肿块；

② 双侧附睾及阴囊未见明显异常。未见复发征象。

【总结】原发睾丸弥漫大 B 细胞淋巴瘤推荐行根治性睾丸切除术 +R-CHOP 6 ～ 8 个周期 + 对侧阴囊预防性放疗（25 ～ 30 Gy）。根治性睾丸切除术是重要的诊治手段，可获取病理及去除血睾屏障。利妥昔单抗联合化疗较单纯化疗能明显改善预后，联合对侧阴囊预防性放疗能显著降低睾丸复发率。原发睾丸弥漫大 B 细胞淋巴瘤中枢复发风险高，推荐行中枢预防治疗，方法包括鞘内注射甲氨蝶呤 + 阿糖胞苷和大剂量甲氨蝶呤静脉滴注化疗（3 ～ 3.5 g/m^2）。此例患者诊断为原发睾丸弥漫大 B 细胞淋巴瘤，非生发中心来源。行睾丸根治性切除术后复查 PET-CT、头颅 MRI、骨髓穿刺检查、脑脊液检查未见其余部位受侵，属于早期患者。予以免疫化疗后行中枢预防治疗及对侧阴囊预防性放疗，化放疗后复查 PET-CT 及阴囊彩超提示获得持续缓解，未见复发，治疗较为成功。中西医结合治疗肿瘤，能够很好地控制肿瘤扩散，提高机体免疫力。在化疗的西医治疗过程中配合中药中医治疗，中西医协调作用，既可以帮助患者恢复正气，又能有效控制肿瘤复发转移。在此案例中，患者化疗前服用消瘤方加减，方中以法半夏燥湿化痰、蛇莓解毒散结，主治痰毒为君药；麸炒白术健脾运化精微、淫羊藿补肾、温运水湿，以扶正达邪，祛生痰之源；配以夏枯草、白芥子、浙贝母、牡蛎、白英、白花蛇舌草、薜荔果等清热解毒、化痰散结，共为臣药；佐以炒枳壳、莪术行气活血去除积滞，玄参清热滋阴以防半夏、白芥子等药温化伤阴；炙甘草调和诸药、顾护脾胃乃为使药，全方共奏健脾补肾、化痰解毒之功，补虚而不壅滞，攻邪而不伤正，化痰而不耗气，解毒而不碍胃。同时配合耳穴压豆、中药制剂湿敷等中医治疗，耳穴压豆有效防治恶性肿瘤化疗相关的不良反应病症，尤其是化疗后引起的恶心呕吐、呃逆等胃肠道症状。患者化疗后脾胃气虚，方药予以补中益气汤加减，以健脾益气、疏肝养血，加用酒黄精、熟地黄等以滋补肾中精气；同时使用中医外治法体针、灸法、穴位贴敷缓解症状，改善患者体质，使整体疗效得到提高。

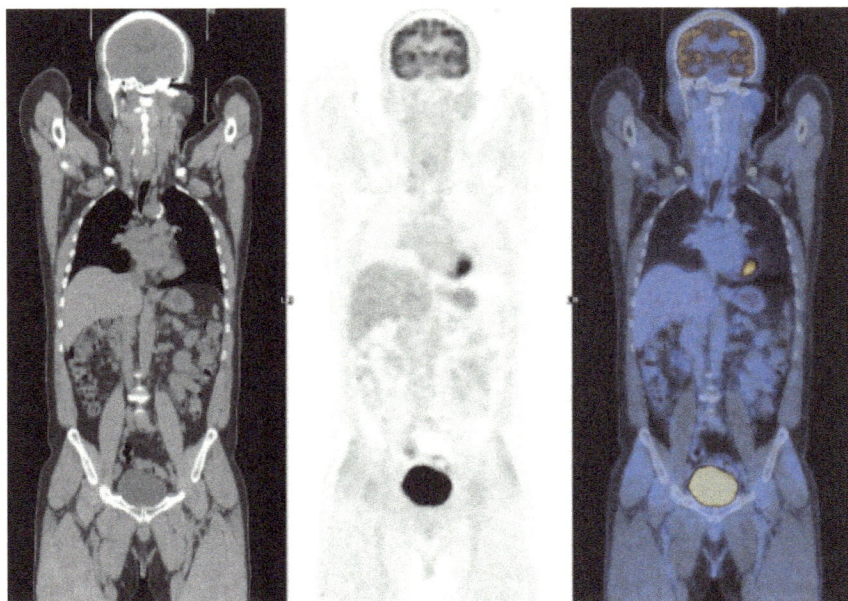

图 11-1-5 化疗后 PET-CT(1)

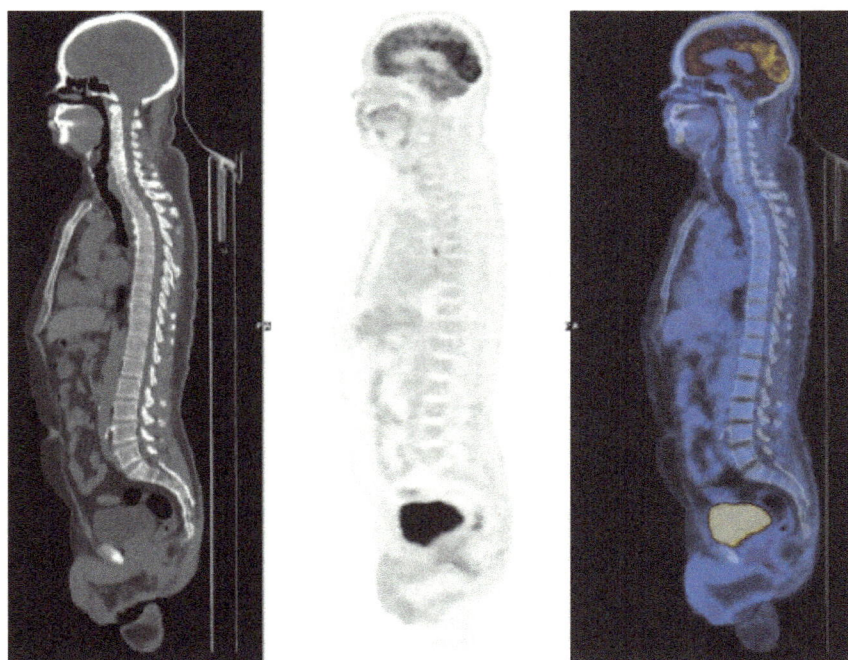

图 11-1-6 化疗后 PET-CT(2)

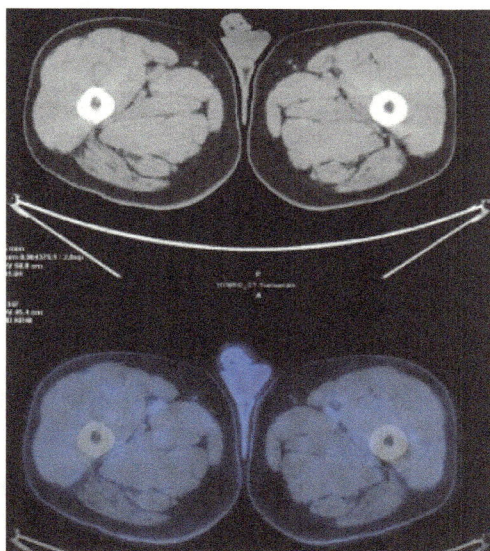

图 11-1-7 化疗后 PET-CT

参考文献：

[1] 徐瑞华，李进 . 中国临床肿瘤学会淋巴瘤诊疗指南 2023[M]. 北京：人民卫生出版社，2023.

[2] 汤钊猷 . 现代肿瘤学 [M]. 第 3 版 . 上海：复旦大学出版社，2011.

[3] 林洪生，张英 . 实用中医临床医学丛书：实用中医肿瘤病学 [M]. 北京：中国中医药出版社，2023.

[4] 陈锦峰，刘彦权，沈建箴 . 淋巴瘤中医诊疗研究进展 [J]. 中国中医药信息杂志，2020，27(7)：141-144.

[5] 金嘉悦，任似梦，韩宝瑾，等 . 基于药物法象理论探讨恶性淋巴瘤的中医治疗 [J]. 长春中医药大学学报，2023，39(5)：484-487.

[6] 章亚成，沈群，吴莫 . 恶性淋巴瘤中医证治思路探讨 [J]. 浙江中医杂志，2010，45(4)：256-257.

[7] 王孟琦，朱伟嵘 . 淋巴瘤的中医辨治规律的文献研究 [J]. 时珍国医国药，2019，30(8)：2042-2045.

[8] 贾玫，李忠 . 恶性淋巴瘤的中西医结合诊治 [J]. 中国临床医生，2007，35(5)：24-27.

[9] 李冰雪，刘杰，林洪生，等 . 恶性淋巴瘤患者中西医结合饮食营养管理 [J]. 中医杂志，2019，60(24)：2150-2153.

[10] 李典云 . 恶性淋巴瘤药膳 [J]. 东方药膳，2008，(1)：19-20.

[11] 谭鹏飞 . 恶性淋巴瘤的药膳食疗 [J]. 药膳食疗，2003，(1)：21-23.

[12] 田洪昭，孙忠人，荀文臣 . 针灸防治化疗所致周围神经病变的临床研究进展 [J]. 针灸临

床杂志, 2015, 31(2): 80-83.

[13] 张亚声. 中药外敷治疗恶性胸水 50 例 [J]. 中医杂志, 1993, 34(9): 545-546.

[14] 陈娇健. 刺血拔罐治疗化疗相关性血小板减少症的临床疗效观察 [D]. 济南: 山东中医药大学, 2023.

[15] 唐晓铭, 蔡美. 蔡美. 治疗恶性淋巴瘤皮肤瘙痒症验案 1 则 [J]. 湖南中医杂志, 2020, 36(4): 95, 106.

[16] 段赟, 郭炳涛, 夏小军, 等. 扶正养荣膏对非霍奇金淋巴瘤化疗后白细胞减少的临床观察 [J]. 甘肃医药, 2022, 41(7): 635-637, 640.

[17] 肖鹏. 二至升板汤治疗弥漫大 B 细胞淋巴瘤化疗后血小板减少症的临床研究 [D]. 长沙: 湖南中医药大学, 2022.

[18] 王永敏, 郑雪梅, 刘英, 等. 益髓补肾方改善恶性淋巴瘤化疗患者相关性贫血及对免疫功能的影响 [J]. 中国实验方剂学杂志, 2017, 23(19): 180-185.

[19] 白洁, 凌冰莹, 孔祥图, 等. 倪海雯基于寒热错杂理论辨治恶性淋巴瘤胃肠道并发症经验 [J]. 陕西中医药大学学报, 2022, 45(6): 49-53.

[20] 陈聪英. 中药熏蒸联合紫外线照射对自体造血干细胞移植术后肛周感染的护理体会 [J]. 国医论坛, 2020, 35(6): 62-63.

| 第二节　多发性骨髓瘤 |

一、多发性骨髓瘤的概述

（一）流行病学

多发性骨髓瘤（multiple myeloma, MM）是一种克隆浆细胞异常增殖的恶性疾病。其特征为骨髓中克隆性浆细胞异常增生，绝大部分病例存在单克隆免疫球蛋白或其片段（M蛋白）的分泌，导致相关器官或组织损伤。它约占血液系统恶性肿瘤的10%，发病率呈逐年上升趋势，严重危害人类健康。多发性骨髓瘤发病率较高，约占所有肿瘤的1%，在许多国家居恶性血液病第2位，以中老年人群多发。近年发病率有明显的上升趋势，黑种人的发病率为白种人的2倍；男性略高于女性。亚洲发病率相对较低。发病的中位年龄为66岁，仅2%低于40岁。

多发性骨髓瘤一般预后不良，目前无法治愈，中位生存期约3年。其预后主要由4个因素决定，即患者的整体状态，包括其对抗骨髓瘤治疗的耐受程度（宿主因素）、肿瘤负荷（分期）、疾病的侵袭性（分子生物学）与肿瘤浆细胞对抗骨髓瘤药物治疗的敏感性（对治疗的反应）。

（二）西医病因与发病机制

目前病因不明。遗传、电离辐射、化学物质、病毒感染、抗原刺激等可能与骨髓瘤的发病有关。尽管发病机制尚不清楚，但对MM分子机制的研究显示它是一种由复杂的基因组改变和表观遗传学异常所驱动的恶性肿瘤。遗传学的不稳定性是其主要特征，表现为明显多变的染色体异常核型，同时骨髓瘤细胞与骨髓微环境的相互作用进一步促进了骨髓瘤细胞增殖和耐药的发生。

（三）中医病因病机

祖国医学对多发性骨髓瘤并无直接记载，根据本病的临床症状与特征，可将其归属于中医学的"骨痹""骨蚀""髓劳""癥瘕""虚劳"等范畴。关于多发性骨髓瘤的病名，《素问·长刺节论》曰："病在骨，骨重不可举，骨髓酸痛，寒气至，名曰骨痹"，《灵枢·刺节真邪》亦有记载："虚邪之入于身也深，寒与热相抟，久留而内著……内伤骨为骨蚀"。

1. 寒凝毒聚

寒邪入侵，侵袭人体，日久气血不通，邪盛生毒，毒附于邪，客邪留滞不去，毒邪凝聚，石疽的形成，内因于"肾虚"或"元气不足"，外因于"寒邪深伏骨髓"，与血相搏，终"瘀结而成"。

2. 瘀血内结

气血运行不畅，导致经络气血阻滞不通、气滞血瘀、凝聚互结、瘀血日久，可成块、成瘤。

3. 精气内夺

邪居日久，气血逆乱，脏腑不和，则先天之精渐耗，后天之精无继，日久气血枯竭，神明衰败。临床所见，五脏固可俱损，然而肝脾虚衰尤为明显，寒邪、瘀血等邪实可单独致病，亦可相兼为患。《黄帝内经》云："正气存内，邪不可干；邪之所凑，其气必虚。"因肾主骨、骨生髓，病未成之前，肾气已虚，邪实乃客于骨髓。及病已成，邪实深伏骨髓而蚀之，必更耗肾精，故正虚乃以气虚为主。而肾为水火之宅，肾精暗耗，则阴阳水火式微，微则水不足以涵木，火无力以温中，终至肝肾阴虚、脾肾阳虚。

二、多发性骨髓瘤的西医治疗

多发性骨髓瘤患者治疗前应根据体能状态及并发症评估是否适合大剂量化疗及移植，移植候选者应尽量避免使用或者少用含干细胞毒性药物的方案。无论患者是否行自体造血干细胞移植，三药联合方案是首选的标准治疗方案，四药联合方案可进一步改善疗效及生存。高龄 / 体弱患者如无法耐受三药联合方案，可选用两药联合方案，病情改善后，可添加第三种药物。

对于适合移植患者，常规推荐以硼替佐米为基础的三药联合方案，其中，以硼替佐米 / 来那度胺 / 地塞米松联合方案为首选方案，硼替佐米 / 环磷酰胺 / 地塞米松联合方案为肾功能不全患者的首选方案，来那度胺会损伤造血干细胞，建议在前 4 个周期治疗内采集外周血造血干细胞。有条件者，可以在此基础上加用达雷妥尤单抗。对于不适合移植患者，可选用适合移植患者的方案，同时，由于其高龄、体弱患者较多，选择治疗方案时需应用评分系统，权衡疗效及耐受性。

三、多发性骨髓瘤的中医治疗

多发性骨髓瘤初期多以邪实为主，中期则虚实夹杂，后期多以正虚为主，正虚邪实贯于本病的全过程，但病机变化百出，或虚或实，或虚实夹杂；或阴或阳，或阴阳并虚；或一脏虚损，或诸脏并竭。本虚以肾虚、精亏、血虚为主，标实以毒蕴、血瘀、痰湿为甚，而肾虚、毒蕴、血瘀贯穿疾病发生发展的始终。治疗当祛痰化湿、祛瘀活血、滋养肝肾、温补脾肾，祛邪与扶正兼顾，灵活运用。

四、中西医结合治疗在多发性骨髓瘤围术期的应用

自体造血干细胞移植目前仍是适合移植 MM 患者的一线选择，对于适合移植的新诊断 MM 患者，进行自体造血干细胞移植的观点目前仍在国内外高度统一，即使在新药时代自体造血干细胞移植的地位仍不可替代。中西医结合的治疗模式对多发性骨髓瘤患者围术期应用具有重大意义，在术前、术中和术后三个阶段采用中西医结合的治疗方式，可起到减少复发转移、减毒增效、改善症状、促进康复、提高生存质量等作用。

（一）术前

1. 西医治疗

干细胞动员：可用大剂量环磷酰胺联合粒细胞集落刺激因子或 CXCR4 的拮抗剂，每次自体造血干细胞移植所需 $CD34^+$ 细胞数建议 $\geqslant 2\times10^6$/kg，理想细胞数是 5×10^6/kg，建议采集可行 2 次移植所需的细胞数供双次或挽救性第 2 次移植所需。预处理常用方案：美法仑 $140\sim200$ mg/m^2。

2. 中医治疗

（1）龙竭散外敷。

方药组成：血竭、乳香、没药、三七、青黛、冰片、壁虎。

马继恒等应用规范化癌痛治疗方案联合龙竭散（血竭、乳香、没药、三七、青黛、冰片、壁虎）外敷治疗肿瘤癌性疼痛，结果表明联合龙竭散外敷能减少止痛药的用量，还可减轻恶心呕吐和便秘等不良反应。

（2）疼痛方外敷。

针对癌性疼痛，李冬云教授采用疼痛方（川乌 10 g，草乌 10 g，细辛 10 g，桂枝 20 g，乳香 20 g，没药 20 g，凤仙透骨草 15 g，苏木 20 g，全蝎 10 g，花椒 10 g，蜈蚣 5 条，鳖甲 30 g）将其置于奄包内，经过加热后直接敷于疼痛部位，中药热奄包综合药物效应、热效应、经络效应三重作用，热敷于局部，通过热力作用使药物通过皮肤渗透于局部，起到止痛功效。

（3）按摩疗法。

癌因性疲乏是一种痛苦、持续、主观的，有关躯体、情感或认知方面的疲乏感或疲惫感，与近期的活动量不符，与癌症或癌症的治疗有关，并且妨碍日常生活，且可能贯穿癌症的始终。研究发现，65% 以上的癌症患者在放化疗期间可能经历癌因性疲乏。

（4）穴位贴敷。

选穴：神阙穴。针对有便秘的 MM 患者，李冬云教授采用便秘方（大黄 100 g，厚朴 100 g，枳实 50 g，木香 10 g）打粉研磨，嘱患者用黄酒或者醋调和，贴敷于神阙穴，

持续 6 h，通过经络循行，直接起到增强胃肠蠕动、润肠通便的功效。

（5）药枕。

针对睡眠障碍，李冬云教授采用药枕方（菊花 60 g，玫瑰花 40 g，合欢花 60 g，桑叶 60 g，首乌藤 60 g，灯心草 30 g，艾叶 120 g，石菖蒲 40 g，远志 40 g，丁香 20 g，磁石 60 g，柏子仁 30 g，佩兰 40 g，蝉蜕 30 g，冰片 10 g）将药枕枕于头下或放于头侧，药物芳香气味可通过鼻黏膜吸收有效成分，进而安神助眠。中医外治不良反应少，可通过经络直达病所，对胃肠道损伤小。

（二）术中

1. 自体造血干细胞移植

自体造血干细胞移植目前仍是适合移植 MM 患者的一线选择。对于适合移植的新诊断 MM 患者，进行自体造血干细胞移植的观点目前仍在国内外高度统一。即使在新药时代，自体造血干细胞移植的地位仍不可替代。对于 MM 患者的移植年龄，原则上 ≤ 65 岁，但更重要的是评估体能、器官功能和伴随疾病。

2. 中医治疗

多发性骨髓瘤的患者在自体造血干细胞移植期间主要基于调和气血、补益肝肾等原则，以起到减轻术中的创伤以及促进患者恢复的作用。术中，中医可以通过针灸等方式进行辅助麻醉，减少麻醉药物的用量，同时可以通过特定穴位来进行疼痛管理，有效控制术中疼痛并促进术后恢复。这种中医与西医结合的手术支持方式，可以显著提高手术的安全性和患者的康复效率。

（三）术后

1. 西医治疗

巩固治疗：干细胞移植后 3 个月左右，方法主要有化疗，使用多种药物联合，抑制肿瘤细胞生长。还可进行自体造血干细胞移植，采集患者自身干细胞，经处理后回输以强化治疗效果。同时，给予支持治疗，如纠正贫血、防治感染等。定期复查相关指标，根据病情调整治疗方案，以提高患者生活质量，延长生存期。适用于诱导治疗药物、剂量相同或相似的方案治疗 2 ～ 4 周期。

2. 中医治疗

术后患者的疼痛

多发性骨髓瘤骨病多表现为骨痛、病理性骨折、广泛性骨质疏松、脊髓受压等。

其病机根本在于肾虚，主要为肝肾阴虚、痰瘀痹阻，老年患者年老体衰或久病劳损，导致肾虚精亏，骨髓失养，痰瘀毒邪胶结于骨出现骨质损伤。

（1）穴位贴敷治疗。

予中药生天南星、生川乌、生附子、麝香、五灵脂、冰片、芦根、重楼、皂角刺等，具有活血化瘀、通络止痛的功效。

操作：将上述药物研末制成散剂，敷于疼痛剧烈部位和阿是穴。

（2）针刺。

选穴：阿是穴、肾俞、八髎等穴位。

操作：以提插捻转为主要运针手法，留针 30 min，1 次 /d，7 d 为一疗程，连续治疗 2 个疗程。

术后引起的慢性肾损伤

多发性骨髓瘤肾病多表现为少尿、无尿、蛋白尿、水肿、腹胀等。刘玉宁教授认为本病当从痰毒论治，重视分期辨证论治，早期以肾精亏虚或脾气虚弱为主，中期肺、脾、肾气化失常，津伤阴亏，治以解毒化痰、活血利水；晚期毒邪留滞于肾，出现溺毒内乱表现，当以芳香化浊、通腑降浊、淡渗导浊之品以清除溺毒。

遵循"盛则泄之，虚则补之"的原则，实证血尿者，无涩痛，或伴烦热不寐，脉数有力，可选小肠俞、太冲、中极、膀胱俞等穴，用泻法，得气后强力捻转，不留针；虚证血尿者，可伴腰膝酸软，神疲，脉数而无力，宜选肾俞、三阴交、气海、大钟等穴，用补法，得气后留针。

贫血

约 66% 的多发性骨髓瘤患者初诊时即出现贫血症状，随着病情进展，几乎所有患者最终都会出现贫血，影响机体各项器官功能的恢复，不利于改善预后。治疗总以健脾益肾、益气养血为治则，保障气血生化有源。研究表明，脐部敷生血方后再行隔姜灸也可明显改善贫血情况。"生血方"主要由太子参、当归、半夏、陈皮、鸡血藤、补骨脂、黄精、枸杞子、白术、何首乌、石韦、三七、大枣组成，具有补益肝肾、益气生血的功效。

消化道不良反应

消化道不良反应表现为腹痛腹胀、恶心、泄泻、纳呆、呕吐等症状。治疗上以理气和胃、降逆止呕为治则。可选用针刺，以手阳明大肠经、足阳明胃经、足厥阴肝经的穴位为主：中脘、合谷、足三里、内关、下脘、三阴交、公孙穴。以提插捻转为主要运针手法，留针 30 min，1 次 /d，7 d 为一疗程，连续治疗 2 个疗程。

周围神经病变

多发性骨髓瘤周围神经病变多表现为四肢末端感觉异常、麻木、烧灼感、冷痛等。倪海夏教授认为多发性骨髓瘤周围神经病变治疗当以益气养阴、活血化瘀为主。临床研究提示独活寄生汤合复原活血汤加减联合化疗可降低周围神经病变的发生率，提高患者的化疗耐受性及生存质量。刘朝霞教授从肾虚血瘀论治多发性骨髓瘤周围神经病变，以补肾益精、活血化瘀为主要治法，采用温经通脉、活血化瘀的方药进行中药熏洗，主要成分有黄芪、党参、杜仲、桑寄生、续断、丹参、鸡血藤、白芍、当归、白花蛇舌草、甘草，将中药加水浸泡，再进行煎煮。用汤药蒸气熏蒸皮肤或患处，待药液降温到 40～50℃时再淋洗皮肤或患处。但要注意的是，应注意休息、加强营养、注意补充水分、在治疗时要密切观察皮肤的变化，如果有皮肤的疼痛或水疱，应及时停止。

临床经典案例

患者，男，59 岁，因"确诊多发性骨髓瘤 1 月余，末次化疗后 21 天"于 2019 年 5 月就诊我院。

【现病史】患者 2019 年 3 月 29 日因"多发骨质疼痛 1 年余"于当地医院就诊，查 CT：① 脾大，部分腰椎、右侧髂骨、右侧肋骨多发骨质破坏，并右侧第 6 肋病理性骨折，性质待定：骨髓瘤？② 支气管疾患并双肺感染。治疗前查血红蛋白 61 g/L，白蛋白 27 g/L，β 微球蛋白 7.47 mg/L，乳酸脱氢酶 162 μ/L。骨髓细胞学：浆细胞比例 22%。骨髓活检：考虑浆细胞肿瘤，免疫组化：CD38(+)，CD138(+)，κ(+)，λ(-)，CD56(-)，CD20(-)。24 h 尿免疫球蛋白 κ 轻链：812 mg/L；24 小时尿免疫球蛋白 λ 轻链值正常。尿蛋白电泳可见 M 蛋白。诊断考虑为：多发性骨髓瘤 DS 分期Ⅲ期。有化疗指征，于 2019 年 4 月 10 日、2019 年 5 月 11 日予以 BTD（硼替佐米 + 沙利度胺 + 地塞米松）方案化疗 2 周期，化疗后右上臂疼痛、乏力较前明显好转。患者自起病来精神、食欲、睡眠尚可，大小便正常，体重较前无明显改变。

【既往史】患者于 1991 年患肺结核，予以抗结核治疗后转阴。患者于 2003 年因左侧肱骨纤维瘤行手术，否认高血压、冠心病、糖尿病等慢性疾病病史。否认有肝炎等传染病病史。预防接种史不详。否认外伤史。否认输血史。否认有食物、药物过敏史。

【个人史】有饮酒史 30 余年，无吸烟史。

【体格检查】体温 36.5℃，脉搏 80 次/min，呼吸 19 次/min，血压 119/83 mmHg。全身浅表淋巴结未触及肿大。脊柱四肢无畸形，胸骨无压痛，各棘间、椎旁无压痛。双肺呼吸音清，未闻及干湿啰音。心率 80 次/min，律齐，无杂音。腹软，无压痛及反跳痛、无肌紧张，未扪及包块。四肢肌力正常。

【实验室检查】

骨髓细胞学（2019 年 4 月 4 日）：浆细胞比例 22%。

骨髓活检（2019 年 4 月 11 日，邵阳市中心医院）：考虑浆细胞肿瘤。免疫组化：CD38(+)，CD138(+)，κ(+)，λ(-)，CD56(-)，CD20(-)。

24 小时尿免疫球蛋白 κ 轻链（2019 年 4 月 11 日，外院）812 mg/L；24 h 尿免疫球蛋白 λ 轻链值正常。尿游离 κ 轻链 4500 mg/L，尿游离 λ 轻链 14.9 mg/L，尿游离 κ 轻链 / 尿游离 λ 轻链 302。尿本周蛋白：阳性。

血常规 + 网织红细胞计数（2019 年 5 月 20 日）：白细胞 4.99×10^9/L，血红蛋白 101.00 g/L，血小板 225×10^9/L。

蛋白电泳（2019 年 5 月 21 日）：IgA-κ 型 M 蛋白血症。血清游离 κ- 轻链 92.6 mg/L，Fκ/Fλ- 轻链比值 11.024，血清游离 λ- 轻链 8.4 mg/L（正常）。

骨髓细胞学（2019 年 5 月 21 日）：骨髓增生活跃，粒系比例减低占 19%，红系比例增高占 59%，巨核细胞易见，浆细胞比例增高占 8%。

骨髓免疫分型（2019 年 5 月 21 日）：可见异常细胞群体，约占有核细胞的 1%，考虑异常的浆细胞。

骨髓瘤细胞遗传学检测（2019 年 5 月 21 日）：1q21(-)、t(4；14)、t(14；16)、t(14；20)、17p/P53 均未见异常。

【影像学检查】

全胸 CT：

① 双肺少许纤维化灶、硬结灶，建议定期复查；

② 右侧第 6 后肋陈旧性骨折；

③ 所示多个胸椎椎体骨质密度欠均匀，性质待定，建议 MR 检查；

④ 脾大。

全身骨 X 线：

① 部分骨骼骨质密度减低，意义待定，建议结合 ECT 或 MRI 检查。

② 脊柱退行性变，胸腰椎多发椎体压缩性骨折，多发颈腰椎椎间隙变窄，建议结合 MRI 检查（图 11-2-1）。

③ 右侧第 6 后肋陈旧性骨折。

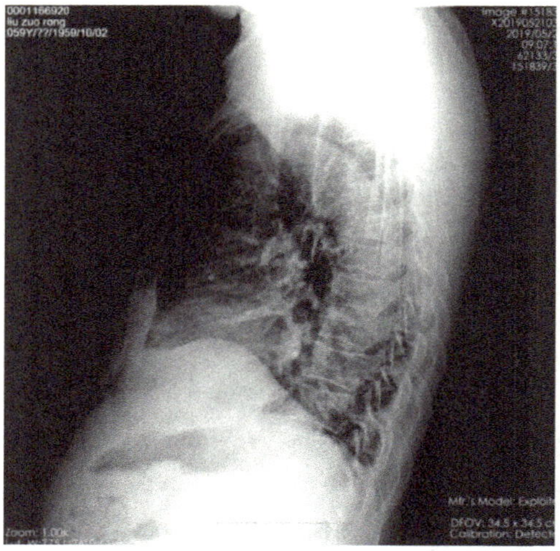

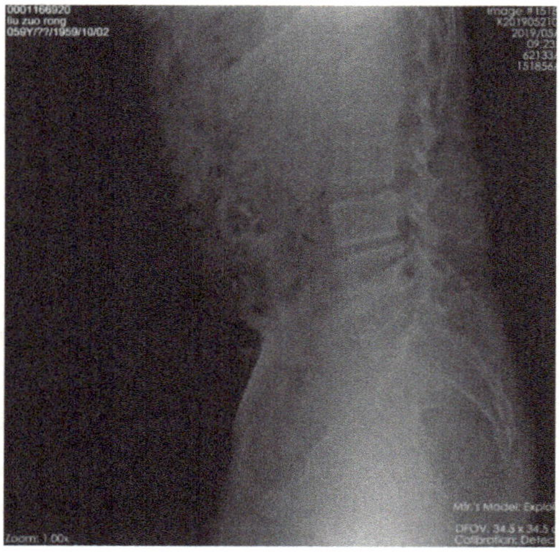

图 11-2-1 胸腰椎 X 线检查（2019 年 5 月 21 日全身骨 X 线提示：胸腰椎多发椎体压缩性骨折）

【诊断】

中医诊断：骨瘤，痰毒瘀滞证。

西医诊断：多发性骨髓瘤 IgA-KAP 型（DS 分期，Ⅲ期；ISS 分期，Ⅲ期；R-ISS 期，Ⅱ期）。

【辨病辨证依据】患者 59 岁，男，因"确诊多发性骨髓瘤 1 月余，末次化疗后 21 d。"于 2019 年 5 月就诊我院。2019 年 3 月 29 日于当地医院检查发现脾大，部分腰椎、右侧髂骨、肋骨多发骨质破坏，并右侧第 6 肋病理性骨折，症见右上臂疼痛、乏力，精神、食纳睡眠差。患者于 1991 年患肺结核，阴虚盗汗潮热，湿热邪毒蕴结体内，阻滞气血，侵蚀骨髓。此病主要为先天禀赋不足（先天遗传或体质因素），后天失养或久病体虚（长期劳累、疾病消耗），肾精亏虚（机体免疫低下），督脉虚损，湿毒风寒与热毒风湿之邪侵袭机体，导致气血不畅、痰瘀内盛，痰瘀邪毒相搏结，痹阻经络、侵蚀骨骼、邪毒入髓而导致骨髓瘤的发生。辨病属骨瘤范畴，辨证为痰毒瘀滞证，病位在骨，病性属虚实夹杂。

【治疗】

1. 化疗前

（1）化疗前口服中药身痛逐瘀汤合涤痰汤：身痛逐瘀汤源于王清任《医林改错》，组方为秦艽、羌活、川芎、桃仁、红花、当归、地龙、五灵脂、没药、香附、牛膝、甘草，有活血祛瘀、通痹止痛的功效。涤痰汤源于《奇效良方》，组方为制胆南星、制半夏、竹茹、茯苓、橘红、炒枳实、石菖蒲、人参、甘草，有化痰开窍的功效。在治疗 MM 时常将身痛逐瘀汤、涤痰汤两方合用化裁，取化瘀逐痰、通络止痛之效。

（2）艾灸：选取手足三里、肾俞等穴位，每日 1 次，以 20 min/ 次为宜。

（3）穴位注射：丹参注射液，选取手足三里穴，隔日 1 次，10 次 / 疗程。

（4）穴位敷贴＋穴位定向透药：通常选用化痰散瘀等中药材制成透皮药粉，选取脾俞、膈俞穴位，每次定向 30 min，敷贴以 6 个小时为宜，每日 1 次。

（5）中药熏洗：选用化痰散瘀中药制成的药粉，每日 1 次，溶于温水中足浴熏洗，以盖过足背为佳，30 min/ 次。

治疗过程及疗效评估（表 11-2-1）：完成 5 个周期诱导化疗后于 2019 年 7 月 30 日予大剂量环磷酰胺化疗后采集干细胞，共采集到 CD34$^+$ 干细胞总数：11.6×10^6/kg，于 2019 年 8 月 31 日行大剂量美法仑单药预处理，化疗顺利，大剂量化疗后回输干细胞，骨髓造血功能重建顺利后出院。移植后行 3 个周期 VRD 方案（硼替佐米 + 沙利度胺 + 地塞米松）巩固治疗，巩固治疗结束后行来那度胺维持治疗。

表 11-2-1 治疗情况

疗程数	化疗日期	医院	方案及药物剂量	疗效
2 个周期	2019 年 4 月 10 日 2019 年 5 月 1 日	外院	BTD 方案：硼替佐米 2.1 mg，d1、d4、d8、d11；地塞米松 20 mg，d1 ～ d2、d4 ～ d5、d8 ～ d9、d11 ～ d12；沙利度胺 100 mg，QD（持续口服）	PR
2 个周期	2019 年 5 月 23 日 2019 年 6 月 14 日	我院	PAD 方案：硼替佐米 2.2 mg，d1、d4、d8、d11；多柔比星脂质体 40 mg，d1；地塞米松 20 mg，d1 ～ d2、d4 ～ d5、d8 ～ d9、d11 ～ d12	VGPR
1 个周期	2019 年 7 月 8 日	我院	PAD 方案：硼替佐米 2.2 mg，d1、d4、d8、d11；多柔比星脂质体 40 mg，d1；地塞米松 20 mg，d1 ～ d2、d4 ～ d5、d8 ～ d9、d11 ～ d12	NA
1 个周期	2019 年 7 月 30 日	我院	大剂量环磷酰胺动员化疗：5.2 g	NA
1 个周期	2019 年 8 月 31 日	我院	大剂量美法仑预处理化疗：300 mg	VGPR
3 个周期	2020 年 1 月 15 日 2020 年 2 月 11 日 2020 年 3 月 3 日	我院	VRD：硼替佐米 2.3 mg，d1、d4、d8、d11；来那度胺 25 mg，QD，d1 ～ d14/ 每 21 天；地塞米松 20 mg，d1 ～ d2、d4 ～ d5、d8 ～ d9、d11 ～ d12	VGPR
4 年	2020 年 4 月至 2024 年 4 月	我院	维持治疗：来那度胺 25 mg，QD，d1 ～ d21/ 每 28 天	最佳疗效：sCR

来那度胺维持治疗期间，出现 1 ～ 2 度皮疹和血液学毒性，对症治疗后恢复正常。定期复查未见肿瘤复发征象，2023 年 12 月 19 日复查蛋白电泳及骨髓穿刺检查，骨髓涂片：骨髓浆细胞 1 %，骨髓免疫分型：可见异常细胞群体，约占有核细胞的 0.32 %，考虑异常的单克隆性浆细胞。血清 M 蛋白：2.75 g/L，IgA 4.39 g/L，尿本周蛋白阴

性，血清游离 κ- 轻链：68.19 mg/L，Fκ/Fλ- 轻链比值：1.7548，血清游离 λ- 轻链：38.86 mg/L。

全身 CT（2020 年 1 月 15 日）：

① 全身多发骨质改变，符合多发性骨髓瘤；

② 肺炎。患者无 Slim-CRAB 症状，考虑生化复发，继续来那度胺维持治疗。2024 年 4 月 17 日复查蛋白电泳及骨髓穿刺检查，血清 M 蛋白 2.29 g/L，IgA 4.83 g/L，尿本周蛋白阳性，类型为 κ 游离轻链，血清游离 κ- 轻链 32.33 mg/L，Fκ/Fλ- 轻链比值 1.6554，血清游离 λ- 轻链 19.53 mg/L（正常）。骨髓涂片：骨髓浆细胞比例 1.2%。骨髓免疫分型：可见异常细胞群体，约占有核细胞的 0.99%，考虑异常的单克隆性浆细胞。

全身 CT（2024 年 4 月 17 日）：

① 全身多发骨质改变大致同前，符合多发性骨髓瘤；

② 右中肺及左上肺炎症较前好转；

③ 双肺少许纤维化灶、硬结灶同前。患者无 Slim-CRAB 症状，继续来那度胺维持治疗。

2. 化疗后

患者精神欠佳，食欲不振，神疲乏力，舌淡红，苔薄白，脉沉细，辨证为气血亏虚证。

（1）治疗原则：补血理气、补肾益脾、清热解毒。主方可予八珍汤加减。常用中药材为：党参、黄芪、丹参、当归、生地黄、白术、白芍、茯苓、半枝莲、蒲公英、炙甘草。

（2）针灸：针刺双侧足三里、三阴交、关元、气海穴益气养血，调节免疫力。

（3）耳穴压豆：补益脾胃，防治消化道反应。主要选穴为胃、交感、神门、皮质下；针对癌因性疲乏，主要选穴为大肠、脾、肝、胃、交感、神门、皮质下。

（4）穴位贴敷：主要选穴有肺俞、膏肓、膈俞、胆俞，具有调理肺气、理肺补虚、活血化瘀之功效。

（5）功法训练：指导患者进行八段锦、五禽戏等康复锻炼，促进术后的恢复。

（6）心理疗法：针对患者术后焦虑和抑郁等不良情绪因素进行心理疏导，并运用中医五音疗法。

【总结】本例患者诊断为"多发性骨髓瘤 IgA-KAP 型 DS 分期Ⅲ期 ISS 分期Ⅲ期 R-ISS 分期Ⅱ期"，无髓外病变，细胞学遗传学检查为阴性，此类患者目前的标准治疗仍以硼替佐米为基础的三药联合诱导化疗，对于适合自体造血干细胞移植的患者，诱导治疗后行自体造血干细胞移植巩固，巩固治疗后再行维持治疗。此例患者经 5 个周期诱导化疗后行自体外周血造血干细胞移植，移植后行 VRD 方案巩固治疗 3 个周期，随后

口服来那度胺维持治疗 4 年余，定期复查，于 2023 年 12 月 19 日生化复发，无 Slim-
CRAB，继续来那度胺维持治疗至今。目前国内外指南对于低危的患者建议行单药来那
度胺维持治疗至少 2 年，推荐维持治疗至疾病复发 / 进展，对于无症状的生化复发患者，
仅需观察或继续原方案维持治疗，建议至少每 3 个月随访一次，如单克隆蛋白增速加快，
3 个月以内 M 蛋白增加 1 倍，应进行治疗，如出现 Slim-CRAB 也应立即启动二线治疗。
中西医结合治疗肿瘤，能够很好地控制肿瘤扩散，提高机体免疫力。在化疗的西医治疗
过程中配合中药中医治疗，中西医协调作用，既可以帮助患者恢复正气，又能有效控制
肿瘤复发转移。在此案例中，患者化疗前服用身痛逐瘀汤合涤痰汤，取化瘀逐痰、通络
止痛之效。同时配合艾灸、穴位贴敷、穴位定向透药、中药熏洗等中医治疗，可缓解患
者的术前紧张、减轻疼痛；患者化疗后气血亏虚，方药予以八珍汤，以益气健脾、补
血养血；同时使用中医外治法耳穴压豆、针灸、穴位贴敷、功法训练与心理治疗来帮助
患者减轻化疗后的不适感，缓解化疗后的焦虑感，使整体疗效得到提高。

参考文献：

[1] 魏亚东，曹利平，鱼涛，等. 谢远明治疗多发性骨髓瘤经验 [J]. 中华中医药杂志，
2013，28(12): 3577-3580.

[2] 周强，代兴斌，孙雪梅. 基于近 30 年中医文献探析多发性骨髓瘤证治规律 [J]. 医学信息，
2023，36(3): 5-9.

[3] 余莹，程健，李海潮. 中医综合疗法阶梯式治疗多发性骨髓瘤周围神经病变的临床疗效
[J]. 山东中医杂志，2018，37(5): 381-384.

[4] 李迎巧，高二超，王茂生. 杨淑莲治疗多发性骨髓瘤经验 [J]. 陕西中医，2022，43(5):
628-631，652.

[5] 杨群柳，全建峰. 中医外治法治疗恶性肿瘤及其相关病症的研究进展 [J]. 江苏中医药，
2022，54(2): 77-81.

[6] 张雨凝，肖海涛. 肖海涛教授运用中医药治疗多发性骨髓瘤的临床经验 [J]. 中西医结合心
血管病电子杂志，2020，8(18): 174-175.

[7] 朱新宇，孔祥图，徐小梦，等. 倪海雯中医辨治多发性骨髓瘤肾损伤的经验 [J]. 世界中西
医结杂志，2021，16(12): 2217-2219，2225.

[8] 郭志勇，董睿. 骨髓瘤肾病的中西医结合治疗 [J]. 中华肾病研究电子杂志，2015，4(2):
19-22.

[9] 蔡雨希，易呈风，罗礼容，等. 多发性骨髓瘤合并贫血患者的临床特征及危险因素分析 [J].
重庆医学，2021，50(4): 577-581.

[10] 张小敏，朱文卓，胡潇，等. 复方中药联合化疗方案治疗多发性骨髓瘤的疗效及安全性
研究 [J]. 广州中医药大学学报，2022，39(2): 229-234.